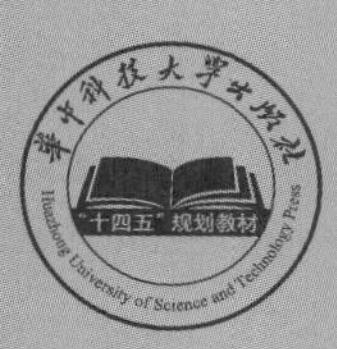

普通高等学校"十四五"规划医学检验技术专业特色教材

供医学检验技术等专业使用

临床生物化学检验技术

主　编　韩　瑞　张红艳

副主编　宫心鹏　董青生　武文娟　纪爱芳　熊　燏

编　者　(以姓氏笔画为序)

万泽民　广州中医药大学第二附属医院

冯　娟　佛山科学技术学院

刘　洁　河北北方学院

刘利东　广州医科大学

纪爱芳　长治医学院

李彦魁　陕西中医药大学

杨　贞　浙江中医药大学

张红艳　河北工程大学

张利芳　包头医学院

武文娟　蚌埠医学院

赵荣兰　潍坊医学院

赵朝贤　河北工程大学

宫心鹏　河北医科大学第二医院

袁恩武　郑州大学第三附属医院

徐志伟　河北北方学院

郭　乐　宁夏医科大学

葛　顺　济宁医学院

董青生　成都中医药大学

韩　瑞　河北北方学院

雷　燕　川北医学院

熊　燏　海南医学院

華中科技大學出版社

http://www.hustp.com

中国·武汉

内容简介

本书是普通高等学校"十四五"规划医学检验技术专业特色教材。

全书共二十一章，除第一章绪论外分为四部分：①临床生物化学检验的基础知识、方法与检测系统的评价验证和诊断试验的性能评价；②主要检测技术，包括常用生物化学检验技术、自动生化分析技术和酶学分析技术与诊断酶学；③代谢物的生物化学检验；④器官系统疾病的检验、治疗药物监测、妊娠及新生儿的生物化学检验等。

本书可供医学检验技术等专业使用，也可作为其他医学相关专业学生的参考用书。

图书在版编目(CIP)数据

临床生物化学检验技术/韩瑞，张红艳主编. —武汉：华中科技大学出版社，2021.6
ISBN 978-7-5680-6861-1

Ⅰ. ①临…　Ⅱ. ①韩…　②张…　Ⅲ. ①生物化学-医学检验-医学院校-教材　Ⅳ. ①R446.1

中国版本图书馆 CIP 数据核字(2021)第 103751 号

临床生物化学检验技术　　韩　瑞　张红艳　主编
Linchuang Shengwu Huaxue Jianyan Jishu

策划编辑：梅雯惠
责任编辑：李　佩　梅雯惠
封面设计：原色设计
责任校对：刘　竣
责任监印：周治超
出版发行：华中科技大学出版社(中国・武汉)　电话：(027)81321913
武汉市东湖新技术开发区华工科技园　邮编：430223
录　排：华中科技大学惠友文印中心
印　刷：武汉市籍缘印刷厂
开　本：889mm×1194mm　1/16
印　张：22.25
字　数：685 千字
版　次：2021 年 6 月第 1 版第 1 次印刷
定　价：69.80 元

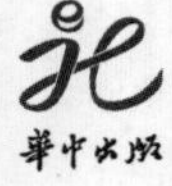

普通高等学校"十四五"规划医学检验技术专业特色教材建设指导委员会

总序

ZONGXU

近年来，随着科学技术的进步、大量先进仪器和技术的采用，医学检验得到飞速的发展。各种新的检验技术不断涌现，对临床疾病的诊疗越来越重要，作用越来越突出，为人类疾病的诊断、治疗监测、预后判断提供大量新的实验室监测指标。据统计，临床实验室提供的医学检验信息占患者全部诊疗信息的60%以上，医学检验已成为医疗的重要组成部分，被称为临床医学中的“侦察兵”。

《国家中长期教育改革和发展规划纲要(2010－2020年)》《国家中长期人才发展规划纲要(2010－2020年)》要求全面提高高等教育水平和人才培养质量，以更好地满足我国经济社会发展和创新型国家建设的需要。根据《教育部关于进一步深化本科教学改革　全面提高教学质量的若干意见》，在教材建设过程中，教育部鼓励编写、出版适应不同类型高等学校教学需要的不同风格和特色的教材；积极推进高等学校与行业合作编写教材；鼓励编写和出版不同载体和不同形式的教材，包括纸质教材和数字化教材。2012年教育部制定的新本科专业目录中，将医学检验专业更名为医学检验技术专业，学制由五年改为四年。

为了更好地适应医学检验技术专业的教学发展和需求，体现最新的教学理念和特色，在认真、广泛调研的基础上，在医学检验技术专业教学指导委员会相关领导和专家的指导和支持下，华中科技大学出版社组织了全国40多所医药院校的200多位老师编写了本套普通高等学校“十四五”规划医学检验技术专业特色教材。本套教材由国家级重点学科的教学团队引领，副教授及以上职称的老师占80%，教龄在20年以上的老师占72%。教材编写过程中，全体参编人员进行了充分的研讨，各参编单位高度重视并大力支持教材的编写工作，各主编及参编人员付出了辛勤的劳动，确保了本套教材的编写质量。

本套教材着重突出以下特点：

(1)教材定位准确，体现最新教学理念，反映最新教学成果。紧密联系最新的教学大纲和临床实践，注重基础理论和临床实践相结合，体现高素质复合型人才培养的要求。

(2)适应新世纪医学教育模式的要求，注重学生的临床实践技能、初步科研能力和创新能力的培养。突出实用性和针对性，以临床应用为导向，同时反映相关学科的前沿知识和发展趋势。

(3) 以问题为导向，导入临床案例。通过案例与提问激发学生学习的热情，以学生为中心，以利于学生主动学习。

(4) 纸质与数字融合发展。全套教材采用全新编写模式，以扫描二维码形式帮助老师及学生在移动终端共享优质配套网络资源，通过使用华中科技大学出版社数字化教学资源平台将移动互联、网络增值、慕课等新的教学理念和学习方式融入教材建设中，开发多媒体教材、数字化教材等新媒体教材形式。

本套教材得到了教育部高等学校医学技术类教学指导委员会和中国医师协会检验医师分会相关领导和专家，以及各院校的大力支持与高度关注，我们衷心希望这套教材能为高等医药院校医学检验技术教学及人才培养做出应有的贡献。我们也相信这套教材在使用过程中，通过教学实践的检验和实际问题的解决，能不断得到改进、完善和提高。

普通高等学校“十四五”规划医学检验技术专业特色教材

建设指导委员会

前言

QIANYAN

《普通高等学校本科专业目录(2012 年)》颁布实施以来，四年制医学检验技术专业的课程体系、教学大纲及与之配套的教材建设一直在不断地探索、完善。我们总结本教材第一版和近年来出版的其他教材编写的经验，结合 2018 年教育部高等学校教学指导委员会编印下发的《普通高等学校本科专业类教学质量国家标准(医学检验技术专业)》对毕业生的基本要求和培养目标，遵循继承、创新的原则编写了本教材。

以岗位胜任力为导向是人才培养的核心要素。近几十年来，伴随着产业链的高度分化、体外诊断行业的迅猛发展，临床生物化学检验技术飞速发展，要求检验人员具备开发研究、质量保证、操作分析、信息化管理和临床对话的基本能力和素质。为了贴近临床实验室工作要求，本教材编写的主线是质量管理与研究、主要检测技术、代谢物的检验和器官系统检验四部分。各部分之间既相互独立又相互关联；内容上侧重基础，突出重点，讲求实用；体系上强调与临床结合，重在引导学生思维和培养自主学习能力。

参加本教材编写的作者都是工作在教学第一线的国内各高校专业教师，具有丰富的教学和临床工作经验。但由于各位编者对编写主线内涵的理解不尽相同，本教材难免有不足之处，恳请广大读者和专家批评指正。

在编写过程中，我们参考了已出版的国内外相关书籍，谨向这些作者表示衷心的感谢。

编　者

目录

MULU

第一章　绪　　论

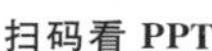
扫码看 PPT

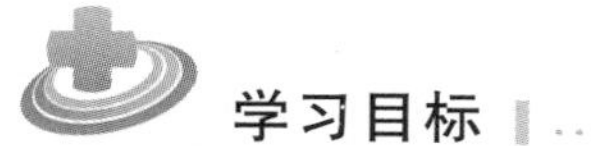
学习目标

掌握：临床生物化学检验的定义、研究内容和任务。
熟悉：临床生物化学检验在医学中的作用、发展现状和技术进展。
了解：临床生物化学检验的发展历史。

第一节　临床生物化学检验技术的定义与范畴

国际临床化学和检验医学联合会(International Federation of Clinical Chemistry and Laboratory Medicine，IFCC)对临床生物化学的定义为“包含对人体健康和疾病时化学状态的研究，及用于疾病诊断、疗效评估、疾病预防的化学实验方法的应用”。

临床生物化学检验属于临床生物化学的一部分，它是一门以化学和医学为学科基础，同时应用生物学、分子生物学、遗传学、病理学、免疫学、药理学、仪器学、计算机电子学等学科知识，主要研究与疾病诊断、治疗和预防相关的生物化学物质及其检测技术和方法的一门交叉融合的应用性学科。它包含两个方面的内容：一是研究机体疾病不同状态下的生物化学机制与各项指标变化的临床应用价值，国外称为化学病理学(chemistry pathology)；二是应用化学、生物化学等各种技术，检测人体体液和组织标本的生物化学指标(标志物)，为疾病的预防、诊断、治疗和预后提供可靠信息和理论依据，国外称为临床化学(clinical chemistry)。两部分内容各有侧重但又相互关联，前一部分属于基础学科，偏重理论研究，后一部分属于临床学科，偏重技术。

临床生物化学检验技术包含了上述两部分内容，但侧重于后者，其研究范畴重点是生物化学标志物及其检测方法的研究开发和应用，核心是为临床提供准确、可靠、及时的检验报告，以满足患者和临床的要求。本课程是医学检验技术专业的核心主干课程。

第二节　临床生物化学检验的发展历史和现状

一、发展历史

人类对于疾病与体液成分的变化关系的研究可追溯到3000年前。早在古希腊，希波克拉底(Hippocrates，公元前460—前377)首次描写了尿的特征和颜色，盖伦进一步认识到尿液来自机体内的血液，因此可用于诊断疾病。之后一直利用感官了解排泄物和分泌物的外观、量、色泽和气味，作为问诊和体格检查的补充，成为当时疾病诊断的重要依据。

技术的进步在临床生物化学检验(简称生化检验)的发展中起着重要的作用。16世纪后，随着化学、生物学、物理学的发展，开始采用重量分析和滴定分析等方法对血液、尿液的理化性质进行检查。1870年法国发明家Jules Duboscq发明了比色计，由此开始，比色法、分光光度法成为先后主导生化检验的重要技术。20世纪以来，电化学技术、火焰光度技术、离心技术、电泳技术、层析技术等的应用及相

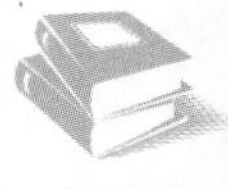
NOTE

应仪器的问世，大大推动了生化检验的发展。

1896 年，美国 John Hopkins 大学医学院 Dr. Welch 建立了第一个医院临床实验室。20 世纪初，Otto Folin 在哈佛大学医学院建立了临床化学实验室，并在 1908 年提出应该培养临床实验室的专门人才，即"临床化学家"。1918 年，Leopold Lichtwitz 首先出版了德文版的《临床化学》。1931 年，John Punnett Peters 和 Donald Dexter Van Slyke 出版二卷本的临床化学专著《Quantitative Clinical Chemistry》，该书全面总结了人体体液成分分析的进展，被当时的医学界称为医学"圣经"，它标志着临床生物化学学科的正式形成。

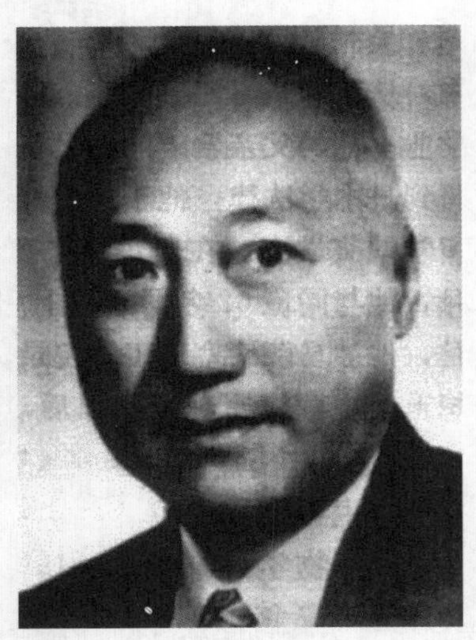

图 1-1　吴宪教授

我国的生化检验发展始于 20 世纪 20 年代，吴宪教授(1893—1959)(图 1-1)在北京协和医学院成立生物化学系，开展了体液生物化学的测定研究。他首创用钨酸去除血液样本中的蛋白质，他与 Otto Folin 共同研究的血糖测定法沿用了 70 年，另外，他还对血液气体与电解质的平衡和蛋白质变性进行了研究，并报告了中国人血液化学成分的参考区间。吴宪教授培养了中国第一批临床生物化学技术人才，他的研究工作也大大促进了我国生物化学和生化检验的发展，是我国该学科领域的奠基人。

二、发展现状

临床生物化学学科形成以来，在化学、物理学、生物学和医学等相关学科的推动下，在理论研究和技术上取得了重大突破。

酶学分析技术和免疫学检测技术的不断应用和推广，解决了方法烦琐、灵敏度低、特异性差等问题，促进了生化检验的广泛应用。20 世纪 50 年代以来，自动化技术和计算机技术也用于生化检验，大大提高了生化检验的质量，使生化检验进入了自动化、微量化、信息化时代。近年来，数字化、信息化等新技术不断发展更新，呈现出以下几个特点。

(一) 检测的智能化

医学检验过程包括标本采集、标本运送、标本确认、标本处理、分析检测、数据处理、检验结果审核、检验结果报告及结果解释等一系列连续的环节。临床实验室自动化就是将此过程中的部分或者大部分自动化，避免检验过程中的人为因素，同时使检验过程标准化，提高检验质量，缩短检验周期，大大提高了工作效率。在此基础上，将实验室的分析仪器同计算机网络连接，通过实验室信息系统(laboratory information system，LIS)，对患者标本识别、检验申请、结果报告、质量控制、样本分析和统计查询等各个方面的相关数据进行管理，实现以实验室为核心的整体环境的全方位管理。除了单纯出中文报告的功能之外，还具备很多管理方面的功能，如样本管理、质控管理、用户管理、事务管理、网络管理、数据管理(采集、处理、输出、发布、查询、统计)等，功能强大完善，使用方便。LIS 是医院信息系统(hospital information system，HIS)的子系统，结果一经审核确认并发送到医院网络系统中，临床医生在医生工作站就可直接看到结果，快速简便。

(二) 试剂的标准化

几十年前，生化检验项目还不超过 100 个，主要是电解质、有机物、蛋白质、酶等，而目前临床可开展的临床生化检验项目已经超过 1000 个，涉及微量蛋白质、激素、微量元素、维生素、多种药物及毒物等。使用的检测方法也由传统的化学法逐步被酶法、免疫法等替代。随着自动化仪器的推广普及，生化检验实验室自配试剂完全被商品化试剂盒所取代，与试剂同时研发和供应的还包括校准品、质控品等配套产品。当今，全自动生化分析仪及量值溯源快速发展，大家不仅要关注试剂盒的检测方法和仪器的分析性能，还需要关注试剂盒本身的性能指标，并更加重视检测系统的分析性能是否能满足临床需求。

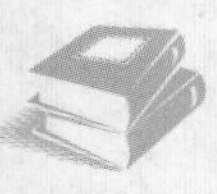

NOTE

我国于 1999 年发布了第一个临床化学试剂的卫生行业标准 WS/T 124—1999《临床化学体外诊断

试剂盒质量检验总则》,2011年又发布了现行的国家标准GB/T 26124—2011《临床化学体外诊断试剂盒》,文件中要求的试剂盒评价方法和标准是我国生产或销售试剂盒的最低标准,各厂家或组织可根据具体的项目制定不低于该标准的企业或行业标准。厂家生产的试剂须经国家药品监督管理局(National Medical Products Administration,NMPA)评价确认合格后才可投放市场。各实验室在选购和使用时,依照标准建立自己的评价系统,并不断进行评价验证,为生化检验的质量保证奠定了基础。

(三)质量管理的规范化

如何减少误差,保证检验结果的准确性是检验工作者的重要任务,实验室质量管理和改进是临床实验室管理的核心。为此,各实验室均在建立和不断完善质量管理体系。

建立和完善质量管理体系包括以下环节:实验室选择一个包含临床实验室所有管理要素的质量评估和改进标准,如ISO15189:2012或CAP认可标准等,作为建立质量体系的依据;设定质量目标,按照标准的每一要素,制订一套涵盖实验室工作全过程的操作程序,包括对检验报告单申请、患者准备、标本采集、标本运输、标本检测、报告单发放、标本存储与复检、质量信息反馈等过程。运行该质量体系并记录。定期对运行情况进行审核,从中主动发现已经和可能存在的不符合。对发现的不符合采取纠正措施,对潜在的不符合采取预防措施。

三、技术进展

在当前生命科学技术迅猛发展的背景下,“自动化”与“分子化”作为两大主流趋势,引领着生化检验近二十多年来的发展。分子生物学作为一种检测技术,源于生物化学且发展迅速,在医学检验中的地位日益重要,已分化成为一门较成熟的学科——临床分子生物学检验。

同时,生化检验正在从单一指标向组学方向逐步转变。电泳技术、高效液相色谱技术、质谱技术近年来不断发展并得到广泛引用,推动着生化检验发生重大变化。高效液相色谱分析在传统的治疗药物监测基础上,已用于体内激素和代谢物水平和成分分析。质谱分析成为蛋白质、核酸、糖类、治疗药物代谢检测分析的重要手段。

在仪器设备方面,一方面以全实验室自动化(total laboratory automation,TLA)分析系统为核心的高通量核心实验室正在快速发展,将多种检验项目融合,优化了检验流程,提高了检测效率和质量,为临床提供了极大便利。另一方面,快速便携式检验技术迅猛发展,床旁即时检验(point of care testing,POCT)利用酶免疫、生物传感器、生物芯片技术整合为便携式移动检验系统,具有方便实用和检验周转时间短的特点。

第三节　临床生物化学检验在医学中的作用

医学是关于健康和疾病的科学,其核心问题有两个:一是如何理解健康和保持健康;二是如何理解疾病和有效地治疗疾病。生命的存在依赖于生物化学反应,而临床生物化学就是从生物化学的角度认识疾病,疾病被视为生物化学机制改变而引发的细胞组织、器官、系统结构和功能的异常。生物体是一个由活性物质组成的化学体,其组成成分包括核酸、蛋白质、脂类、糖类、维生素、水及无机盐等,正常的生化代谢是健康的基础,而所有的疾病均涉及生物化学物质和代谢的改变,因此可以通过检测相关生物化学物质及其变化来判断机体是否健康。生化检验与临床医学的关系非常密切,它们相互促进,共同推动了医学的发展。因此,临床上通过检测各类生物化学物质反映疾病过程,用于疾病的预防、诊断、治疗及预后判断。

一、临床生物化学检验项目

生化检验就是检测人体体液中的生物化学物质。人体体液中存在的可检测的,并具有一定临床意义的不同物质或其组合称为生化检验项目(testing item),分为内源性物质和外源性物质两类。内源性

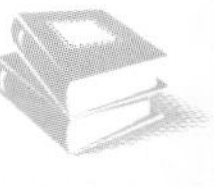

物质是机体自身存在的或反应生成的物质，包括核酸、蛋白质、脂类、糖类、维生素、水及无机盐等。而外源性物质是指自身不能合成，通过摄取进入体液中的成分，如药物、毒物、兴奋剂等。有些物质不容易区分类别，如促红细胞生成素，它是通过基因工程生成的外源性物质，但在人体内也存在类似的物质。

生化检验单一项目的检验有其特定的临床意义，如血糖与糖尿病的诊断、肌钙蛋白与急性心肌损伤的判断等。但有时为了更好地反映机体的状态或疾病诊断，常采用生化项目组合。如反映机体基础代谢功能的组合（basic metabolic panel，BMP），它包括 8 个检验项目，即钠、钾、氯、碳酸氢盐、钙、尿素、肌酐、葡萄糖。如果要更全面地了解机体代谢功能，则可采用全套代谢功能检测组合（complete metabolic panel，CMP），除了上述 8 项外，还有总蛋白、白蛋白（清蛋白）、碱性磷酸酶（ALP）、丙氨酸氨基转移酶（ALT）、天冬氨酸氨基转移酶（AST）、胆红素等。唐氏综合征筛查“三项”，包括甲胎蛋白（AFP）、人绒毛膜促性腺激素（HCG）、雌三醇（E3）。此外，还有肝功能、肾功能、电解质检测、脂类和脂蛋白检测、内分泌检测、血液气体分析等项目组合。检验项目是单独使用还是组合，如何组合，需要遵循循证检验医学理念，通过循证检验医学的方法和路径来研究确定（图 1-2）。

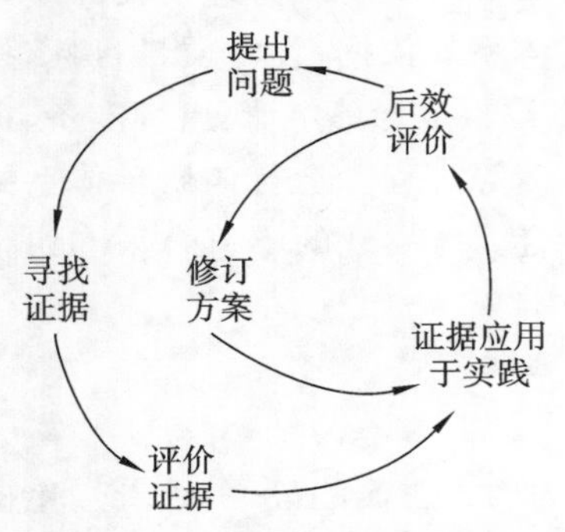

图 1-2　循证检验医学的实践方法

二、临床生物化学检验的临床意义

人体体液内的生物化学物质很多，能否成为检验项目至少需要同时满足以下两点：一是有可靠的检验方法；二是需要有明确的临床效用，即临床价值。检验项目的临床价值可能涉及疾病的预防、诊断、治疗监测、预后判断等多个方面。一个检验项目不可能在每一个方面都起作用，它只要在某一方面有作用，就认为它是有临床意义的。其作用也不是固定的，它可随着医学研究的不断深入而出现新的临床意义。当然，有些项目会被淘汰，而新的项目又不断增加。

有些生化检验项目不能对某一特定疾病作出肯定性诊断，但是可以提示某种疾病可能已经发生，因此又将它们称为筛选试验（screening test），一般都是诊断灵敏度高的指标，如甲胎蛋白是原发性肝细胞癌的敏感指标；前列腺特异性抗原是前列腺癌的敏感指标。另一些生化检验项目能够提示某种疾病将会发生，即发生疾病的风险增高，因此可以用于疾病发生风险评估，如超敏 C-反应蛋白用于心血管疾病的风险评估，如果其血液浓度小于 1.0 mg/L 为低度风险，1.0～3.0 mg/L 为中度风险，大于 3.0 mg/L 为高度风险。

有些生物化学检验项目可以用于疾病的直接诊断，如某些内分泌试验可以直接诊断内分泌疾病，电解质和酸碱平衡指标可用于判断机体失衡状态，空腹血糖和口服葡萄糖耐量试验可用于糖尿病的诊断。有些可用于鉴别诊断，如血清碱性磷酸酶、丙氨酸氨基转移酶与胆红素同时测定有利于黄疸的鉴别诊断。大部分生化检验项目用于疾病的辅助诊断，如肝功能试验、肾功能试验、肿瘤标志物等。

有些生化检验指标可用于治疗效果的判断，也可用于临床制订治疗方案。由于存在个体差异，一种治疗方法可能对某些人群有效，而对另一些人可能完全没有作用。如乳腺癌患者，如果雌激素受体和孕激素受体均为阴性，那么内分泌治疗（如他莫昔芬）则是无效的。

第四节　临床生物化学检验技术的任务

分析方法和技术手段的自动化、智能化为临床生化实验室提供了良好的条件，但方法、技术的有效利用则需要高素质的技术人员做保障。同时，产业链的高度分化，体外诊断（in vitro diagnosis，IVD）行业的迅猛发展，为医学检验技术专业的毕业生提供了新的挑战和机遇。因此，要求现代临床生化技术人员应具有以下能力。

NOTE

1. 开发研究　能够应用循证医学的理念，合理地选择、评价和组合试验；开发新试验，推出新项目，对方法进行选择和评价，对诊断试验进行性能评价和临床应用评价；主动向用户和临床介绍推广。

2. 质量保证 能了解和有效控制影响生化检验质量的各种因素，能对包括分析前、分析中、分析后的检测质量实行全程质量管理，能够对干扰进行有效识别和消除，不断改进检验质量。

3. 分析能力 能够熟练掌握手工操作，熟练使用半自动、全自动和特殊分析仪器等，熟悉仪器的原理、性能和结构等，能独立进行参数设置、常规和特殊保养维护。

4. 信息化管理 能够熟练使用计算机和相关软件，了解 LIS 在实验室数据存储、处理和管理中的应用。

5. 临床对话 能提供一般的检验项目选择、结果解释、危急值报告、患者准备、标本采集和运输等的咨询；提供检验应用指南及服务。

（韩 瑞）

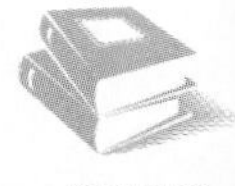
NOTE

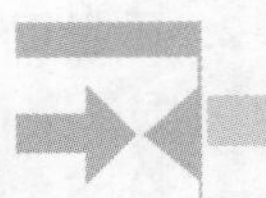

第二章　临床生物化学检验技术基础

扫码看 PPT

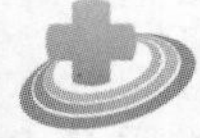

学习目标

掌握：临床生物化学检验项目类型和基本检验工作流程；临床生物化学检验标本的采集、运送、处理等检验前环节对检验质量的影响。

熟悉：临床生物化学检验报告单发放需遵照的基本制度。

了解：临床生物化学报告单的申请，结果报告的内容和方式。

第一节　临床生物化学检验项目与工作流程

随着科学技术的进步与发展，临床生物化学检验项目层出不穷，在疾病的预防、筛查、诊断和治疗效果监测等方面发挥着越来越重要的作用。检验项目设计的科学性、操作过程的规范性、检验结果的准确性，都将影响临床医疗决策的正确性。因此，规范检验项目的选择程序对提高临床生物化学检验的临床服务质量非常重要。

一、临床生物化学检验项目

生物化学检验项目(biochemistry test)是指应用各种生物化学检验技术和方法，通过对患者血液、体液和组织中的物质进行检验，为临床对疾病的预防、诊断、治疗、监测和预后判断等提供实验信息和诊断依据的实验室诊断方法或实验(以下简称生化检验项目)。目前临床生化检验项目的数量逐年增多，单一检验项目难以满足临床诊疗的需求，同一检验项目也有多种检测方法，不同方法各有其特点，任何一个检验项目的敏感性、特异性及预测值都有限。因此了解检验项目的基本信息，选择适合的检验项目，科学合理地组合检测项目，有助于临床及时准确地获得有用的诊断信息。

(一) 常规生化检验项目

1. 单项检验　通过单项检验检测疾病针对性强，且经济、快速。

(1) 用于疾病的诊断和治疗。许多单项检验对临床诊断和治疗有非常重要的价值，如血糖测定可用于糖尿病的诊断、治疗和调整胰岛素注射的剂量；血、尿人绒毛膜促性腺激素(human chorionic gonadotropin，HCG)对诊断早期妊娠和葡萄胎有重要的参考价值。

(2) 用于评价机体某器官的功能，如测定某个时段血液中孕酮含量可用于检测是否排卵，对早期妊娠状况作出评价或用于孕激素治疗监测。

(3) 了解体内物质排出量，如 24 h 尿蛋白检测可以比较准确地了解患者一天内从尿液中丢失的蛋白质量。

2. 组合检验　合理地进行检验项目的组合，简化申请步骤，可以提高临床诊疗效率。常见的检验组合原则如下。

(1) 根据疾病发生、发展，将特征变化标志物进行组合。例如肌红蛋白(myoglobin，Mb)、心肌肌钙蛋白 I(cardiac troponin，cTnI)和肌酸激酶同工酶(creatine kinase isoenzyme MB，CK-MB)三个指标组合而成的心肌标志物组合对于诊断和监测急性心肌梗死(acute myocardial infarction，AMI)具有重要价值。不仅可以发现是否有 AMI 发生，同时还可以推测心肌梗死发生的时间，为抢救患者争取了宝贵的时间。

NOTE

（2）根据组织器官功能特点，将反映各种功能的指标进行组合。例如肝脏是人体代谢的重要脏器，其功能包括物质代谢、胆汁生成和排泄、解毒、凝血因子合成等，单一指标难以全面反映肝脏功能，可组合反映肝脏各种功能的指标，对肝脏功能进行全面的评价，如表 2-1 所示。

表 2-1 肝脏功能检测项目组合

肝脏功能	组合项目
肝细胞损伤程度	AST、ALT、ADA、CHE、LDH
排泄和解毒功能	T-BIL、D-BIL、TBA、NH_3
蛋白质合成功能	ALB、CHE
胆道梗阻情况	ALP、5′-NT、GGT
肝纤维化指标	PCⅢ、Ⅳ-C、LN、HA
凝血因子合成功能	PT
肿瘤筛查	AFP、AFU、GGT

（3）根据检测方法学特点，为了提高敏感性或特异性进行组合。如将 GGT、AFU 和 AFP 组合在一起检测，可提高原发性肝癌的诊断敏感度。

（4）根据疾病诊疗和病情监测需求选择项目组合。例如糖尿病，是由自身免疫和遗传因素共同作用于机体导致胰岛功能减退和胰岛素抵抗等而引发的糖、蛋白质、脂肪、水和电解质等一系列代谢紊乱的代谢性疾病。糖尿病的治疗主要包括调整饮食习惯，定期监测血糖及控制并发症。可以根据诊疗需要选用不同的检验项目或组合，如表 2-2 所示。

表 2-2 糖尿病相关检测项目

诊疗需求	组合项目
糖尿病诊断	血糖、口服葡萄糖耐量试验
血糖控制的监测	糖化血红蛋白、糖化血清蛋白
糖尿病并发症监测	尿微量白蛋白、血酮体
糖尿病分型	胰岛素、C-肽、自身抗体等

（5）根据健康体检和疾病筛查的需要进行“体检”组合，可以评估受检者的健康状况，对某些特定人群易患疾病进行筛查，达到“早发现、早诊断、早治疗”的目的。

总之，应遵循针对性、有效性、时效性和经济性原则，结合患者的病情选择合适的检验项目。实验室应在充分征求临床意见的基础上，制订常规检验项目列表，包括项目名称、检测原理、标本要求、参考区间、临床意义、项目的敏感性和特异性、结果回报时间等项目基本信息，并进一步通过系统性评价评估检验项目的临床应用价值，更好地为临床服务。

知识链接

循证检验医学

循证检验医学（evidence-based laboratory medicine，EBLM）按照循证医学“以当前最好的证据为基础”的原则，用临床流行病学的方法规范检验医学的研究设计和项目评价。EBLM 要求实验室不仅向临床医师解释检验项目的意义，而且要帮助他们选择正确的检验项目，合理利用实验室资源。

（二）急诊生化检验项目

急诊检验是实验室为了配合临床危急、重症患者的诊断和抢救而实施的一种特需检验。急诊检验项目由检验科和临床科室根据临床需要共同商定，应制订急诊检验项目列表，并明确检验项目的检验周

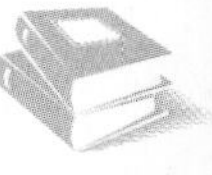
NOTE

期。为快速了解危、重、急诊患者的多方面信息，生化分析仪的急诊分析模块将总蛋白、清蛋白、葡萄糖、尿素、肌酐、钾、钠、氯、钙、镁、磷、总 CO_2 等组合在一起形成了“急诊系列”组合。对于急诊检验项目，优先进行检测，一般要求从接受标本开始至检验结果发出最长不超过 2 h。

（三）特殊生化检验项目

特殊生化检验项目指由于以下原因，实验室需要专人负责、特别管理的一些检验项目。

1. 标本原因 ①较难获得的标本或对标本有特殊要求的检验，如血气分析检验，脑脊液、羊水等标本的有关检验。②因标本数量过少，在检测方法选择、检验结果准确性、缩短出报告时间等多方面都有较大的困难。

2. 技术原因 ①尽管实验室进行了各种性能评价，但由于某些检测系统本身不稳定，影响检验结果的可靠性。②检测系统本身存在诸多人为环节影响检验质量，因而对检验人员的理论和技能都提出较高要求，必须由特定的检验人员负责。

3. 管理原因 检验结果对患者本人或社会可能产生重要影响，需要加强管理，如：肿瘤标志物、甲型 H1N1 流感病毒、SARS 病毒、艾滋病病毒等有关检验和与司法鉴定有关的检验。

针对特殊生化检验项目，实验室应建立科学可行的管理办法；应有严格的技术标准和监督、验证制度；编写详细的标准操作程序；选择合适的质量控制方法；对相关人员进行理论和技术培训，确保特殊生化检验符合质量要求。

二、临床生化检验工作流程

临床生化检验工作流程（workflow）从“医生填写检验申请单”开始至“检验报告单发出”一般要经过以下步骤：医生申请，患者准备，标本采集，标本标识与核对，标本运送与接收，标本处理，标本检测，数据确认，结果审核，结果报告，标本存储与复检，质量信息反馈等。如图 2-1 所示，整个工作流程分为三个明显的阶段。

（1）检验前：临床医师选择申请检验项目，患者准备，标本采集，标本识别与核对，标本运送和接收。

（2）检验中：标本检测前处理和准备，测定样品，结果审查和核查，质量控制（QC）检查。

（3）检验后：结果报告，标本的储存和处理，临床医师了解反馈信息，实验室解释咨询服务等。

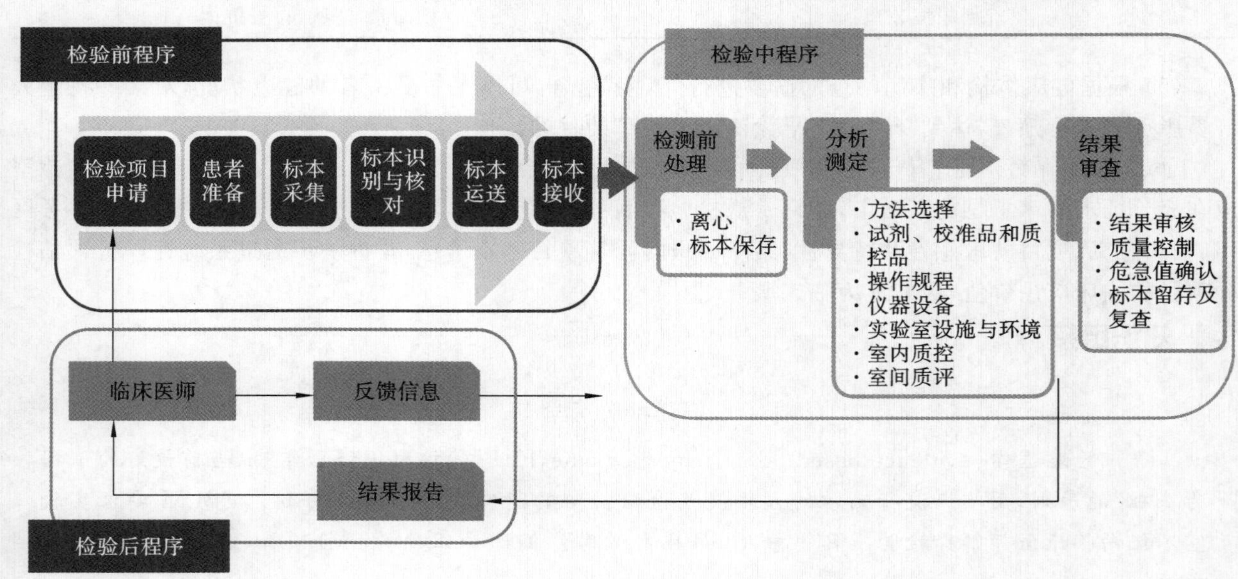

图 2-1　临床生化检验工作流程

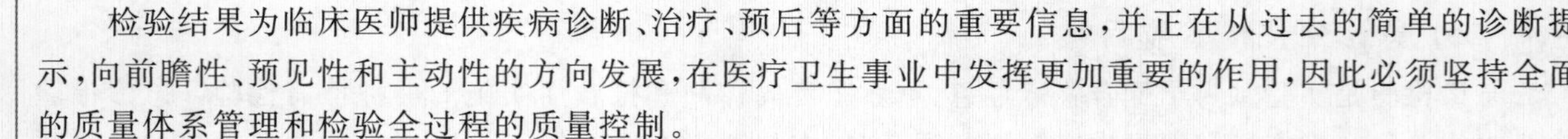

检验结果为临床医师提供疾病诊断、治疗、预后等方面的重要信息，并正在从过去的简单的诊断提示，向前瞻性、预见性和主动性的方向发展，在医疗卫生事业中发挥更加重要的作用，因此必须坚持全面的质量体系管理和检验全过程的质量控制。

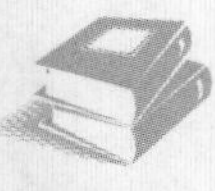

NOTE

三、临床生化检验报告单的发放

对于临床生化检验，应规范生化检验结果的报告程序，避免分析过程中各种因素对检验结果的影响，保证提供准确可靠的检验报告。

（一）检验报告单发放的基本制度

1. 检验报告单系统评审制度 只有进行检测系统的全面评审，才能对检验结果可靠性进行正确评估。检测系统的全面评审包括检查仪器工作状态和保养情况；检测试剂使用是否正确，有无失效；校准品的使用及校准程序；质控品的使用及质控规则；操作人员有无更换；必要时要检查蒸馏水的纯度、实验室的温湿度及其他设备、用品的情况等。检测过程通常用质量控制图法，如定量分析中常采用 Levey-Jennings 质控图法来判断质控是否在控。一般室内质控“在控”时，报告可发出；“失控”时，结果不宜发出。此外还应注意检验结果与已知的患者有关临床信息的符合度。

2. 检验报告单签发审核制度

（1）一般报告审核：检验报告单发出前，除主要操作人员对检验报告进行核查签字外，还须由经过培训合格并经授权的专业检验技术人员审核签字。规培学员、实习人员不得签发检验结果报告单。核查的基本内容应包括临床医师所申请的检验项目是否已全部检验；检验结果的填写是否清楚、正确；检验报告单上基本信息是否填写完整，有无书写错误；有无异常的、难以解释的结果，或者与患者有关临床信息不符的结果；是否有需要复查的结果等。

（2）特殊报告审核：某些特殊项目的检验结果及一些关系重大的检验结果，需由实验室主任或由实验室主任授权的检验人员复核无误并签名后方可发出；对于危重患者、疑难患者等的检验结果需慎重复核或复查；某些异常结果，如异常偏高或偏低、与临床诊断不符、与以往结果相差过大、与相关实验结果不符或有争议的结果，应检查当天检测系统的可靠性，核查送检标本情况并复查，或考虑另行采集标本复查，或与临床医师联系，必要时查阅病历、查询患者情况。当检测结果仍有争议而不能决断时，还可采用外送会诊方法处理。

（3）检验结果的自动审核：随着实验室信息化的普及，检测数据通过自动化系统自动转移到实验室信息系统（Laboratory Information System，LIS）或手工输入到 LIS，在遵循操作规程的前提下，计算机系统按照临床实验室设置的已通过验证的规则、标准和逻辑，自动对检测结果进行审核并发布检验报告成为医疗记录。在此过程中，与实验室预设的可接受标准相符的结果自动输入到规定格式的患者报告中，无需任何外加干预。WS/T 616—2018《临床实验室定量检验结果的自动审核》标准规定了临床实验室定量检验结果自动审核程序设计、建立、验证的一般性流程和方法及其应用管理。

3. 危急值报告制度 危急值（critical value）是指某些检验结果出现异常（过高或过低），可能危及患者生命的检验数值。危急值因检测系统不同而有所不同，各医院制定的危急值不尽相同；不同科室相同检测项目由于病种不同，危急值也可能不一样；危急值也可因年龄等不同而有区别。因此实验室应与临床医师协商确定关键指标及其“警告/危急”区间。表 2-3 为常用的危急值示例。工作中发现危急值应按以下程序进行处理和报告。

（1）立即检查检测过程的质量控制，检查患者资料条形码与试管条形码是否一致，标本是否符合要求，有无严重溶血和脂血等。

（2）重新复查一次结果，若有条件，在另一台仪器重新检测样本。

（3）联系临床医生和护士，询问标本采集是否合格，该结果是否与病情相符，是否需要重新采集标本复查。

（4）确认危急值后，立即电话联系临床医生，口头报告危急值结果，并请对方复述报告内容，同时告知在医生工作站查看检验结果。

（5）做好危急值报告记录，包括报告时间、报告人、检验结果、检验者、电话接听人等信息。

危急值报告不同于“急诊检验”报告，“急诊检验”的结果无论正常还是异常都必须立即报告，而“危急值”不一定是急诊检验结果，“常诊检验”出现危急值时也必须迅速电话报告给临床。

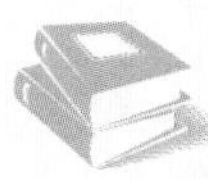

NOTE

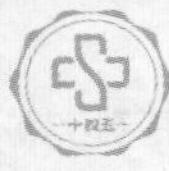

表 2-3 危急值示例

项目名称(单位)	低 值	高 值	备 注
血糖/(mmol/L)	2.2	22.2	血清
血钾/(mmol/L)	2.8	6.2	血清
血钠/(mmol/L)	120	160	血清
血钙/(mmol/L)	1.75	3.50	血清
胆红素/(μmol/L)		307.8	血清
淀粉酶/(U/L)		正常参考区间上限三倍以上	新生儿、血清
血气			
pH 值	7.25	7.55	动脉血
$PaCO_2$/mmHg	20		动脉血
PaO_2/mmHg	45		动脉血
HCO_3^-/(mmol/L)	10	40	动脉血
血氧饱和度/(%)	75		动脉血

4. 检验报告时间与延迟报告制度 检验周转时间(turnaround time,TAT)通常指临床发出检验项目申请到检验结果报告的时间,被视为反映整体检测过程性能的质量指标。检验结果报告的及时性和可预见性可以提高患者医疗效率,并改善临床医师和患者的满意度。实验室应制订明确的检验项目检测结果回报时间,并定期监测 TAT 和影响因素。常规检验报告时间从 3～4 h 到 2 天不等,急诊检验一般要求 2 h 以内。还应制订检验延迟报告制度,如果特殊情况(仪器故障、结果异常需进一步检验/复检、标本量大等)不能按时发出报告时,应启动应急处理程序,并及时与临床沟通,解释延迟原因。

5. 保护患者隐私权制度 所有检验结果都属于患者隐私权的一部分,未取得本人同意,不得公开。实验室应有保护患者隐私权的规定及处理程序,应明确规定一般检验结果、特殊检验结果的报告方式及途径。但不要复杂化,以免贻误对患者的及时诊治及处理。一般检验结果发送至检验申请者所在科室的护士站或医生工作站;如用网络形式发布的检验结果,应有保密措施,患者可通过输入密码或扫描条形码自动查询。

6. 标本留存制度 规范检验后标本的保存程序,以保证标本的安全性,便于在发出报告后对检验结果有疑问、或有争议、或被投诉时复查,或临床追加检验项目。保存时间的长短主要视工作需要及分析物稳定性而定。根据行业标准或样品特性确定标本的保存条件,一般在 2～8 ℃保存,按日期有序放置,有明显的标志便于检索。如利用存放标本进行流行病学调查或科学研究等出于检验申请之外的目的时,宜遵循伦理学,以匿名方式或隐去其他识别特征。超过保存期限的标本,必须遵照实验室生物安全的要求,及时安排专业人员处理。

(二) 结果报告

检验结果是临床实验室日常检验工作的最终产品,每一项检验结果均应准确、清晰、正确,并依据检验程序的特定说明及时报告。不正确的检验结果或者检验结果回报的不及时,不仅是对检验资源的最大浪费,而且是对患者的巨大伤害。实验室应规定报告的格式、内容和介质(即电子或纸质),以及从实验室发出的方式和回报时间。

1. 报告内容 报告中应包括但不限于以下内容。

(1) 清晰明确的检验标识。

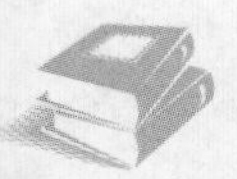

NOTE

(2) 发布报告的实验室的标识,最好有实验室的联系方式(如地址、电话等)。如由受委托实验室完成的检验，也需要标识。

(3) 每页都有患者的唯一性标识和地点。如姓名、出生年月、性别、病历号等；如是住院患者，还应注明所在病区、病房及床号等。

(4) 检验申请者姓名或其他唯一性标识和申请者地址。

(5) 原始样品采集日期和时间，以及实验室接收样品的时间。

(6) 原始样品的来源或原始样品的类型。

(7) 检验程序(适当时)。

(8) 以SI单位或可溯源至SI单位报告检验结果，须以中文形式报告，或采用国际通用的、规范的缩写报告。

(9) 生物参考区间，异常结果(高于或低于参考区间的结果)的提示。

(10) 报告发布的日期和时间。

(11) 报告者及结果审核者的签名。

(12) 其他注解(如可能影响检验结果的原始样品的质或量)。

(13) 结果解释(适当时)。适用时可包括最终报告中对自动选择和报告结果的解释的验证。结果的完整解释需要临床背景信息，而这些信息实验室不一定可获取。

(14) 页数和总页数。

2. 报告规范化管理原则 检验报告的基本要求是完整、准确、及时，保护患者隐私。

(1) 检验报告内容必须完整，以中文形式出具报告。

(2) 需有检验结果能否发出的审核标准。

(3) 需有检验报告签发和复核人员资格认定的规定，检验报告签发和复核程序。

(4) 实验室管理者与检验申请者应共同负责确保检验报告在约定时间内送达适当的人员。

(5) 如原始样本质和量不符合要求，应重新采集样本进行检测，否则应在检验报告单上注明。

(6) 应有适宜的实验室信息管理系统进行检验数据处理。

(7) 实验室应保存报告结果的文档或复件，并可快速检索。所报告数据保留时间期限应满足医学相关事务的需要，或符合国家、区域或地方法规的要求。

(8) 实验室应有明确的发布检验结果的文件化程序，包括结果由谁发布及发给何人的详细规定，还包括将检验结果直接发给患者的指南。明确发放手续、责任，防止检验报告单的丢失或发错科室。

(9) 若检验结果以临时报告形式传送，还应向检验申请者送交最终报告。

(10) 实验室应有规程确保经电话或电子方式发布的检验结果只能送达被授权的接收者。口头报告检验结果后应跟随一份书面报告，并有所有口头报告结果的记录。

(11) 当实验室需要对来自委托实验室的检验结果进行转录时，应有程序验证所有转录内容正确无误。

(12) 当检验结果处于规定的“警示”或“危急”区间内时，立即通知临床医师(或其他授权医务人员)，包括送至委托实验室送检样品的结果。保存采取措施的记录，包括日期、时间、负责的实验室员工、通知的人员及在通知时遇到的任何困难。

(13) 实验室应有关于更改报告的规定和程序。修改报告须有书面说明：修改后的报告清晰地标记为“修订版”，并包括参照原报告的日期和患者识别；记录必须显示出更改的时间和日期，以及修改者的姓名；修改后，记录中仍保留原始报告的条目。已用于临床决策且被修改过的结果应保留在后续的累积报告中，并清晰标记为已修改，如报告系统不能显示修改、变更或更正，应保存修改记录。

3. 咨询服务 咨询及检验结果解释是临床实验室应尽的职责之一。建立咨询服务程序，有利于确保检验结果得到正确的理解和应用，充分发挥检验医学在疾病诊治中的作用。咨询可通过参与查房、会诊、病例讨论、座谈会，电话、网络等电子方式，以及发布《临床检验服务手册》等多种方法开展。咨询服务内容可包括临床选择检验项目的适用性、所需标本的类型、申请检验的频率、新项目的临床意义、为检验结果解释提供专业判断和建议等。

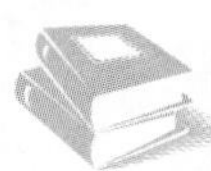

NOTE

第二节　临床生物化学检验标本

检验医学是医疗保健中不可分割的重要部分，实验室检测提供的信息有助于疾病的预防、诊断、治疗和管理。现代临床医学诊疗多数以临床实验室的检验结果报告为依据，因此临床检验的质量对确保医疗安全和质量具有十分重要的意义。在 WS/T 496—2017《临床实验室质量指标》中，检验全过程(total testing process，TTP)的定义是从临床发出检验申请到其接收到检验报告的全部过程，包括检验前、检验中和检验后三个部分的不同步骤。其中检验前过程即分析前阶段，主要包括检验申请、患者准备、原始标本采集、运送到实验室并在实验室内传递，误差发生率较高(32%～75%)，而且某些发生在分析中的误差也是源于分析前的误差。影响质量的主要问题经常发生在标本的采集、运送、接收、处理和保存等环节，因而能否正确地、规范地采集和处理标本，是检验前质量保证的重要内容。

一、标本的采集

标本采集应注意控制采集时间、采集部位、采集容器、添加剂使用等因素，保证所采集的标本能客观真实地反映当前受检者状态。实验室应制订正确采集和处理标本的文件化程序，严格执行各种标本采集的标准流程。

（一）标本采集前因素

1. 患者的准备和识别　不恰当的患者准备是误导实验室检测结果的常见因素，如食物摄入种类和时间、运动、月经周期、药物、吸烟、情绪等。标本采集前应为医护人员、标本采集人员和患者提供必要的指导，告知相关的要求和注意事项。同时与患者建立互信，消除其恐惧、紧张的情绪，使之能积极配合采集。患者识别问题也是实验室结果错误常见的原因。现多采用电子条码系统进行患者识别。标本采集前必须核对患者信息，标记标本容器条码标签。标签信息应包含标本唯一性标识、患者信息、标本信息、申请检验项目等信息，保证标本、检验申请单与患者一一对应。当结果审核时怀疑结果受到标本采集的影响时，也方便与标本采集者联系沟通确认。

2. 采样时间　晨起空腹采样可以减少饮食及昼夜节律等对检测指标的影响，晨起时一般处于平静状态，可减少运动等因素对检测结果的影响，现行生物参考区间多基于健康人空腹条件下建立的，因此一般晨起空腹时采集标本，检测结果更具有临床意义。此外，急诊标本一般随机时间取样。某些特定检查项目如口服葡萄糖耐量试验，要求在规定的时间采样。

3. 采血体位　人体在站立位、坐位和卧位时，血液内某些大分子物质如蛋白质、酶类不能通过血管，浓度会发生变化。ALT、AST、ALP 水平从立位到卧位出现下降，$PaCO_2$、PaO_2 卧位比立位高。为了减少体位对检验结果的影响，采血时尽量固定体位。一般采取坐位，长期卧床患者应备注体位信息。

4. 采集部位　生化检验常用的标本有血液、尿液、脑脊液和腹水等，血液标本最为常用。血液标本中最常用的是静脉血标本，采集部位在肘前静脉和腕背静脉，小儿和新生儿有时用颈静脉和前囟静脉。血气分析多使用动脉血，采集部位多选股动脉、肱动脉、桡动脉和脐动脉。毛细血管采血主要用于仅需微量血液的试验或婴幼儿，部位为耳垂、指端，小儿有时为大趾和足跟。采集的部位对检测结果及结果分析有一定的影响，必须在申请表上予以注明，如血液标本应分别以动脉血、静脉血、末梢血、脐血等注明。

5. 添加剂和采血管　添加剂种类主要有抗凝剂、稳定剂和防腐剂三类。实验室应根据世界卫生组织(World Health Organization，WHO)及美国临床和实验室标准协会(Clinical and Laboratory Standards Institute，CLSI)等权威机构的指南或建议选择合适的添加剂。血液标本多采用真空采血法，WS/T 224—2018《真空采血管的性能验证》说明了标准真空采血管应用国际通用的头盖和标签颜色显示采血管内添加剂种类和试验用途(表 2-4)。

NOTE

表 2-4 标准真空采血管种类及用途

采血管分类	添加剂	头盖颜色	检测项目
血清分离管	不含添加剂	红色	常规血清生化，如肝功能、血糖、血脂、无机离子、血清蛋白，各种酶类测定等
	促凝剂	红色	快速血清生化试验
	促凝剂和分离胶	金黄色	快速血清生化试验
急诊生化管	肝素锂 肝素钠	绿色	常规和急诊血浆生化检测、血气分析
	肝素锂和分离胶 肝素钠和分离胶	绿色	常规和急诊血浆生化检测、电解质检测
血常规管	EDTA 三钾盐、EDTA 二钾盐 EDTA 二钠盐	紫色	红/白细胞、血小板、嗜酸性粒细胞、网织红细胞计数、白细胞分类计数、血红蛋白、血红比容等血常规项目
核酸检测管	EDTA 二钾盐	紫色	HBV、HCV 等核酸项目
凝血功能检测管	柠檬酸钠 9∶1	浅蓝色	凝血四项、D-二聚体测定等凝血功能试验
血沉管	柠檬酸钠 4∶1	黑色	血沉试验
血糖管	氟化物/草酸盐 氟化物/EDTA 盐 氟化物/肝素盐	灰色	血糖、葡萄糖耐量试验
微量元素管	肝素锂	深蓝色或绿色	铅、镉等微量元素测定
ACD 管	柠檬酸/枸橼酸/葡萄糖溶液	金黄色	血库实验、细胞分析等

（二）标本采集流程

应制订各种标本采集的标准流程，供患者、医护人员和检验人员参考，减少标本采集活动对检测结果的影响。血液标本是临床生化检验最常用的标本，以下是 CLSI 指南推荐的血液标本采集流程。

1. 静脉血标本采集 ①审核检验申请，检查管标识与检验申请单是否一致；与患者交流，明确饮食情况和情绪状况，以及其他相关情况。②根据检验项目要求准备好器材，指导患者做好体位。③扎好止血带，找好采血静脉部位，穿刺点消毒，静脉穿刺，使用真空管采集静脉血并混匀。血流要通畅，避免溶血。使用止血带的时间不可超过 1 min，穿刺成功后立即松开止血带，嘱咐患者松拳。正在静脉输液者采血前应停止输液，从未输液侧静脉采血。④移除穿刺针，用棉签压迫伤口，嘱咐患者按压棉签。实验室应根据实际需要认真评估采血量，以保证采样量既不会不足，也不会过多。⑤标记试管并注明采集时间，立即送至相应实验室检测。

采集多管血液标本时应注意正确的采血顺序，CLSI 推荐的采血顺序：①血培养瓶；②蓝头管；③红头管/黄头管；④绿头管；⑤紫头管；⑥灰头管。

2. 毛细血管末梢血标本采集 审核检验申请，检查管标识与检验申请单是否一致。多选中指或无名指尖内侧，按摩采血部位使局部组织自然充血，消毒待干后，捏紧采血部位使皮肤和皮下组织绷紧，手持一次性消毒采血针，自指尖腹内侧迅速穿刺，立即出针，拭血，轻轻按摩针刺周围组织，尽量使血液自然流出，用 EP 管收集流出的血液至需要的量，充分混匀标本，注明标本采集时间，送至临床实验室检测。

3. 动脉血标本采集 审核检验申请，检查采血器材，注射器抽吸肝素（抗凝）准备，多选择肱动脉和桡动脉，在摸到明显搏动处，消毒穿刺部位皮肤，穿刺，收集动脉血。动脉血充分混匀并尽快送检。

（三）标本采集后因素

标本在运输过程中，过分拖延、反常的温度、人工或机械损伤会影响标本质量。因此实验室应制订

监控标本运送的相关程序，由受过培训的专人负责，并确保符合以下要求。

1. 运送时间 适合申请检验项目的性质和实验室相关规定。如全血血糖离体后 10 min 即开始降低，采集后应立即运送，或分离血清或血浆，或通过添加稳定剂（如氟化钠）抑制红细胞的糖酵解，稳定血糖浓度。

2. 运送温度 在规定的温度范围内运送。表 2-5 显示了某些项目在不同条件下的稳定性。

表 2-5 部分检验项目的稳定性

检验项目	全血室温	血清/血浆		
		−20 ℃	4～8 ℃	20～25 ℃
GLU	10 min	1 m	7 d	2 d
TP	1 d	1 y	4 w	6 d
ALB	6 d	4 m	5 d	2.5 d
Cr	2～3 d	3 m	7 d	7 d
TC	7 d	1 y	7 d	2 d
ALT	4 d	7 d	7 d	3 d
AST	7 d	3 m	7 d	4 d
ALP	4 d	2 m	7 d	7 d
GGT	1 d	1 y	7 d	7 d
TBil	不稳定	6 m	7 d	2 d
血气（O_2、CO_2、pH）	<15 min <60 min（冰上运输）	—	2 h	—

注：y、m、w、d 分别代表年、月、周、日。

3. 运送安全 确保样品完整性，确保运送过程不对运送者、公众及接收实验室造成危害，遵守国家和地方的法律法规。

二、标本的验收和处理

由于患者准备、标本采集及运送等过程的影响，实验室接收标本时会遇到各种不符合检测要求的标本，为此实验室应制定标本接收或拒收标准，并建立不合格标本的处理流程。接收标本后，实验室应按样品的技术要求进行检验前处理、准备和保存。

（一）标本接收及拒收

合格标本一般符合以下几方面要求。

1. 唯一性标识 唯一性标识完整、准确，如标识错误、不清楚、脱落或丢失，应拒收。

2. 标本类别 标本类型符合检验申请单要求，如血清标本、血浆标本、尿液标本等，若标本类型错误，应拒收。

3. 标本容器 标本容器使用正确，无破损，如容器使用错误（如真空采血管的误用，导致抗凝剂类型和比例选择不正确）或破损导致标本遗漏可拒收。

4. 标本外观 标本无溶血、脂血，如血液标本有明显的溶血、脂血、乳糜状或抗凝血中有凝块等情况，均可根据对检测结果的干扰拒收。

5. 标本量 标本量要合适，实验室通常建议标本量应超过测试所需要的量，标本量不足可以拒收。

6. 运送时间 查看标本采集到送达的时间间隔，时间过长，对检测结果有影响时应拒收。

NOTE

7. 运送条件 不应该与空气接触的标本（如血气标本）在运送过程中应严格密封，接触了空气应予以拒收。

标本接收人员应与标本采集或运送人员认真核对，标本接收与拒收都应有记录。标本不合格，应及时反馈给申请科室，并提出相应的建议。

（二）不合格标本的处理

不合格标本原则上应予以拒收，通知重新采样，做好记录和追踪。如果标本识别有问题，运送延迟或容器不适当导致样品不稳定，标本量不足，而标本对临床很重要或不可替代，实验室可先处理、检测标本，但在最终报告中应注明并提示申请医师考虑该因素对检测结果的影响。对于流水线上的标本，结果发送前应先确认是否有标本外观等可能影响检验结果的情况，在报告中注明。实验室应积极主动加强与临床的沟通，尽量减少人为因素产生的不合格标本。

（三）合格标本检测前处理和保存

实验室应有相关程序保证患者标本在检测前的处理及保存过程中的安全、不变质、不丢失、不损坏。

1. 检测前处理 血液标本收集后应在 2 h 内分离血清或血浆，尽可能缩短从采集到分离的时间。血清标本一般用血清分离管，待收缩后，离心完全分离出血清直接上机进行检测，注意不要有纤维丝存在，以免影响检测结果。血浆标本须使用含抗凝剂的标本收集管，而且采血后必须立即轻轻颠倒采血管混合 5～10 次，确保抗凝剂发挥作用，5～10 min 后即可分离出血浆。临床化学检验中，对血液标本离心时，一般相对离心力(RCF)为 1000～1200g，离心时间为 5～10 min，最好采用温度控制离心机，尤其是需冷藏的标本。标本离心最好一次完成，若需再次离心，应距上次离心相隔时间很短；但如果标本采集于含有分离物质的采血管中，不可再离心。

2. 标本保存 血清或血浆的保存温度、时间是分析物稳定性和测定结果准确性的重要参数。已分离的血清或血浆在 22 ℃保存不超过 8 h；如果实验 8 h 内不能完成，应置于 2～8 ℃保存；如果需储存 48 h 以上时，应于－20 ℃保存。标本必须保存于密闭的试管中，避免反复冻融。有分离胶的试管，离心后血清或血浆可以在完整的凝胶屏障上停留一定时间(有报道 4 ℃可储存 24 h)。保存的标本宜有标识。

三、标本因素对检验结果的影响

标本质量直接影响检验结果，遵照国际标准 ISO 15189:2012 的要求，实验室应制订患者准备、标本采集、标本储存、标本运送和标本接收等标准操作规程(standard operation procedure，SOP)，通过建立全面的质量管理体系(quality management system，QMS)规范检验前阶段的各个环节，保证标本质量。除了前述的标本采集、运送、处理和保存等过程影响标本质量的因素外，还需要考虑患者因素对标本质量的影响。

（一）生物学因素

1. 年龄 不同年龄段，器官和系统的功能成熟程度、机体含水量、体重等因素不同，某些血清生化指标浓度具有差异。特定情况下，在确定参考范围时也必须要考虑这些差异。如：儿童碱性磷酸酶高于健康成人 3 倍左右，18 岁后降至成人水平；老年人肌酐清除率降低；健康人血清总胆固醇、低密度脂蛋白胆固醇、抗利尿激素、醛固酮、促甲状腺激素等含量与年龄的增长呈正相关。

2. 性别 某些生化检验指标在性别间存在一定的差异，可能与肌肉质量、内分泌、器官特异性等差异有关。如甘油三酯、胆红素、转氨酶、肌酐、肌红蛋白等指标，男性高于女性；高密度脂蛋白、铜等指标，女性比男性高。实验室也应针对不同性别设定参考区间。

3. 种族 因遗传特性和生活习性的不同，某些生化指标有种族差异。如美国黑人肌酸激酶明显高于白种人和黄种人。

4. 生物周期 体内许多物质随生物周期呈现出不同的节律性变化。

(1) 昼夜节律：部分检验项目随时间变化呈周期性的改变。如葡萄糖、钾、铁等存在日内变化；皮质醇、生长激素等的分泌有明显的昼夜节律性。表 2-6 列出了部分检验项目的日间变化情况，在分析检验结果时需要考虑标本采集时间。

NOTE

表 2-6 部分检验项目的日间变化

项目	最大值时段	最小值时段	变化幅度/(%)
促肾上腺皮质激素	6～10	0～4	150～200
皮质醇	5～8	21～24	180～200
睾酮	2～4	20～24	30～50
促甲状腺激素	20～24	7～13	5～15
生长激素	21～23	1～21	300～400
催乳素	5～7	10～12	80～100
醛固酮	2～4	12～14	60～80
肾素	0～6	10～12	120～140

(2) 生理周期及妊娠：女性由于特殊的生理周期，性激素水平随月经周期而变化。在妊娠期间，由于血容量的增加，胎儿快速生长的需要，血液成分浓度会有改变。如总皮质醇、总甲状腺素升高，部分微量元素水平波动较大，形成独特的"妊娠参考区间"。

5. 情绪 紧张、激动等情绪的变化影响神经内分泌系统，可使儿茶酚胺、皮质醇、血糖等水平升高。

6. 其他因素 如夏季，皮肤暴露阳光时间长，25-羟基维生素 D 浓度比冬天高。随着海拔的升高，C-反应蛋白水平升高，而血清转铁蛋白、血浆肾素、尿肌酐、肌酐清除率等水平则降低。

(二) 生活习惯

1. 饮食 多种生化指标都会受到进食时间、饮食结构和种类的影响，如餐后血糖、血钾、转氨酶增加 15%，总蛋白质、尿素、尿酸等增加 5%；高脂饮食可使甘油三酯大幅度升高，血脂测定前要求患者连续 3 天素食；内生肌酐清除率检查要求患者前 3 天禁食肉类等。因此在进行相关检测前应指导患者遵循医嘱。

2. 饥饿 空腹指餐后超过 8 h，但空腹时间过长，达到饥饿状态，血液中多项指标会发生变化。如空腹超过 16 h，葡萄糖、胆固醇、甘油三酯等降低，而肌酐、尿酸、胆红素及尿液酮体会上升。应指导患者避免饥饿状况下采集标本。

3. 吸烟 长期吸烟会引起机体生物化学及细胞学的变化。吸烟可引起肾上腺素、醛固酮、皮质醇等物质浓度增高，还可降低高密度脂蛋白胆固醇的浓度。

4. 饮酒 饮酒可引起短期效应和长期效应。短期效应指在饮酒后 2～4 h 产生的效应，包括血糖水平降低、乳酸水平升高、血清 AST 及 ALT 活性升高等，应在检测前嘱咐患者禁酒。长期饮酒可使血清中 GGT 等酶活性增加，如果患者 GGT 活性略微偏高时，需要考虑是否为长期饮酒所致。

5. 剧烈运动 运动可加快机体代谢，相关的酶如肌酸激酶(CK)、乳酸脱氢酶(LDH)等都有不同程度的增加，以 CK 最为明显。运动时机体处于应激状态，肾上腺素、胰高血糖素、糖皮质激素等激素水平升高，胰岛素水平下降。由于糖酵解，血乳酸水平升高。肌细胞代谢加速，血肌酐浓度升高。因此必须嘱咐患者在安静状态或正常活动下收集标本。患者到达采血中心后最好休息 15 min 再采血。

(三) 药物

很多药物进入人体可通过诱发体内特定的生理、生化效应，或对体外分析方法产生干扰，从而影响某些检验项目的结果。如解热镇痛类药物、抗生素类药物、抗糖尿病类药物和抗癌类药物等会对临床生化检验指标产生影响。因此需要对患者最近一段时间的药物使用情况进行仔细调查和分析，检验前尽可能停药，不能停药者应加以注明，医生在诊断前应考虑是否是药物对结果产生了影响。

案例分析

NOTE

患者，女，36 岁，发热、腹泻、四肢无力入院。入院查血常规：WBC 5.9×10^9/L、N 87.3%；K^+ 2.4 mmol/L、Na^+ 132.5 mmol/L、Cl^- 110.2 mmol/L。予以积极抗感染、静脉补液、补钾等

处理。但次日晨6:00患者出现四肢进行性瘫痪、肌张力极度下降、神差、心慌、呼吸困难,急查电解质。检验科电话回报:血钾7.8 mmol/L。医生疑惑,经过询问,标本用普通血清管采集,及时送检,未溶血。护士回忆,当时非常忙,是由一名实习护士抽血。经了解是于正在静脉补钾时输液侧的肘正中静脉采血送检。

(刘 洁)

思考题

(1) 影响血液标本质量的因素有哪些?结合本章学习和案例分析,谈谈导致血钾测定水平升高的常见因素有哪些;在检验前阶段应该注意什么,以保证检验结果的准确、可靠。

(2) 不符合要求的标本有何特征?应做好哪些方面的工作以减少不合格的标本数量,从而提高临床医生和患者的满意度?

(3) 什么是危急值?遇到危急值应怎样处理?

(4) 请说明单项检验和组合检验的用途,实验室如何发放报告单。

NOTE

第三章　临床生物化学检验的方法与检测系统的评价验证

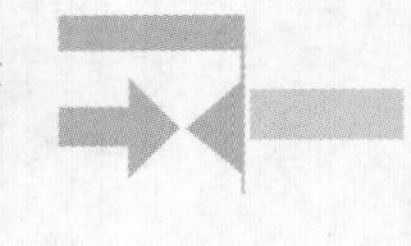

扫码看 PPT

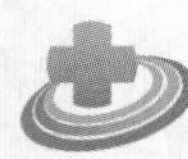

学习目标

掌握：实验方法的分级和选择方法、实验误差和性能评价指标以及实验方法的评价方法。
熟悉：试剂盒的类型和质量标准、量值溯源的基本原理。
了解：试剂盒的性能指标与评价、检测系统的性能验证与确认。

临床生物化学项目检测经历了手工检测、半自动化及全自动化的过程。在手工检测阶段，人们重点关注实验方法的性能是否能满足临床需求。随着半自动化仪器及商品化试剂盒的问世，大家不仅要关注试剂盒的检测方法，还需要关注试剂盒本身的性能指标。当今，随着全自动生化分析仪及量值溯源的发展，我们更加重视整个检测系统的分析性能是否能满足临床需求。本章将从实验方法、商品化试剂盒以及检测系统几个方面介绍在实验室常规工作中如何选择和评价。

第一节　实验方法的选择

对于同一项目，临床可以有多种实验方法对其进行测定，如何对这些实验方法进行分类？在临床实际工作中如何选择合适的实验方法？本节将重点介绍这些内容。

一、实验方法的分级

国际临床化学和实验室医学联合会（International Federation of Clinical Chemistry and Laboratory Medicine，IFCC）根据实验方法的准确度和精密度不同将实验方法分为三个等级，分别为决定性方法（definitive method）、参考方法（reference method）和常规方法（routine method）。

（一）决定性方法

决定性方法也称为一级参考方法（primary reference method），是指准确度最高，系统误差最小，经过详细的研究，没有发现产生误差的原因或在某些方面不够明确的方法。由于决定性方法对技术和设备要求较高，费用昂贵，通常这类方法只用于评价参考方法和鉴定一级参考物质。

（二）参考方法

参考方法也称二级参考方法（secondary reference method），是指准确度与精密度已经充分证实、干扰因素少、系统误差与重复测定的随机误差相比可以忽略不计，有适当的灵敏度、特异性及较宽的分析测量范围的分析方法。参考方法主要用于评价常规方法和鉴定二级参考物质。

大多数生化检测项目有参考方法，一些参考方法测定条件不高，经济实用，可以被用作常规方法。例如葡萄糖的参考方法为己糖激酶法，但目前常规方法测定葡萄糖也使用该方法。

（三）常规方法

NOTE

常规方法是指性能指标符合临床或其他目的的需要，有足够的精密度、准确度、特异性和适当的分析测量范围，而且经济实用的方法。常规方法主要供临床常规检验使用，同一检测项目可以有多种常规检测方法。有些常规方法在有足够实验证据支持的情况下，经有关学术组织认可后可称为推荐方法(recommended method)或候选的参考方法。

二、实验方法的选择

临床实验室在选择何种常规方法时首选需要确定其是否具备常规方法的特性，再根据以下一系列步骤进行选择：确定需求、收集资料、确定候选方法以及进行性能确认(validation)或性能验证(verification)试验。

性能确认 通过提供客观证据对特定的预期用途或应用要求已得到满足的认定。确认的性能参数在临床化学领域至少包括精密度、正确度、临床可报告范围和生物参考区间等指标。

性能验证 通过提供客观证据对规定要求已得到满足的认定。验证的性能参数在临床化学领域至少包括精密度、正确度和临床可报告范围。

(一) 常规方法的特性

国际临床化学和实验室医学联盟(IFCC)提出，常规方法应具有实用性和可靠性两方面的性能指标。至于某一项具体分析方法所应具有的性能标准，可根据相关实验室认可要求或行业标准来决定。

1. 实用性 一般应具备微量、快速、操作简便、易于实现自动化、便于急诊、成本较低、应用安全的特点。

2. 可靠性 一般具有较高的精密度和正确度，以及较强的检测能力。精密度和正确度的具体要求可根据实验室质量目标来确定，但至少应满足相关法规和临床需求。检测能力一般指特异性、检测限、线性范围等。

(二) 常规方法的选择程序

1. 确定需求

(1) 临床需求：了解临床医生对检验项目周转时间、临床应用等的要求；了解临床医生对候选方法关键性能指标的要求；对于诊断性实验，要充分了解候选方法的诊断灵敏度和特异性，必要时通过临床研究获取数据。

(2) 方法的分析性能要求：常规方法应达到的精密度、正确度、检测限、分析测量范围和分析特异性等性能指标。

2. 收集资料 在本实验室工作基础上，查阅相关文献资料，充分了解各种常规方法的特点，根据方法选择的要求对各种常规方法进行比较。

3. 确定候选方法 根据收集资料对比分析后初步确定候选方法。候选方法确定后，要熟悉该方法的原理、性能指标及相应的注意事项，为后期的临床确认或验证做准备。

4. 进行初步实验及性能确认或验证实验 通过初步实验使实验人员熟悉相关技术及分析步骤；熟悉相关操作步骤后，需要对其相关的分析性能指标进行确认或验证实验，保证实验方法的性能指标满足规定的性能要求。

第二节 实验方法和检测系统的性能评价

一、实验误差和性能评价指标

(一) 实验误差

误差(error)是指测量结果对于真值(或可接受参考值)的偏离。误差包括系统误差和随机误差。

(1) 随机误差(random error)：测量结果与重复条件下对同一被测物进行无限次测量所得结果的平均值之差。随机误差由不精密度反映，用标准差或变异系数表示。

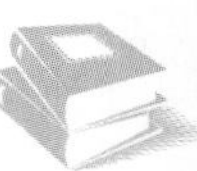
NOTE

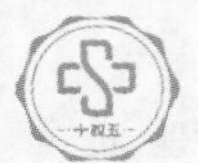

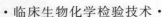

(2) 系统误差(systematic error):在重复条件下,对同一被测量物无限多次测量所得结果的平均值与被测量的真值(或可接受参考值)之差。系统误差由不正确度反映,用偏倚表示。

(3) 总误差(total error,TE):随机误差和系统误差的总和,用以下公式表示:$TE=B+Z\times CV$,式中 B 为偏倚,CV 为变异系数,Z 值与选定的置信水平有关,通常选择 1.65(90%置信水平)或 1.96(95%置信水平)。

临床检验工作者或试剂厂家常常关注 TE 的来源或性质,是来源于随机误差还是系统误差还是二者都有。但临床实验室绝大多数检验结果只经过单次测量,其测定结果包含了随机误差和系统误差。

(二) 性能评价指标

性能评价是通过实验途径来评价某一方法的性能是否能够满足预期的质量要求。性能评价的指标包括精密度、正确度、分析测量范围、分析灵敏度、干扰、携带污染及基质效应等。

(1) 精密度(precision):在规定条件下所获得独立检测结果的接近程度。

(2) 准确度(accuracy):完整的表述应是测量准确度,是单次检测结果与被测量真值之间的一致程度,其与测量正确度和精密度有关。准确度为一种定性的概念而非定量的概念,与"不确定度"呈负相关。

(3) 正确度(trueness):完整的表述为测量正确度,是大批检测结果的均值与真值的一致程度。同样,正确度也是定性概念,也只能以程度来描述,其通常用与正确度相反的统计量"偏倚(bias)"来表示。这个概念已经消除了不精密度的影响,如果还有偏倚,则说明具有系统误差。因此和准确度是有区别的。

(4) 分析测量范围(analytical measurement range,AMR):患者样本未经任何处理(稀释、浓缩或其他预处理),由检测系统直接测量得到的可靠结果范围,在此范围内一系列不同样本分析物的测量值与其实际浓度(真值)呈线性关系。

(5) 临床可报告范围(clinical reportable range,CRR):定量检测项目向临床可报告的检测范围,患者样本可经稀释、浓缩或其他预处理。对于 CRR 大于 AMR 的检验项目,需进行最大稀释度验证实验,并结合临床决定水平和功能灵敏度来共同确定该项目的 CRR。

(6) 线性范围(linear range):覆盖检测系统的可接受线性关系的范围,非线性误差小于设定标准。

(7) 检出限(limit of Detection,LoD):样本中分析物的最小量,可以在规定的可能性条件下予以检出,但也许还不能量化为一个确切的值。

(8) 空白限(limit of Blank,LoB):测量空白样本时能观察到的最高测量结果。LoB 并非样本中实际分析物浓度,而是通过空白样本的重复测定得到。

(9) 定量限(limit of Quantification,LoQ):满足声明的精密度和(或)正确度,在规定的实验条件下能够可靠定量的分析物的最低浓度。

(10) 分析灵敏度(analytical sensitivity):以浓度为横坐标,测量信号为纵坐标的校准曲线的斜率,它反映检测系统或方法辨别微小分析物浓度差异的能力。

(11) 功能灵敏度(functional sensitivity,FS):测定结果变异系数符合特定要求时的分析物浓度,可用 LoQ 取代。

(12) 干扰(interference):因样本特性或其他成分影响,分析物浓度出现有临床意义的偏差。

(13) 携带污染(carry-over):测定项目的试剂或样品的残留部分对后续项目测定结果的影响。

(14) 基质效应(matrix effect):样本中除分析物之外的样品理化性质对分析物测定结果的影响。

二、实验方法的评价方法

美国国家临床和实验室标准协会(Clinical and Laboratory Standards Institute,CLSI)先后制定了一系列评价方案(evaluation protocols,EP),包括精度评价方案(EP5-A、EP5-A2、EP5-A3)、方法比对评价方案(EP9-A2、EP9-A3、EP9c)、线性评价方案(EP6-P、EP6-P2、EP6-A)、干扰实验评价方案(EP7-A2、EP7-A3)、基质效应评价方案(EP14-A2、EP14-A3)等。EP 是对检测系统性能的整体评价,也适合

NOTE

针对方法学、试剂盒或分析仪器的单独评价。

本章节只对评价实验的方法、原理及注意事项进行阐述，具体实验过程及步骤见本书配套实验教材《临床生物化学检验技术实验指导》。

（一）精密度评价

精密度通常以不精密度来度量，后者可用反映测量结果离散程度的指标定量表示，如标准差(SD)和变异系数(CV，CV＝SD/x，x 是平均值)。标准差越大，精密度越低。不精密度仅仅与随机误差相关，与被测量的真值无关。

精密度的定量度量严格依赖于规定的条件，根据测量条件是否改变可分为重复性和复现性两种。重复性(repeatability)是指在相同测量条件下，对同一被测量进行连续多次测量所得结果之间的一致程度(对应批内不精密度)。复现性(reproducibility)是指改变测量条件后，同一被测量的测量结果之间的一致程度。临床实验室中有两个常用的复现性指标：实验室内精密度和实验室间精密度。其中，实验室内精密度又称期间精密度(intermediate precision)，是指同一实验室内在不同操作条件下，采用相同的检测方法对同一被测对象进行重复测量所获得的精密度(对应总不精密度)，不同操作条件包括时间、操作者、校准品、试剂批号、设备等。实验室间精密度是指在不同实验室、不同条件下获得的精密度，常在室间质量评价活动中获得。

实验室从分析变异研究中获得的不精密度是一个估计值，重复测量次数越多，则估计值越可靠，通常认为20次是合理的数量。临床实验室精密度评估的一个常见做法是，在一系列批次中，每个批次均对质控样本进行双份重复测定。这种做法不仅可以同时得到两种分析变异组分(批内不精密度和总不精密度)，批内不精密度的估计值更加可靠，因为它是来自多个批次的平均值，而不是在一个批次内由20次重复测定得到。该方法是变异组分分析的一个简单例子，这一原理可以延伸至更多的变异组分分析，例如在20个工作日，每日运行2个分析批，每批进行双份重复测量，可以同时得到批内不精密度、批间不精密度、日间不精密度及总不精密度。

以下几种情况应当重视精密度与分析物浓度的相关性：①整个分析测量范围内进行分析方法的性能评价；②确定分析方法的定量限(limit of quantification，LoQ)；③方法学比较时选择适当的统计学方法，例如差值图或相对差值图，简单回归分析或加权回归分析等。

（二）正确度评价

由于临床标本的“真值”很难获得，实际工作中常以一个“可接受参考值(accepted reference value)”作为“真值”。“可接受参考值”可以是基于科学原理的理论值或确定值；基于一些国家或国际组织的实验工作的指定值或认证值；基于科学或工程组织赞助下合作实验工作中的约定值或认证值；如果上述条件均不能获得，则使用规定测量总体的均值(期望值)。在正确度评估中，通过大量重复测量得到均值来消除或减小随机误差对结果的影响，进而与“可接受参考值”做比较，得到偏倚。因此，偏倚反映的是系统误差，可以是一个系统误差或多个系统误差的总和。

以下两种方式常用于正确度的评价：①与参考方法比较：分别用参考方法和待评价的常规方法对一系列新鲜患者标本进行平行测定，比较其测定结果，确定偏倚。②检测定值的标准物质：重复测定具有给定参考值的标准物质，将测定结果的均值与参考值进行比较来确定偏倚。定值的标准物质可以是由参考方法或决定性方法定值的新鲜冰冻血清、具有互换性的有证参考物质、厂家提供的正确度确认物、正确度质控品等。有些情况下，室间质评或能力比对材料也被用来评价正确度，但这些材料中分析物的靶值为同组均值，不具有溯源性，其可靠性存疑。

此外，还需要注意与正确度相关的其他指标，包括回收率、漂移和携带污染。回收试验(recovery experiment)是将已知量待测物添加到样本中，与样本同时测定，检查所添加的待测组分能否定量回收，以判断是否存在系统误差。测定值(增加的浓度)与“理论值”之比用百分率表示，即回收率(recovery)。回收率越接近100%，检测的正确度越高，但并不意味着所得结果为无偏倚结果，因为回收实验中一些非特异性基质成分无法检测。漂移是随时间进展，仪器的稳定性变差，定标结果发生偏差所导致。实验中携带污染必须接近零才能保证得到无偏倚的结果。在确认无漂移和携带污染后，才可进行正确度评

NOTE

价实验。

（三）分析测量范围评价

分析测量范围(analytical measurement range)又称为测量区间(measuring interval)或可报告范围(reportable range)，是指在不进行任何稀释、浓缩或其他预处理等情况下，测量程序直接测量标本，测量结果不精密度和偏倚在允许范围内的分析物的浓度(或活性)范围。它是由定量限(LoQ)和检测上限(upper limit of quantification)构成的封闭区间，在此区间内，经过系列稀释的标本中分析物的测量值与其实际浓度(或活性)呈线性关系。临床可报告范围(clinically reportable range)是指对标本进行稀释、浓缩或其他预处理，以扩展直接分析测量下的分析物浓度(或活性)范围。对于临床可报告范围大于分析测量范围的检测项目，需要进行最大稀释度实验，并结合功能灵敏度或定量限来确定该项目的临床可报告范围。线性(linearity)是指在分析测量范围内，测量值与预期的分析物浓度(或活性)在数学上有明确的线性关系。线性范围(linear range)是指测量值与预期的分析物浓度(或活性)呈比例关系的范围。线性范围、可报告范围和分析测量范围是不同组织或专业团体对检测系统或方法在一定范围内给出可靠检测结果能力的描述，表述方式不同但内在含义一致。

线性评价是指对样本进行系列稀释，或使用(具有已知值/已知关系的)线性评价材料，对测定值与指定值或稀释值进行回归分析，评价该方法能准确报告的最低、最高的浓度范围，即建立定量测定方法的分析测量范围(线性范围)。线性评价是检测系统性能评价的重要部分，能帮助分析、纠正、维护和确定线性关系，而后者是保证检测结果准确的前提。多种方法可用于线性评价，一个简单做法是将标本进行系列稀释后目测检测结果和预期值之间是否呈线性关系。正式的线性评价应基于统计学方法，最常用的是多项式回归方法。将线性评价测定的数据分别通过一次方、二次方及三次方进行拟合，判断各级多项式的系数是否具有统计学意义，得到最适多项式。线性偏离(deviation from linearity，DL)也称非线性程度，指某组数据被评价为非线性时，在相应浓度处最适多项式(二次或三次)与一次多项式(线性)拟合模型的差值。如果数据拟合的最佳形式为直线(一次多项式)，或数据拟合的最佳形式并非直线(二次或三次多项式)，但线性偏离小于具有临床意义的临界值(如总允许误差)，并且数据有较高的精密度，则认为该方法(在给定范围内)具有临床可接受的线性关系。

（四）干扰评价

干扰是引起临床实验室检验结果误差的主要原因之一(其他包括偏倚和不精密度)，实验室对干扰物引起的误差的判定并非易事，任何一个检测系统或方法都可能存在干扰，但目前尚无有效的干扰实验能够识别所有的干扰物。干扰的评价常采用两种方案：①干扰筛选：向测试组标本中分别加入不同浓度、不同类型的潜在干扰物，与未添加干扰物的对照组标本比较(配对差异实验)，确定差异有统计学意义的干扰物，进一步评价干扰物浓度与干扰程度之间的关系(剂量效应实验)，以确定有临床意义的干扰物浓度水平。②利用患者标本进行偏倚分析：将患者标本(可能存在潜在干扰物的测试标本及无干扰物的对照样本)的测定结果与参考方法或具有低干扰性、高特异性的比较方法确定的"真值"进行比较，可重复的、与样本相关的显著偏倚提示样本中存在潜在干扰物。无论采用哪一种评价方案，在进行干扰评价前，应确定可接受的干扰标准。干扰标准(interference criteria)是指在某分析物浓度水平，相对于真值可接受的最大干扰结果(最大允许偏差)，该偏差可能影响医生的医疗决定。干扰标准的建立可以基于生物学变异、分析变异或医生的临床经验。

干扰物对检测结果的影响可通过一些方法进行补偿或修正，以尽量减少干扰对特定患者群体的影响。例如，对于常见的内源性干扰物(如脂血、溶血、胆红素等)，可通过样品前处理、样品空白、血清基质校准或数学修正等方法减少干扰效果。如果怀疑检验结果的严重偏差可能由干扰物引起，实验室应当收集资料，调查干扰是否存在；告知医生干扰可能导致不可靠的结果；并尽可能使用分析特异性高的方法。

（五）灵敏度评价

NOTE

检测系统或方法对低浓度分析物的检测能力包含针对检测限低值附近的检测准确性进行评估的一组

性能参数：空白限（limit of blank，LoB）、检出限（limit of detection，LoD）及定量限（limit of quantitation，LoQ）。对于大多数检测项目，检测限的建立及验证十分必要。但某些特殊情况下，LoB、LoD 和 LoQ 的概念没有实际意义，例如 PT 和 APTT 检测，这些检测反映了大量的蛋白质、酶和相关因子之间的复杂反应，对于这些成分都无法准确地单独进行检测。

空白限（LoB）是指测量空白样本时可能观察到的最高测量结果。LoB 并非样本中实际分析物浓度，而是通过空白样本的重复测定得到。检出限（LoD）是指检测方法可检测出的最低分析物浓度，也称检测低限（lower limit of detection）或最小检出浓度（minimum detectable concentration）。定量限（LoQ）是指在规定实验条件下，检测系统能够得到可靠结果的最低分析物浓度，“可靠结果”指精密度和正确度可接受的结果。由三者的定义可知，LoB、LoD 都是基于方法的变异和Ⅰ类及Ⅱ类错误设置的统计学术语；而 LoQ 的建立与定量分析项目的临床应用需求或者其他质量目标有关。大多数情况下，LoB 小于 LoD，而 LoD 等于或小于 LoQ。如果检测结果≤LoB，结果应报告“未检出”或“浓度＜LoD”；如果 LoB＜检测结果＜LoD 或 LoD＜检测结果＜LoQ，结果应报告“检出”或“浓度＜LoQ”，即样本中含有分析物，但不能提供可靠的定量结果；检测结果＞LoQ 可直接报告检测结果。

与检测限有关的另外两个概念是分析灵敏度（analytical sensitivity）和功能灵敏度（functional sensitivity）。分析灵敏度是指以浓度为横坐标，测量信号为纵坐标的校准曲线的斜率，它反映检测系统或方法辨别微小分析物浓度差异的能力。除了校准曲线的斜率，分析灵敏度还取决于检测系统或方法的精密度，斜率越大，方法的变异越小，分析灵敏度越高。功能灵敏度是指测定结果变异系数符合特定要求时的分析物浓度，可用 LoQ 取代。对于多种分析物，功能灵敏度或 LoQ 是个重要的概念。以促甲状腺激素（TSH）为例，方法学的改进提高了 TSH 检测的功能灵敏度（第二代 TSH 试剂功能灵敏度为 0.1～0.2 mIU/L；第三代为 0.01～0.02 mIU/L；第四代为 0.001 mIU/L），能准确检测低浓度 TSH，对甲状腺功能亢进（TSH 常小于 0.01 mIU/L）的诊断有重要意义。

第三节　试剂盒的选择

一、试剂盒的类型

试剂盒（reagent kit）是指用于完成一个特定体外诊断检验，包装在一起的一组组分，一般包括试剂（抗体、酶、缓冲液和稀释液）、校准物、控制物、其他物品和材料。根据方法学不同，试剂盒可分为化学法、酶法、免疫法等。根据其物理性状，试剂盒可分为固体试剂和液体试剂。根据其组合方法，试剂盒可分为单一试剂、双试剂以及多试剂。目前市场上为了适应快速、方便、运输方便等需求，出现了快速反应试剂、卡式试剂、多项组合试剂和浓缩试剂等。

（一）固体试剂、液体试剂以及浓缩试剂

试剂盒在使用前，其试剂主要组分以固体形式存在，称为固体试剂；以液体形式存在的，称为液体试剂；其中试剂在使用过程中需要稀释后再参与反应的，称为浓缩试剂。

1. 固体试剂　商品试剂发展的早期形式，包括冻干试剂、粉状试剂、干片试剂等形式。固体试剂的优点是运输方便、保存期长，其缺点是组分均一性较差，瓶间差较大，分装过程中的称量误差和复溶时加入水量的误差都可以导致瓶间的不均一性，水质的优劣对试剂的稳定性和测定结果的可靠性有相当大的影响。

2. 液体试剂　是当前的主要形式，其稳定性高，组分高度均一，瓶间差异小，测定重复性好，使用方便。液体试剂无需加入任何辅助试剂及蒸馏水，避免了外源性水质对试剂的影响，性能较稳定，测定结果较为准确。缺点是液体型试剂（尤其是酶试剂）保存时间较短，不便于运输。

3. 浓缩试剂　基于目前自动化分析仪加样稀释系统日益精密、纯水工艺应用普及，为了运输和保存的方便，一些厂家推出了新型试剂。该类型试剂盒体积小但测试数多，使用前在自动化分仪器

NOTE

进行自动稀释。使用该类型试剂需要仪器有自动稀释功能并且加样稀释系统准确度和精密度足够好，同时对水质的要求较高。在日常工作中如出现检测结果稳定性不好的情况，需要考虑加样稀释系统和纯水系统。

（二）单一试剂和双试剂

试剂盒在使用时，除参考物外，只有一个试剂的，称为单一试剂；如果有两个试剂，则称为双试剂。有时也有三试剂或四试剂，称为多试剂，但这种情况很少见。

1. 单一试剂 优点是操作简单，缺点是稳定性差，抗干扰能力差。如内源性氨对尿素法测定尿素的干扰，维生素 C 和尿酸对 Trinder 反应的干扰，以及内源性丙酮酸对 ALT、AST 测定的干扰等。

2. 双试剂 目前主要的试剂形式，提高了试剂的抗干扰能力、稳定性和均一性。在临床生化测定过程中，血样品除了含有待测物质外，还含有各种酶、有机物、无机盐等物质，这些物质都会干扰或参与测试反应，引起非特异性反应干扰，而双试剂型试剂盒设计的一个主要目的就是克服这种干扰。在测定过程中，首先让试剂 1 与样品中的干扰物质反应，再用试剂 2 启动真正的测试反应，从而使测定结果更加准确。

二、试剂盒的质量标准

我国于 1999 年发布了第一个临床化学试剂的卫生行业标准 WS/T 124—1999《临床化学体外诊断试剂盒质量检验总则》，该标准已废止。2011 年我国又发布了现行的国家标准 GB/T 26124—2011《临床化学体外诊断试剂盒》，该标准规定了临床化学体外诊断试剂盒的命名和分类、产品要求、实验方法、标识标签和说明书、包装运输和储存。

（一）命名和分类

临床化学体外诊断试剂盒产品名称应包含对应检测项目的中文名称，必要时可增加英文（缩写）名称。试剂盒分类应描述试剂盒组成、规格与检测原理。

（二）外观

符合生产企业的正常外观要求。

（三）净含量

液体试剂的净含量应不少于标示值。

（四）分析性能

1. 试剂空白 ①试剂空白吸光度：用指定的空白液加入试剂作为样品测试时，试剂空白吸光度应符合生产企业给定范围。②试剂空白吸光度变化率：对于速率法测试的试剂，用指定的空白液加入试剂作为样品测试时，试剂空白吸光度变化率（$\Delta A/\Delta t$）应不超过生产企业给定值。

2. 分析灵敏度 试剂盒测试多种被测物时，吸光度差值（ΔA）或吸光度变化率（$\Delta A/\Delta t$）应符合生产企业给定范围。

3. 线性范围 试剂盒的线性范围内的分析性能应符合：①线性相关系数 $R \geqslant 0.990$；②线性偏差不超过生产企业给定值。

4. 测量精密度 ①重复性：用控制血清重复测试所得结果的重复性（变异系数）应不超过生产企业给定值。②批内瓶间差：试剂盒批内瓶间差应不超过生产企业给定值。③批间差：试剂盒批间差应符合生产企业规定要求。

5. 准确性 试剂盒准确度应符合生产企业规定的要求。

6. 稳定性 ①效期稳定性：生产企业应规定产品的有效期。取到期后的样品检测试剂空白吸光度及其变化率、分析灵敏度、测量精密度、准确度等，结果符合生产企业规定要求。②热稳定性实验：取热稳定性实验期末的试剂盒，检测内容同效期稳定性，检测结果应符合生产企业规定要求。

（五）试剂盒说明书

NOTE

试剂盒必需附有说明书，其内容至少应包括：①试剂盒名称；②预期用途；③测量程序的原理；④校准品和正确度控制物的溯源性；⑤试剂的主要成分及含量；⑥适用仪器及型号；⑦样本要求；⑧测定步骤；⑨结果计算方法；⑩警告和预防措施；⑪储存条件；⑫有效期以及首次开封后的有效期；⑬参考区间；⑭结果的解释；⑮主要参考文献；⑯生产单位名称、地址、咨询电话及传真号码。

（六）试剂盒的包装、标志、运输及储存

1. 包装 试剂应装在耐酸耐碱的塑料瓶或硬质中性玻璃瓶内，并密封无漏液。试剂盒应有完整的外包装盒。

2. 标志 外包装应至少标明：①产品名称；②产品的测试数和（或）装量；③产品批号、有效期、储存条件；④产品的批准文号；⑤生产单位名称和地址。每个试剂瓶应有标签，其标志可比外包装上的略少。

3. 运输 应在规定的温度条件下进行，避免雨淋、倒置与重压，轻装轻卸。

4. 储存 应按规定的条件保存，在有效期内应完全符合质量标准的要求。

三、试剂盒的性能指标与评价

试剂盒的性能指标主要包括准确度、精密度、线性范围、试剂空白吸光度及其稳定性等。具体评价方法可参照GB/T 26124—2011《临床化学体外诊断试剂盒》，该标准的评价方法主要适用于试剂盒上市前的产品注册检验，也可用于临床实验室在使用过程中考虑试剂盒某一性能影响检测结果而采用的分析方法；此处的评价方法不同于实验方法或检测系统的性能评价方法。同时，GB/T 26124—2011《临床化学体外诊断试剂盒》中介绍的评价方法和标准是我国生产或销售试剂盒的最低标准，各厂家或组织可根据具体的项目制订不低于该标准的企业或行业标准。

第四节 检测系统性能验证

检测系统（testing system）是指完成一个项目检验所涉及的分析仪器（包括仪器参数）、试剂、校准品、操作程序以及操作者等的组合。检测系统的性能主要包括精密度、正确度、分析测量范围、灵敏度、干扰以及携带污染等。检测系统性能验证是指通过一系列的实验方法来验证检验系统的各项性能是否符合厂家声明或相关规范的要求。我国医院等级评审以及实验室认可的要求中都明确要求各级实验室必需进行检测系统的性能验证工作。下面我们重点介绍检测系统的量值传递和性能验证与确认两个方面内容。

一、量值溯源的基本原理

（一）基本概念

1. 溯源性（traceability） 通过一条具有规定不确定度的不间断的比较链，使测量结果或测量标准能够与规定的参考标准，通常是与国家或国际标准联系起来的特性。其溯源过程称为量值溯源，不间断的比较链称为计量学溯源链。量值溯源是测量结果可信和互认的基础。

2. 参考测量系统（reference measurement system） 简称参考系统，是由参考物质、参考测量程序和参考测量实验室组成的测量系统。

3. 参考物质（reference material） 一类充分均匀，并具有一个或多个确定的特性值的材料或物质，用以校准测量系统、评价测量程序或为材料赋值。

4. 参考测量程序（reference measurement procedure） 经过充分研究的测量程序，给出的值的测量不确定度适合预期用途，尤其是评价测量相同物质的其他测量程序的正确度和描述参考物质特性的用途。

5. 参考测量实验室（reference measurement laboratory） 简称参考实验室，是运行参考测量程序、

NOTE

提供有给定不确定度的测量结果的实验室。

（二）量值溯源的基本原理

量值溯源链的顶端是国际单位制(SI)单位(基本或导出单位),SI单位国际通用,不随时间和空间的变化而变化,是溯源链的最高等级。但目前临床上只有25～30种化学定义明确的小分子化合物,如某些电解质类、代谢物类、甾体类激素、甲状腺激素等,可以溯源至SI单位。多数临床检验项目因被测物(主要是生物大分子类物质)的复杂性(如混合物、异构体等),其一级参考测量程序的建立和一级参考物质的制备十分困难,溯源性只能停留在较低水平。这些检验项目通常有以下几种情况:①有国际约定的参考测量程序和国际约定的参考物质,如糖化血红蛋白;②有国际约定的参考测量程序,但无参考物质,如某些凝血因子、血细胞、脂蛋白等;③有国际约定的参考物质及定值方案,但无参考测量程序,如某些多肽激素、抗体、肿瘤标志物等;④既无参考测量程序,也无参考物质,如某些肿瘤标志物等。这些项目只能溯源至国际约定参考物质或国际约定参考测量程序,甚至是厂家校准物和(或)测量程序。

1. ISO/DIS17511溯源链 ISO/DIS17511的SI单位溯源链分为三个层次:最上层是由国际计量大会(BIPM)或国家计量机构(NMI)掌握的一级参考测量程序、一级参考物质和二级参考测量程序、二级参考物质;中间层为制造商;最下一层是终末用户(即临床实验室)。该溯源链描述了多层次、多水平相互交错的测量程序和参考物质/校准品,箭头方向指示相互关系。在每一级水平,图左边的参考物质/校准品用于校准右边的测量程序,后者则为下一级参考物质或校准品定值。

2. 国家标准与技术研究所(NIST)溯源链 NIST溯源链也分为三层:最高一层为各国的国家计量研究所建立的决定性方法;第二层是参考实验室发展的参考方法;最下一层是临床常规方法。NIST的溯源链结构与ISO/DIS17511有些差异,但基本原理一致。其中的决定性方法和参考方法相当于ISO/DIS17511中的一级和二级参考测量程序。

二、检测系统性能的验证与确认

（一）基本概念

1. 配套检测系统 检测系统所涉及的仪器、试剂及校准品由同一厂商或仪器指定厂商提供并配套使用。若该系统已经由国家法定部门认证,则使用这样的检测系统对患者进行检验,其结果具有溯源性。值得注意的是,量值溯源针对的是检测系统,而不是单独的仪器、试剂或校准品。

2. 自建检测系统 实验室根据自己的意愿自行建立的检测系统,该系统未进行溯源。

3. 确认(Validation) 通过提供客观证据对特定的预期用途或应用要求已得到满足的认定。

4. 验证(Verification) 通过提供客观证据对规定要求已得到满足的认定。

（二）检测系统性能的验证与确认

检测系统的性能可否接受,是决定检测系统能否应用于常规工作的前提。检测系统的分析性能主要包括精密度、正确度、分析灵敏度、检出限和定量限、线性/临床可报告范围、分析干扰、携带污染等指标。美国"临床实验室修正法规的最终法规"(CLIA final rule)明确要求,临床实验室必须监控和评价检测系统的所有质量。实验室引入未做修改的、国家食品与药品监督管理局(FDA)认可或批准的检测系统,在报告患者检测结果前,必须做性能指标验证;验证的性能指标主要包括精密度、正确度、可报告范围和参考区间。如果实验室改变了检验系统任何环节或建立新的检测系统,则必须对所有性能进行确认。

我国2006年颁布的《医疗机构临床实验室管理办法》,对此也提出了明确要求。2013年11月22日发布的医学实验室质量和能力认可准则(CNAS-CL02:2012)技术要求中明确规定实验室应选择预期用途经过确认的检验程序,且每一检验程序规定要求(性能特征)应与该检验预期用途相关。在常规应用前,应由实验室对未加修改而使用已确认的检验程序进行独立验证。实验室应对非配套系统、超出预定

NOTE

范围使用的配套系统、修改过的配套系统等检验程序进行确认。方法确认应尽可能全面，并通过客观证据（以性能特征形式）证实满足检验预期用途的特定要求，当对确认过的检验程序进行变更时，应将改变所引起的影响文件化，适当时，应重新进行确认。

实验方法学的性能评价未考虑检测仪器，而检测仪器是检测系统的重要组成部分。携带污染是检测仪器特有的，因此其他性能指标的评价参照本章第二节，本节只介绍携带污染的评价。

全自动生化分析仪（automatic chemistry analyzer）是临床实验室必备的检验仪器，具有高准确、高精密和高效率的特性。使用中如出现携带污染（carry-over）现象，将会影响检测结果的准确性和重复性，导致检测结果失真，误导临床的诊断和治疗。携带污染的发生具有偶然性，并不是每次都出现。日常工作中通常对仪器评估没有问题，而用户使用时存有污染，且质控品和 Westgard 法则不起作用，质控结果往往在控。因此，临床实验室都必须尽可能地消除各种携带污染的干扰，以保证日常工作中检验结果的真实性。全自动生化分析仪携带污染主要包括样本针、试剂针、比色杯三个部分。

1. 携带污染原因分析 临床化学自动分析中的携带污染是指测定项目的试剂或样品的残留部分对后续项目测定结果的影响。由于生化分析仪共用部分清洗不彻底，其使用过程中存在携带污染。影响检验结果的准确性，甚至可以造成较大的测定误差。

携带污染常见类型：①试剂中含有下一测定的待测成分；②残留物作为下一测试的中间产物；③残留物影响下一测试的吸光度；④残留物与下一测试标本发生其他反应，产生与下一测试类似的产物；⑤原因不明。生化分析仪的加样针，在两个样品之间或两个测试项目之间以去离子水清洗，如清洗不干净，前一测试项目的试剂针或样本针的残留部分将对下一测定产生影响。常见的影响原因是前一实验的试剂含有下一被测项目的待测成分或者试剂中某物质能够参与下一个项目的反应以及影响下一个项目的反应条件如 pH 值等，从而对实验产生干扰。实验室发现，K^+存在样本针的携带污染，常规清洗不能排除携带污染的影响，LDH 和 CK 则符合要求。由于样本针无法进行特殊清洗，其解决方案只能靠加强仪器的日常维护和保养。当样本针老化时，及时更换样本针。试剂间的干扰有两个的原因：一是试剂中含有下一个测试所要测定的底物，或是含有的某种试剂成分与下一反应所要测定的底物有作用，因而直接干扰下一反应的测定结果；二是该试剂所引导的反应对下一个项目的反应进程带来了间接的干扰，因为在有试剂污染的情况下，下一项目所测定的是前后两个项目反应的综合作用结果。因此，通过必要的特殊清洗或加强清洗可以解决试剂针携带污染的影响。临床化学检测系统，随着使用时间的延长，比色杯内表面的黏附作用增加，冲洗能力下降，其携带污染则会相应地增加。比色杯的携带污染不仅与仪器的清洗效率有关，同时还与所测项目的检测方法及试剂成分有关。

2. 携带污染解决方案

（1）仪器的日常维护与保养：加强仪器的日常保养和维护，定期清洗比色杯、加样针、搅拌棒和分析管路，是保证测定结果准确性的基础；加强仪器的清洗工作增加清洗次数，可明显降低仪器的携带污染率；用专用清洗液（碱性或酸性清洗液）加强清洗，或使用惰性洗液，可提高清洗效果；分析干扰的原理，寻找出携带污染的测试项目和方法，对携带污染的项目从分析原理、试剂成分等方面分析产生携带污染的原因以求解决的方法；合理选择分析方法，有的项目有多个测定方法，通过对携带污染的研究（分别测定每一方法对其余实验的影响以及其他项目对该项目可能的影响），综合各分析方法的性能和携带污染情况，选择适当的分析方法。

（2）对暂时无法解决的携带污染的解决方案：对暂时无法解决的项目，调整测定排序、隔绝两者的联系以避免携带污染；对双试剂加样针的仪器，将试剂存放于指定位置，设置不同的加样针分别加样；对相互干扰的项目，分别置于指定的比色杯（如指定在生化仪内圈或外圈比色杯测定某一特定项目）；对模块式的生化分析仪，将干扰与被干扰项目安排在不同的模块以避免携带污染的影响。

案例分析

某单位现有全自动生化分析仪两台、特定蛋白分析仪一台，计划新增胱抑素 C 项目检测。目前该单位的全自动生化分析仪和特定蛋白分析仪生产厂家有其配套的检测试剂和校准品，

NOTE

同时市场上还有很多独立的试剂生产厂家。该单位在进行该项目开展之前应该进行哪些工作？

（万泽民）

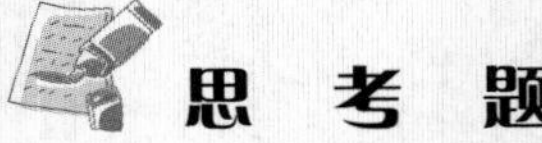

思考题

（1）该单位应该如何选择合适的检测胱抑素C项目的实验方法？

（2）不同厂家的胱抑素C试剂应该如何进行性能评价？

（3）该单位如何选择合适的胱抑素C检测系统？

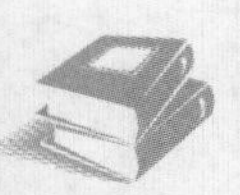
NOTE

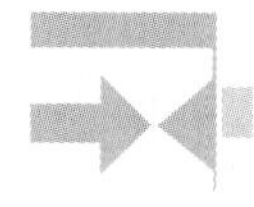

第四章 临床生物化学诊断试验的性能评价

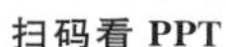

扫码看 PPT

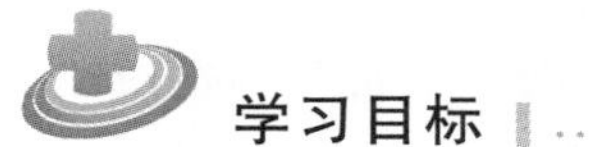

学习目标

掌握：参考区间、分界值、医学决定水平的概念；检验项目的诊断性能评价内容及统计方法；检验项目的诊断准确性、可靠性评价指标；ROC 曲线的概念，ROC 曲线的主要作用；联合试验的类型。

熟悉：参考区间的转移与验证方法；检验项目的评价研究设计方法；ROC 曲线的类型及意义；ROC 曲线分析的主要步骤；联合试验的特点。

了解：参考区间建议的方法程序；ROC 曲线的构成与特点；提高诊断效率的方法。

临床诊断试验(diagnostic test)是指可用于临床医生对某种疾病的诊断或鉴别诊断的试验方法，它不但包括各类实验室检测方法，也包括影像学检查和其他仪器检测甚至一些病史及临床医生的检查结果。诊断试验主要应用于疾病诊断与鉴别诊断、疾病疗效随访以及药物毒副作用的监测。随着循证医学的发展，要求临床医师对疾病的诊断应有充足的证据，单凭经验诊断并不稳妥。而如未能及时对疾病进行科学准确的诊断，导致患者不能得到及时有效的治疗，可能造成不可弥补的损失。因此，掌握科学的方法对诊断试验进行评价，可为选择科学诊断方法奠定基础，同时可避免单凭经验造成的错误。

临床生化诊断试验是指应用于疾病的诊断和鉴别诊断的生化检验方法或项目。随着各种相关技术的发展，众多的临床诊断方法也得到快速发展，旧的方法不断被更新，新的方法也层出不穷。但是，这些方法是否适用于临床，其对疾病的诊断或鉴别诊断的性能如何等问题决定了我们必须对临床诊断试验进行评价。临床生化诊断试验一般基于疾病的流行病学数据，对临床生化检测项目在某种疾病诊断与鉴别诊断中的应用价值进行评价。

第一节 参考区间、分界值与医学决定水平

随着检测方法学及临床医学研究的快速发展，不断有新检验方法和检测指标应用于临床诊断中。如何客观、科学地评估这些检测指标在患者和正常人中的分布值？来自专业书籍或试剂盒说明书的生物参考区间是否适合临床实验室采用？这些都是临床实验室在真正将新检测指标应用于临床前需要解决的问题。这时，用流行病学及统计学方法，通过临床诊断试验性能评价可以获得相关检测项目对疾病的诊断敏感性和特异性，基于此，可以得到检测指标的参考区间、分界值和医学决定水平，这几个指标是检验结果判断的重要参照标准。

一、参考区间

参考区间(reference interval)是指在定量的实验室检测项目中，大部分健康人的检测结果所在的范围。通常在对疾病的诊断、制定疾病的治疗方案及需要对个体的生理或病理进行评估时，会将该个体的项目检测结果与参考区间进行比较后作出判断。参考区间的建立是以统计学为基础的，以抽样样本的检测数据代替总体数据。根据实验室项目的特点，选取相应的“健康”个体，组成一定数量的参考人群，测定参考人群的指标检测结果，对结果进行统计学处理，得到该指标的参考限值。参考限值应包含中间

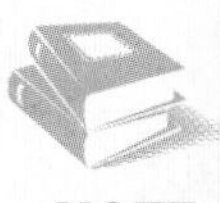

NOTE

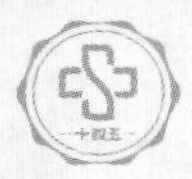

95%的参考个体的检测结果，双侧意义的指标一般以2.5%为下限和97.5%为上限，单侧意义的指标则一般以5%为下限或95%为上限。参考区间为上下限之间的分布范围，单侧意义指标的参考区间大于5%或小于95%。如某实验室空腹血糖的参考下限是3.6 mmol/L，参考上限是6.1 mmol/L，则参考区间是3.6～6.1 mmol/L；肌钙蛋白检测为单侧意义指标，参考上限为0.04 μg/L，则参考区间为小于0.04 μg/L。

参考区间的建立费用昂贵，也费时费力，每个临床实验室自建的可行性不高。建议大多数临床实验室可对大地区已建立的参考区间进行转换（transference）或验证（validation）后应用。在应用已有参考区间时，参考人群及检测系统是否一致是关键因素。如果参考人群未改变，检测系统或方法不同时，可以应用方法学比对确定两个检测系统检测结果是否具有可比性。若两检测系统检测结果具有较好的相关性，表明可以使用该参考区间；反之则应建立新的参考区间。如果检测系统相同，但参考人群发生变化，这种情况可以用临床标本进行验证。一般情况下，按照原参考个体的纳入和排除标准，选取20个“健康”者进行检测，不在参考区间内的结果不超过2个，表明验证通过，否则需要重新审视条件是否与该参考区间的建立时条件一致，纠正后进行再次验证，若仍未通过，应修正分析程序后进行验证或者考虑建立新的参考区间。

在参考区间的建立过程中，参考个体（reference individual）的选择显得非常重要。其入选标准应依据检测指标的不同，制定相应的标准，对参考个体进行必要的其他辅助检查，以明确其“健康”。也有些项目（如激素）与个体的生理状态相关，其参考个体就应选择不同生理期的“健康”人群。总之，参考区间是基于“健康人”的结果，临床上个体的检测结果在其范围内往往被视为“正常”，在范围外则为“异常”。

临床实验室的每个定量检测项目均应给出参考区间，对范围外的“异常结果”有明确的标示。有生理分组（如年龄、性别和女性生理期）意义的检测项目应给出不同组的参考区间；检测指标的医学决定水平有重要意义的（如血脂与心血管疾病的相关性），在给出参考区间外，还应使用与危险性相关的决定限。

在应用参考区间时应注意如下问题：①参考人群的组成。不同地区参考个体的种族、生活方式和环境不同，可能会影响到检测指标的差异。②个体的差异和生理差异。许多指标受个体的性别、年龄和生理期等因素影响。③参考区间并不等于“正常范围”。参考区间代表的是“95%的健康人群”的检测范围，是一个统计学的区间范围，区间内可能有异常人群，区间外也有可能是正常人群。因此，我们应建立符合本地区人群特征的参考区间，应用参考区间时要与个体实际临床表现结合，最好进行多指标联合应用。

二、分界值

分界值（cutoff值）也称诊断阈值，是人为用于区别正常与异常两种机体状态的数值，一般情况下会引用参考区间的上限或下限。分界值并不能绝对区分正常与异常，还需结合其他指标或机体本身的状态进行分析。在分界值左右两边还分别存在假阴性患者和假阳性正常人。

分界值经常应用于定性免疫检测中，用于决定结果的阴阳性。准确合适的分界值非常重要，可以使得到的检测假阴性和假阳性控制在最低。分界值并不是区分阴阳性的绝对值，无论如何界定，总是会存在假性结果，其主要原因是在大量的检测标本中，存在少量标本的测定值重叠，实际工作中，大家会将这些结果判定为“可疑”。这一重叠的结果区域称为“灰区”。

设定分界值有多种方法，一般情况下是依据阴性血清测定结果为基础来确定分界值。①用检测方法检测一定数量（20个左右）的阴性血清，获得平均值，该平均值的2倍或3倍数值可作为分界值。如果某阴性血清低于方法检出限，则以最低检出限计算。此方法避免假阳性效能高，但假阴性结果会增加。②用检测方法检测大量（1000以上）阴性血清，再用统计学方法计算阴性检测结果标准差，阴性结果平均值+2SD或+3SD作为分界值。这种方法是基于统计学原理，阴性血清的量足够大，可使结果呈正态分布，+2SD或+3SD可以满足95%和99%的可信度。因此，此方法比第一种方法更为科学。但

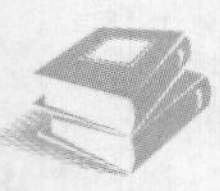

NOTE

因为此方法只检测阴性标本，未检测阳性标本，也未能考虑到“灰区”结果，可能会出现较多的假阴性结果。③检测大量阴性标本的基础上，再检测大量(1000以上)的阳性标本，也用统计学方法计算阳性标本的标准差(SD)，用阳性均值－2SD或－3SD确定阳性分界值，从而可以得到阴性和阳性两个分界值。再根据“灰区”的区域，综合平衡假阴性和假阳性对诊断的影响，确定方法的分界值。此方法因为对阴、阳性血清和“灰区”结果均有考虑，显得更为科学。④对于一些方法的检测值为非正态分布的，以上两种方法的分界值可以按第95%或第99%位值来确定，其他方法一样。

如何选用合适的分界值，还需结合诊断试验的应用目的及疾病的特征。①筛查试验，用于人群特定指标的统计调查，通常需要保证高灵敏度以确保不漏检，应尽量避免假阴性，此时假阳性率的产生概率会增加，需要再用特异性好的确认试验来补充；②诊断试验，用于当怀疑患者有某种疾病或处于某种状态时的诊断性指标，通常要求保证有较好的灵敏度和特异性，如果该诊断试验后还有确认试验，要求灵敏度更高一些；③确认试验，用于筛查试验和诊断试验后的结果，确认试验要求具有高的特异性，应为某种疾病或某种状态的判断金标准。

另外，还需结合疾病的特征，如当疾病很严重、按当前医疗水平可治疗的，而且假阳性结果对不会造成严重的心理压力和经济损失时，该实验应具有较高的灵敏度，避免漏检；但当疾病不很严重且当前医疗水平不能治疗的，假阳性结果会引起严重的心理压力或经济损失时，实验应具有高特异性。

三、医学决定水平

医学决定水平(medicine decide level，MDL)是指患者某检测物对疾病诊断或治疗起关键作用的浓度值，低于或高于该浓度时，临床必须采取一定的措施。医学决定水平与参考区间不同，在临床诊疗过程中，常被用作确定或排除某种疾病或某一状态。也可以利用这一浓度对某些疾病进行分级分类，判断预后等，可以为临床医师采取治疗措施及进一步处理提供依据。同一个检测指标，可有不同的医学决定水平，这些浓度，代表某种疾病处于不同的状态。

医学决定水平不同于参考区间，受到统计学的局限性、生物学的变异及实验误差等影响，超出参考区间仍有5%左右的结果是正常人的，但医学决定水平则是病理值，超过该浓度意味着患者处于病理状态。因此，医学决定水平应综合参考区间、病理水平的分布及医生的经验，也需要实验室和临床医师的紧密合作，共同制定出某些特异阈值，这具有相当重要的临床意义。

医学决定水平在健康人群的数值基础上，检测疾病不同状态的数据，定出不同的决定限浓度，提示临床医师有针对性采用不同的临床措施。因此，我们要充分理解医学决定水平的实际意义，区别参考区间，合理、客观地解释实验数据，为临床疾病诊疗过程提供科学客观的依据，及时采用适当的医疗措施，减少风险。

参考区间、分界值、医学决定水平和灰区指标的相互关系可以参见图4-1。

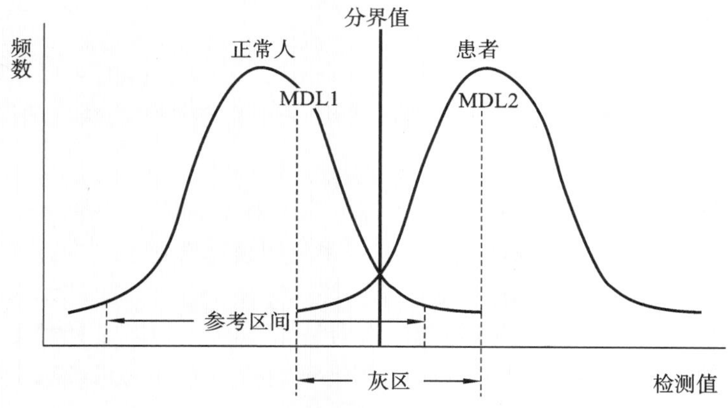

图4-1 参考区间、分界值及医学决定水平的关系图

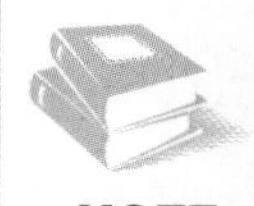

第二节　诊断试验的指标与临床评价

诊断试验的诊断性能评价的方法是基于有关流行病学调查，对某种疾病的诊断方法进行评价的临床试验。诊断试验可为以下两个方面提供有用数据：一是对疾病的状态鉴别，即判断是否有某类疾病；二是对疾病的状态预测，即阳性结果时患病可能性的预测和阴性结果时患病的否定作用的预测。因此，对诊断试验对疾病诊断的准确性(敏感性和特异性)、可靠性和有效性进行评价，是建立或选择一个新的诊断试验的重要前提和依据。

一、诊断试验的指标

(一) 准确性

准确性是指诊断试验能正确诊断或鉴别诊断某种疾病的能力，是诊断试验结果反映患者是否患病的真实情况，也称为准确度，是保证临床诊断试验特异性的重要指标。

(二) 可靠性

可靠性是指诊断实验在相同条件下，重复操作获得的检测结果的一致性，也称为重复性、精密度。精密度在一定程度上，是评价临床诊断试验方法学自身稳定性的指标，可直接影响诊断试验的准确性和有效性，也是该实验用于临床的重要基础指标。

(三) 有效性

有效性指诊断试验结果对患病可能性的预测评估，通过评价可以得出预测值。如诊断试验是阳性结果或阴性结果，患者患病和未患病的可能性如何，这就是阳性或阴性预测值。阳性预测值是指试验阳性中患病的比例；阴性预测值是指试验阴性的未患病的比例。预测值与诊断试验的灵敏度及特异性相关，是我们在选择临床诊断试验时重要的考量指标。

二、诊断试验的临床评价

临床诊断试验的评价一般应对准确性、精密度和有效性进行分别评价，是在临床上建立或选用某一新的诊断试验的重要基础与依据。诊断试验分定性试验和定量试验，定性试验的结果直接可分为阳性和阴性结果，而定量试验的结果为计量数据，可应用分界值将其转化为阳性和阴性结果。诊断试验(定量试验)检测结果除了可以鉴别有无疾病，也可以对疾病状态进行预测，即在不同的检测值时对疾病的严重程度进行评估。

(一) 确定疾病诊断的金标准

在对诊断试验进行评价之前，首先要明确某种疾病公认的确诊方法，它可以正确区分患者是否患病(有病或无病)。如对传染病的确诊一般是病原体的检出，对肿瘤的确诊为病理学检查等。

(二) 病例的选择

因为生物学或地域性的差异影响，不同人群来源的病例对诊断试验评价会造成影响，因此，无论是病例组还是对照组的人群来源都应根据诊断试验的应用范围进行选择，在进行评价时，应交待清楚。选择“有病”组别时，需要有代表性，应包括该疾病的不同临床分型及分期；选择“无病”对照组时，一般应与“有病”组相对应，如性别比例、年龄层次等，特别注意的是，这里的“无病”是针对该临床诊断试验所对应的疾病，而不只是健康对照，也应有未患该病而有其他疾病的病例，因为诊断试验还包括鉴别诊断的功能。

(三) 双盲法评价

NOTE

对诊断试验进行评价前，一组实验人员用金标准方法筛选病例，将病例分为“有病”和“无病”两组，并将其顺序进行随机编号。然后另一组实验人员用待评价的实验方法对这些标本进行检测，基于该实验结果得到“阳性”和“阴性”两组，最后将两组实验结果列出四格表进行比较（表 4-1）。

表 4-1 诊断性研究评价四格表

诊断性试验	金标准诊断结果		合 计
	阳性（有病）	阴性（无病）	
阳性	a	b	a+b
阴性	c	d	c+d
合计	a+c	b+d	a+b+c+d

综上所述，诊断试验结果的“阳性”和“阴性”与真实患病情况会有重叠部分，因此会存在真假阳性和真假阴性结果。①真阳性（true positive，TP）：指诊断试验结果为阳性的“有病”患者。②假阳性（false positive，FP）：指诊断试验结果为阳性的“无病”患者。③真阴性（true negative，TN）：指诊断试验结果为阴性的“无病”患者。④假阴性（false negative，FN）：指诊断试验结果为阴性的“有病”患者。从而计算出敏感性、特异性、预测值和正确诊断指数等指标。计算公式如下：

$$\text{敏感性（真阳性率）}=\frac{TP}{TP+FN}\times 100\%$$

$$\text{特异性（真阴性率）}=\frac{TN}{TN+FP}\times 100\%$$

$$\text{假阳性率}=\frac{FP}{FP+TN}\times 100\%$$

$$\text{假阴性率}=\frac{FN}{FN+TP}\times 100\%$$

$$\text{正确诊断指数}=(\frac{TP}{TP+FN}+\frac{TN}{TN+FP})\times 100\%$$

$$\text{阳性预测值}=\frac{TP}{TP+FP}\times 100\%$$

$$\text{阴性预测值}=\frac{TN}{TN+FN}\times 100\%$$

第三节 ROC 曲线

上述指标可以对临床诊断试验的灵敏度和特异性进行评价，但每个指标只针对一个诊断分界值，如果改变分界值，将会得到不同的指标值，这样无法对临床诊断试验的诊断性能准确地作出评价。下文介绍的受试者工作特性曲线（receiver operating characteristic curve，ROC 曲线）可以较好地解决这个问题。

一、ROC 曲线的基本概念与特点

（一）ROC 曲线

ROC 曲线起源于 20 世纪中叶，这种分析方法第一次在医学上的应用是在 20 世纪 50 年代，当时用 ROC 曲线去评估一种自动化子宫颈涂片分析仪辨别涂片是否有恶性肿瘤细胞的性能。目前是国际公认的对诊断试验进行性能评价或对两种以上方法进行比较时的客观标准。

（二）ROC 曲线的特点

ROC 分析的是二元分类模式，也就是说该模式（诊断试验）按照不同的分界值输出的结果只有两种

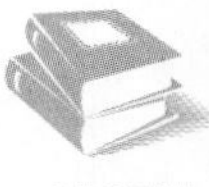
NOTE

结果:阳性和阴性(有病和无病)。ROC 曲线则是根据该二分类模式,用一系列不同的分界值得到诊断试验的不同的性能指标,以真阳性率(敏感性)为纵坐标,假阳性率(1－特异性)为横坐标绘制的曲线(图 4-2)。我们知道,传统的检验项目评价方法通常采用点图或频数分布图的方法,必须将试验结果分为两类,再进行统计分析。ROC 分析模式与传统评价方法比较,不同的是可根据实际情况,允许有中间状态,采用多个(≥5)分界值,把试验结果划分为多个有序分类,如正常、大致正常、可疑、大致异常和异常五个等级再进行统计分析。因此,ROC 曲线能提供试验准确性的完全图像,全面描述试验的性质。

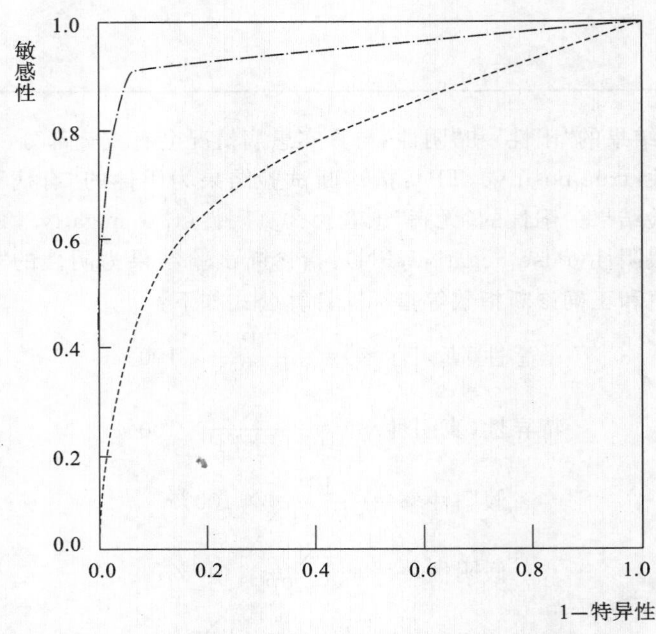

图 4-2　ROC 曲线示意图

(三) ROC 曲线的类型和意义

ROC 曲线大致可以分为三种类型:①完美的诊断试验输出结果所作出的 ROC 图通过左上角,其真阳性率(敏感性)为 100%,即所有患者的结果均为阳性,反之亦然;真阴性率(特异性)为 100%,即所有正常人结果均为阴性,反之亦然。但这种结果在实际中存在的可能性不大;②无诊断价值的 ROC 曲线,该曲线图为左下角与右上角的 45°的对角线,该试验几乎不具有诊断功能,患者的检测结果阴阳性概率各为 50%(两种可能性的随机分布);③有一定诊断功能的 ROC 曲线,该类诊断方法的曲线介于以上两类之间,需要对其输出结果进行评价,以判断方法的诊断价值,一般情况下,ROC 曲线越靠近左上角,方法的诊断准确性就越高,曲线上最靠近左上角的点是错误最少的最佳阈值点(分界值),此时假阳性和假阴性的总数最少,诊断效能最高。

二、ROC 曲线的应用

(一) ROC 曲线分析的主要步骤

1. ROC 曲线图绘制　利用诊断试验方法对用金标准确定的疾病组和对照组的测定结果进行分析,确定测定值的上下限、组距以及分界值;按选择的组距间隔列出累积频数分布表,分别计算出所有截断点的敏感性、特异性和假阳性率(1－特异性);以敏感性为纵坐标,代表真阳性率,以(1－特异性)为横坐标,代表假阳性率,作图绘成 ROC 曲线。现在一般采用计算统计软件(如 SPSS)绘制 ROC 曲线,只要将检测结果及用金标准方法确定的分组信息输入软件,即可获得基于该诊断试验方法性能的 ROC 曲线。

NOTE

2. ROC 曲线统计量计算　ROC 曲线下面积(AUC)及其标准误(SE)的计算方法很多,多应用计算机软件，采用统计学的 Wilco 非参数方法进行推算；也可将 ROC 曲线图形描到方格纸上测定面积，虽然该方法操作简便、精密度较高，但较烦琐。ROC 曲线下的面积值通常为 1.0～0.5。当 AUC＞0.5 时，AUC 越接近于 1，说明诊断效果越好。AUC＞0.9 时，试验的识别能力高，有较高的准确性；AUC 在 0.7～0.9 时，试验有一定的识别能力，准确性一般；当 AUC 在 0.5～0.7 时，试验的识别能力低，准确性较低；当 AUC＝0.5 时，试验无识别能力，诊断结果随机分布，无诊断价值。AUC＜0.5 时，不符合真实情况，在实际中极少出现（图 4-3）。

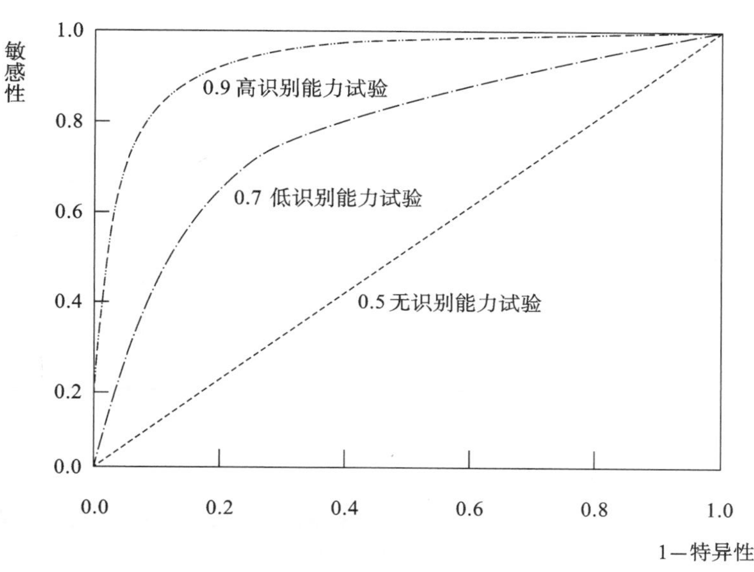

图 4-3 ROC 曲线判断检验项目的诊断效果

（二）ROC 曲线的作用

1. 获得对疾病具有不同诊断性能的分界值 ROC 曲线图上的每一点代表某一分界值对应的敏感性和特异性，曲线能反映不同分界值时两者的变化。因此，从某一诊断试验的 ROC 曲线上能容易地获得任意分界时，对疾病的诊断或鉴别诊断的性能。

2. 选择最佳的诊断分界值 ROC 曲线是表示敏感性与特异性之间互相关系的一种方法，所得的曲线可以决定最佳分界值。一般多选择曲线转弯处，即敏感性与特异性均为较高的点为分界值。

3. 诊断试验方法间性能的比较 应用 ROC 曲线对同一种疾病的两种或两种以上诊断试验进行比较时，可采用统计学比较法和图形比较法，帮助医师作出最佳选择。统计学比较法通过计算 ROC 曲线下的面积，可以定量比较不同试验之间的差异性，但如果 ROC 曲线形状不同也可能有相似的面积。一般建议将几种方法的 ROC 曲线同时绘制在一张图中，可以直观比较方法间的图形差异，也可用统计学的方法进行比较，从而可以获得全面的比较结果。

第四节 联合试验的诊断性能评价

单一的临床诊断试验因生物学、方法学等因素影响，通常难以达到理想的诊断性能，其敏感性和特异性均达不到 100%。为了提高疾病的诊断效率，临床上常联合应用几项（2 项及以上）具有不同特性的诊断试验，综合各试验的诊断性能以提高总体诊断性能，对同一疾病进行诊断。

一、联合试验的类型

联合试验的方法一般情况下分为两类，分别为并联试验和串联试验。如表 4-2 为三种联合诊断试验结果的判断方法。

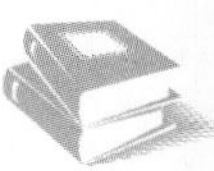

NOTE

表 4-2　三种试验联合的判断方法

联合试验方法	试验检验结果模型			联合试验结果判断
	试验 A	试验 B	试验 C	
并联试验	+	+	+	+
	+	−	−	+
	−	+	−	+
	−	−	+	+
	+	+	−	+
	−	+	+	+
	+	−	+	+
	−	−	−	−
串联试验	+	+	+	+
	+	−	不必做	−
	−	不必做	不必做	−
	+	+	−	−

注：+表示阳性；−表示阴性。

（一）并联试验

并联试验（parallel test）又称平行试验。该方法是指同时做几项诊断试验，只要其中一项为阳性即判断综合试验结果为阳性。与单项诊断试验比较，并联试验的优点是提高了诊断的敏感性，使漏诊率降低，但特异性较低，增加了误诊率。根据概率原理，并联试验的敏感性和特异性计算公式如下。

（1）两种试验联合：联合敏感性$_{(A+B)}$＝敏感性$_A$＋（1－敏感性$_A$）×敏感性$_B$；联合特异性$_{(A+B)}$＝特异性$_A$×特异性$_B$。

（2）三种试验联合：需先计算两种试验联合的敏感性$_{(A+B)}$，再计算三种试验联合的敏感性$_{(A+B+C)}$，最后计算三种试验联合的特异性$_{(A+B+C)}$。联合敏感性$_{(A+B+C)}$＝敏感性$_{(A+B)}$＋（1－敏感性$_{(A+B)}$）×敏感性$_C$；联合特异性$_{(A+B+C)}$＝特异性$_A$×特异性$_B$×特异性$_C$。

并联试验多用于疾病较严重，医生需要及时作出诊断时，可采取并联试验。或者临床上需要一项较为敏感的试验，但目前方法学的敏感性不够时，应用并联试验。

（二）串联试验

串联试验（serial test）又称系列试验。该方法是指同时做几项诊断试验，只有全部试验为阳性才能判断综合试验结果为阳性。一般按特异性高到低依次进行试验，前者阳性后再做后者。但若诊断试验价格昂贵或具有危险性时，可先用简便、安全的试验，结果阳性，才进一步做价格昂贵的试验。与单项检验项目比较，优点是增加试验的特异性，减少误诊率；缺点为灵敏度降低，漏诊率会增加。串联试验的敏感度和特异性计算公式如下：

（1）两种试验联合：敏感性$_{(A+B)}$＝敏感性$_A$×敏感性$_B$；特异性$_{(A+B)}$＝特异性$_A$＋（1－特异性$_A$）×特异性$_B$。

（2）三种试验联合：敏感性$_{(A+B+C)}$＝敏感性$_A$×敏感性$_B$×敏感性$_C$；特异性$_{(A+B+C)}$＝特异性$_{(A+B)}$＋（1－特异性$_{(A+B)}$）×特异性$_C$。

串联试验常用于误诊时可能造成严重后果的慢性病诊断。若诊断试验的特异性均不够好时，进行串联试验最为适宜。如临床常用的血清学指标 CK、AST 和 LDH 对心肌梗死的判断均无高的特异性，单独使用易产生误诊断，所以应采用三个指标的串联实验，可大大提高心肌梗死的特异性，减少误诊的概率。

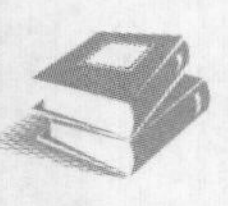

NOTE

ROC 曲线评价 cTnI 和 CK-MB 对急性心肌梗死的诊断性能

急性心肌梗死(acute myocardial infarction,AMI)是指因冠脉系统严重缺血引起的急性肌损伤,患者表现为起病急,若未及时处理,病死率极高,因此要求临床医生要从胸痛患者中快速准确地识别出 AMI 患者,降低其死亡率。随着相关研究的不断深入,目前有许多的血液标志物应用于临床。这些标志物对 AMI 的诊断性能如何,可以应用 ROC 曲线进行评价。本试验将应用 ROC 曲线评价肌钙蛋白 I(cInI)和肌酸激酶同工酶 MB(CK-MB)对 AMI 的诊断性能。

二、研究对象

1. AMI 的确诊患者 标准为以下条件中符合任意两项:①急性胸痛症状;②心电图示坏死性 Q 波或 ST 段的抬高或压低;③心肌酶谱先升高或降低的典型过程。符合条件纳入研究患者 70 例。

2. 健康对照组 排除具有心脏疾病史,近期体检健康且无以上任何一项症状者。符合条件者纳入研究对照 60 例。

三、标本采集

患者在症状出现 6 h 内采集静脉血标本,健康对照者在静息状态下采集标本。所有标本在采血后 1 h 内分离血清并在 2 h 内分别用化学发光法检测血清 CK-MB 及 cTnI 的浓度。测量采用单盲原则,即检测技师在未知被测标本分组情况下进行检测。

四、数据统计分析

将检测结果导入统计软件 SPSS 中,绘制 ROC 曲线、计算曲线下面积。依据 ROC 曲线以及“特异性+敏感性”取最大值的原则确立最佳分界值。两种不同血清心肌标志物的 ROC 曲线如图 4-4 所示。依 ROC 曲线计算出的曲线下面积分别为:$AUC_{cTn-I}=0.929$,$AUC_{CK-MB}=0.908$。cTnI 的最佳分界值为 0.055 μg/L,在此分界值下的诊断敏感度为 81.4%,特异性为 96.7%;CK-MB 的最佳分界值为 5.65 μg/L,在此分界值下的诊断敏感度为 77.1%,特异性为 93.3%。

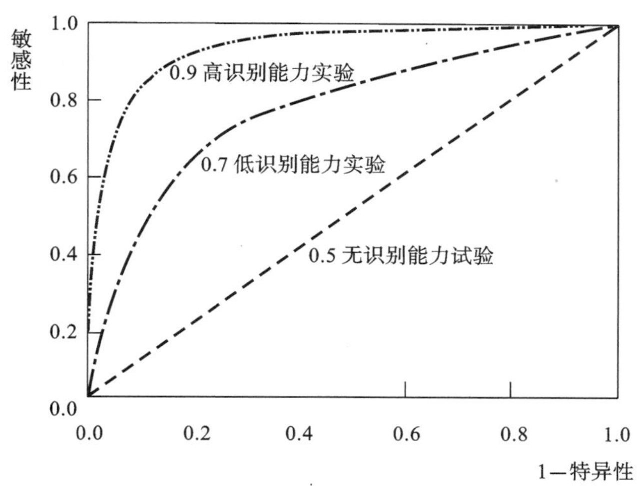

图 4-4 两种心肌损伤标志物诊断 AMI 的 ROC 曲线

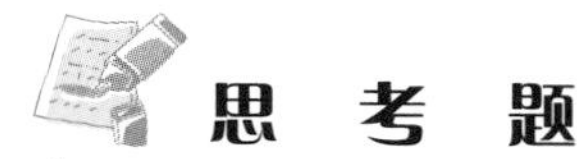

思 考 题

(1) 分析上述案例中化学发光法检测 cTnI 和 CK-MB 对 AMI 的诊断性能,结合 ROC 曲线分析这两个检测项目的诊断性能是否有差异。

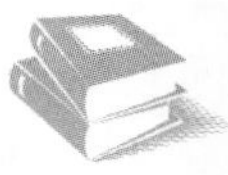

（2）临床诊断试验在应用临床前为什么要进行诊断性能评价？

（3）如何建立新的参考区间？应用现有的参考范围要注意哪些问题？

（4）如何应用 ROC 曲线评价临床诊断试验性能？

（5）如何对联合试验的诊断性能进行评价？

（刘利东）

NOTE

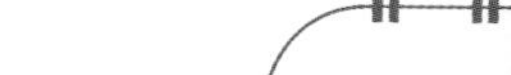

第五章　常用生物化学检验技术

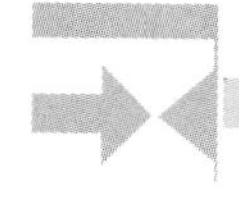

扫码看 PPT

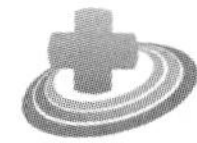

学习目标 ‖…

掌握：分光光度法的原理和在实验室的应用；离子选择电极法的分析原理及应用；干化学分析技术的基本原理及应用。

熟悉：层析技术的原理及分类，常用层析技术及临床应用。

了解：电泳技术的类型、原理、影响因素，常用电泳分析技术的特点与应用；离心技术的原理及临床应用。

常用生物化学检验技术包括光谱分析技术、层析技术、电化学技术、离心技术、电泳技术和干化学分析技术，掌握常用生物化学检验技术是检验医学从业人员必备的实验室技能，也是完成临床生化检验的基本途径和手段。

第一节　光谱分析技术

一、概述

光谱分析技术是利用各种化学物质具有的发射光谱、吸收光谱或散射光谱谱系特征确定物质的性质、结构或含量的一种分析方法。根据光谱谱系的不同，可将光谱分析技术分为发射光谱分析、吸收光谱分析、散射光谱分析三大类。

发射光谱分析技术常见的有火焰光度法、原子发射光谱法和荧光光谱法。吸收光谱分析技术常见的有紫外-可见分光光度法、红外分光光度法和原子吸收分光光度法。散射光谱分析技术常见的有散射比浊法和透射比浊法等。

二、紫外-可见分光光度法

紫外-可见分光光度法是根据物质分子对紫外-可见光谱区电磁波（一般认为是 200～750 nm）的吸收特性所建立起来的一种定性、定量的结构分析方法。操作简单、准确度高、重现性好。

分光光度测量是关于物质分子对不同波长和特定波长处的辐射吸收程度的测量。

（一）紫外-可见分光光度法原理

光的本质是电磁波。不同的光有不同的波长。肉眼可见的彩色光称为可见光，波长范围为 400～750 nm，小于 400 nm 的光为紫外线，大于 750 nm 的光称为红外线。可见光区的电磁波，因波长不同而呈现不同的颜色，这些不同颜色的电磁波称为单色光，单色光并非单一波长的光，而是一定波长范围内的光，白光是各种单色光的混合，利用棱镜可将白光分成按波长顺序排列的各种单色光，这就是光谱。

物质的吸收光谱本质上就是物质中的分子和原子吸收了入射光中的某些特定波长的光能量，相应地发生了分子振动能级跃迁和电子能级跃迁的结果。由于各种物质具有各自不同的分子、原子和不同的分子空间结构，其吸收光能量的情况也就不会相同。因此，每种物质就具有其特有的、固定的吸收光谱曲线，可根据吸收光谱曲线上某些特征波长处的吸光度高低判别或测定该物质的含量，这就是分光光度法定性和定量分析的基础。

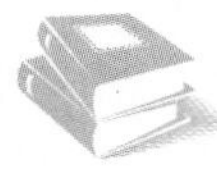

NOTE

1. 透光率和吸光度 当一束光(I_0)通过透明溶液介质时,一部分光被吸收(I_a),另一部分光透过(I_t),这种光波的吸收和透过可用于物质的定性定量分析,如图 5-1 所示。

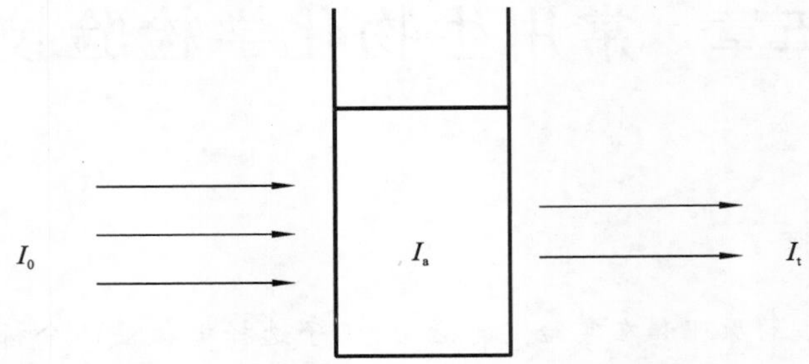

图 5-1 透光率和吸光度

透射光的强度 I_t 与入射光的强度 I_0 的比值称为透光率(transmittance),用符号 T 表示。

$$T = (I_t / I_0) \times 100\%$$

它表示光透过溶液的程度,T 值越大,说明该溶液对光吸收越少。

如果令 $\lg(I_0/I_t)$ 称为吸光度(absorbance),用符号 A 表示(有时也称为消光度,用 E 表示,或光密度 OD 表示)。则透光度和吸光度的关系为:

$$A=\lg(I_0/I_t)=\lg(1/T)=-\lg T$$

吸光度越大,说明该溶液对光的吸收越多。

2. Lambert-Beer 定律

(1) Lambert 定律:溶液对光的吸收除与溶液本性有关外,还与入射光波长、溶液浓度、液层厚度及温度等因素有关。1760 年,Lambert 发现了吸光度 A 与液层厚度(b)的关系式:

$$A=k_1 b$$

式中,k_1 为与被测物性质、入射光波长、溶剂、溶液浓度和温度有关的常数。

Lambert 定律表明当入射光波长,溶剂,吸光物质种类、浓度,以及溶液的温度都一定时,溶液的吸光度与液层的厚度成正比。

(2) Beer 定律:1852 年,Beer 发现了吸光度 A 与溶液浓度(c)的关系式:

$$A=k_2 c$$

式中,k_2 为与被测物性质、入射光波长、溶剂、液层厚度和温度有关的常数。

Beer 定律表明当入射光波长、溶剂、吸光物质种类、液层厚度和溶液的温度都一定时,溶液的吸光度与溶液的浓度成正比。

综合 Lambert 定律和 Beer 定律,得出了 Lambert-Beer 定律:

$$A=\varepsilon bc$$

式中,ε 称为摩尔吸光系数,在数值上等于浓度为 1 mol/L、液层厚度为 1 cm 时该溶液在某一波长下的吸光度。

Lembert-Beer 定律的含义:一束单色光通过溶液后,光波被吸收一部分,吸收的多少与溶液中的溶质浓度和溶液厚度成正比。此式为吸光分析法的基本计算式。

3. 物质的吸收光谱 在分光光度计上,用不同波长的单色光作为入射光,按波长由短到长的顺序依次通过同一溶液,测得与各波长相对应的吸光度 A,以 A 为纵坐标,波长 λ 为横坐标作图,所得曲线即为该溶液的吸收光谱,如图 5-2。

吸收光谱中与最高吸收峰相对应的波长称为最大吸收波长(λ_{max})。吸收光谱说明,一种物质对不同波长的光的吸收程度是不同的。通常依据“吸收最大,干扰最小”的原则选择测量波长,在获得最高分析灵敏度的同时尽量降低干扰。

图 5-3 表明,同种物质不同质量浓度的溶液,吸收光谱的形状基本相同,最大吸收波长也一样。

NOTE

吸收光谱体现了物质的特性:吸收曲线的形状和 λ_{max} 是定性分析的基础;溶液的浓度越大,吸收的

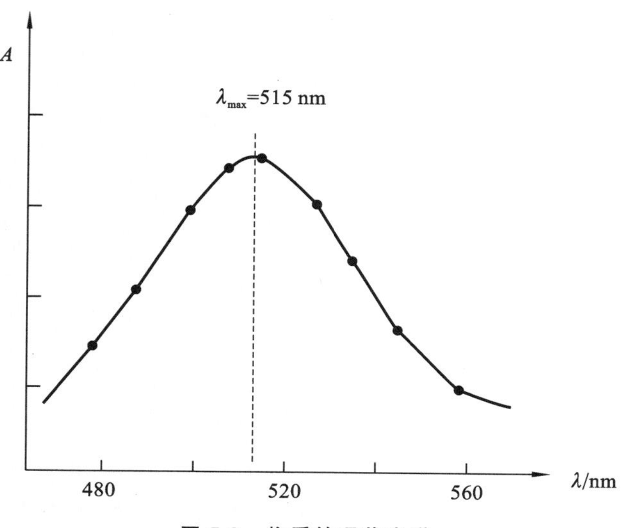

图 5-2 物质的吸收光谱

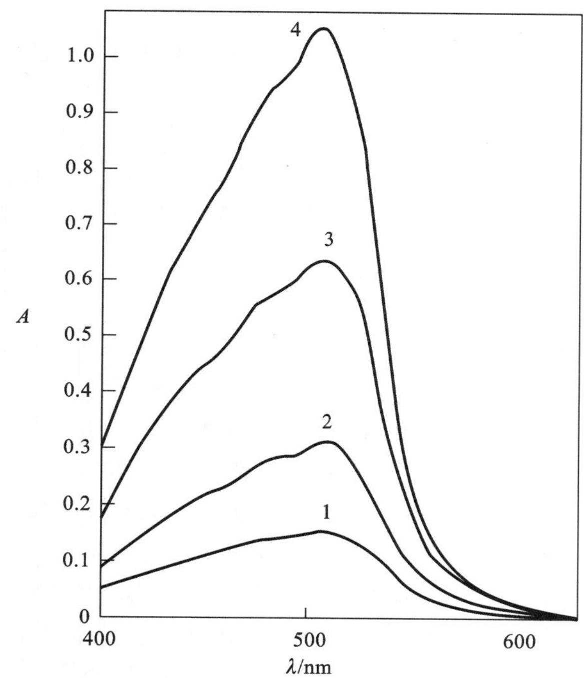

图 5-3 不同质量浓度的邻二氮菲的吸收光谱

光越多，这是定量分析的基础。

4. 计算

(1) 利用标准曲线进行换算：先配制一系列已知不同浓度的测定物溶液，与测定管同样方法处理显色，分别读取各管吸光度，以吸光度为纵坐标，浓度为横坐标，在方格坐标纸上作图得标准曲线。以测定管吸光度从标准曲线上可求得待测物的浓度(图 5-4)。

一般认为，标准曲线范围在标准管测定物浓度$\frac{1}{2}$～2 倍，并使吸光度在 0.05～1.0 范围内为宜。所作标准曲线仅供短期使用。标准曲线制作与测定管测定应在同一台仪器上进行，有时尽管型号相同，操作条件完全一样，因不是同一台仪器，其结果会有一定误差。

(2) 利用标准管计算测定物含量：实际测定过程中，用一已知浓度的测定物按测定管同样处理显色，读取吸光度，再根据 Lembert-Beer 定律计算，即

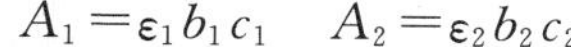

$$A_1=\varepsilon_1 b_1 c_1 \quad A_2=\varepsilon_2 b_2 c_2$$

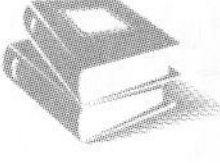

NOTE

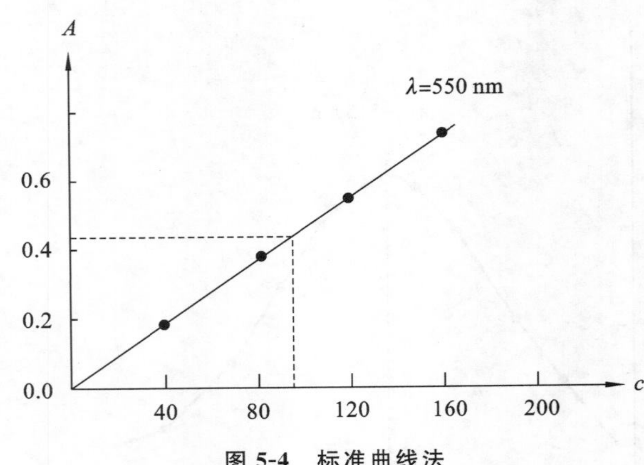

图 5-4 标准曲线法

式中，A_1、A_2分别为已知浓度标准管和未知浓度测定管的吸光度。c_1、c_2分别为已知浓度标准管和未知浓度测定管中测定物浓度。因盛标准液和测定液的比色杯径长相同（$b_1=b_2$），且标准液和测定液中溶质为同一物，$\varepsilon_1=\varepsilon_2$，故上述两式可写成：

$$c_1/c_2=A_1/A_2$$

（3）利用摩尔吸光率 ε 求测定物浓度：已知 ε 的情况下，读取测定液径长为 1 cm 时的吸光度，根据下式可求出测定液的物质浓度：

$$c=A/\varepsilon$$

此计算式常用于紫外吸收法，如蛋白质溶液含量测定，因蛋白质在波长 280 nm 下具有最大吸收峰，利用已知蛋白质在波长 280 nm 时的吸光率，再读取待测蛋白质溶液的吸光度，即可算出待测蛋白质的浓度，无需显色，操作简便。

（二）紫外-可见分光光度法仪器介绍

紫外-可见分光光度计一般由 5 个部件组成（图 5-5）：①光源：必须具有稳定的、有足够输出功率的、能提供仪器使用波段的连续光谱，如钨灯、卤钨灯（波长为 350～2500 nm），氘灯或氢灯（波长为 180～460 nm），或可调谐染料激光光源等。②单色器：它由入射狭缝、出射狭缝、透镜系统和色散元件（棱镜或光栅）组成，是用以产生高纯度单色光束的装置，其功能包括将光源产生的复合光分解为单色光和分出所需的单色光束。③试样容器：又称吸收池，供盛放试液进行吸光度测量之用，分为石英池和玻璃池两种，前者适用于紫外到可见区，后者只适用于可见区。容器的光程一般为 0.5～10 cm。④检测器：又称光电转换器，常用的有光电管或光电倍增管，后者较前者更灵敏，特别适用于检测较弱的辐射。近年来还使用光导摄像管或光电二极管矩阵作检测器，具有快速扫描的特点。⑤信号检测系统：这部分装置发展较快。较高级的光度计，常备有微处理机、荧光屏显示和记录仪等，可将图谱、数据和操作条件都显示出来。

仪器类型：单波长单光束直读式分光光度计、单波长双光束自动记录式分光光度计和双波长双光束分光光度计。

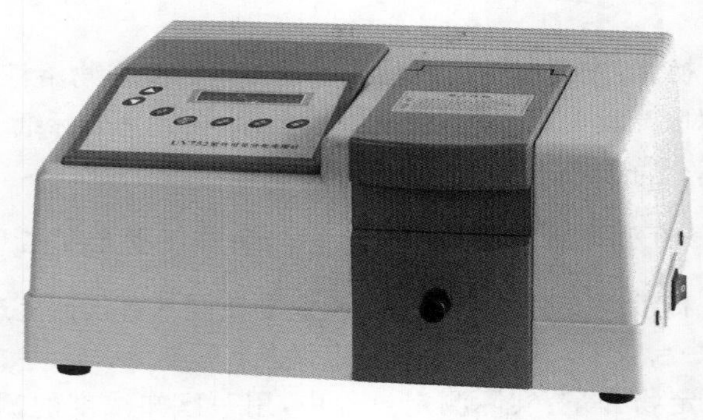

图 5-5 UV752 型紫外-可见分光光度计

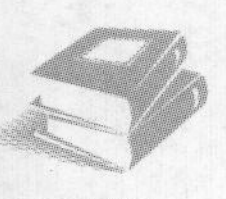
NOTE

三、原子吸收分光光度法

原子吸收分光光度法(atomic absorption spectrophotometry,AAS),又称原子吸收光谱法(atomic absorption spectrometry,AAS),是基于蒸气相中待测元素的基态原子对其共振辐射的吸收强度来测定试样中该元素含量的一种仪器分析方法。它是测定痕量和超痕量元素的有效方法,具有灵敏度高、干扰较少、选择性好、操作简便、快速、结果准确、可靠、应用范围广、仪器比较简单、价格较低廉等优点,而且可以使整个操作自动化,因此近年来发展迅速,是应用广泛的一种仪器分析新技术。

原子吸收分光光度法的测量对象是呈原子状态的金属元素和部分非金属元素,待测元素灯发出的特征谱线通过供试品经原子化产生的原子蒸气时,被蒸气中待测元素的基态原子所吸收,通过测定辐射光强度减弱的程度,求出供试品中待测元素的含量。原子吸收一般遵循分光光度法的吸收定律,通过比较对照品溶液和供试品溶液的吸光度,求得供试品中待测元素的含量。

(一) 原子吸收分光光度法原理

1. 基本原理 原子由原子核和绕核运动的电子组成,原子核外的电子按其能量的高低分层分布而形成不同的能级。因此,一个原子可以具有多种能级状态。能量最低的能级状态称为基态。当原子吸收外界能量时,其最外层电子可能跃迁到较高的不同能级上,原子的这种能级状态称为激发态。正常情况下,原子一般处于基态,核外电子在各自能量最低的轨道上运动。如果将一定的外界能量,如光能提供给该基态原子,当外界光的能量正好等于或大于该基态原子中基态和或某一较高能级之间的能级差时,该原子将可能吸收这一特定波长光的能量,外层电子将由基态跃迁到相应的激发态,从而产生特定的原子吸收光谱。

若将一束单色光通过一定光径的原子蒸气时,一部分光被吸收,被吸收光的量也遵循 Lambert-Beer 定律。

$$A=\lg(I_0/I)=\varepsilon bc$$

原子吸收分光光度法只能鉴定元素种类,但不能检验出具体是什么物质。一般都是检验金属元素。通过与标准溶液比对可以定量分析。优点是操作简便,对元素含量鉴定效果较好。缺点是有较大局限性,一般需要预测所含元素,且一次只能鉴定一种元素。

2. 原子吸收分光光度法与紫外-可见分光光度法异同点

(1) 相同点:①两种方法都遵循 Lambert-Beer 定律。②就设备而言,均由五部分组成,即光源、单色器、吸收池(或原子化器)、检测器和信号检测系统组成。

(2) 不同点:①吸收物质的状态不同。紫外可见光谱:溶液中分子、离子的宽带分子光谱,可以使用连续光源;而原子吸收光谱:基态原子的窄带原子光谱,必须使用锐线光源。②单色器与吸收池的位置不同。紫外可见分光光度法:光源→单色器→吸收池(比色皿)→检测器。原子吸收分光光度法:光源→吸收池(原子化器)→单色器→检测器。

(二) 原子吸收分光光度计

原子吸收分光光度计通常由光源、原子化器、单色器、背景校正系统、自动进样系统和检测系统等组成。由光源发出的光,通过原子化器产生的被测元素的基态原子层,经单色器分光进入检测器,检测器将光强度变化转变为电信号变化,并经信号处理系统计算出测量结果(图 5-6)。

1. 光源 常用待测元素作为阴极的空心阴极灯。

2. 原子化器 主要有四种类型:火焰原子化器、石墨炉原子化器、氢化物发生原子化器及冷蒸气发生原子化器。

(1) 火焰原子化器:由雾化器及燃烧灯头等主要部件组成。其功能是将供试品溶液雾化成气溶胶后,再与燃气混合,进入燃烧灯头产生的火焰中,以干燥、蒸发、离解供试品,使待测元素形成基态原子。燃烧火焰由不同种类的气体混合物产生,常用乙炔空气火焰。改变燃气和助燃气的种类及比例可以控制火焰的温度,以获得较好的火焰稳定性和测定灵敏度。

(2) 石墨炉原子化器:由电热石墨炉及电源等部件组成。其功能是将供试品溶液干燥、灰化,再经

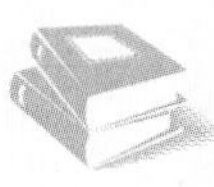
NOTE

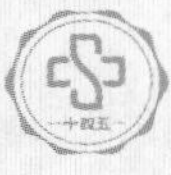

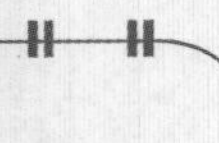

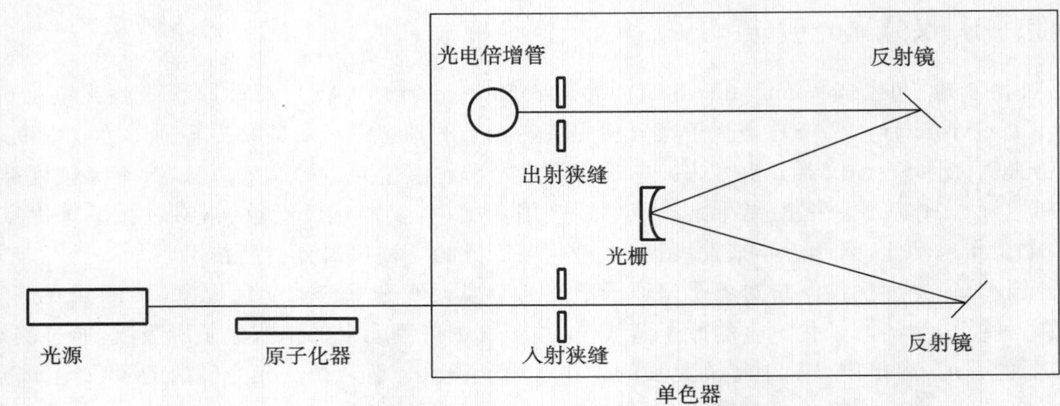

图 5-6　原子吸收分光光度计结构示意图

高温原子化使待测元素形成基态原子。一般以石墨作为发热体，炉中通入保护气，以防氧化并能输送试样蒸气。

(3) 氢化物发生原子化器：由氢化物发生器和原子吸收池组成，可用于砷、锗、铅、镉、硒、锡、锑等元素的测定。其功能是将待测元素在酸性介质中还原成低沸点、易受热分解的氢化物，再由载气导入由石英管、加热器等组成的原子吸收池，在吸收池中氢化物被加热分解，并形成基态原子。

(4) 冷蒸气发生原子化器：由汞蒸气发生器和原子吸收池组成，专门用于汞的测定。其功能是将供试品溶液中的汞离子还原成汞蒸气，再由载气导入石英原子吸收池，进行测定。

3. 单色器　其功能是从光源发射的电磁辐射中分离出所需要的电磁辐射，仪器光路应能保证有良好的光谱分辨率和在相当窄的光谱带(0.2 nm)下正常工作的能力，波长范围一般为 190～900 nm。

4. 检测系统　由检测器、信号处理器和指示记录器组成，应具有较高的灵敏度和较好的稳定性，并能及时跟踪吸收信号的急速变化。

5. 背景校正系统　背景干扰是原子吸收测定中的常见现象。背景吸收通常来源于样品中的共存组分及其在原子化过程中形成的次生分子或原子的热发射、光吸收和光散射等。这些干扰在仪器设计时应设法予以克服。常用的背景校正法有以下四种：连续光源（在紫外区通常用氘灯）、塞曼效应、自吸效应、非吸收线等。

在原子吸收分光光度分析中，必须注意背景以及其他原因引起的对测定的干扰。仪器某些工作条件（如波长、狭缝、原子化条件等）的变化可影响灵敏度、稳定程度和干扰情况。在火焰法原子吸收测定中可采用选择适宜的测定谱线和狭缝、改变火焰温度、加入络合剂或释放剂、采用标准加入法等方法消除干扰；在石墨炉原子吸收测定中可采用选择适宜的背景校正系统、加入适宜的基体改进剂等方法消除干扰。具体方法应按各品种项下的规定选用。

(三) 测定方法

1. 标准曲线法　在仪器推荐的浓度范围内，制备含待测元素的对照品溶液至少 3 份，浓度依次递增，并分别加入各品种项下制备供试品溶液的相应试剂，同时以相应试剂制备空白对照溶液。将仪器按规定启动后，依次测定空白对照溶液和各浓度对照品溶液的吸光度，记录读数。以每一浓度 3 次吸光度读数的平均值为纵坐标、相应浓度为横坐标，绘制标准曲线。按各品种项下的规定制备供试品溶液，使待测元素的估计浓度在标准曲线浓度范围内，测定吸光度，取 3 次读数的平均值，从标准曲线上查得相应的浓度，计算元素的含量。

2. 标准加入法　在实际分析过程中，样品的机体、组成和浓度千变万化，要找到完全与样品相匹配的标准物是很困难的，特别是对于复杂机体样品就更困难。样品物理化学性质的变化引起喷雾效率、气体胶粒子粒径分布、原子化效率、基体效应、背景和干扰情况的改变，导致测定误差的增加。标准加入法可以自动进行基体分配，补偿样品的物理和化学干扰，提高测定的准确度。

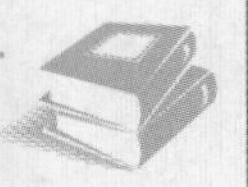
NOTE

标准加入法一般先分取几份等量的被测试样，在其中分别加入 0、c_1、c_2、c_3、c_4、c_5 等不同量的被测元素标准溶液，依次在同样条件下测定其吸光度 A_1、A_2、A_3、A_4、A_5，制作吸光度对加入量的校正曲线，校正曲线不通过原点。加入量的大小，要求 c_1 接近试样中被测元素的含量 c_x，c_2 是 c_x 的两倍，c_3 是 c_x 的 3～4 倍，c_5 必须仍在校正曲线的线性范围内。从理论上讲，在不存在或校正了背景吸收的情况下，如果试样中不含有被测元素，校正曲线应通过原点。若校正曲线不通过原点，说明试样中含有被测元素。校正曲线在纵坐标轴上的截距所对应的吸光度正是试样中被测元素所引起的效应。将校正曲线外延与横坐标轴相交，由原点到交点的距离即为试样中被测元素的含量（图 5-7）。

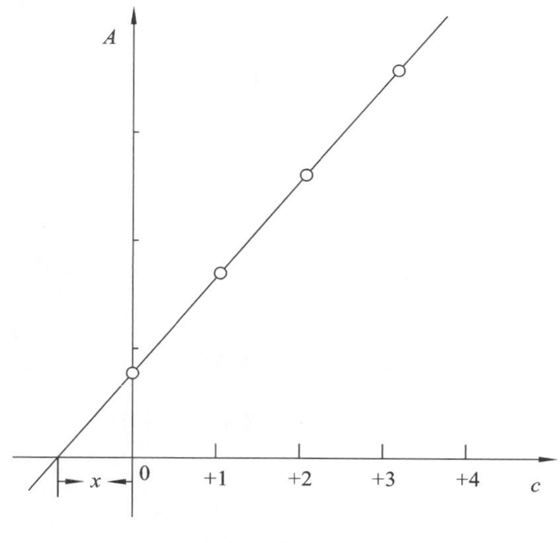

图 5-7 标准加入法

四、荧光光度法

荧光：物质分子接受光子能量而被激发，然后从激发态的最低振动能级返回基态时发射出的光称为荧光。根据物质分子吸收光谱和荧光光谱能级跃迁机理，具有吸收光子能力的物质在特定波长光（如紫外光）照射下可在瞬间发射出比激发光波长更长的光，即荧光。某种物质经某种波长的入射光（紫外或 X 射线）照射时会发光；停止光照后，有些物质甚至仍能看到发光，持续时间长达几个小时至十几个小时。

荧光的分类：根据待测物的不同可分为分子荧光和原子荧光；根据激发波长范围的不同可分为紫外-可见荧光、红外荧光和 X 射线荧光。

荧光光度法：根据物质的荧光谱线位置及强度进行物质鉴定和含量测定的方法。根据所发生的能反映出该物质特性的荧光光谱，可以进行定性分析；根据所发生的能反映出该物质特性的荧光强度，可以进行定量分析。

（一）基本原理

1. 荧光的产生 激发态能量高，是不稳定状态，当电子返回基态时，通过辐射跃迁（发光）方式失去能量的过程可以发出荧光（图 5-8）。

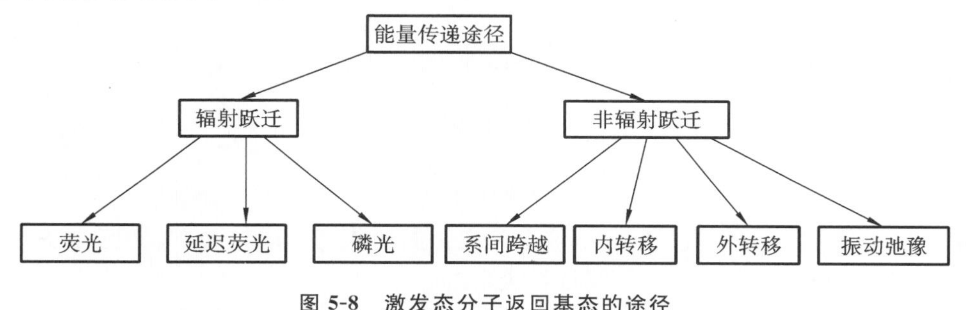

图 5-8 激发态分子返回基态的途径

NOTE

能够发射荧光的物质应同时具备两个条件：物质分子必须有强的紫外-可见吸收；物质分子必须有一定的荧光效率。荧光效率(fluorescence efficiency，也称为荧光量子产率(fluorescence quantum yield))，是指激发态分子发射荧光的光子数与基态分子吸收激发光的光子数之比，常用φ_f表示：

$$\varphi_f = \text{发射荧光的光子数}/\text{吸收激发光的光子数}$$

一般，φ_f的数值在0～1之间。

2. 荧光的激发光谱与发射光谱(关系和特征) 如图5-9所示，荧光的激发光谱是荧光强度(F)对激发波长(λ_{ex})的关系曲线，它表示不同激发波长的辐射引起物质发射某一波长荧光的相对效率。发射光谱(称荧光光谱)是荧光强度(F)对发射波长(λ_{em})的关系曲线，它表示当激发光的波长和强度保持不变时，在所发射的荧光中各种波长组分的相对强度。最大激发波长λ_{ex}和最大荧光波长λ_{em}是鉴定物质的依据和定量测定时最灵敏的条件。如图5-10所示，为荧光分析法测定血清镁时，镁-Oxine的激发光谱和发射光谱。

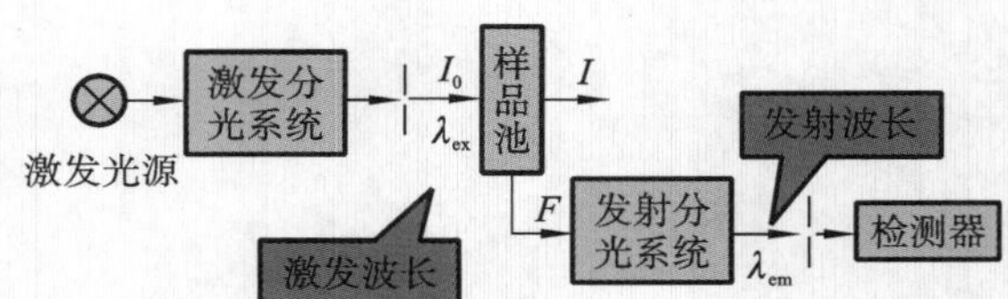

图5-9 荧光的激发光谱与发射光谱

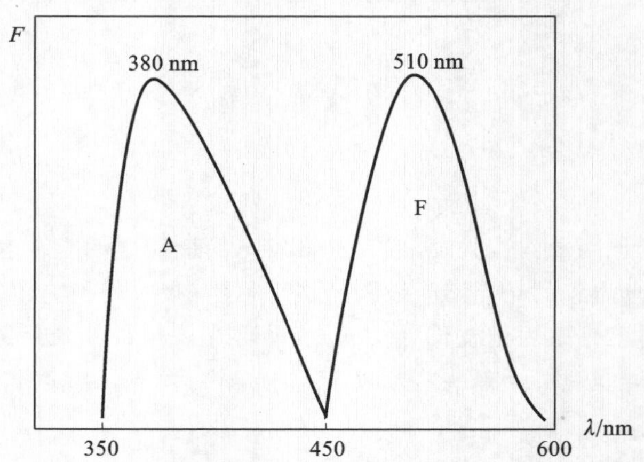

图5-10 镁-Oxine的激发光谱和发射光谱(Oxine:8-羟基喹啉)

荧光光谱具有如下特征：荧光波长总是大于激发光波长，荧光光谱的形状与激发波长无关，荧光光谱与激发光谱存在"镜像对称"关系。

(二) 荧光定量分析方法

1. 荧光强度与浓度的关系 荧光测定方向应与激发光源方向垂直，以避免透射光干扰(图5-11)。由于荧光物质是在吸收光能而被激发之后才发射荧光，所以溶液的荧光强度与该溶液中荧光物质吸收的程度以及荧光效率有关。荧光强度正比于被荧光物质吸收的光强度，即：

$$F \propto (I_0 - I_t) \quad \text{或} \quad F = K(I_0 - I_t)$$

K为常数，取决于荧光效率。根据Lembert-Beer定律，$I_t = I_0 10^{-\varepsilon bc}$，则

$$F = KI_0(1 - 10^{-\varepsilon bc}) = KI_0(1 - e^{-2.3\varepsilon bc})$$

若c很小，当$\varepsilon bc < 0.05$时，则

$$F = 2.3K\ I_0 \varepsilon b\ c = Kc$$

所以，在低浓度时，溶液的荧光强度与溶液中荧光物质的浓度呈线性关系。但在高浓度时，荧光物质发生自熄灭和自吸收现象，使F与c不呈线性关系。

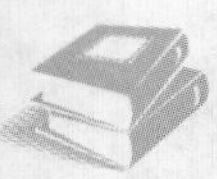
NOTE

2. 定量分析方法 标准曲线法(校正曲线法)：先确定λ_{ex}和λ_{em}(激发光谱和发射光谱)；确定适宜的

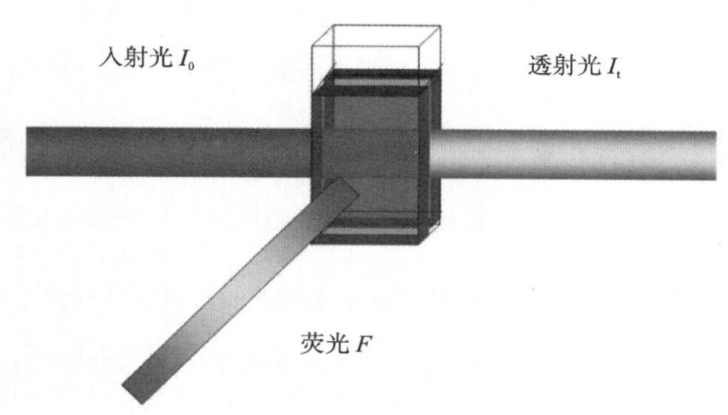

图 5-11 荧光的测定方向

条件，包括试剂浓度、pH 值、T、t 等；以标准溶液绘制工作曲线；测定未知样的荧光强度(F)，根据工作曲线计算荧光物质的浓度。

此外，还有比例法、联立方程式法。

(三) 荧光分光光度计

用于荧光法测定的仪器是荧光分光光度计，其主要部件包括激发光源、激发单色器(置于样品池前)、样品池、发射单色器(置于样品池后)及检测系统。

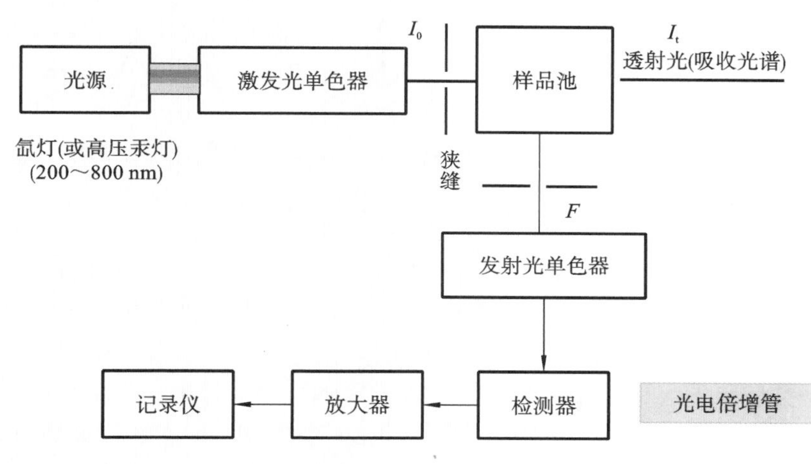

图 5-12 荧光分光光度计结构示意图

五、火焰光度法

火焰光度法用火焰作为激发光源的一种原子发射光谱分析方法。

(一) 基本原理

选择适当的方法把分析试样引入火焰时，依靠火焰(温度通常为 1800～2500 ℃)的热效应和化学作用将试样蒸发、离解、原子化和激发发光。根据特征谱线的发射强度 I 与样品中该元素浓度 c 之间的关系式$I = ac$(a 为常数)，将未知试样待测元素分析谱线的发射强度与一系列已知浓度标准样的测量强度相比较，以进行元素的火焰光谱定量分析。

进行火焰光度分析时，把待测液用雾化器使之变成溶胶，导入火焰中，待测元素因热离解生成基态原子，在火焰中被激发而产生光谱，经单色器分解成单色光后通过光电系统测量，由于火焰的温度比较低，因此只能激发少数的元素，而且所得的光谱比较简单，干扰较小。火焰光度法特别适用于较易激发的碱金属及碱土金属的测定。

(二) 火焰光度计

火焰光度计一般由雾化器、火焰燃烧嘴、滤光片和光电池检测器组成。试样溶液经雾化后喷入火

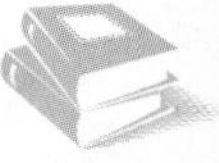

焰，溶剂在火焰中蒸发，经盐粒熔融，转化为蒸气，离解成原子(部分电离)，再由火焰高温激发发光，发射的光经切光器调制，并由单色器(通常是光栅)分光，选择待测波长谱线，经光电转换和电信号放大后检出。

(三) 影响火焰光度计灵敏度的因素

1. 灯电流 火焰原子吸收分光光度计使用的光源大都是空心阴极灯，空心阴极灯操作参数只有一个灯电流。灯电流大小决定了灯辐射强度。在一定范围内增大灯电流可以增大辐射强度，同时灯的稳定性和信噪比也会增大，但仪器的灵敏度会降低。如果灯电流过大，会导致灯本身发生自蚀现象而缩短灯的使用寿命，使灯放电不正常，辐射强度不稳定。相反，在一定范围内降低灯电流可以降低辐射强度，仪器灵敏度提高，但灯的稳定性和信噪比下降，严重时可导致灯不能正常使用。因此，在具体检测工作中，如被测样品浓度高时，则使用较大灯电流，以获得较好稳定性；如被测样品浓度低时，则在保证稳定性满足要求的前提下，使用较低的灯电流，以获得较好的灵敏度。

2. 雾化器 雾化器作用是将试液雾化。它是原子吸收分光光度计的重要部件，其性能对测定灵敏度、精密度和化学干扰等产生显著影响。雾化器喷雾越稳定，雾滴越微小均匀，雾化效率也就越高，相应灵敏度越高，精密度越好，化学干扰越小。雾化器的调节目前主要以人工调节撞击球和毛细管之间的相对位置来实现。检测人员应将雾化器调节到使雾滴细小而均匀，最好是雾滴在撞击球周围均匀分布，如果实现有困难，雾滴以撞击球为中心对称分布也可以。

3. 提升量 提升量大小影响灵敏度的高低。过高或过低的提升量会使雾化器雾化不稳定。每个厂家仪器提升量范围各不相同，各自有一定的变化范围。增大提升量的方法：①增大助燃气流量。通过增大负压使提升量增大。②缩短进样管长度。缩短进样管长度使管阻力减小，使试液流量增大。相反，如想降低提升量，则可以减小助燃气流量或加长进样管长度。

4. 分析线 每种元素的分析线有很多条，通常共振线灵敏度最高，经常被用作分析线，但测量较高浓度样品时，就要选择此灵敏线。例如测钠用 λ 为 589.0 nm 作为分析线，较高浓度时使用 λ 为 330.0 nm 作为分析线。

5. 燃烧器位置 调节燃烧器高度和前后位置，使来自空心阴极灯光束通过自由电子浓度最大火焰区，此时灵敏度最高，稳定性最好。若不需要高灵敏度时，如测定高浓度试液时，可通过旋转燃烧器角度来降低灵敏度，以便于检测。

6. 火焰 火焰类型和状态对灵敏度高低起着重要作用，应根据被测元素特性去选择不同火焰。目前火焰按类型分有空气-氢火焰、空气-乙炔火焰、一氧化氮-乙炔火焰。空气-氢火焰的火焰温度较低，用于测定火焰中容易原子化的元素如砷、硒等；空气-乙炔火焰属于中温火焰，用于测定火焰中较难离解的元素如镁、钙、铜、锌、铅、锰等；一氧化氮-乙炔火焰属于高温火焰，用于测定火焰中难于离解的元素如钒、铝等。火焰按状态分有贫焰、化学计量焰、富焰。贫焰是指使用过量氧化剂时的火焰，由于大量冷的氧化剂带走火焰中的热量，这种火焰温度较低，又由于氧化剂充分，燃烧完全，火焰具有氧化性气氛，所以这种火焰适用于碱金属元素的测定。化学计量焰是按化学式计量关系计算的燃料和氧化剂比率燃烧的火焰，它具有温度高、干扰少、稳定、背景低等特点，除碱金属和易形成难离解氧化物的元素，大多数常见元素常用这种火焰。富焰是使用过量燃料的火焰，由于燃烧不完全，火焰具有较强的还原气氛。所以，这种火焰具有还原性，适用于测定较易于形成难熔氧化物的元素如钼、稀土元素等。

7. 狭缝 当被测元素无邻近干扰线时，如钾、钠等，可采用较大的狭缝。当被测元素有邻近干扰线时，如钙、铁、镁等，可采用较小的狭缝。

上述影响灵敏度的几个因素是对立统一的。在具体的检测工作中，检测人员应将几个因素统筹考虑，根据仪器和被测样的情况综合调节，以达到最好的工作状态。

六、散射光谱分析法

散射光谱分析法是基于印度科学家拉曼(Raman)所发现的拉曼散射效应，对与入射光频率不同的散射光谱进行分析以得到分子振动、转动方面的信息，并应用于分子结构研究的一种分析方法。拉曼光

NOTE

谱(Raman spectra),是一种散射光谱。当光穿过透明介质,被分子散射的光发生频率变化,这一现象称为拉曼散射。

分子能级的跃迁仅涉及转动能级,发射的是小拉曼光谱;涉及振动-转动能级,发射的是大拉曼光谱。与分子红外光谱不同,极性分子和非极性分子都能产生拉曼光谱。激光器的问世,提供了优质高强度单色光,有力推动了拉曼散射的研究及其应用。拉曼光谱的应用范围遍及化学、物理学。

第二节 电泳分析技术

一、电泳的原理及分类

电泳(electrophoresis)指带电颗粒在电场力作用下向所带电荷相反电极的泳动。许多重要的生物分子如氨基酸、多肽、蛋白质、核苷酸、核酸等都含有可电离基团,在非等电点条件下均带有电荷,在电场力的作用下,它们将向着与其所带电荷相反的电极移动。电泳分析技术就是利用样品中各种分子带电性质、分子大小、形状等的差异,在电场中的迁移速度不同,从而对样品分子进行分离、鉴定、纯化和制备的一种综合技术。

(一) 原理

带电粒子在电场中移动的现象称为电泳(electrophoresis)。设一带电粒子在电场中所受的力为 F,F 大小取决于粒子所带电荷 Q 和电场强度 X,即

$$F=QX$$

按 Stoke 定律,一球形粒子运动时所受到的阻力 f 与粒子运动的速度 v、粒子的半径 r、介质的黏度 η 的关系为

$$f=6\pi r\eta v$$

当 $F=f$ 时,达到动态平衡

$$QX=6\pi r\eta v$$

移项得

$$v/X=Q/6\pi r\eta \quad ①$$

v/X 表示单位电场强度时粒子运动的速度,称为迁移率(mobility),也称为电泳速度,以 μ 表示,即

$$\mu=v/X=Q/6\pi r\eta \quad ②$$

由式②可见,粒子的迁移率在一定条件下取决于粒子本身的性质,即其所带电荷多少及分子大小与形状(电荷密度);不同的粒子一般有不同的迁移率。在具体实验中,移动速度 v 为单位时间 t(以秒计)内移动的距离 d(以 cm 计),即

$$v=d/t$$

又电场强度 X 为单位距离(以 cm 计)内的电势差(以伏计),当距离为 1 cm 时,电势差为 E,则

$$X=E/L$$

以 $v=d/t$,$X=E/L$ 代入式②即得

$$\mu=v/X=(d/t)/(E/L)=dL/Et$$

所以迁移率的单位为 $cm^2 \cdot S^{-1} \cdot V^{-1}$。

某物质(A)在电场中移动的距离为

$$dA=Et\times \mu A/L$$

另物质(B)的移动距离为

$$dB=Et\times \mu B/L$$

两物质移动距离的差为

$$\Delta d=dA-dB=(\mu A-\mu B)\times Et/L \quad ③$$

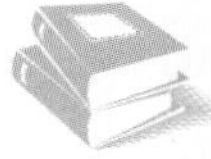
NOTE

式③指出，物质 A、B 能否分离取决于两者迁移率。如两者的迁移率相同，则不能分离，有差别则能分离。实验所选的条件如电压和电泳时间与两物质的分离距离成正比，电场的距离（如滤纸长度）与分离距离成反比。

（二）电泳的分类

电泳可分为自由电泳（无支持体）及区带电泳（有支持体）两大类。前者包括 Tise-leas 式微量电泳、显微电泳、等电聚焦电泳、等速电泳及密度梯度电泳。区带电泳则包括滤纸电泳（常压及高压）、薄层电泳（薄膜及薄板）、凝胶电泳（琼脂、琼脂糖、淀粉胶、聚丙烯酰胺凝胶）等。自由电泳的发展并不迅速，因为其电泳仪构造复杂、体积庞大，操作要求严格，价格昂贵等。而区带电泳可用各种类型的物质作支持体，其应用比较广泛。

二、影响电泳迁移率的因素

1. 电泳介质的 pH 值　不同的被分离物质由于所含可电离基团的种类和数量不同，因此具有不同的等电点。若介质的 pH 值小于等电点，带电粒子呈阳离子状态，向负极移动；反之，当介质 pH 值大于等电点时，带电粒子呈阴离子状态，向正极移动。蛋白质由氨基酸组成，具有两性电离性质，所以介质的 pH 值也会影响蛋白质的电离情况，即可决定蛋白质的带电量（Q）。为了保持介质 pH 值的稳定性，常用一定 pH 值的缓冲液，如分离血清蛋白质常用 pH 8.6 的巴比妥或三羟甲基氨基甲烷（Tris）缓冲液。

2. 缓冲液的离子强度　离子强度如果过低，缓冲液的缓冲容量小，不易维持 pH 恒定；离子强度过高，则会降低蛋白质的带电量（压缩双电层，降低 Zeta 电势），使电泳速度减慢，所以常用的离子强度为 0.02～0.2。

$$I=1/2\sum C_i Z_i^2$$

式中，I 为离子强度；C_i 为离子的克分子浓度，Z_i 为离子的价数。

例如，两个单价离子化合物（如 NaCl）的离子强度等于它的克分子浓度。如 0.154 mol/L NaCl 溶液的离子强度可计算如下：

$$I=1/2(0.154\times 1^2+0.154\times 1^2)=0.154$$

两个双价离子化合物（如 $ZnSO_4$）的离子强度等于它的克分子浓度的 4 倍。如 0.1 mol/L $ZnSO_4$ 溶液的离子强度为

$$I=1/2(0.1\times 2^2+0.1\times 2^2)=0.4$$

由上述例子中可以看出，多价离子会使离子强度增大，所以电泳缓冲液常用单价离子的化合物配制。

3. 电场强度　实验所用电场强度与移动距离成正比。电场强度以每一厘米距离的电势差计算，也称电势梯度。以滤纸电泳为例，滤纸长 15 cm，两端电势差为 150 V，则电场强度为 150/15＝10 V/cm。电场强度愈高，则带电粒子的移动愈快。但电压愈高，产生的热量也增加，所以高压电泳（电场强度大于 50 V/cm）常需加用冷却装置，否则热量可引起蛋白质等物质的变性而不能分离，还因发热引起缓冲液中水分蒸发过多，使支持物（滤纸、薄膜或凝胶等）上离子强度增加，以及毛细现象（电泳缸内液被吸到支持物上）等，都会影响物质的分离。

4. 电渗　在电场中，由于多孔支持物吸附水中的离子使支持物表面相对带电，在电场作用下，溶液就向一定方向移动，此种现象称为电渗。如滤纸中含有羟基而带负电荷，与纸相接触的水溶液带正电荷，液体向负极移动。由于电渗现象往往与电泳同时存在，所以带电粒子的移动距离也受电渗影响。当电泳方向与电渗相反时，实际电泳的距离等于电泳距离减去电渗的距离；当两者方向相同时，实际电泳距离等于电泳距离加上电渗的距离。电渗所造成的移动距离可用不带电的有色染料或有色葡聚糖点在支持物的中心，以观察电渗的方向和距离。

NOTE

5. 支持介质的筛孔　支持介质的筛孔大小对生物大分子的电泳迁移速度有明显的影响。在筛孔大的介质中泳动速度快，反之，则泳动速度慢。

三、常用电泳分析技术

1. 血清蛋白电泳 血清蛋白电泳时，由于各种蛋白质等电点(pI)不同，在同一 pH 下所带电荷量多少有差异，因而在同一电场中泳动速度不同，在载体上可将蛋白质从正极到负极分离为 Alb、α_1、α_2、β、γ 球蛋白 5 个区带，有时还可见到前白蛋白区带，β 区带又可分为 β_1、β_2 区带。

血清蛋白质电泳图谱至今仍是了解患者血清蛋白质全貌的有效方法，可用于初筛试验。如急性炎症或急性时相反应时常以 α_1、α_2 带加深为特征；妊娠型 α_1 区带蛋白质水平升高，伴有 β 区带蛋白质水平升高；肾病综合征、慢性肾小球肾炎时呈现白蛋白水平下降，α_2、β 球蛋白水平升高；缺铁性贫血时可由于转铁蛋白水平的升高而呈现 β 区带增高，而慢性肝病或肝硬化呈现白蛋白水平显著降低，球蛋白水平升高 2～3 倍，表示免疫球蛋白(Ig)多克隆水平增高，甚至可见 β-γ 桥，还可呈现细而密的寡克隆区带；单克隆 Ig 异常症(M 蛋白血症)则在电泳区带 α-γ 区呈现致密而深染、高度集中的蛋白克隆增生区带(M 蛋白区带)。对于一些特殊图谱，可结合临床资料，拟定进一步分析方案。如进行尿蛋白或脑脊液电泳，用免疫化学方法测定血清(或尿、脑脊液)特种蛋白质含量，或结合免疫固定电泳进行综合分析。

2. 尿蛋白电泳 尿蛋白电泳常用醋酸纤维素薄膜电泳、十二烷基硫酸钠-聚丙烯酰胺凝胶电泳(SDS-PAGE)及尿蛋白免疫固定电泳方法。若以醋酸纤维素薄膜为载体，在薄膜上蛋白质分离为 Alb、α_1、α_2、β、γ 球蛋白。

尿蛋白电泳的主要目的是在无损伤的情况下，协助临床判断肾脏损伤的部位，确定尿蛋白的来源，了解肾脏病变的严重程度(选择性蛋白尿与非选择性蛋白尿)，从而有助于疾病的诊断和预后判断。尿蛋白电泳呈现出中、高分子蛋白区带，主要反映肾小球病变，呈现出低分子蛋白区带，可见于肾小管病变或溢出性蛋白尿(如本周蛋白)；混合性蛋白尿可见到各种分子量区带，反映肾小球和肾小管均受累及。对临床症状不典型的患者及微量蛋白尿患者的诊断及各种肾脏疾病治疗过程中病情的动态分析，也具有很大价值。

3. 脑脊液电泳 脑脊液电泳分析方法：高分辨率电泳、免疫固定结合酶标电泳、金染色高分辨率电泳等。脑脊液(CSF)检验，特别是其中蛋白质成分及其含量的检测，对某些中枢神经系统疾病的诊断、疗效观察和预后判断具有重要意义。若在 CSF 标本中检出寡克隆区带，而其相应血标本中未能检出区带，则 Ig 来自中枢神经系统本身。中枢合成 Ig 是中枢神经系统疾病的一个重要信号，主要用于多发性硬化症、痴呆、脊髓炎、副肿瘤性脑炎、神经性梅毒等中枢神经系统疾病的诊断和鉴别诊断。

4. 免疫固定电泳技术的应用 待测抗原按常规电泳使蛋白质分离，电泳结束后，将相应抗体加在待测抗原上，经孵育清洗后染色便可判读结果。临床上，可对各类 Ig 及其轻链进行分型，最常用于临床常规 M 蛋白(monoclonal protein)的分型与鉴定。一般用于单克隆 Ig 增殖病、单克隆 Ig 病、轻链病、多组分单克隆 Ig 病、重链病的诊断，脑脊液寡克隆蛋白鉴别，以及多克隆 Ig 病的诊断和鉴别诊断。

5. 几种常用血清同工酶的分析

(1) 乳酸脱氢酶(LD/LDH)同工酶：用琼脂糖凝胶电泳法分析 LDH 同工酶，可分离出五种同工酶区带(LDH_1-LDH_5)。急性心肌梗死(AMI)时，LDH_1 升高最慢(6～24 h)，24～48 h 到达峰值，$LDH_1 \geq LDH_2$，并可在血中持续 10～14 天。骨骼肌疾病，如原发性肌病、肌肉损伤、肌萎缩时，以 LDH_5 升高为主。渐进性肌萎缩时，LDH_1、LDH_2 也会增加，且 LDH_5 在发作后期会消失。恶性肿瘤、肝硬化时可见 LDH_5 明显升高，或在胸腹水中出现一条异常 LDH_6 区带。

(2) 肌酸激酶(CK)同工酶：采用琼脂糖凝胶电泳可分离出 3 种 CK 同工酶，从阴极到阳极分别为 CK-BB(CK_1)，CK-MB(CK_2)和 CK-MM(CK_3)。当出现异常同工酶如巨 CK_1、巨 CK_2 等时，从电泳图谱上很容易发现。巨 CK_1 在 CK-MM 和 CK-MB 中间，而 CK-MT 位置靠近阴极端，在 CK-MM 后面。这样不会将 CK-BB 和各种异常同工酶误认为是 CK-MB 而误诊。CK-MB 在心肌梗死早期增加和短时间内达峰值是心肌再灌注的指征。CK-BB 增高见于脑胶质细胞瘤、小细胞肺癌和胃肠道恶性肿瘤，后者还常有 CK-MT 增高。

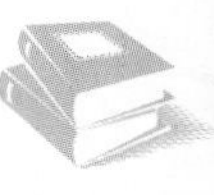

(3) 碱性磷酸酶(ALP)同工酶：可采用琼脂糖凝胶电泳法进行 ALP 同工酶的常规快速分析。正常

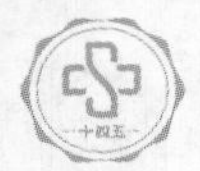

人血清中主要为肝 ALP,其次为骨 ALP 和小肠 ALP。测定 ALP 同工酶,主要用于鉴定血清中升高的 ALP 是来自肝还是来自骨,或同时来自肝和骨。肝和骨 ALP 同时升高常见于恶性肿瘤。

(4) γ-谷氨酰转肽酶(γ-GT)同工酶:用醋酸纤维素薄膜或琼脂糖凝胶电泳法可将 γ-GT 同工酶分离为 $\gamma\text{-GT}_{1\text{-}4}$,正常人只见 $\gamma\text{-GT}_2$ 和 $\gamma\text{-GT}_3$,重症肝胆疾病和肝癌时常有 $\gamma\text{-GT}_1$ 出现。

6. 脂蛋白电泳

(1) 脂蛋白胆固醇:血清经琼脂糖凝胶电泳后,用胆固醇基质试剂均匀铺在凝胶表面,孵育一段时间,即可见清晰的蓝色条带,从阳极起依次为 HDL-C、快前β脂蛋白胆固醇(即 LP(a)-Co)、VLDL-C 和 LDL-C。凝胶片用冰醋酸固定、水洗、烤干后,570 nm 波长扫描,即可确定各自的百分含量。同时将血清总胆固醇(TC)值输入,则可求得这 4 种脂蛋白的胆固醇值。主要用于高脂血症的分型、冠心病风险估计及疗效评价。

(2) 脂蛋白甘油三酯:利用琼脂糖凝胶电泳分离脂蛋白结合甘油三酯酶试剂显色,即可见清晰的蓝色条带,从阳极起依次为 HDL-TG、VLDL-TG 和 LDL-TG(在原点处可检出 CM),通过扫描得出各种脂蛋白甘油三酯区带所占的百分含量,同血清 TG 浓度相乘,即可求出各脂蛋白组分中甘油三酯的含量。这为动脉粥样硬化、冠心病及调脂药疗效观察提供了很好的研究手段。

(3) 分离脂蛋白(a)(LP(a)):该技术利用抗原、抗体反应将电泳分离的脂蛋白予以鉴别。提高对心、脑血管独立的危险因子 LP(a)检测的敏感性和特异性。

总之,全自动电泳仪的使用已为我们了解蛋白质的全貌提供了快速、有效的检测手段。也为各种相关疾病的诊断、鉴别诊断、疗效观察及判断预后提供了方便。

第三节 电化学分析技术

一、电化学分析技术的原理与分类

电化学分析技术(electrochemical technology)具有仪器设备简单、微型化和分析速度快、选择性高、应用广泛等优点,是生化检验技术的重要组成部分。

1. 原理 电化学分析技术的原理是将电极浸入待测溶液中组成原电池,其中一支电极的电极电位与待测离子的浓度有关,其关系服从 Nernst 方程,此电极称为指示电极;另一支电极是电位已知并且假定的所谓参比电极,根据溶液的电化学性质(如电极电位、电流、电导、电量等)与被测物质的化学或物理性质(如电解质溶液的化学组成、浓度、氧化态与还原态的比率等)之间的关系,将被测定的物质浓度转化为对应的一种电学参量加以测量从而进行分析测定。

2. 分类 电化学分析技术按测定量的电化学参数的不同可分为电位分析法(直接电位法、电位滴定法)、电解分析法(电重量法、库仑法、库仑滴定法)、电导分析法(直接电导法、电导滴定法)、伏安法(极谱法、溶出伏安法、电流滴定法)四大类。

电位分析法是利用电极电位和浓度之间的关系来确定物质含量的分析方法,表示电极电位的基本公式是 Nernst 方程式,表示电极电位与离子活度或浓度的关系。离子选择电极法(ion selective electrode,ISE 法)是电位分析法中发展最为迅速、最为活跃的分支。离子选择电极是一类用特殊敏感膜制成,对溶液中某种特定离子具有选择性响应的电化学传感器。在临床实验室,常用于测量离子的活度或浓度。

二、离子选择电极法的基本原理及分类

1. 基本原理 离子选择电极(ion selective electrode,ISE)一种电化学敏感器,通常由特殊敏感膜制成,它的电极电位与溶液中被测定物质离子的活度(或浓度)的对数呈线性关系,故可以通过简单的电位测量,直接测定溶液中离子浓度(或活度)。ISE 法正是利用电极电位和离子活度的关系来测定离子

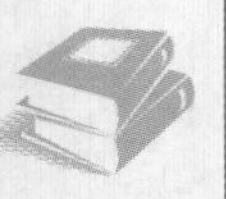
NOTE

活度的一种电化学分析法。ISE 法中电极膜材料、制备方法不同，电极的稳定性、选择性和灵敏度也不同。

(1) ISE 基本结构：通常由电极管、内参比电极、电极内充溶液和 ISE 膜(或称敏感膜)四个部分组成。ISE 膜和电极内充溶液均含有与待测离子相同的离子；膜的内表面与具有相同离子的固定浓度电极内充溶液接触，其中插入一内电极，膜的外表面与待测离子接触。ISE 的基本结构如图 5-13 所示。

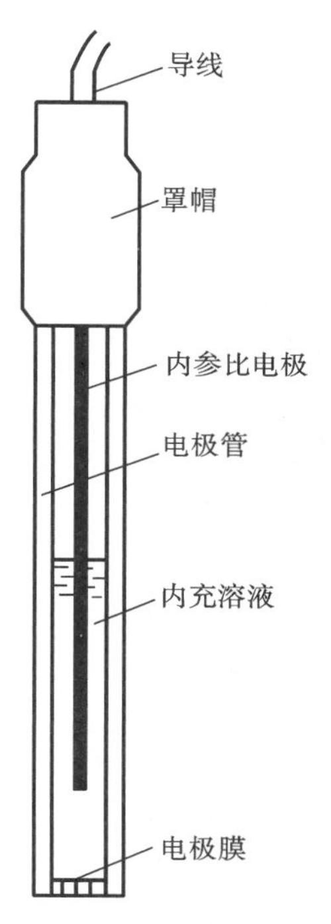

图 5-13 离子选择电极结构示意图

(2)电极电位：某一特定的 ISE，其敏感膜材料可对某一离子特异性响应。不同类型的敏感膜，其膜电位产生的机制可能不同，但大多数电极膜电位的产生是基于膜材料与溶液界面发生的离子交换反应。当电极置于溶液中时，由于离子交换和扩散作用，改变了两相中原有的电荷分布，因而形成双电层，其间产生一定的电位差即膜电位。由于电极内充溶液中相关离子的浓度恒定，内电极的电位固定，所以 ISE 的电位(EISE)只与待测离子的活度有关。

(3) 电极电位测量：由于单个电极电位的绝对值无法测量，必须将 ISE 与参比电极共同浸入待测样品中组成一个原电池，通过测量原电池电动势来测定电极电位。参比电极通常为负极，常用的有甘汞电极和银-氯化银电极；ISE 为正极，电池的电动势符合 Nernst 方程式：

$$E_{电池}=K'\pm\frac{2.303RT}{nF}\times\lg\alpha_{i}(K'=K-E_{参})$$

式中，R 为摩尔气体常数；T 为绝对温度；n 为离子电荷数；F 为法拉第常数；α_i 为被测离子活度，$\alpha_i=c_i f_i$。c_i 为离子浓度；f_i 为离子活度系数。公式中，K 值因不同的电极而异，它包括膜内表面电位、内电极电位及不对称电位等。当测定条件一致时，K 可视为常数。“±”号对阳离子为正号，对阴离子为负号，原电池的电动势与被测离子活度的对数呈线性关系。因此，只要通过测量电池电动势即可求得被测离子浓度或活度。

2. 分类 离子选择电极种类众多，按照膜电位的响应机制、膜的组成和结构特点，离子选择电极可分为基本电极和敏化电极。基本电极又可分为晶体膜电极(均相膜电极和非均相膜电极)和非晶体膜电极(刚性基质电极和流动载体电极)，敏化电极包括气敏电极和酶电极。

(1) 玻璃膜电极：玻璃膜电极属于刚性基质电极，敏感膜由玻璃材料制成。由于玻璃的组成不同，可制成 H^+、K^+、Li^+ 和 Na^+ 等离子选择电极。最常见的玻璃膜电极为 pH 玻璃电极，它的敏感膜是由特殊成分的玻璃制成的厚度约为 0.05 mm 的玻璃球，球内盛有内参比溶液，为 0.1 mol/L HCl 溶液。内参比电极为银-氯化银电极，插入内参比溶液。pH 玻璃电极广泛用于溶液的 pH 值测定。

(2) 气敏电极：气敏电极是基于界面化学反应对气体敏感而设计的一类敏化电极。它由指示电极、参比电极、透气膜和内电解质溶液装于一个基管内组成一个化学原电池。指示电极通常采用玻璃电极，作用是对待测气体的浓度或分压的变化作出选择性响应。参比电极一般选用银-氯化银电极。透气膜是由疏水性高分子材料制成的薄膜，将管内电解质与标本溶液隔开。透气膜紧靠选择电极的敏感膜，当气敏电极与待测溶液接触时，待测溶液中的气体能通过透气膜扩散到内电解质溶液中并建立新的平衡，此时指示电极与参比电极组成的电池电动势发生变化，根据电动势可计算出待测气体的浓度。对于不同用途的气敏电极，其内电解质的组成也不一样，需要内电解质中含有与待测气体建立化学平衡的离子。

(3) 酶电极：酶电极是另一种敏化电极，其原理是将含酶的凝胶涂布于离子选择电极的敏感膜上组成酶电极，当酶电极浸入溶液中时，溶液中的待测物与酶接触产生化学反应，生成产物经凝胶层扩散至离子选择电极的敏感膜上，从而引起相应的电位变化，根据电极电位的变化与溶液中待测物的浓度成正比，可计算出待测物质的浓度。由于酶的特异性较强、催化效率高，因此酶电极可广泛用于氨基酸、葡萄糖、胆固醇、尿酸、尿素和乳酸等物质的测定。

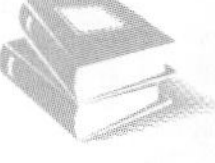
NOTE

三、离子选择电极法在临床的应用

1. 标准曲线法 配制一系列(通常有5个)与待测物质溶液组成相似的不同浓度标准溶液,分别测定其电位值 E,绘制 E-lg$c$ 标准曲线,在相同条件下测定样品溶液电位值 E_X,根据测得待测物质溶液的 E_X 从曲线中求得 c_X。

2. 标准加入法 当待测溶液的成分比较复杂,离子强度比较大时,难以配制与待测溶液组成相近的标液,此时采用标准加入法较适宜。将小体积 V_S(一般为溶液的1/100～1/50)、大浓度 c_S(一般为试剂的50～100倍)的标准溶液,加入一定体积的待测物质溶液中,分别测量标准溶液加入前后的待测物质溶液的电极电位,从而求得 c_X。

3. 标准比较法 在相同条件下测定标准溶液和待测物质溶液的 E_S 和 E_X,标准溶液的浓度 c_S 是已知的,根据比较法即可测出待测物质浓度 c_X。

四、离子选择电极法的影响因素

影响离子选择电极法测定准确性的因素很多,下面介绍几种主要的因素。

1. 离子强度 离子选择电极法实际测量的是离子的活度,而临床报告则是以离子的浓度为诊断依据,二者之间的系数则是活度系数,而活度系数又是溶液离子强度的函数,因此必须保持标准液与标本之间的离子强度的一致性。

2. 溶液的pH值 溶液pH值的变化可影响待测离子在溶液中的解离状态,进而影响活度或浓度测定的准确性,如钙离子的测定。

3. 温度 温度的改变对离子选择电极电位的影响称为温度效应。主要表现:①影响Nernst公式中的直线斜率、溶液待测离子的活度系数以及参比电极电位;②影响电活性物质的溶解度、检出下限;③影响化学平衡的移动以致溶液中待测离子的浓度发生明显的变化。

4. 干扰离子 溶液中的共存离子影响反应液的离子强度,从而影响被测离子的测定;共存离子还可与待测离子形成络合物或发生氧化还原反应,导致待测离子的数量减少。

5. 其他因素 离子选择电极分析仪器需要定时维护和保养,其目的是保持电极膜良好的水化,对电极进行必要的去蛋白清洗和电极的活化,增加电极的稳定性,如果使用后经常长期关闭仪器,使得电极膜干燥,会加速电极膜的失效,导致测定结果的偏差。

第四节 层析技术

层析技术(chromatography)是一种极其重要的分离、分析技术,又称色层分析技术,也称为层离技术或色谱技术。此技术现已被广泛应用于石油化工、有机合成、化学分析、能源环保、生理生化、医药卫生、轻工仪器乃至航空航天等诸多领域,并随着其发展,越来越受到人们的普遍重视。

一、层析技术的原理及分类

(一) 原理

层析技术是一种物理化学分离分析方法,它利用混合物中各组分物理或化学性质的差异(如吸附力、溶解度、分子形状、分子大小以及分子极性等),使各组分以不同的浓度分布在固定相(stationary phase)和流动相(mobile phase)中,当其两相相对运动时,各组分在两相中反复多次分配,最后使各组分得以彼此分离。

(二) 分类

NOTE

层析技术可按两相的状态不同进行分类,如以气体为流动相的称为气相层析(gas chromatography),以液体为流动相的称为液相层析(liquid chromatography)。由于固定相也有液体和固体的不同,故气相层析还可细分为气-液层析和气-固层析两种，同理，液相层析即可细分为液-液层析和液-固层析两种。

层析法有多种类型，根据所用两组分不同分为吸附层析、分配层析、离子交换层析、凝胶过滤层析和亲和层析等；根据操作方式不同可分为柱层析、薄层层析和纸层析等。

二、常用层析技术及临床应用

（一）吸附层析

1. 原理 当混合物随流动相流经由吸附剂组成的固定相时，由于吸附剂对不同的物质具有不同的吸附力，从而使不同组分的移动速度也不相同，最终达到分离的目的。

2. 常用吸附剂的类型及特性 层析用的吸附剂应该满足以下要求：在层析溶剂中不溶解；对洗脱液及被分离物质呈化学惰性；吸附能力强，同时具有吸附可逆性；分子扩散速度应尽可能快。常用吸附剂是多孔结构的。粒子大小、形状以及孔的结构是影响层析的基本因素。下面简要介绍几种常用吸附剂。

(1) 硅胶：硅胶略带酸性，适用于中性和酸性物质的分离，如氨基酸、糖、脂类等，其优点是化学惰性强、吸附量大、制备容易。

(2) 氧化铝：氧化铝略带碱性，适用于中性及碱性物质的分离，如生物碱、类固醇、维生素、氨基酸等。其优点是吸附量大、价格低廉、分离效果好。

(3) 活性炭：活性炭大多以木屑为原料。根据其粗细程度可分为三种。①粉末活性炭：颗粒极细，呈粉末状，吸附量及吸附力大。②颗粒活性炭：颗粒较大，表面积及吸附力都比粉末活性炭小。③锦纶-活性炭：以锦纶为黏合剂，将粉末活性炭制成颗粒，表面积介于粉末活性炭和颗粒活性炭之间，吸附能力较两者弱。

3. 方式 吸附层析根据操作方式不同，分为柱层析法和薄层层析法两种。

(1) 柱层析法：柱层析法是用一根玻璃管柱，下端铺垫棉花或玻璃棉，管内加吸附剂粉末，用一种溶剂润湿后，即成为吸附柱。然后在柱顶部加入要分离的样品溶液，如果样品内含两种成分 A 和 B，则二者被吸附在柱上端，形成色圈。样品液全部溶入吸附柱中之后，接着就加入合适的溶剂洗脱，A 和 B 就随着溶剂的向下流动而移动。在洗脱过程中，管内连续发生溶解、吸附、再溶解、再吸附的现象。由于溶剂与吸附剂对 A 和 B 的溶解能力与吸附能力不完全相同，A 和 B 移动的速率也不同，经一段时间后，如此反复地溶解与吸附，而形成两个环带，每一环带是一种纯物质。

(2) 薄层层析法：薄层层析是利用玻璃板、塑料板、铝板、聚酰胺膜等作为固定相的载体，在板上涂上一薄层不溶性物质为固定相，再把样品涂铺在薄层的一端，然后用合适的溶剂展开，而达到分离、鉴定的目的。

（二）分配层析

分配层析是利用混合物中各组分在两种不同溶剂中的分配系数不同而使物质得到分离的方法。

分配系数是指一种溶质在两种互不相溶的溶剂中的溶解达到平衡时，该溶质在两种溶剂中所具浓度之比。不同的物质因其在各种溶剂中的溶解度不同，因而具有不同的分配系数。在一定温度下，分配系数可用下式表示：

$$K_d = c_2/c_1$$

式中，K_d 为分配系数；c_2 是物质在固定相中的浓度；c_1 是物质在流动相中的浓度。分配系数与温度、溶质及溶剂的性质有关。

在分配层析中，大多选用多孔物质作为支持物，利用它对极性溶剂的亲和力，吸附某种极性溶剂作为固定相；用另一种非极性溶剂作为流动相。如果把待分离的混合物样品点在多孔支持物上，在层析过程中，非极性溶剂沿支持物流经样品点时，样品中的各种混合物便会按分配系数大小溶于流动相而向前移动。当遇到前方的固定相时，溶于流动相的物质又将与固定相进行重新分配，一部分转入固定相中。因此，随着流动相的不断向前移动，样品中的物质便在流动相和固定相之间进行连续地、动态地分配。这种情形相当于非极性溶剂从极性溶剂中对物质的连续抽提过程。由于各种物质的分配系数不同，分

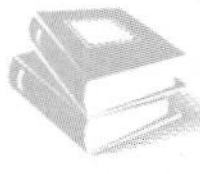
NOTE

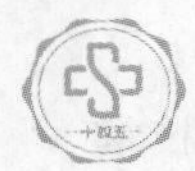

配系数较大的物质留在固定相中较多，在流动相中较少，层析过程中向前移动较慢；相反，分配系数较小的物质进入流动相中较多而留在固定相中较少，层析过程中向前移动就较快。根据这一原理，样品中的各种物质就能分离开来。分配层析中应用最广泛的多孔支持物是滤纸，称纸上分配层析。其次是硅胶、硅藻土、纤维素粉、微孔聚乙烯粉等。

(三) 离子交换层析

1. 基本原理 离子交换层析是利用离子交换剂对各种离子的亲和力不同，借以分离混合物中各种离子的一种层析技术。其主要特点是依靠带有相反电荷的颗粒之间具有引力的作用。离子交换层析的固定相是载有大量电荷的离子交换剂；流动相是具有一定 pH 值和一定离子强度的电解质溶液。当混合物溶液中带有与离子交换剂相反电荷的溶质流经离子交换剂时，后者即对不同溶质进行选择性吸附。随后，用带有与溶质相同电荷的洗脱液进行洗脱，被吸附的溶质可被置换而洗脱下来，从而达到分离混合物中各种带电荷溶质的目的。离子交换剂按其所带电荷的性质分为阴离子交换剂和阳离子交换剂两类。阴离子交换剂本身带有正电荷，可以吸引并结合混合物中带负电荷的物质；阳离子交换剂本身带有负电荷，可以吸引并结合混合物中带正电荷的物质(图 5-14)。

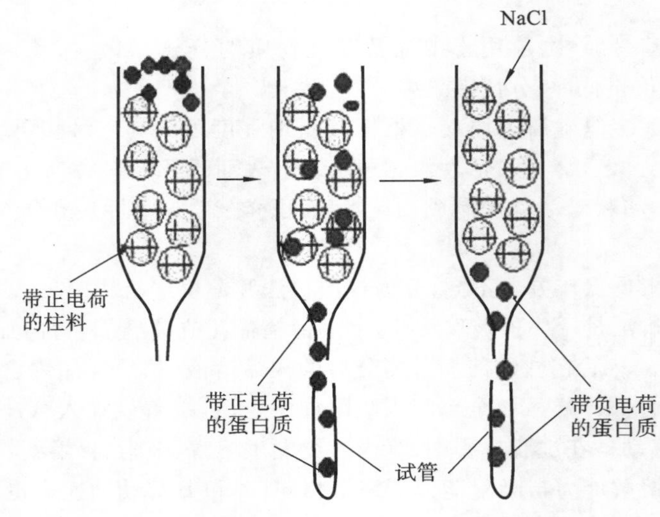

图 5-14 离子交换层析示意图

2. 离子交换剂的类型 常用的离子交换剂主要有离子交换树脂、离子交换纤维素、离子交换葡聚糖或离子交换琼脂糖凝胶等。

(1) 离子交换树脂：以苯乙烯为单体，苯二乙烯作为关联剂，进行聚合和交联反应生成的具有三维网状结构的高聚物。其上再引入所需要的酸性基团或碱性基团。带酸性基团的属阳离子交换树脂；带碱性基团的属阴离子交换树脂。

(2) 离子交换纤维素：离子交换纤维素对蛋白质和核酸的纯化极为有用，因为这些生物大分子不能渗入交联的结构中，因此不能在一般的树脂上被分离。而纤维素之所以具有分离、纯化高分子量化合物的能力，是因为它具有松散的亲水性网状结构，有较大的表面积，大分子可以自由通过。因此对生物大分子来说，纤维素的交换能力比离子交换树脂要大，同时纤维素来源于生物材料，洗脱条件温和，回收率高。离子交换纤维素常用的有两种，一种是二乙基氨基纤维素，即 DEAE-纤维素，属阴离子交换剂；另一种是羧甲基纤维素，即 CM-纤维素，属阳离子交换剂。

(3)离子交换葡聚糖或离子交换琼脂糖凝胶：这是将离子交换基团连结于交联葡聚糖或琼脂糖上而制成的各种交换剂。交联葡聚糖和琼脂糖具有三维网状结构，因此这种交换剂既有离子交换作用，又有分子筛作用。

NOTE

(四) 凝胶过滤层析

1. 基本原理 混合物随流动相流经固定相的层析柱时，混合物中各组分按其分子大小不同而被分离的技术。固定相是凝胶。凝胶是一种不带电荷的具有三维空间的多孔网状结构，凝胶的每个颗粒内部都具有很多细微的小孔，如同筛子一样，小的分子可以进入凝胶网孔，而大的分子则被排阻于凝胶颗粒之外，因而具有分子筛的性质。当混合物样品加入凝胶的层析柱中时，样品将随洗脱液的流动而移动。这时的样品一般做两种运动：一是随洗脱液垂直向下移动；二是做不定向扩散运动。分子量小的物质，在不定向扩散中可以进孔内部，然后再扩散出来，故流程长，通过柱子的速度慢，一般后流出层析柱；分子量大的物质，由于不能进入凝胶孔内部，只能在凝胶颗粒之间移动，故流程短，先流出层析柱。这样分子量大小不同的物质就会因此得到分离。

2. 常用凝胶的种类及特性 常用的凝胶主要有琼脂糖凝胶、交联葡聚糖凝胶、聚丙烯酰胺凝胶、琼脂糖-葡聚糖复合凝胶等。

（1）琼脂糖凝胶：从琼脂中分离出来的天然凝胶，由 D-半乳糖和 3，6-脱水-L-半乳糖交替结合而成。其商品名因生产厂家不同而异，如 Sepharose（瑞典）、Sagavac（英国）、Bil-Gel（美国），每一品名又有不同的型号。琼脂糖凝胶的优点是凝胶不带电荷，吸附能力非常小。主要用于分离分子量 40 万以上的物质，如核酸、病毒等。

（2）交联葡聚糖凝胶：其基本骨架是葡聚糖。瑞典出品的商品名为 Sephadex，国产的商品名为 Dextran。不同型号的凝胶用“G”表示，从 G25 至 G200。“G”后面的数字表示每 10 g 干胶的吸水量，“G”值越大，表示凝胶的网孔越大。可根据待分离混合物分子量的大小，选用不同“G”值的凝胶（图 5-15）。

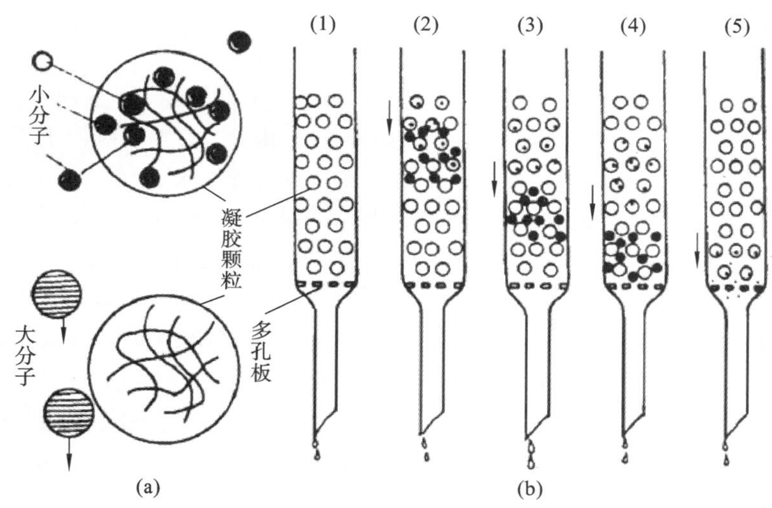

图 5-15 葡聚糖凝胶层析示意图

（3）聚丙烯酰胺凝胶：由单体丙烯酰胺先合成线性聚合物，再以交联剂共聚交联而成。以“P”表示，从 P2 至 P300。“P”后的数字×1000 表示分子量的排阻极限。

（4）琼脂糖-葡聚糖复合凝胶：商品名为 Superdex，是把葡聚糖凝胶，通过交联剂交联到琼脂糖上形成的，因此具有两者的优点。

3. 影响凝胶柱层析的主要因素

（1）凝胶柱：填装后用肉眼观察应均匀、无纹路、无气泡。

（2）洗脱液的选择：洗脱液的选择主要取决于待分离样品，一般来说只要能溶解被洗脱物质并不使其变性的缓冲液都可用于凝胶层析。为了防止凝胶可能具有的吸附作用，一般洗脱液都含有一定浓度的盐。

（3）加样量：加样量的多少应根据具体的实验而定；一般分级分离时加样量为凝胶柱床体积的 1%～5%，而分组分离时加样量为凝胶柱床体积的 10%～25%。

（4）凝胶的再生：在凝胶或层析床表面常有一些污染，必须做适当处理。葡聚糖凝胶柱可用 0.2 mol/L NaOH 和 0.5 mol/L NaCl 的混合液处理，聚丙烯酰胺凝胶和琼脂糖凝胶遇酸、碱不稳定，故常用

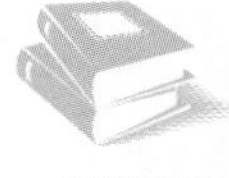
NOTE

盐溶液处理。

（五）亲和层析

亲和层析是利用配体和待分离物质生物大分子之间的特异性亲和力而达到分离目的的一类特殊层析技术。配体以共价键形式连接到不溶性载体上，使之固相化，然后将固相化的配基装入层析柱作为固定相。当混合组分的标本通过此固定相时，只有和固定相分子有特殊亲和力的物质，才能被吸附结合，而没有亲和力的无关组分就随流动相流出。通过改变流动相的成分，将结合的亲和物洗脱下来，从而达到分离的目的。在亲和层析中所用的载体称为基质，与基质共价连接的化合物称为配基或配体。

亲和层析的纯化过程简单、迅速、分离效率高，对分离含量极少又不稳定的活性物质尤为有效。但针对某一组分需制备专一的吸附剂，且不是所有的生物高分子都有特定配基，配基的共价连接较烦琐。因此，应用范围受到一定限制。

具有专一性亲和力的生物分子对主要有抗原与抗体、DNA 与互补 DNA 或 RNA、酶和底物、激素与受体、维生素与特异性结合蛋白、糖蛋白与相应的植物凝集素等。

第五节　离心技术

一、离心技术的原理及重要参数

离心技术是利用离心力，依据物质的沉降系数、扩散系数和浮力密度的差异而进行物质的分离、浓缩和分析的一种专门技术。各种离心机是实现其技术目的的仪器保证。

当含有细小颗粒的悬浮液静置不动时，重力场的作用使得悬浮的颗粒逐渐下沉。粒子越重，下沉越快，反之密度比液体小的粒子就会上浮。微粒在重力场下移动的速度与微粒的大小、形态和密度有关，并且又与重力场的强度及液体的黏度有关。如红细胞大小的颗粒，直径为数微米，就可以在通常重力作用下观察到它们的沉降过程。此外，物质在介质中沉降时还伴随有扩散现象。扩散是无条件的、绝对的。扩散与物质的质量成反比，颗粒越小，扩散越严重。而沉降是相对的，有条件的，要受到外力才能运动。沉降与物体质量成正比，颗粒越大，沉降越快。对于几微米的微粒如病毒或蛋白质等，它们在溶液中呈胶体或半胶体状态，仅仅利用重力是不可能观察到沉降过程的。因为颗粒越小，沉降越慢，而扩散现象则越严重。所以需要利用离心机产生强大的离心力，才能迫使这些微粒克服扩散产生沉降运动。离心就是利用离心机转子高速旋转产生的强大离心力，加快液体中颗粒的沉降速度，将样品中不同沉降系数和浮力密度的物质分离开。

离心技术的重要参数涉及最大转速、转速精度、最大相对离心力、容量、转子类型、定时范围、温控精度、整机噪声、电机类型等。

二、常用的离心方法

根据离心原理，可设计多种离心方法，常见下列三大类型。

（一）差速离心法

通过逐步增加相对离心力，使一个非均相混合液内形状不同的大小颗粒分步沉淀。

（二）密度梯度离心法

离心前，离心管内先装入分离介质（如蔗糖、甘油等），使之形成连续的或不连续的密度梯度介质，然后加入样品进行离心，具体方法又可分为以下几种。

1. 速度区带离心法　离心前，离心管内先装入蔗糖、甘油、CsCl、Percoll 等密度梯度介质，待分离样品铺在梯度液的顶部、离心管底部或梯度层中间，同梯度液一起离心，利用各颗粒在梯度液中沉降速度或漂浮速度的不同，使具有不同沉降速度的颗粒处于不同密度的梯度层内，达到彼此分离的目的。本法

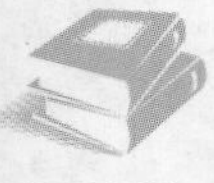
NOTE

可分离各种细胞、病毒、染色体、脂蛋白、DNA 和 RNA 等生物样品。

2. 预制梯度等密度离心法 要求在离心前预先配制管底浓而管顶稀的密度梯度介质，常用介质有蔗糖、CsCl、Cs_2SO_4等，待分离样品一般铺在梯度液顶上，如需夹在梯度液中间或管底部，则需调节样品液密度。离心后，不同密度的样品颗粒到达与自身密度相等的梯度层，即达到等密度的位置而获得分离。

3. 自成梯度等密度离心法 某些密度介质经过离心后会自成梯度，如 Percoll，可迅速形成梯度，CsCl、Cs_2SO_4和三碘甲酰葡萄糖胺经长时间离心后也可产生稳定的梯度。需要离心分离的样品可和梯度介质先均匀混合，离心开始后，梯度介质由于离心力的作用逐渐形成管底浓而管顶稀的密度梯度，与此同时，可以带动原来混合的样品颗粒也发生重新分布，到达与其自身密度相等的梯度层里，即达到等密度的位置而获得分离。

（三）沉降平衡离心法

根据被分离物质的浮力密度差别进行分离，所用的介质起始密度约等于被分离物质的密度，介质在离心过程中形成密度梯度，被分离物质沉降或上浮到达与之密度相等的介质区域中停留并形成区带。

三、离心机的种类及应用

（一）离心机的种类

离心机可分为工业用离心机和实验用离心机。实验用离心机又分为制备性离心机和分析性离心机，制备性离心机主要用于分离各种生物材料，每次分离的样品容量比较大；分析性离心机一般都带有光学系统，主要用于研究纯的生物大分子和颗粒的理化性质，依据待测物质在离心场中的行为，用离心机中的光学系统连续监测，能推断物质的纯度、形状和分子量等，分析性离心机都是超速离心机。

1. 制备性离心机 可分为三类。

（1）普通离心机：最大转速为 6000 r/min 左右，最大相对离心力约为 6000 *g*，容量为数十毫升至数升，分离形式是固液沉降分离，转子有角式和外摆式，其转速不能严格控制，通常不带冷冻系统，于室温下操作，用于收集易沉降的大颗粒物质，如红细胞、酵母细胞等。

（2）高速冷冻离心机：转速为 2000～25000 r/min，最大相对离心力为 89000 *g*，最大容量可达 3 L，分离形式也是固液沉降分离，转头配有各种角式转头、荡平式转头、区带转头、垂直转头和大容量连续流动式转头，一般都有制冷系统，以消除高速旋转转头与空气之间摩擦而产生的热量，离心室的温度可以调节和维持在 0～40 ℃，转速、温度和时间都可以严格准确地控制，并有指针或数字显示，通常用于微生物菌体、细胞碎片、大细胞器、硫酸铵沉淀和免疫沉淀物等的分离纯化工作，但不能有效地沉降病毒、小细胞器（如核蛋白体）或单个分子。

（3）超速离心机：转速可达 50000～80000 r/min，相对离心力最大可达 510000 *g*，离心容量由数十毫升至 2 L，分离的形式是差速沉降分离和密度梯度区带分离，离心管平衡允许的误差要小于 0.1 *g*。超速离心机的出现，使生物科学的研究领域有了新的扩展，它能使过去仅仅在电子显微镜下观察到的亚细胞器得到分级分离，还可以分离病毒、核酸、蛋白质和多糖等。超速离心机装有真空系统，这是它与高速离心机的主要区别。

2. 分析性离心机 分析性离心机使用特殊设计的转头和光学检测系统，以便连续地监视物质在一个离心场中的沉降过程。从而确定其物理性质。离心机中装有一个光学系统，在整个离心期间都能通过紫外吸收或折射率的变化监测离心杯中的沉降物质，在预定的期间可以拍摄沉降物质的照片，再分析离心杯中物质沉降情况从而得到一些重要信息，能够确定生物大分子是否存在，其大致的含量，计算生物大分子的沉降系数，结合界面扩散，估计分子的大小，检测分子的不均一性及混合物中各组分的比例，测定生物大分子的分子量，还可以检测生物大分子的构象变化等。

（二）离心机的应用

1. 差速沉降离心法 这是最普通的离心法。即采用逐渐增加离心速度或低速和高速交替进行离

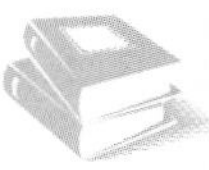

NOTE

心，使沉降速度不同的颗粒，在不同的离心速度及不同离心时间下分批分离的方法。此法一般用于分离沉降系数相差较大的颗粒。差速离心首先要选择好颗粒沉降所需的离心力和离心时间。当以一定的离心力在一定的离心时间内进行离心时，在离心管底部就会得到最大和最重颗粒的沉淀，分出的上清液在加大转速下再进行离心，又得到第二部分较大较重颗粒的沉淀及含较小和较轻颗粒的上清液，如此多次离心处理，即能把液体中的不同颗粒较好地分离开。此法所得的沉淀是不均一的，仍掺杂有其他成分，需经过 2～3 次的再悬浮和再离心，才能得到较纯的颗粒。

2. 密度梯度区带离心法(简称区带离心法) 区带离心法是将样品加在惰性梯度介质中进行离心沉降或沉降平衡，在一定的离心力下把颗粒分配到梯度中某些特定位置上，形成不同区带的分离方法。

(1) 差速区带离心法：当不同的颗粒间存在沉降速度差时(不需要像差速沉降离心法所要求的那样大的沉降系数差)。在一定的离心力作用下，颗粒各自以一定的速度沉降，在密度梯度介质的不同区域上形成区带的方法称为差速区带离心法。此法仅用于分离有一定沉降系数差的颗粒(20%的沉降系数差或更少)或分子量相差较大的蛋白质，与颗粒的密度无关。大小相同、密度不同的颗粒(如线粒体、溶酶体等)不能用此法分离。离心管先装好密度梯度介质溶液，样品液加在梯度介质的液面上，离心时，由于离心力的作用，颗粒离开原样品层，按不降速度向管底沉降，离心一定时间后，沉降的颗粒逐渐分开，最后形成一系列界面清楚的不连续区带，沉降系数越大，往下沉降越快，所呈现的区带也越低，离心必须在沉降最快的大颗粒到达管底前结束，样品颗粒的密度要大于梯度介质的密度。梯度介质通常用蔗糖溶液，其最大密度和浓度可达 128 kg/cm^3 和 60%。此离心法的关键是选择合适的离心转速和时间。

(2) 等密度区带离心法：溶液混合后装入离心管，通过离心形成梯度，这就是离心形成梯度和预形成梯度的等密度区带离心产生梯度的不同方式。离心时，样品的不同颗粒向上浮起，一直移动到与它们的密度相等的等密度点的特定梯度位置上，形成几条不同的区带，这就是等密度离心法。体系到达平衡状态后，再延长离心时间和提高转速已无意义，处于等密度点上的样品颗粒的区带形状和位置均不再受离心时间所影响，提高转速可以缩短达到平衡的时间，离心所需时间以最小颗粒到达等密度点(即平衡点)的时间为基准，有时长达数日。等密度离心法的分离效率取决于样品颗粒的浮力密度差，密度差越大，分离效果越好，与颗粒大小和形状无关，但大小和形状决定了达到平衡的速度、时间和区带宽度。等密度区带离心法所用的梯度介质通常为氯化绝 CsCl 或 20%～40%蔗糖溶液，其密度可达 1.78 g/cm^3。此法可分离核酸、亚细胞器等，也可以分离复合蛋白质，但简单蛋白质不适用。

(三) 使用离心机的注意事项

(1) 离心前必须将放置于对称位置上的离心套筒、离心管及离心液进行精确平衡，重量差不超过 0.1 g。对于高速和超速离心机，不仅要求重量平衡，而且要求配平液的密度与离心液的密度相等，以达到力矩平衡。

(2) 离心机安放要求水平、稳固，转轴上的支架要牢固，转轴润滑良好，吊环应活动自如，保证离心机的正常运转。

(3) 离心管盛液不宜过满，避免腐蚀性液体溅出腐蚀离心机，同时造成离心不平衡。

(4) 离心开始前应检查转头是否拧紧。放入离心套筒后应紧盖、锁牢，防止意外事故的发生。离心完毕应关电门，拔掉电源插头，任机自停，严禁用手助停，以免伤人损机，使沉淀泛起。

(5) 注意离心机的保养和“四防”。离心机使用完毕，要及时清除离心机内水滴、污物及碎玻璃渣，擦净离心腔、转轴、吊环、套筒及机座。经常做好离心机的防潮、防过冷、防过热、防腐蚀药品污染，延长使用寿命。

(6) 离心过程若发现异常情况，应立即拔下电源插头，然后，再进行检查。如听到碎玻璃渣声响，可能是试管被打碎，应重新更换试管。若整个离心机座转动起来，则是严重不平衡所至。若离心机不转动，则可能是电源无电或保险丝烧断，应重新更换保险丝。若发生机械或电机故障，应报告指导教师，请专门维修人员检修。

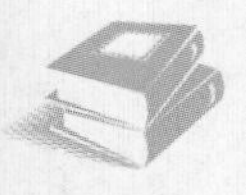
NOTE

第六节 干化学分析技术

所谓"干化学"(dry chemistry),是相对传统的"湿化学"而言的,它与传统湿化学的最大区别在于参与化学反应的媒介不同。它是以待测样品(血浆、血清、尿液等)中所存在的液体作为反应介质(液体中的水溶解了试剂带上的试剂),待测成分直接与固化于载体上的干试剂起反应,使用目测或仪器进行检测的一种方式,属于固相化学范畴。

一、干化学分析技术的基本原理

干化学分析技术普遍采用多层膜固相试剂技术,测定方法多为反射光度法和差示电位法。

(一) 反射光度法

固相化学涉及的反射光度法主要为漫反射,它的特点是因显色反应发生在固相载体,对透射光和反射光均有明显的散射作用,因此不遵从 Lambert-Beer 定律,采用 Kubelka-Munk 理论。Kubelka-Munk 理论指出:光反射率与固相层的厚度、单位厚度的摩尔吸收系数以及固相反应层的散射系数有关系,当固相层厚度和固相反应层的散射系数固定时,摩尔吸收系数同待测物的浓度成正比。如果固相反应膜的上下界面之间存在多重内反射时,则需对 Kubelka-Munk 理论加以修正,推导出 Williams-Clapper 公式。各厂家根据自身干片的多层膜特点选用相适应的计算公式。此法主要用于常规生化项目的测定。

图 5-16 是基于反射光度法的多层膜干片结构示意图。在干片试剂中,多种反应试剂被固化在一张透明聚酯膜上,上面覆以多孔的扩散层,然后被夹在一个塑料结构中,共有 5 个功能层,从上至下依次为样本扩散层、反射层、清除剂层、试剂层和支持层。

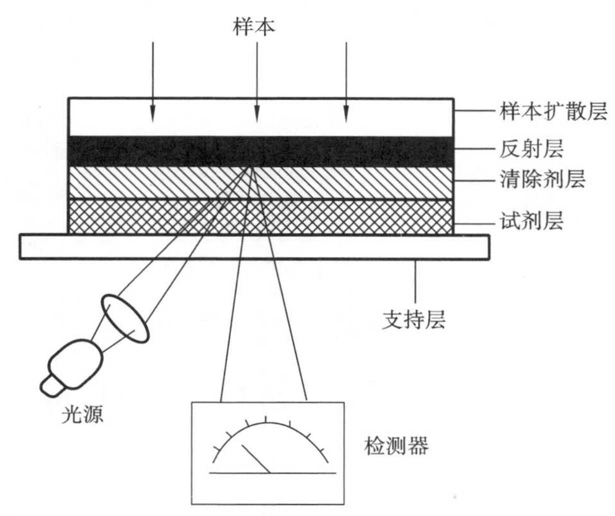

图 5-16 基于反射光度法的多层膜干片结构示意图

1. 样本扩散层 由 TiO_2、$BaSO_4$ 和醋酸纤维素构成的 100～300 μm 的多孔聚合物组成,聚合物的孔径为 1.5～30 μm。涂层材料厚度取决于分析的需要,多在 100～300 μm 之间。扩散层的中空体积占 60%～90%,这种毛细网状结构能够使样本溶液快速、均匀地渗透到下层。当样本加在试剂片上后,毛细作用将样品迅速吸入扩散层,但样品又被下面的凝胶层所排斥,因为凝胶层在接受血清组分之前,必须先生成水合物。

扩散层不仅可阻止细胞、结晶和其他小颗粒物质透过,也可根据需要让大分子物质(如蛋白质等)滞留。事实上经样本扩散层进入以下各层的物质或液体基本上是无蛋白滤液。在一些特定试剂片中,扩散层中还含有选择性阻留某种成分或启动某种反应的物质,以提高分析的特异性。

2. 反射层 也称为光漫射层,为白色不透明层,下侧涂布的物质反射系数大于 95%,可用来掩盖待

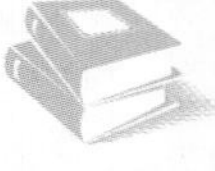
NOTE

检样本中的有色物质，使反射光度计的检测不受影响；同时这些反光化合物也给干片底层的显色层提供反射背景，使入射光能最大限度地反射回去，以减少因光吸收而引起的测定误差。

3. 清除剂层 主要作用是除去血清中的内源性干扰物，确保更准确的试验结果。如尿酸干片使用维生素C氧化酶来转化血清中的维生素C，防止其对 H_2O_2 的还原作用。

4. 试剂层 又称为反应层，由亲水性多聚物构成，根据实际测定的需要，由数层至数十个功能试剂层组成，该层固定了项目检测时所需要的部分或全部试剂，其功能是让待测物质通过物理、化学或生物酶学等反应产生可与显色物质结合的化合物后，再与特定的指示系统进行定量显色。

5. 支持层 此层是透明的塑料基片，起到支持其他层的作用，且允许光线百分之百透射，以便对有色复合物进行测量。

常见干化学分析技术检测项目（如葡萄糖、尿素氮、肌酐、胆固醇等）均采用多层膜固相试剂技术，它是干化学多层膜试剂载体最常见的类型，但不能满足某些大分子物质测定的需要。如酶活性的测定需要将酶的底物放在扩散层上，酶促反应在样本扩散层上进行，才保证显色的快速均匀。而对于没有底物生成的大分子物质，如清蛋白的测定，则通过使试剂层等上移来完成反应。总之，对此基本结构进行有针对性的改进才能满足各种不同的反应的需要，保证检验结果的准确性。

（二）差示电位法

差示电位法是基于传统湿化学分析的离子选择电极原理，用于测定无机离子。差示电位法干片也为多层膜结构，但其内有两个离子选择电极（ISE），它们分别是样品电极和参比电极。每个电极从上至下依次为离子选择敏感膜、参比层、氯化银层、银层和支持层五层，两个电极以盐桥相连。采用直接电势法，样本无须稀释。通过电压表来测量患者样本和已知参比液之间的电势差，从而计算出 K^+、Na^+、Cl^- 的浓度。由于干片是一次性使用，既有离子选择电极的优点，又避免了常规维护以及样品中蛋白质干扰的缺点。

K^+、Na^+、Cl^- 等无机离子测定的多层膜干片基本结构如图5-17所示。

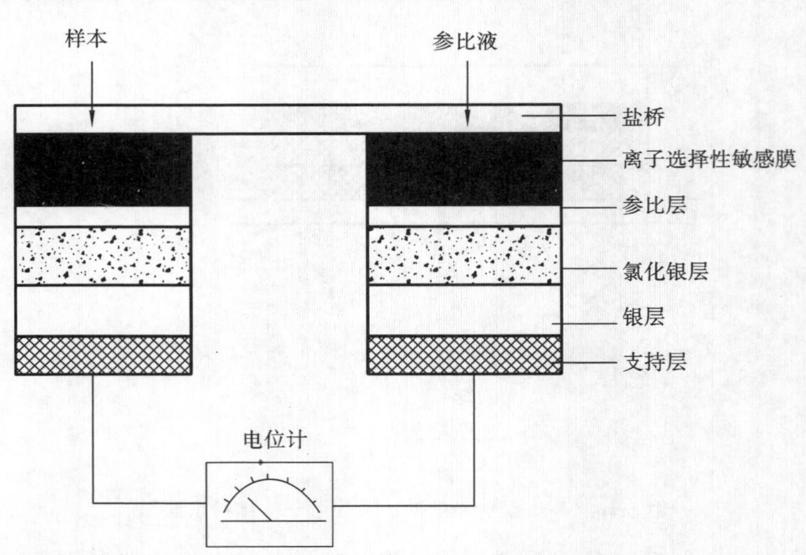

图5-17 基于差示电位法的多层膜干片结构示意图

除此之外，还有利用此原理测定半抗原的多层膜法。

二、干化学分析技术的临床应用

经过20多年的发展，目前干化学分析技术已广泛应用于检验医学的各个方面，用干化学法检测的项目已达70余项，包括常规生化、内分泌激素、毒素、药物浓度分析以及特种蛋白质等的免疫学检验。

1. 干化学分析法的特点

（1）脱离了传统的分析方法，所有的测定参数均存储于仪器的信息磁场块中，将编有条形码的特定

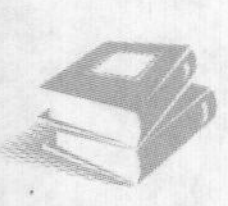

NOTE

试验的试纸条、试纸片或试剂包放进测定装置后，即可进行测定。

(2) 速度快，灵敏度和准确度与典型的分离式仪器相近。

(3) 超微量，操作简单，占用空间小，使用过程中灵活机动性强。尤为适用于新生儿、儿科、术中监测以及急诊检测。

2. 干化学与湿化学的比较 干化学和湿化学生化检测的主要区别见表 5-1。

表 5-1 干化学与湿化学的比较

区别点	干化学	湿化学
试剂	固相，大多无须定标，稳定周期长（数月），全血可直接上机检测	液体，需要定标，稳定周期短，全血不可直接上机检测
仪器	磁卡校正，无须排水系统，分析前后不需要清洗	每次测试原则上需要校正，需要排水系统，测试前后需清洗
反应载体	固相介质	反应杯
检测方法	反射光度法	透射光度法
电解质测定	差示电位法	离子选择电极法
理论基础	Kubelks-Munk 理论和 Williams-Clapper 公式	Lambert-Beer 定律

三、干化学分析技术的影响因素

干化学分析技术的所有试剂均以固相的形式固定在干片中，操作者“看不见，摸不着”，一旦失控，无法对试剂进行任何处理。鉴于干化学的特殊性，决定其质控效果的因素是仪器的性能和配套干片的条间和批间的一致性，后者由生产厂家的技术决定，操作者应注意干片试剂的保存条件与失效日期，此外，还应注意以下问题。

1. 仪器监测 反射光度计仪器用标准灰色（对各种光的吸收与反射相近）试剂条进行监控。离子选择电极干式化学分析仪采用标准版进行监控，定期用标准条校正可知仪器的性能。

2. 校准频度 由于干片式试剂以固相形式储存和运输，只有当被使用时才从固相转为液相，因此它的有效期比液体试剂的保存期长，通常可以稳定 6 个月以上。只要储存条件符合要求，批号相同，可每 6 个月进行一次校准，但在此期间须用质控物对试剂的质量和检测系统的稳定性进行监控。

3. 质控物 干化学试剂处于干燥状态，所以使用“湿化学”的质控物基质效应会很明显，建议使用干化学分析仪生产厂家提供的质控物进行质量控制。

4. 干片试剂的储存与使用 干化学试剂一般在 0 ℃以下的环境中干燥保存，否则将缩短其有效期。将干片试剂从冰箱中取出后，必须在不破坏密封包装的情况下，使干片的温度平衡至室温后再使用。否则由于干片试剂的温度偏低，空气中的水分被吸附在试剂载体上，影响其测试结果和使用寿命。

5. 工作环境的温度和湿度 干化学分析仪虽然有很好的温控系统，但由于干化学分析仪的试剂溶解所用的水分主要来自待测样本，所以待测样本的温度往往能影响化学孵育的温度而致测定结果的准确性发生改变。所以必须注意干化学分析仪所处环境的温度和湿度，保证工作的环境温度在 15～30 ℃之间，避免温度波动过大，湿度控制在 85%以内。

案例分析

患者，男，53 岁，被诊断为糖尿病 2 年，在当地县医院进行治疗和病情的监测。医院采用全自动生化分析仪免疫比浊法测定糖化血红蛋白，赵某每 3 个月测定一次，HbA1c 结果在 5.5%～7.5%之间。每年赵某到市三甲医院复诊一次，该医院采用日产 G7 糖化血红蛋白分析仪（HPLC 法），2 次测定结果分别为 5.6%和 6.1%。

(赵朝贤)

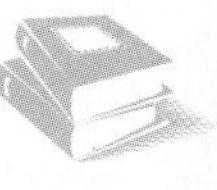
NOTE

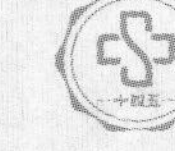
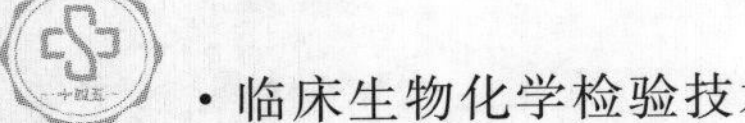

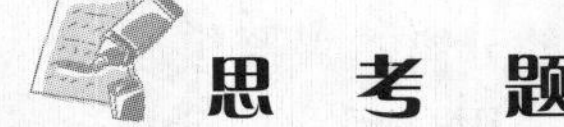

思 考 题

(1) 通过上述案例分析,列举糖化血红蛋白的主要检测方法和检测依据是什么。
(2) 怎样选择检测方法才能更好地为临床和患者服务?
(3) 影响光谱分析技术的主要因素有哪些?
(4) 影响电泳迁移率的因素有哪些?
(5) 干化学分析法有哪些特点?

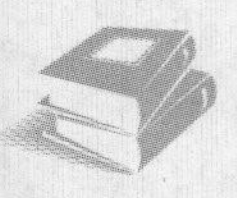
NOTE

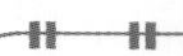

第六章　自动生化分析技术

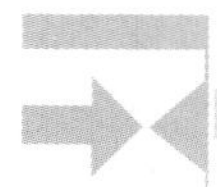

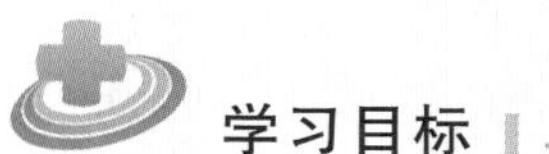

学习目标

扫码看 PPT

掌握：分立式自动生化分析仪的主要特点及基本结构；自动生化分析仪分析方法的类型及其特点；自动生化分析仪的基本参数设置及其意义；自动生化分析仪的校准。

熟悉：自动生化分析仪的分类和性能评价指标。

了解：自动生化分析仪的发展历史和趋势；自动生化分析仪的维护和常见故障处理。

随着科学技术的发展和医疗水平的不断提高，用于疾病诊断的生化指标越来越多，传统的手工操作方法已无法满足现代临床需求和生化检验专业发展需要。随着 1957 年第一台生化分析仪的问世，经过 60 多年的发展，微电子技术、光学技术、计算机技术、自动化技术、系统控制技术以及生化分析技术等相关领域均取得了长足的进步，促使自动生化分析仪向自动化和智能化程度更高的方向发展。

国际纯粹与应用化学联合会（IUPAC）对自动化的解释：由机械化的仪器设备取代人的手工操作过程。自动生化分析仪（automatic biochemical analyzer）是自动生化分析技术（automatic biochemical technique）的载体，它将传统生化分析过程中的全部或部分操作实现了自动化，包括取样、加试剂、搅拌混匀、保温反应、准确计时、反应监测、结果计算、数据传输、显示和打印、清洗等。随着相关技术的发展，自动化的概念还延伸至分析前和分析后的自动化，如分析前阶段的检验申请、样本采集、样本核收、样本运输、标记、离心分离分装和装载等，以及分析后阶段的样本复核与入库保存等。

与传统手工方法相比，自动生化分析技术有许多优点：①减少了人为误差，提高了试验的精密度与准确度，增加了检验结果的准确性与可比性。②使多种分析原理（方法）的检测项目在同一实验室得以同时开展。③大大节约了人工成本，提高了工作效率，缩短了检验周转时间。④所需样本量和试剂量大大减少，为微量化检测创造了条件，有效地降低了检测成本。因此自动生化分析技术已成为临床生物化学检验的重要技术之一。

第一节　自动生化分析仪的分类与工作原理

自动生化分析仪的分类方法较多，不同的分类标准有不同的结果：①按反应装置结构与原理可分为管道式、离心式、分立式和干片式自动生化分析仪四类。②按自动化程度高低可分为半自动生化分析仪和全自动生化分析仪两类。③按同时测定的项目数可分为单通道和多通道两类。④按所使用的试剂状态可分为湿化学和干化学两类。⑤按仪器的复杂程度及功能可分为小型、中型和大型三类。自动生化分析仪是一个多学科多领域交叉融合的复杂系统，上述各种分类方法均只侧重某一方面，严格的分类几乎没有意义。下面将根据自动生化分析仪的发展历程介绍一些有代表性的仪器类型。

一、连续流动式自动生化分析仪

1957 年世界上第一台连续流动式自动生化分析仪（continuous flow automatic automatic biochemical analyzer）由 Skeggs 首先设计报道，由美国 Technicon 公司生产。其基本原理是基于流动室“气泡隔离连续分析”，将待测样本和试剂混合在同一管道中完成化学反应。仪器主要结构由样本盘、比例泵、混合器、透析器、恒温器和检测记录器等组成。在微电机的驱动下，通过比例泵将样本和试剂按一定比例吸

NOTE

取到连续反应的管道系统中。在管道内流动的过程中，样本与试剂完成混合，去除干扰物，保温，化学反应，比色测定，信号放大，计算，最后显示并打印结果。连续流动式自动生化分析仪的特点是相同的测试项目在同一个管道内进行，管道内不同样本间采用一定的方式加以间隔，常用的间隔方式有两种：①空气分段系统：即在样本与试剂的混合反应液之间，通过专门的空气管吸入一小段空气气泡加以间隔，以防样本间的交叉污染。②非分段系统：该系统不使用空气气泡，而使用试剂空白或缓冲液在各样本间形成隔断，在管道内形成连续的液体流。用空气气泡来分段间隔较为常见。

连续流动式自动生化分析仪的一个管道只能进行一个项目的分析，因而临床应用受到限制。Technicon 公司针对这一不足，又研制出多通道的分析仪，可在多个管道内同时进行多个不同项目的测试。"通道"是指能同时测定的项目数，这一概念至今仍在使用，只不过现在自动生化分析仪的通道数是由试剂室提供的试剂位置多少来决定的，而不是由反应场所决定的。但是，多通道的连续流动式自动生化分析仪仍然存在比较突出的缺点：试剂浪费大、交叉污染严重、分析速度慢等，因此在临床应用了一段时间后被逐渐淘汰。

二、离心式自动生化分析仪

离心式自动生化分析仪(centrifugal automatic biochemical analyzer)于 1969 年由 Norman Anderson 设计。其独特之处是将圆形的化学反应盘安装在离心机的转头上，预先将样本和试剂分别加至反应盘相应的凹槽内，样本在外侧，试剂在内侧，当离心机开动后，内侧的试剂受离心力的作用甩向外侧对应的样本凹槽内，混合后即发生反应，在设定的温度环境中孵育规定的时间后，混合反应液便流入化学反应盘最外圈的比色凹槽内，通过比色计测定吸光度值，然后计算出结果。

离心式自动生化分析仪主要由两部分组成。①加样部分：包括样本盘、试剂盘、吸样臂、试剂臂以及控制加样过程的电子系统。加样时转头位于加样部分，加样完毕后被移至离心机上。②分析部分：包括离心机、装有转头的离心转盘、温控系统、光学检测系统、电子控制系统以及信息处理系统。在离心力的作用下试剂与样本混合在一起，反应即开始。

与连续流动式自动生化分析仪相比，离心式自动生化分析仪有以下优点：①样本和试剂的用量为微量级，节约了样本用量，降低了试剂成本。②同一离心转盘上的各样本与试剂的混合、保温反应以及光学检测等步骤，几乎是同时完成的，真正做到了样本间的同步分析。③分析速度加快，每小时可达 600 个测试。④可使用多种分析原理和方法进行检测，包括光度法、浊度法、散射法以及速率法和终点法等。

离心式自动生化分析仪与连续流动式自动生化分析仪相比虽然具有诸多优点，但其缺点也很明显：①无反应盘自动清洗功能，没有真正做到自动化，分析速度也需进一步提高。②与连续流动式分析仪的缺点类似，即同一个离心盘同时只做一个分析项目，与实验室的实际需要相距甚远。

三、分立式自动生化分析仪

分立式自动生化分析仪(discrete automatic biochemical analyzer)是目前国内外广泛使用的一类自动生化分析仪，该类仪器按照手工操作的方式编排程序，准确调控代替手工操作的各种机械动作。用加样针将微量样本加入独立的反应杯中，试剂针自动加入预先设定量的试剂，搅拌混匀后，在设定的温度下温浴规定的时间，经反应监测、比色、计算等过程完成一个项目的测试。在一个测试完成后，仪器自动清洗使用过的反应杯。分立式自动生化分析仪的主要优点是待测样本与相应试剂在各自的反应杯中独立进行，交叉污染少，分析效率高，自动化程度高。

分立式自动生化分析仪的结构代表了目前大多数自动生化分析仪的主要结构，各仪器厂商在此基础上改进并设计出众多形状不同、功能各异的生化分析仪，但其主要结构和功能单元却基本相似。分立式自动生化分析仪主要由计算机控制部分和机械部分组成。机械部分一般包括样本盘(样架)、加样针、试剂室、试剂针、反应盘、搅拌混匀装置、恒温装置、光学检测系统(光路与检测系统)、清洗单元(清洗系统)等。分立式自动生化分析仪的基本结构详细介绍见本章第二节内容。表 6-1 列举了生化检验手工操作的步骤及器材，以及与之对应的分立式自动生化分析仪的主要结构。

NOTE

表 6-1 手工法与分立式自动生化分析仪比较

手　工　法	分立式自动生化分析仪
试管架(放置样本)	样品盘(架)
微量吸管、加样器等(量取样本)	取样装置
试管(作为反应管)	反应杯
刻度吸管(量取试剂)	试剂分配装置
混匀	混匀装置
水浴箱	恒温装置
定时器	电脑控制单元
光度计(比色)	光学检测系统
标准计算或查工作曲线	电脑运算系统
结果登记	电脑储存器
清洗器材	清洗单元
填写报告	数据传输、打印

四、干化学式自动生化分析仪

干化学式自动生化分析仪的核心技术是干化学分析(dry chemistry analyzer)技术。干化学分析技术相对于传统的湿化学分析技术而言属于固相化学技术范畴。干化学分析技术是将原先发生在液相反应中所必需的全部或部分试剂附着在固相载体上，当加载液态样本后，样本中的水分将附着在载体上的固相试剂溶解，溶解后的试剂与样本中的待测成分发生反应，最终得到相应的检测信号。

干化学式自动生化分析仪大多采用多层膜固相试剂技术，检测原理多为反射光度法、差式电位法和荧光反射光度法。

(1) 反射光度法：主要采用比色/速率法干片，适用于常规生化测定。最具代表性的是多层膜结构，从上至下分为扩散层、光漫射层、辅助试剂层、试剂层、支持层(图 6-1)。扩散层的毛细网状结构能使样品溶液快速均匀分布到下层，可以阻留细胞、结晶和其他小颗粒，也可以根据检测需要滞留大分子如蛋白质等，消除溶液中影响检测的干扰物质。光漫射层由不透明的反射系数大于 95%的物质(如 $BaSO_4$ 或者 TiO_2)构成，可以隔离扩散层的有色干扰物质，同时因为具有较高的反射系数，为下面的试剂层提供反射背景，减少因光引起的测量误差。辅助试剂层主要作用是消除样本内源性物质的干扰。试剂层可由数层功能试剂层组成，按照反应的顺序涂布不同的化学试剂。支持层由透明塑料制成，起到支持其他层的作用，且允许光线百分之百透射，以便对有色复合物检测。待测物通过物理、化学或生物酶学等

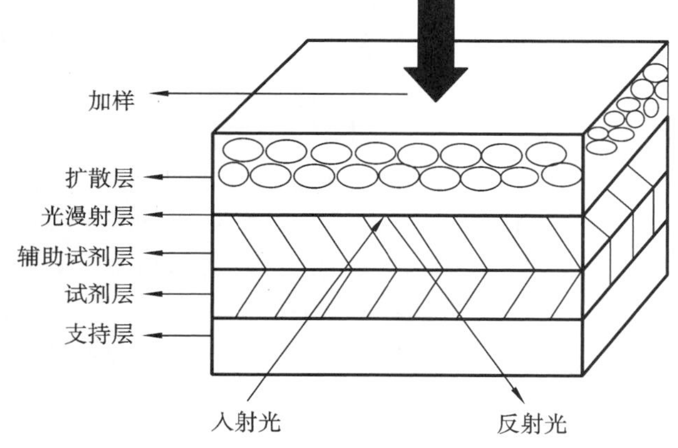

图 6-1 基于反射光度法的多层膜结构

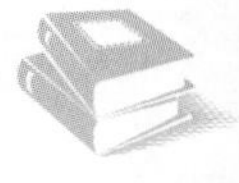
NOTE

反应转化为可与显色剂结合的化合物,通过仪器内部光源发出一束光透过透明支持层,光在试剂层被有色化合物部分吸收后,在光漫射层被反射,反射光经过滤光装置后到达光度检测器被读数并计算,颜色变化与分析物浓度成比例,得到待测物浓度。

(2)差示电位法:主要采用离子法干片,基于 ISE 法原理,适用于无机离子(K^+、Na^+、Cl^-)和 CO_2 的测定。多层膜片包括两个相同的“离子选择电极”,分别是“样品”电极和“参比”电极,两者均由离子选择敏感膜、参比层、氯化银层和银层组成,并以一纸盐桥相连。

(3) 荧光反射光度法:主要采用免疫速率法干片,基于荧光技术和竞争免疫反应的原理,适用于药物浓度和蛋白质检测。基本结构包括扩散层、光屏层、信号层和基片层。

目前临床上干化学式自动生化分析仪种类繁多,功能各异,它们共同的特点是操作简便,检测结果快速等,没有传统的生化分析仪的复杂管路系统,提高了分析速度,同时维护也相对简单,但试剂成本较常规“湿化学”较高,目前主要用于大中型医院门诊、急诊和病房等。

第二节　分立式自动生化分析仪的基本结构

一、样品和试剂处理系统

该单元主要包括样本盘(或样本架)、样本取样单元、试剂仓、试剂取样单元、探针系统等。通过协调的机械动作,完成样本和试剂的加载与获取。

(一) 样本加载与获取单元

1. 样本盘(架)　根据各厂商的设计不同,样本加载装置分为圆盘状的样本盘(sample disk)和条带状的样本架(sample rack)两种。样本盘和样本架均用来放置常规或急诊患者的样本杯或样本管,校准品、质控品和纯水也可以放置在样本盘或样本架中某些特定位置。工作原理:样本盘通过旋转将不同样本输送到取样装置指定的位置,供加样针吸取样本。样本架则通过轨道传送,由步进马达控制其移动,到达加样臂指定位置后缓慢步进移动,实现逐一顺序加样。样品盘与样品架相比最大的优点是前者转动恒定故障率低,而后者的优点是可以随时添加样本,同时使生化仪各模块间或不同仪器间的联系更加紧密,因此样本架特别适合于模块组合式自动化分析仪和全实验室自动化系统。

样本盘或样本架上可放置带有条形码的样本采集管,这些条形码中携带有患者的基本信息和所申请检测项目的信息,具有条形码阅读功能的分析仪可从条形码中自动获取相关信息并完成检测,无条形码阅读功能的分析仪,则需手工输入所申请的检测项目。

2. 取样装置　取样装置(sampling assembly)由机械臂、步进马达、取样注射器和加样针所组成,能定量吸取样本并加入反应杯中。当待检样本到达规定的取样位置时,加样针在机械臂的带动下水平旋转至样本上方并垂直下降,一旦接触到样本液面就缓慢下降并开始吸样,下降高度可根据吸样量计算得出。加样针通常具有液面感应功能和随量跟踪功能,可有效防止空吸。目前大部分加样针的探针上感应器还设有防碰撞报警功能,当加样针水平旋转遇到障碍或阻力时,加样针会立即停止运动并发出警报。某些加样针还具有阻塞报警功能,当加样针被样本中的纤维蛋白、血细胞或血凝块等阻塞时,仪器会发出警报,并加大压力冲洗加样针,或跳过当前样本继续后面的操作。

由于取样量较小,加样针在各样品间可产生携带交叉污染,因此为减少交叉污染,样品注入装置采用陶瓷活塞非触壁式量器设计,保证吸样的准确性和精密度,并采取空气隔绝、试剂清洗、化学惰性液和水洗等措施减少取样针交叉污染。例如,水洗方式是对接触样品的样品针内外壁用水进行冲洗,冲洗方式分为由上而下的淋浴式和浴盆浸泡式(泉式)两种。试剂针和搅拌棒的防止交叉污染措施与此相同。

(二) 试剂加载与获取单元

该单元主要包括试剂室(也称试剂仓)和试剂分配装置,两者相互协调,共同完成试剂的加载与获取。

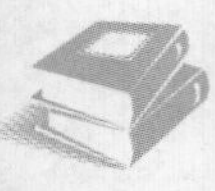

NOTE

1. 试剂室 试剂室用来加载与存储试剂，大型分析仪一般都有两个试剂室，分别放置第一试剂和第二试剂。试剂盘位于试剂室内，可自由转动。每个试剂盘被分隔成众多间隔，可提供几十个试剂瓶位置，通过与不同规格的支架匹配可放置不同规格和容量的试剂瓶。试剂室都配备有制冷系统，为试剂保存提供适宜的温度环境，该系统一般需独立供电，即使在主机关闭的情况下，制冷系统仍能发挥作用。与样本加载装置一样，分析仪的试剂室也有条形码识别装置，带条形码的试剂瓶放在试剂室的任何位置均可被自动识别，无条形码识别的试剂可以根据需要人工设置试剂瓶的位置和规格。

2. 试剂分配装置 当试剂盘转动到试剂针规定的吸取位置时，试剂针按照预先设置的程序完成单试剂、双试剂或多试剂的添加。与加样针一样，试剂针也具有水平感应防碰撞功能、液面感应，以及防止试剂间携带交叉污染的措施。试剂针液面感应系统感应到剩余试剂高度后，结合试剂瓶规格和每个测试需消耗的试剂量，计算出剩余试剂还可以做多少个相同测试。有些分析仪的试剂臂里还装有试剂预热部件，可以对试剂进行预热。

二、反应检测系统

该单元主要包括反应杯、搅拌混匀装置、恒温装置、光学系统和清洗单元。

（一）反应杯

反应杯是样本与试剂混合并发生反应的场所，同时兼作比色杯用。反应杯一般选择透光性能好的硬质塑料或石英玻璃制成。数量不等的反应杯沿反应盘的外沿围成一圈，固定在反应盘上，随反应盘一起转动。某些分析仪的反应盘上有两圈反应杯（分别称为内圈和外圈）以满足快速测试的要求。反应杯一直处于恒温系统中，反应盘通过转动将特定编号的反应杯带至完成某些功能的指定位置，分别完成加样本、加试剂、搅拌混匀和光学检测等操作。测试完成后，仪器由自动清洗、自动监测，检测出不合格的反应杯，仪器会发出警报或停止工作，提示操作人员手工清洗或更换反应杯。

（二）搅拌混匀装置

仪器在反应杯中加入试剂和样本后自动混匀。混匀的方式有机械振动、搅拌和超声混匀等。目前多采用搅拌方式，该装置一般由电机和搅拌棒组成。电机运动带动搅拌棒高速转动，使反应体系得到充分混匀。搅拌棒的下端般为光滑的金属片，有些还涂敷有不粘材料如特氟隆，既可降低携带率，也可防止交叉污染。

（三）恒温装置

该装置为反应提供稳定的温度环境，常用的反应温度为 30 ℃和 37 ℃（一般选择 37 ℃），波动范围一般在 0.1 ℃之内。保持恒温的方式有三种：①水浴，即在比色杯周围充盈水，通过加热器控制水温，其优点是温度均匀稳定，缺点是需要加防腐剂来保持水的洁净，并要定期更换和清洗。②空气浴，即由加热器加热比色杯周围的空气，优点是升温速度快，但稳定性和均匀性不好。③恒温液循环间接加热法，恒温液采用无污染、惰性、不蒸发的恒温液，比色杯与恒温液之间有极小的空气狭缝，恒温液将缝隙的空气加热，温度稳定、均匀，不需要特殊保养，但是成本较高。

（四）光学系统

该系统主要由光源、分光装置和信号检测器三部分组成，功能是对比色杯中的反应混合液进行比色（浊）。光学系统是自动生化分析仪最重要的基础组成部分，直接关系到分析的质量和稳定性。

1. 光源 理想的光源应在检测波长范围内产生恒定强度的光，噪声低，不需预热，长期稳定。目前自动生化分析仪多采用卤素钨丝灯和氙灯。卤素钨丝灯在部分紫外区和整个可见光范围内产生较强的连续光谱，噪声低，漂移小，但使用寿命较短。而氙灯因为是冷光源，寿命长，24 h 开机可工作数年。在使用过程中，应定期检查灯泡的亮度，当亮度下降时，应及时更换灯泡。

2. 分光装置 半自动生化分析仪一般采用干涉滤光片分光，而全自动生化分析仪一般采用光栅分光。光栅分光有前分光和后分光的两种方式，目前以后分光方式较常用，前分光的光路：光源→分光元件→单色光→样品→检测器。后分光的光路：光源→样品→分光元件→单色光→检测器。后分光的优

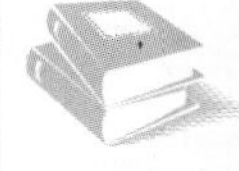

点:①光路中不需移动仪器的任何部件,大大降低了噪声;②可同时选择双波长或多波长进行测定,有效减弱标本混浊、溶血等因素对结果的影响,提高了分析的精度和准确性。

3. 信号检测器 其作用是接收光路系统的光信号,将其转变为电信号并放大,信号被传送至计算机控制系统,经数据处理和计算即可得到测定结果。

(五) 清洗单元

清洗单元包括加样清洗和测定清洗。加样清洗时,加样针、试剂针和搅拌棒均停靠在指定位置,此处有对应的清洗剂水柱喷出,完成清洗后才进行下一个相应动作,主要是对加样针、试剂针、搅拌棒进行清洗以防止交叉污染和携带污染。而测定清洗主要是采用机内清洗反应杯方式以实现反应杯的循环使用。反应杯的清洗由清洗站完成,清洗站一般由吸液针、排液针和擦拭刷组成。清洗站的清洗程序一般包括吸弃反应液、加注清洗液、吸弃清洗液、加注纯水、吸弃纯水、擦拭刷擦干等步骤。清洗液分为酸性洗液和碱性洗液,应根据仪器和检测项目的要求进行选择或交替使用。反应杯清洗完成后,全自动分析仪还将进行杯空白的吸光度检查,并根据吸光度自动判断反应杯是否足够干净,是否可以继续使用。

三、计算机系统

计算机控制系统是自动生物化学分析仪的控制中心。仪器按照计算机控制系统预先设定的程序完成如自动开关机、系统自检、样本和试剂的识别、分析测定、数据处理、结果存储、显示和输出、自动维护和保养等功能。部分操作系统固化了检测程序,参数无法更改;也有部分程序采用开放式设计,用户可自行设定分析参数。

1. 数据处理 分析仪检测到的吸光度或吸光度的变化量乘以计算因子,再由方法学补偿校正后(系数 a,b)即得到被测样品的结果。分析仪在分析样品之前先对校准品进行测定得到计算因子,也可以直接输入计算因子。

2. 显示和输出 标本的测定项目完成后,测定结果可以显示在仪器电脑屏幕上,也可以将结果由分析仪所配置的打印机输出。现在常用的是连接到局域网,与实验室信息系统(laboratory information system,LIS)和医院信息系统(hospital information system,HIS)联网,实现信息共享。

3. 数据存储系统 计算机可保存所有样品测定结果,包括各分析项目各检测点的吸光度,各次校准的校准曲线,每天的室内质控数据等,供随时查询。

4. 控制程序 分析仪根据操作程序执行样本(试剂)的输送、样本(试剂)取样臂的动作、样本(试剂)量的探测和吸取、条形码识别、温度和时间的控制、多波长监测、冲洗控制、结果输出、仪器故障报警、自我诊断等一系列工作。

5. 质量保证程序 计算机还具有严格的质量保证程序,包括结果审核、与线性范围和检测范围比较、空白和反应吸光度判断、连续监测法线性判断等。

第三节　自动生化分析仪的发展历程与信息化系统

随着现代科技的不断进步和发展,自动生化分析仪的发展也朝着精细化程度和自动化程度更高的方向发展,使测定的检测速度、精密度、准确度大大提高。

一、半自动生化分析仪

半自动生化分析仪与全自动分析仪相比,只有部分操作实现了自动化如保温、比色测定、结果的计算与打印等,而加样本、加试剂、振荡混匀和吸入反应液等部分操作则需要手工完成。仪器的主要结构一般包括光学系统、流动比色池进样、废液排放系统、小型打印系统及简单的计算机控制系统等。半自动生化分析仪体积小、结构简单、价格便宜,目前只在为数不多的小型医院使用。

NOTE

二、全自动生化分析仪

全自动生化分析仪按照手工操作的方式编排程序，准确调控代替手工操作的各种机械动作。目前全自动生化分析仪不仅在大型医院使用，一些社区和乡村医院甚至小型门诊、体检中心均配备有全自动生化分析仪。全自动生化分析仪与半自动生化分析仪相比，自动化程度更高，检测方法的灵敏度、检测结果的准确性显著提高，检测成本更低。随着临床检验需求的增加，全自动生化分析仪的检测速度越来越快，小于300个检测/时(test/h)的全自动生化分析仪为小型自动分析仪，300～1600个检测/时为中型全自动生化分析仪，大于1600个检测/时为大型全自动生化分析仪。

三、组合式自动分析仪

根据用户需要，20世纪90年代中期国外各大厂家相继推出了自动模块化系统即组合式自动分析仪，它将具有相同功能或不同功能的多个分析模块(单元)进行组合连接，使分析仪的功能更加完善，分析速度得以大大提高，相互组合的分析模块包括基于紫外-可见光谱分析原理的分析模块、基于离子选择电极原理的电解质分析模块、基于免疫发光分析原理的免疫分析模块以及样本前处理模块等，逐渐实现全实验室自动化。在各模块之间样品通过传送带进行传递，根据测定项目将同一份标本可以在相关联的仪器上分配测定。多个分析模块既有各自控制系统，又有共用的控制系统，共同处理样品，方便管理。各分析模块的组合提高了分析效率，并可根据样品量的变化灵活扩充模块，提高了实验室的自动化程度和工作效率。

四、实验室自动化系统

全实验室自动化(total laboratory automation，TLA)分析系统，也称实验室自动化系统(laboratory automation system，LAS)，是指实验室的所有操作均由仪器自动完成，没有手工操作。该系统将临床实验室相互有关或互不相关的自动化仪器连接起来，与样本前处理系统、样本运送系统等设备串联起来组成流水线，实现对样本的自动分拣、输送、处理、分析和存储等，从而实现检验全过程的自动化。TLA主要由几个部分组成：样本前处理系统、样本传送系统(传送带)、全自动分析仪器、样本后处理系统、流程控制与支持软件(包括LIS系统)和计算机硬件等。

当一份样本由传送带或机器人运送至实验室，进入全实验室自动化分析系统后，系统首先读取条形码中所包含的检测项目申请信息，然后分类处理，自动混匀开盖，离心分离出血清(浆)，然后分配至对应的分析仪进行测试，分析完毕后检验结果将自动传送至实验室信息系统，经具资质的检验人员审核后发布在医院信息系统中，这样，检验数据可立即为临床提供帮助，真正实现实时检测，数据共享。TLA的发展降低了实验室生物安全风险，避免了检验过程中的人为因素，同时使检验过程标准化，提高了检验质量，缩短了检验周期，大大提高了工作效率，它代表了医学检验自动化发展的方向。但是TLA受实验室空间，各检测单元的兼容性，实验室信息系统、人员、经济条件等诸多因素的制约，目前不是所有的实验室都在普遍应用。

五、实验室信息管理系统

实验室信息管理系统(LIS)是对患者标本识别、检验申请、结果报告、质量控制、样本分析和统计查询等各个方面的相关数据进行管理的信息系统。它将实验室的分析仪器同计算机网络连接，采用科学的管理思想和先进的数据库技术，实现以实验室为核心的整体环境的全方位管理。除了单纯出中文报告的功能之外，还具备很多管理方面的功能，如样本管理、质控管理、用户管理、事务管理、网络管理、数据管理(采集、处理、输出、发布、查询、统计)等，功能强大完善，使用方便。LIS是医院信息系统(HIS)的子系统，结果一经审核确认并发送到医院网络系统中，临床医生在医生工作站就可直接看到结果，快速简便。

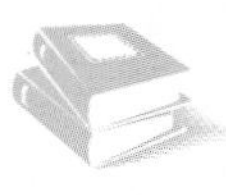
NOTE

知识链接

自动审核

自动审核(autoverification)是实验室分析后过程自动化的重要组成部分,是实验室管理信息化、智能化建设的体现。传统模式下,检验结果主要由实验室工作人员人工审核,工作人员需要根据个人工作经验和专业知识对大量检验报告作出判断并审核确认,或做进一步处理。面对日益增加的检验样本数量,临床对缩短样本周转时间即TAT有更高的要求,同时人工审核存在耗时费力,人为差错等问题。自动审核即检验结果自动确认、检验报告自动发布,无需人工干预而通过一系列明确、标准的计算机算法对实验室结果自动执行操作的过程。此过程降低了人工审核的比例,提高了报告审核速度,缩短了TAT,减少了人为差错报告,提高了报告的准确性。自动审核通过流程优化、统一审核规则也推动了报告审核工作规范化、标准化的发展。

根据《临床实验室定量检验结果的自动审核》(WS/T 616—2018)文件,“自动审核”的定义:在遵循操作规程的前提下,计算机系统按照临床实验室设置的已通过验证的规则、标准和逻辑,自动对检测结果进行审核并发布检验报告成为医疗记录的行为。在此过程中,与实验室预设的可接受标准相符的结果自动输入到规定格式的患者报告中,无需任何外加干预。

目前国外检验报告自动审核的普及率相对国内较高,但自动审核仍缺乏统一标准。我国已有一些医学实验室开始尝试建立和使用自动审核系统,主要集中在大型三甲医院检验科。目前自动审核系统可选用商售软件,但商售自动审核系统软件通常拥有专利,使用者无法按照自身实际需求调整其中的规则。而且这些商售软件一般只能完成较为基础的审核条件,如参考区间、仪器报警、室内质控等。目前没有商售软件能实现较为复杂的审核条件,如项目之间的相关性、结合临床表现和病史等情况。

自动审核自开发应用以来,国际和国内都相继颁布了相应的规范化文件,指导实验室根据患者人群设计、应用、验证和设立自动审核的规则。审核规则应通过与高年资或有丰富报告审核经验的工作人员进行充分沟通交流后制定,同时查阅相关指南和文献资料,建立流程,编写程序,制定具体审核规则,编写自动审核程序,并对审核规则进行评估、验证、实施和持续改进。虽然自动审核有明显优于人工审核的特点,但却始终无法完全取代人工审核。实验室人员本身的医学水平和技术水平、实验室自动化水平、实验室信息技术水平决定了其自动审核的完善程度。

第四节　自动生化分析仪性能指标及参数设置

一、自动生化分析仪性能

自动生化分析仪的生产商很多,合理地评价和选择这些仪器非常重要,常用的性能评价指标有精密度和准确度、分析速度、自动化程度和实用性等。

(一) 精密度和准确度

影响检测结果精密度和准确度的因素很多,除了环境和人为因素外,主要与自动生化分析仪的硬件性能密切相关,而各部件的精密度是准确度的前提。如分析仪的结构合理性,加样(液)系统的准确性,温控系统的稳定性,光路系统的稳定性,样品针、试剂针、搅拌棒和反应杯的交叉污染等,也是影响检测精密度和准确度的重要因素。

NOTE

(二) 分析速度

分析速度是指单位时间内完成的测试数,用test/h来表示。分析速度与加样周期和测试循环有关。

1. 加样周期 从样品针开始采集前一个样品到开始采集下一个样品所需的时间。加样周期越短，分析速度越快。

2. 测试循环 反应杯从开始第一次使用到下一次使用时所需要的时间。测试循环与总反应时间有关，总反应时间越短，分析速度越快。

（三）自动化程度

自动化程度高低也是衡量仪器档次的重要指标，目前最全面的自动化含义是指从样本采集后到结果报告、数据传输和样本保存等全过程的自动化。

（四）实用性

实用性需要考虑以下几个方面：①检测能力，如分析仪能开展的检测项目的类型和方法、通道数、开放程度、试剂瓶容量、批处理样本、单色光个数。②便捷性，如样本预稀释、急诊检验操作、程序软件等使用是否操作方便。③检测成本，如耗材消耗量、光源灯、比色杯寿命和用水量等。④其他性能，如样品和试剂的最小加样量、反应液量越小，患者采血量也越小，还会降低试剂成本。

二、自动生化分析仪的参数设置与校准

（一）自动生化分析仪的参数设置

自动生化分析仪的分析参数是仪器的执行程序，可靠的结果离不开参数的合理设置，分析仪的分析参数分为基本分析参数（也称为通用分析参数）和特殊分析参数。不同类型的自动生化分析仪都需要设置基本分析参数，包括试验名称、方法类型、反应温度、测定波长、反应方向、样品与试剂量、测定方法的选择、分析时间、波长、校准参数等。而特殊分析参数在不同的分析仪上差别较大。下面介绍一些常见的基本分析参数。

1. 试验名称 试验名称或通道名称，目的是与其他通道相区别，常以项目的英文缩写来表示。

2. 方法类型 方法类型或分析类型至少分为终点法、连续监测法和比浊法三种，有些分析仪还以此为基础，衍生出许多其他方法，操作者应结合试剂盒说明书和具体的反应原理合理选择。

(1) 终点法：终点法又称平衡法，是实验室常用方法之一。反应混合物经一定时间的恒温反应后达到反应终点，此时反应的底物和产物处于动态平衡，不再有量的改变，因此以底物或产物为基础的吸光度也不再变化。通过检测终点处吸光度即可求出被测物质的浓度或活度，这种方法称为终点法。根据测光点的个数不同，终点法又分为一点终点法和两点终点法。

①一点终点法：在反应达到终点后，选择一个时间点测定吸光度（测光点），从而求得待测物浓度或活度的方法。为了正确判断反应是否达到终点，分析仪通常在反应终点附近连续读取相邻两个时间点的吸光度(A)，根据相邻两点吸光度的差判断反应是否真正达到终点，并以两点吸光度的平均值计算结果。双试剂一点终点法反应进程曲线与测光点见图 6-2。

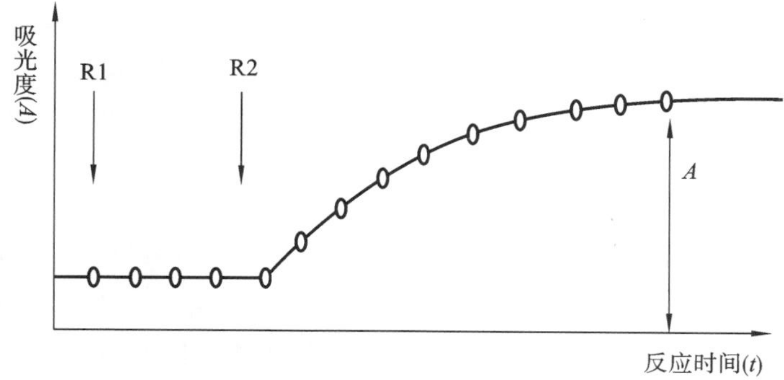

图 6-2 双试剂一点终点法反应进程曲线与测光点示意图

R1：第一试剂；R2：第二试剂

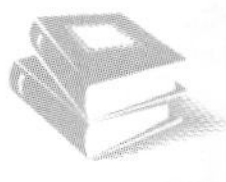

②两点终点法：在触发实质性反应发生的试剂（往往为第二试剂）加入以前，选择某一时间点读取吸光度（A_1），加入触发实质性反应发生的试剂后，经一定时间反应到达终点（平衡），再选择第二个时间点读取吸光度（A_2），根据两个时间点吸光度之差计算结果，这种方法称为两点终点法。其中 A_1 主要由样本本身以及第一试剂与样本的非特异反应引起，相当于样本空白，A_2 与 A_1 之间的差值才是被测物与试剂反应所引起吸光度的真实变化。两点终点法用两者之差计算结果，有效地消除了试剂颜色、样本颜色（溶血、黄疸）、样本浊度（脂浊）以及内源性干扰物带来的影响，优于一点终点法。在使用双试剂的测试中，A_1 的读取点选择在第一试剂加入后，第二试剂加入前，由于读取 A_1 和 A_2 时的反应液总体积不一样，所以此时需要做液量校正；如果是单试剂的测试，则 A_1 的读数选择在样本与试剂混合后的反应延滞期，不需要做液量校正。双试剂两点终点法的反应进程曲线与测光点见图 6-3。

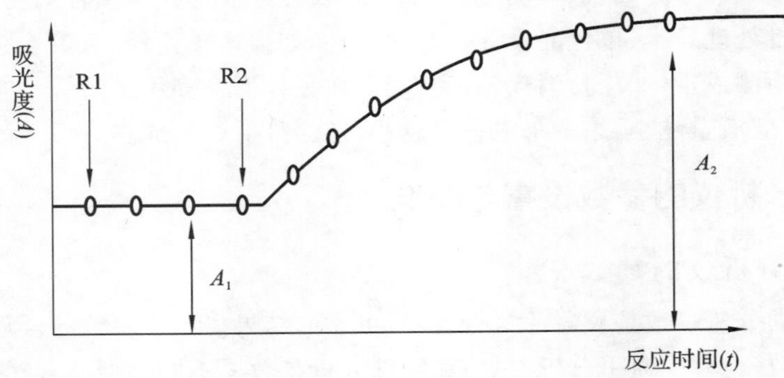

图 6-3　双试剂两点终点法反应进程曲线与测光点示意图

（2）连续监测法：连续监测法又称速率法（rate assay），在酶活性测定或偶联酶反应测定代谢物浓度时广泛使用。该法通过连续读取时间-吸光度曲线的线性期内多个测光点的吸光度，根据单位时间内吸光度的变化（$\Delta A/\Delta t$）来计算结果。双试剂连续监测法的反应进程曲线与测光点见图 6-4。

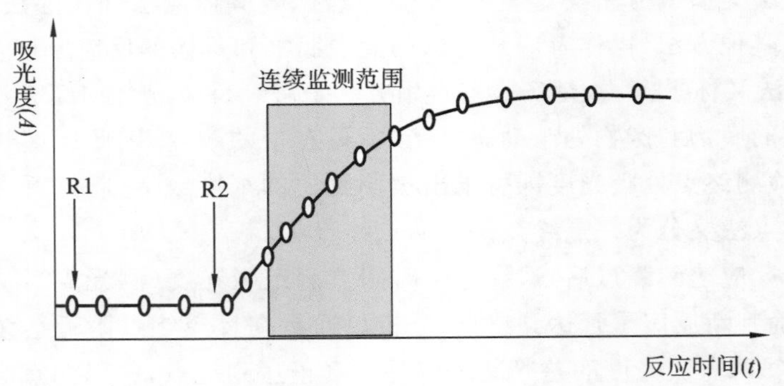

图 6-4　双试剂连续监测法反应进程曲线与测光点示意图

速率法可分为两点速率法和多点速率法。两点速率法是根据反应线性期内两点吸光度的变化速率来计算待测物活度或浓度。而多点速率法是根据反应线性期内连续多点（每隔 2～30 s）吸光度的变化，求出单位时间内吸光度的改变（$\Delta A/\Delta t$），计算待测物活度或浓度。多点速率法的计算方法有最小二乘法和多点 δ 法。

（3）比浊法：比浊法是通过测定反应混合物对光透射（或散射）能力的改变来计算待测物浓度的方法。自动生化分析仪一般只能做透射比浊，是在光源的光路方向上测量透光强度，它常用于终点法测量，如要散射比浊则需配备另外的设备。比浊法主要用于特种蛋白的测定，常见的有载脂蛋白、免疫球蛋白、补体、前清蛋白、类风湿因子、C 反应蛋白等，它们均使用透射比浊法进行测定。

3. 波长　大多数自动生化分析仪有单波长法和双波长法供选择。单波长法是指采用一个波长对反应混合物进行吸光度测定。双波长法则同时使用一个主波长（primary wavelength，main wavelength）和一个次波长（secondary wavelength，subordinate wavelength）进行吸光度检测，根据主波长和次波长

NOTE

的吸光度之差来计算结果。双波长法的优点是可消除背景吸收，减少样本颜色和浊度的影响，既提高了检测结果的准确性，又扩大了检测样本的范围。所以在不影响检测灵敏度的情况下，应尽量使用双波长法。

波长的选择原则包括：①选取待测组分的较大吸收波长为主波长，待测组分吸收光谱曲线中的"波谷"为次波长，这样光吸收差值最大，可提高检测的灵敏度。但为排除干扰物对待测组分的影响，有时不一定选择待测组分的最大吸收波长为主波长，因为在某些反应体系中，待测组分的最大吸收波长处可能存在不可去除的干扰物的强吸收，此时应尽量选择待测物与干扰物的吸收相差悬殊的波长作为测定波长。②干扰物在主波长与次波长处的吸收越接近越好，即主波长与次波长最好是干扰物的等吸收波长，这样在使用主波长与次波长的吸光度差值计算结果时，可最大限度地消除干扰物的吸收，提高检测的准确性和可靠性。③次波长不能选择待测组分光吸收灵敏区域，否则将降低检测的灵敏度。在实际操作中，如不违反前述原则，一般可在比主波长大 100 nm 左右处选择次波长，这样有利于降低脂浊的干扰，因为脂浊在临床不可避免，其吸收光谱中没有特异的吸收峰，但波长越长，吸光度越低。可见，设置次波长的最大优点是明显降低非特异吸收，可消除因比色杯透光性不良引起的误差，减小样本本身的颜色(溶血、黄疸)和脂浊带来的干扰，降低"噪声"，提高分析的精密度。但是目前某些自动生化分析仪的波长个数和间距是固定的，用户只能选择，不能自由更改，此时如仪器所列波长没有所需波长，则只能在其附近选择。

4. 反应温度 一般自动生化分析仪有 30 ℃和 37 ℃两种温度供选择，一般选择 37 ℃为反应温度。

5. 反应方向 按反应后吸光度的升高或降低可分为正向反应和负向反应。

6. 样品量/第一试剂量/第二试剂量 自动生化分析仪都设有样本量、试剂量和反应液总体积最小或最大量限制要求。多数试剂厂商在试剂说明书上标有样本和试剂的比例，此比例不应随意修改，在不影响检测结果准确度、精密度和检测限的前提下，同时兼顾经济性，可适当按比例调整试剂和样本的用量。

7. 分析时间选择 分析时间主要包括反应时间、监测时间(读数点)和读数间隔时间、延迟时间等。仪器操作人员必须熟悉仪器运行原理、分析流程、测光点与时间的关系，才能将试剂盒规定的测定时间转换为仪器的时间参数。

8. 校准参数 根据实验方法和原理，选择合适的校准参数，校准品位置、个数、浓度，以及校准方法等。

9. 线性范围 检测物浓度与检测信号的大小成比例的范围。超过方法的线性范围(linearity range)时应增加样品量或减少样品量。

知识链接

特殊分析参数设置

(一) 试剂空白(吸光度)的检查

1. 试剂空白 试剂空白监测(reagent blank check)是检查试剂质量的一个指标。一般情况下试剂空白吸光度的改变提示该试剂的变质，如 Trinder 反应的试剂会随时间延长而变红(酚被氧化为醌)；ALP、GGT、AMY 试剂会随时间延长而变黄(基质分解出硝基酚或硝基苯胺)；NADH 氧化为 NAD^+，吸光度会随时间延长而下降，有些试剂久置后变混浊，使空白吸光度升高等，通常试剂空白吸光度波动在很窄的范围内，设置试剂空白参数后如测定试剂空白超限，则仪器会报警提示。

2. 试剂空白速率监测 在反应温度下有些试剂在检测过程的短时间内可能发生较明显的自身分解等变化，使测定结果偏高或偏低，设置此参数可以在待测物反应的吸光度变化速率中减去试剂空白速率，从而消除或减少这类误差。有些酶试剂在酶偶联法测定 Urea，其中的 NADH 由于存在杂酶或干扰物而氧化为 NAD^+；又如用色素原为底物的酶类测定项目 ALP、GGT、AMY，其色素原在 37 ℃的反应温度下会自发分解产生黄色色素(最大吸收峰在 405 nm 处)。校正系数 K 值越大，试剂空白速率造成的影响越大，在结果计算时应考虑是否减去此吸光度变化速率。

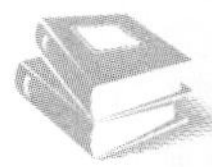

NOTE

（二）校准核查

校准核查(calibration check)是指每次校准时仪器给出的校准提示的信息。

1. 双份重复性核查　双份空白和双份校准测定的吸光度，取其差值，此差值应有一允许范围，因双份测定所用试剂或校准物相同，如出现超出此范围，则提示仪器状态不良。

2. 敏感度检查　在一个分析系统稳定的条件下，一定浓度校准物的吸光度测定值与试剂空白吸光度之间的差值应保持相对恒定，这个差值同样有一范围，也可作为参数输入仪器，用作敏感度检查，若差值越大，敏感度越好，如果差值变小，低于敏感度检查下限，可能因为试剂空白吸光度过高，也可能是校准物降解使其吸光度下降。

3. 校准因子核查　在自动分析中，当已知浓度的校准物吸光度测出后，会自动计算出校准常数 K，存储于计算机中，供测定时计算用。正常情况下测得的 K 值应在较小范围内波动，有的仪器设定为±20%，如果大于20%，则报警为校准错误；有的仪器则设定的是允许的 K 值范围，超过范围即报警。

4. 离散度核查　即每个浓度的校准物吸光度重复测定多次，求出各浓度的吸光度均值和标准差(SD)，SD的大小表明各实测值与均值的离散度，将设定的SD限作为参数输入仪器，进行离散度核查。

（三）血清指数校正

血清指数(serum index)是指分析仪用比例双波长法对不同程度的干扰进行定量，干扰物包括溶血(H)、黄疸(I)和脂浊(L)三种。血清指数校正就是测得的样品血清指数由分析仪根据补偿系数对不同测定项目的结果计算时进行校正。补偿系数主要取决于方法学性能，对不同项目影响不同，一般在配套试剂时用，由于要占用通道，而且开放试剂很少提供血清指数，故在实际应用中未得到重视。

（四）线性核查

线性核查(linear check)主要用于连续监测法，根据设定的非线性度对监测期进行线性判断，一般是将连续监测到的读数点进行线性回归，计算出各点的方差，根据方差值的大小来判断是否处于线性期。如果在监测时间内发现非线性结果，会即刻报警。“线性范围扩展”是指仪器对线性反应区内的各个测光点进行自动寻找符合线性度的读数时间段来计算结果，减少高浓度样品的复检机会，值得注意的是某些线性核查时，测光点应该在3个点以上。

（五）试剂初始吸光度和吸光度最大变化速率

试剂初始吸光度（日立仪器以 S_1AB 来表示）是指开始读数点的吸光度。正确设置试剂初始吸光度可以避免因底物耗尽(substrate exhaust)而报告低浓度结果的假象。有些仪器用吸光度最大变化速率来防止底物耗尽现象的发生，即在反应区间内吸光度最大变化速率必须小于某一限度，若超出了此限度，有可能出现底物耗尽。

（二）自动生化分析仪的校准

1. 校准的定义　自动生化分析仪的校准(calibration)也称定标，其原理与手工操作中的校准管（或校准曲线）基本相同。按照美国临床实验室改进修正案(Clinical Laboratory Improvement Amendment 88，CLIA88)定义为：测试和调整分析仪器的输出，建立样本测量值（如吸光度）与样本实际浓度的相关关系的过程。即在规定条件下通过测定已知浓度或活性的分析物（校准品/标准品），建立试剂和仪器系统与分析物浓度或活性之间关系的过程，如图6-5所示。

国家卫生健康委员会临床检验中心拟定的《临床实验室（定量测定）室内质控工作指南》中明确指出“对测定标本的仪器一定要求进行校准，校准时要选择合适的（配套的）标准品/校准品；如有可能，校准品应能溯源到参考方法或（和）参考物质；对不同的分析项目要根据其特性确立各自的校准频率。”这说明校准仪器是临床生化检验工作的重要部分，强调了校准工作的必要性和重要性，同时指出了校准的方

NOTE

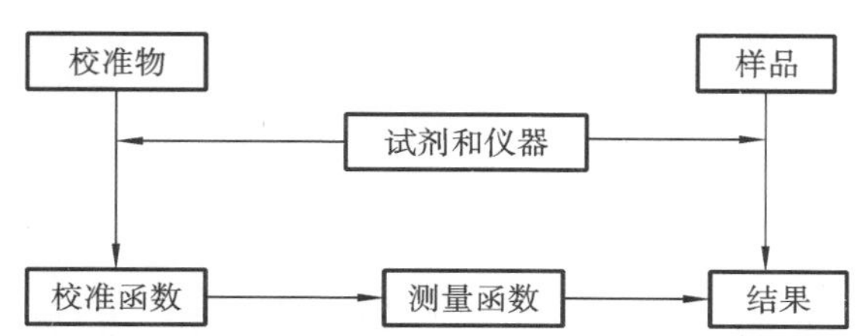

校准函数：仪器信号(y)和浓度(x)关系，$y=f(x)$
测量函数：校准函数的逆函数 $x=f^{-1}(y)$

图 6-5　建立试剂和仪器系统与分析物之间关系示意图

法和要求。

2. 校准方法　自动生化分析仪的校准方法包括线性校准和非线性校准。一般全自动生化分析仪的不同检测项目的校准品和校准方法由厂家提供。校准方法分为一点校准、两点校准和多点校准。用户应根据检测项目的具体情况选择校准方法，在仪器参数设置中设置校准品的浓度和位置，并在样本盘(架)的对应位置放置校准品，即可执行校准程序。执行校准程序后系统会根据计算机内存储的所选校准方法计算出校准系数，供测定样本时使用。

(1) K 因素法：当物质的浓度和吸光度的变化符合朗伯比尔定律时，可用此法。K 值计算公式如下：

$$K=\frac{V_s}{V_t \times \varepsilon \times L} \times 10^6$$

式中：V_s是样品体积；V_t是反应总体积；ε 是摩尔吸光系数；L 是比色杯光径。在样品和试剂体积比不变的情况下，K 值的变化与 ε 有关，而 ε 是反应指示物在一定条件下的值，但生化分析仪的测光系统、加样系统、温控系统等发生变化时会影响 ε 值。目前用于仪器校正的 K 值如下。

①理论 K 值：根据理论摩尔吸光系数 ε 计算，如 NADH 为 6.22×10^3，通常试剂生产厂家给出的 K 值都属于此。

②实测 K 值：根据仪器当前的状况，通过测定校正 ε 得到实际 K 值。

③校准 K 值：通过校准物直接校准得到的 K 值。

(2) 线性两点法：运用两个不同浓度的校准品进行校准，一般使用一个已知浓度的校准品，另一个则仍将纯水作为浓度为零的校准品使用。这种方法校准曲线呈直线，在生物化学检验中广泛使用。

(3) 非线性法：非直线校准法，是通过测定多个不同浓度的校准品，以校准品浓度为横坐标，以测得的吸光度为纵坐标，绘制呈非线性的标准曲线，全自动生化分析仪会自动根据所测值拟合标准曲线。非线性法包括 Logit-Log 法、指数函数法、样条函数法等。

(4) 水定标：有些仪器把纯水看作浓度为零的校准品使用(也称为一点校准)，实际就是作为试剂空白，多用于酶类项目的测定。在日间补充试剂后，为消除不同批号试剂间的差异以及相同批号试剂的瓶间差异，一般也选择一点校准(即作为试剂空白)。

3. 校准品　校准品(calibration materials)或校准物，是含有已知量的待测物，用以校准检测系统的数值，它与分析方法及试剂、仪器是相关联的。校准品的作用是减少或消除仪器、试剂等造成的系统误差。因此最好为人血清基质，以减少基质效应造成的误差。对校准品的要求如下：①选择合适的校准品，包括校准品的数目、类型和浓度。如有可能，校准品应溯源到参考方法和参考物质。②确定校准的频率，根据检测项目方法和试剂的稳定性不同而确定不同的校准频率。如每日校准、每周校准、每月校准等，根据仪器项目检测结果而确定相应的校准频率。③不能用定值质控血清代替校准品作校准用。④校准品具有专用性，只能用于指定的检测系统，否则会使检测结果不可靠，不具有溯源性。

4. 校准步骤　校准步骤如下：①建立校准方法。②选择合适(配套)的校准品，包括校准品数目、类型和浓度；如有可能，校准品应溯源到参考方法或参考物质。③确定校准的频度。至少每六个月进行一次校准。④如有下列情况发生时，必须进行校准：改变试剂的种类，或者批号更换。如果实验室能说明改变试剂批号并不影响结果的范围，则可以不进行校准；仪器或者检验系统进行一次大的预防性维护或

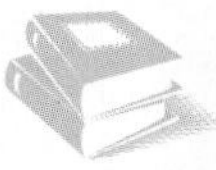
NOTE

者更换了重要部件，这些都有可能影响检验性能；质控反映出异常的趋势或偏移，或者超出了实验室规定的接受限，采取一般性纠正措施后，不能识别和纠正问题。⑤每个实验室对每台仪器必须有校准计划。每次校准必须有详情的记录和分析，用于保存、备查。

第五节　自动生化分析仪的日常维护与常见故障处理

一、自动生化分析仪的日常维护

自动生化分析仪的维护保养对确保仪器日常工作的顺利进行，保证检验结果的准确性，，以及延长仪器的使用寿命至关重要。自动生化分析仪器的维护保养需严格按照仪器厂家推荐的维护程序进行定期操作。对于不同品牌和不同型号的仪器，虽然存在仪器结构的差别，但是维护保养内容、基本原则和维护周期基本一致。

1. 日保养　①每天擦拭仪器表面灰尘，防止灰尘对仪器的干扰。②仪器开机后执行孵育池水的更换、试剂灌注等。③清洗样品针、试剂针、搅拌棒及冲洗喷嘴，除了测定完成后仪器会自动清洗之外，工作结束后还需用蘸有乙醇或清洁液的棉签（纱布）擦洗这些部件。④关机执行冲洗程序，用清洗剂对样品针做冲洗保养，对管路执行冲洗程序，保持各液路系统管道畅通。

2. 周保养　执行比色杯清洗程序，对比色杯进行清洗，对比色杯进行空白度检测。

3. 月保养　清洗供水水箱、供水过滤器和孵育池排水过滤器、孵育池、散热器过滤网等。

4. 季保养　清洁冷却风扇，更换样品和试剂注射器密封垫圈等。

5. 半年保养　一般要求更换光源，根据实际使用情况而定。

6. 年保养　仪器厂家每年巡检一次，进行一年一度的例行维护和保养。

7. 不定期维护　对一些易磨损的消耗部件进行检查和更换：①检查进样注射器是否漏水，各冲洗管路是否畅通、各机械运转部分是否工作正常；②清洗比色杯和比色盘，检查比色杯是否需要更换；③检查光源灯强度和稳定性，是否需要更换；④更换样品针和试剂针、搅拌棒；⑤更换电极、蠕动泵管等。

二、自动生化分析仪常见故障及处理

仪器发生故障时，一般会在电脑屏幕上提示故障信息编号报警，但有的仪器或者有的故障没有报警，需要操作人员及时发现并处理。自动生化分析仪的说明书上有专门介绍仪器的维护保养与故障信息的内容，列举了常见的故障信息及解决办法。而对于复杂的仪器故障，根据故障原因如果无法解决，应立即联系仪器维修工程师解决。下面按照仪器的部位列举一些常见的故障及排除方法。

（一）反应杯故障

一般由于比色杯脏污，仪器报警信息提示为杯空白超限，可按保养程序进行比色杯清洗，若无见效，应拆卸相应比色杯，观察是否有明显可见污渍或破损，如未能有效清洁，则考虑更换比色杯。除此之外，比色杯空白超限，还可能是灌注去离子水的针无水吐出等原因造成。

（二）样本针和试剂针故障

样品针和试剂针出现的故障常为针阻塞、针尖挂水滴等。样本针阻塞主要是血液中纤维蛋白丝黏附造成的，会导致样本测定结果出现极低值或0值。关掉电源后卸下针，用极细的钢丝插入疏通，用注射器将次氯酸钠或水注入针管内进行浸泡和清洗。

针尖挂水滴也是样本针和试剂针常出现的故障。样本针挂水滴会导致加样量偏少，或者同一标本多次加样时试管内液体越来越多，其原因是注射器密封圈磨损导致气密性下降，将其更换即可排除。

（三）清洗装置故障

NOTE

容易出现的问题是废液管和喷嘴的阻塞。排除方法：直接用较粗的钢丝疏通并清洗干净；喷嘴下方的十字凹槽若被脏物填充,可用小毛刷刷洗干净。

（四）通信线路故障

偶尔出现通信中断,数据不能传输到接收端电脑,常因接收端通信接收程序被迫中止或网络故障导致,一般进行手工传输操作即可。若手工传输不成功,则需要检测网络是否正常,接收端是否能接收到数据,发送端是否正常发送数据,逐步排除问题并解决。

（五）试剂盘和样品盘故障

试剂盘不能探测起始或停止位置,或不能停在指定位置。解决方法:先执行机械检查,若不能恢复,可能是试剂盘位置探测器故障,用棉签蘸酒精擦拭探测器内部,目的是除去灰尘,一般可恢复正常。样品盘也可出现同样的故障,处理相同。

案例分析

某医院操作人员发现:DBIL 测定临床标本出现负数较多。

试剂参数如下。

主波长:450 nm。副波长:546 nm。样品量/第一试剂量/第二试剂量:7 μL/196 μL/49 μL。分析方法:2 Point End。测光点为 16 s、31 s。

查看校准结果正常。随后查看当天临床标本反应曲线,发现曲线不光滑,有跳点出现,初步怀疑为比色杯不干净或光源不稳定造成对该项目的干扰。

对仪器进行日常维护,通过杯空白及光度计检查,确认仪器性能符合实验要求后,取 2 例临床标本分别重复测定 10 次,仍有负值出现且重复性很差,故排除仪器影响因素。

随后再一次核对参数设置情况,发现 R1 试剂量+样本量为 203 μL,而该仪器要求的最小反应量为 250 μL,所以怀疑测定结果的异常可能与试剂量设置太小有关。

故修改参数为:样品量/第一试剂量/第二试剂量:10 μL/280 μL/70 μL,其他参数不变。重新校准后,取以上 2 例临床标本分别重复测定 10 次。从数据看,2 例标本重复性都较好,且无负值出现。第二天分析 40 例标本测定情况,结果均符合临床要求。

（雷　燕）

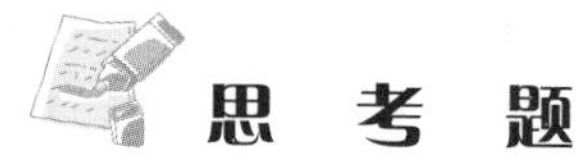

思考题

(1) 结合自动生化分析仪参数设置内容,分析并总结案例中标本出现负数且重复性差的原因。

(2) 比较管道式、离心式、分立式自动生化分析仪的设计原理和基本结构,分析为什么分立式自动生化分析仪会取代前两者。

(3) 根据自动生化分析仪性能指标,应如何结合医院和实验室情况选购自动生化分析仪?

(4) 结合第三章“临床生物化学检验的方法与检测系统的评价验证”内容,简述如何对新购置的自动生化分析仪进行评价验证。

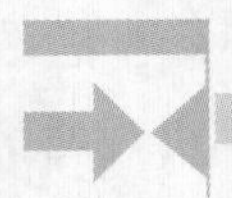

第七章　酶学分析技术与诊断酶学

扫码看 PPT

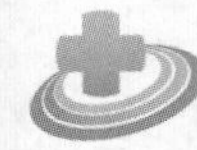

学习目标

掌握：酶促反应基本动力学；酶促反应时间进程曲线；酶活性测定方法；酶活性单位的表示方法；代谢物的酶法分析理论依据及主要方法设计；血浆中酶的来源和分类；血清酶的变化机制；同工酶及其亚型检测的临床意义及主要检测方法。

熟悉：影响酶促反应速率的因素；酶活性测定和酶质量测定的优缺点；影响血清酶的因素；临床常用的酶谱组合。

了解：双底物反应动力学；酶活性测定的影响因素和条件优化；血浆中酶的命名及其去路。

第一节　酶促反应的理论基础

一、概述

酶(enzyme)的本质是蛋白质，是活细胞赖以生存的基础物质，对生物体内的化学反应具有高效、特异的催化活性，且其催化作用具有可调节性。

酶是大分子，根据其组成成分不同可分为单纯酶和结合酶。单纯酶多为含 100～10000 个氨基酸残基的肽链。体内大多数酶是结合酶，含酶蛋白(apoenzyme)和辅因子(cofactor)两部分。辅因子按照其与酶蛋白结合的紧密程度不同可分为两类：①辅酶(coenzyme)，与酶蛋白结合疏松，在反应中作为底物接受质子或基团后离开酶蛋白，参与另一酶促反应并将所携带的质子或基团转移出去，或者相反。如尼克酰胺腺嘌呤二核苷酸(NAD^+)和尼克酰胺腺嘌呤二核苷酸磷酸($NADP^+$)。②辅基(prosthetic group)，与酶蛋白结合紧密，并且不能离开酶蛋白。如黄素腺嘌呤单核苷酸(FMN)和黄素腺嘌呤二核苷酸(FAD)等。辅因子多为 B 族维生素的衍生物和金属离子。

酶存在多种催化作用机制，主要是底物和酶诱导契合形成的酶-底物复合物，通过邻近效应和定向排列、多元催化及表面效应等作用方式使酶所催化的反应得以高速特异进行。酶主要通过与底物形成一种或多种中间复合物来降低反应的活化能(activation energy)。酶促反应中，底物首先和酶的活性中心结合，形成酶-底物中间复合物(ES)，在构象上相互诱导，使活性中心与底物完全紧密结合。这一过程称为诱导契合学说(induced fit hypothesis)。

由酶所催化的反应称为酶促反应；酶催化化学反应的能力称为酶活性(activity)；酶催化所作用的物质称为底物(substrate，S)；酶促反应的生成物称为产物(product，P)；能加速酶促反应的物质称为激活剂(activator)；能减慢甚至终止酶促反应的物质称为抑制剂(inhibitor)。

二、酶促反应基本动力学

酶反应动力学(kinetics of enzyme-catalyzed reactions)是研究酶催化的反应速率以及影响反应速率的各种因素的科学，它遵循化学反应动力学的一般规律，但又有其自身特点。在探讨各种因素对酶促反应速率的影响时，通常测定其初始速率来代表酶促反应速率，即底物转化率小于 5%时的反应速率。这些因素包括酶浓度、底物浓度、pH 值、温度、激活剂和抑制剂等。通过探讨各种因素对反应速率的影

NOTE

响，推出酶促反应的模式、历程、催化机理及调控规律，在实际应用中具有重要意义。

单底物反应动力学是指没有激活剂或抑制剂存在时，只有一种底物参与的不可逆反应，如异构反应和裂解反应。这种单底物酶促反应过程是酶促反应动力学的基础，在酶浓度恒定，最适的 pH 值以及温度条件下，研究酶促反应速率和底物浓度之间的关系，称为酶促反应基本动力学。

1902 年，Henri 提出了"酶-底物中间复合物"的学说。此学说认为，在底物(S)转变成产物(P)之前，必须先与酶(E)形成中间复合物(ES)，后者再转变成产物并重新释出游离的酶。ES 合成和分解的三个速率常数分别用 k_1、k_2、k_3 表示。

$$E+S \underset{k_2}{\overset{k_1}{\rightleftharpoons}} ES \xrightarrow{k_3} E+P$$

1913 年，Michaelis 和 Menten 依据中间复合物学说推导出了米-曼方程，其中 V_{max} 为最大反应速率，K_m 为米氏常数。

$$v=\frac{V_{max}[S]}{K_m+[S]}$$

米-曼方程式是酶学分析技术的基础。在酶浓度恒定和其他反应条件不变的情况下，当底物浓度很低时，v 随[S]增加而迅速增加，v 对[S]的曲线基本上呈直线关系，说明反应速度与底物浓度成正比，表现为一级反应，可用于代谢物的酶学测定。当底物浓度很高时，v 随[S]升高而加速，但 v 的增加不如底物浓度低时那样显著，v 不再与[S]成正比例关系，表现为混合级反应。当底物浓度增加到一定值后，所有酶分子均近乎被底物饱和，即使再增加底物浓度，反应速度接近达到最大值而基本恒定，此时对底物来说是零级反应，可用于酶活性的测定。图 7-1 为酶促反应动力学曲线：底物浓度对酶促反应的影响。

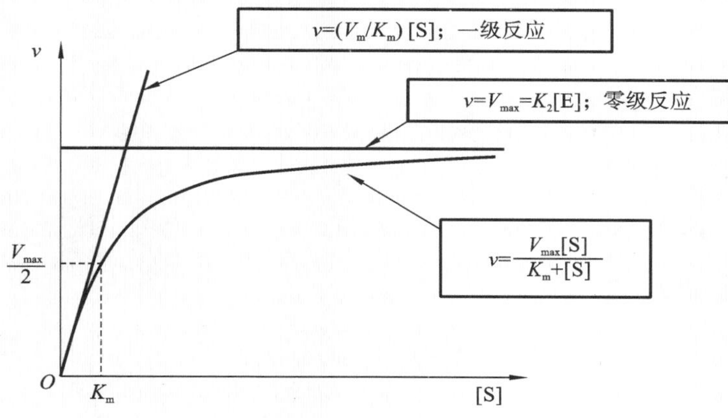

图 7-1　底物浓度对酶促反应的影响

(一) K_m 和 V_{max} 的意义

(1) 当 $v=V_{max}/2$ 时，$K_m=[S]$。因此，K_m 等于酶促反应速率达最大值一半时的底物浓度。K_m 值一般为 $10^{-6}\sim10^{-2}$ mol/L。K_m 只与酶的性质有关，而与酶的浓度无关。

(2) $1/K_m$ 可以反映酶与底物亲和力的大小，即 K_m 值越小，则酶与底物的亲和力越大；反之，则越小。

(3) K_m 可用于判断反应级数：当$[S]\ll K_m$时，$v=(V_{max}/K_m)[S]$，反应为一级反应，即反应速率与底物浓度成正比；当$[S]\gg K_m$时，$v=V_{max}$，反应为零级反应，即反应速率与底物浓度无关。

(4) K_m 是酶的特征性常数：在一定条件下，某种酶的 K_m 值是恒定的，因而可以通过测定不同酶(特别是一组同工酶)的 K_m 值，来判断是否为不同的酶。

(5) K_m 可用来判断酶的最适底物：当酶有几种不同的底物存在时，K_m 值最小者，为该酶的最适底物。

(6) K_m 可用来确定酶活性测定时所需的底物浓度：一般要求初速率达到最大速率的 90%以上。当$[S]=10K_m$时，$v\approx 91\%V_{max}$；当$[S]=20K_m$时，$v\approx 95\%V_{max}$。因此酶活性测定时，一般设计$[S]=10\sim20K_m$。

(7) 寻找代谢的限速步骤：当一组酶催化连续的代谢反应时，如已知各酶的 K_m 及其相应底物的浓

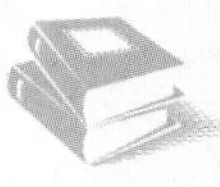

度，则 K_m 最大的酶所催化的反应为该酶系的限速步骤。例如 HMG-CoA 还原酶是胆固醇合成过程中的限速酶。

(8) V_{max} 可用于酶的转换数的计算：当酶的总浓度和最大速率已知时，可计算出酶的转换数，即单位时间内每个酶分子催化底物转变为产物的分子数。

(二) K_m 和 V_{max} 的测定

将米-曼方程经过数学演变可转换成直线方程，然后根据直线的斜率和截距及用外推法或计算机以最小二乘法处理实验数据，即可得到 K_m 和 V_{max}。其中以 Linweaver-Burk 双倒数作图法最常用(图 7-2)。将米-曼方程两边取倒数，得下列方程：

$$\frac{1}{v}=\frac{K_m+[S]}{V_{max}[S]}=\frac{K_m}{V_{max}}\times\frac{1}{[S]}+\frac{1}{V_{max}}$$

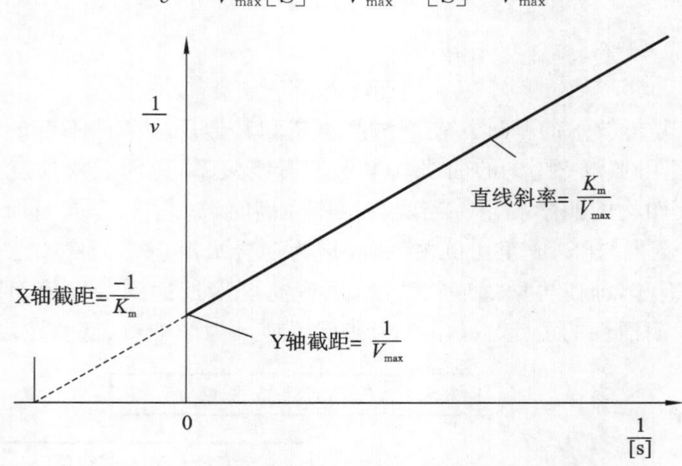

图 7-2 米-曼方程的 Linweaver-Burk 双倒数作图

根据直线的截距和斜率，不难算出 K_m 和 V_{max}。

此外还有 Woolf 作图法、Eadie-Hofstee 作图法、Cornish-Bowden 作图法等，实际应用较少。

三、双底物反应动力学

双底物反应动力学指的是由两种底物参与的酶促反应动力学。如氧化还原反应、基团转移反应属于此类。其反应的可能机制：顺序反应(包括有序反应顺序、随机反应顺序)和乒乓反应机制两类三种。

1. 有序反应顺序 A、B 底物与酶结合按特定的顺序进行，先后不能倒换，产物 P、Q 释放也有特定顺序。

E —(A↓)— EA —(B↓)— EAB ⇌ EPQ —(P↑)— EQ —(Q↑)— E

如乳酸脱氢酶催化的反应机制属于有序反应顺序。

$$\text{L-乳酸}+NAD^+\underset{pH\ 7.4\sim7.8}{\overset{pH\ 8.8\sim9.8}{\rightleftharpoons}}\text{丙酮酸}+NADH+H^+$$

LDH —(NAD^+↓)— LDH · NAD^+ —(Lac↓)— LDH · NAD^+ · Lac ⇌ LDH · NADH · Pyr —(Pyr↑)— LDH · NADH —(NADH↑)— LDH

2. 随机反应顺序 酶与底物结合的先后是随机的，可以先 A 后 B，也可以先 B 后 A，无规定顺序，产物的释出也是随机的，先 P 或先 Q 均可。

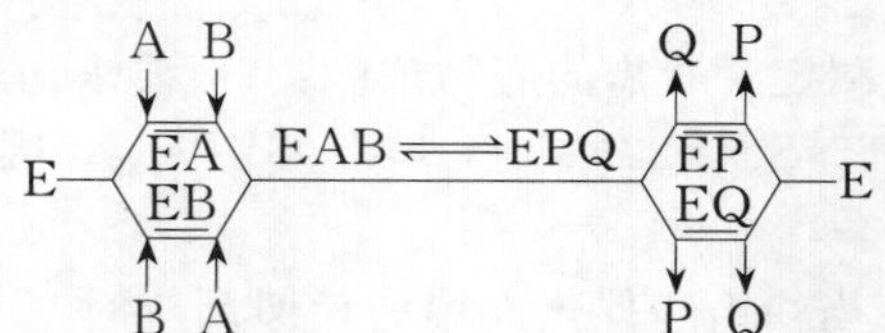

NOTE

如肌酸激酶(CK)催化的反应机制属于随机反应顺序。

$$磷酸肌酸+ADP \xrightleftharpoons{CK} 肌酸+ATP$$

C ATP ADP CP

CK—(ATP, C) CK·ATP·C ⇌ CK·ADP·CP (CP, ADP)—CK

ATP C CP ADP

3. 乒乓反应 各种底物不可能同时与酶形成多元复合体,酶结合一种底物,并释放产物后,才能结合另一种底物,再释放另一产物。

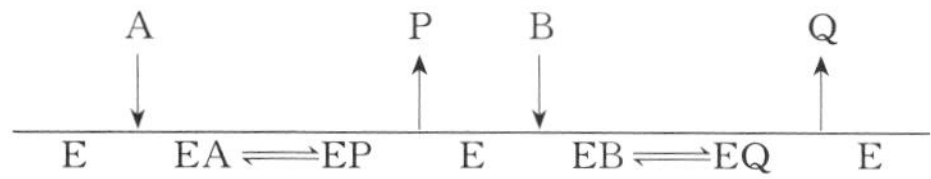

如己糖激酶(HK)催化的反应机制属于乒乓反应机制。

$$ATP+葡萄糖 \xleftrightarrow{HK} ADP+6\text{-}磷酸葡萄糖$$

MgATP↓ MgADP↑ G↓ G-6-P↑

HK —— (HK·MgATP ⇌ HK·H_3PO_4·MgADP) —— HK·H_3PO_4 —— (HK·H_3PO_4·G ⇌ HK·G-6-P) —— HK

有关双底物酶促反应的动力学方程和底物浓度的选择,可按照单底物方法分步处理:先选择浓度较高的其中的一种底物,使酶饱和,然后求出另一底物的表观 K_m,反之亦然,最后按上述规律确定两种底物的浓度。如在 A 与 B 双底物经酶(E)催化产生双产物的反应中,为了测定底物 A 的含量,必须加大底物 B 的浓度,使得 E 对 B 的反应速率(v)$=V_{max}$,E 对 A 的 $v=V_{max}\times[S]/K_m$,此时,该反应速率完全受底物 A 浓度的影响,其反应速率可作为对底物 A 浓度定量的依据。

四、影响酶促反应速率的因素

1. 底物浓度对反应速率的影响 由实验观察到,在酶浓度不变时,不同的底物浓度与反应速率的关系为一矩形双曲线,即当底物浓度较低时,反应速率的增加与底物浓度的增加成正比(一级反应);此后,随底物浓度的增加,反应速率的增加量逐渐减少(混合级反应);最后,当底物浓度增加到一定量时,反应速率接近最大值,不再随底物浓度的增加而增加(零级反应)。

2. 酶浓度对反应速率的影响 当反应系统中底物的浓度足够大时,酶促反应速率与酶浓度成正比,即 $v=k_3[E]$。在病理情况下,标本中酶浓度过高时,底物过早而且过多地被消耗,影响酶活性测定,故需用生理盐水或其他缓冲液进行适当的稀释,结果乘以稀释倍数。

3. 温度对反应速率的影响 酶促反应速率随温度升高而达到一最大值时的温度称为酶的最适温度。酶的最适温度与实验条件有关,因而它不是酶的特征性常数。目前自动生化分析仪多采用 37 ℃,酶活性测定时,为保证测定结果的准确性,所用温度的误差不能大于±0.1 ℃。低温时由于活化分子数目减少,反应速率降低,但温度升高后,酶活性又可恢复。因此,酶试剂应保存在冰箱中,取出后恢复至室温立即应用,以免发生变性。

4. 缓冲液的种类、离子强度和 pH 值对反应速率的影响 pH 值对酶促反应速率的影响,通常为一钟形曲线,即 pH 值过高或过低均可导致酶催化活性的下降。酶催化活性最高时溶液的 pH 值称为酶的最适 pH 值。人体内大多数酶的最适 pH 值在 6.5~8.0 之间,但 ACP 反应的最适 pH 值为 4.0~7.0,而 ALP 反应的最适 pH 值为 9.0~10.0。酶的最适 pH 值不是酶的特征性常数。

5. 抑制剂对反应速率的影响 凡是能降低酶促反应速率,但不引起酶分子变性失活的物质统称为酶的抑制剂。按照抑制剂的抑制作用,可将其分为不可逆性抑制作用和可逆性抑制作用两大类。可逆性抑制又分为竞争性抑制、反竞争性抑制、非竞争性抑制和混合性抑制。它们之间的差别在于抑制剂与酶的结合方式不同,从而对酶促反应动力学参数 K_m 和 V_{max} 的影响作用不同(表 7-1)。在设计和选择酶

NOTE

测定的方法时，应设法避免抑制剂对酶促反应的影响。

表 7-1 各种可逆性抑制与 K_m 和 V_{max} 的关系

抑制类型	K_m	V_{max}
竞争性抑制	增大	不变
反竞争性抑制	减小	减小
非竞争性抑制	不变	减小
混合性抑制	增大或减小	减小

6. 激活剂对反应速率的影响 能够促使酶促反应速率加快的物质称为酶的激活剂。酶的激活剂大多数是金属离子，如 K^+、Mg^{2+}、Mn^{2+} 等，唾液淀粉酶的激活剂为卤素离子，如 Cl^-。

第二节 酶活性测定技术

常用的酶学测定方法包括酶活性测定和酶质量测定。两种方法比较，各有优缺点。酶质量测定法目前多采用免疫学法，其优点如下：①灵敏度高，可达到 ng/L 至 μg/L 的水平；②特异性高，不像酶活性测定的影响因素那么多，几乎不受体液中激活剂、抑制剂的影响，不受药物的干扰；③可测定一些酶活性很难测定的酶。如不表达酶活性的酶原或脱辅基的酶蛋白或失活的酶蛋白；④与酶活性测定一起，计算免疫比活性，有可能为临床应用提供新的资料和信息；⑤可应用于同工酶测定。

酶质量测定法的缺点：由于制备具有高效价的酶抗体非常困难，建立免疫学方法的周期和成本较大，目前能测定的酶类还非常有限。通过测定底物消耗量或产物生成量测定酶活性要容易得多。因此，目前临床上主要采用测定酶活性的方法。

一、酶活性测定的理论基础

测定酶的活性是临床酶学分析最为常用的方法，具有迅速、灵敏、成本低等特点。可根据酶促反应进程曲线，采用合理的方法进行酶催化活性的测定。

酶活性即酶促反应速率，指在规定条件下单位时间内底物的减少量或产物的生成量。数学表达式为：$v=-d[S]/dt$ 或 $v=d[P]/dt$。

底物浓度[S]和产物浓度[P]随着反应的进行不断发生变化，可得到酶促反应时间进程曲线（图 7-3）。该曲线反映了酶促反应进程中主要成分的变化规律，也可从中得到酶促反应的初速率，即图中[P]或[S]变化曲线中的直线段的斜率（B 段）。

典型的酶促反应过程一般包括三个时期：延滞期、线性期和非线性期。

1. 延滞期 （A 段）是指酶促反应从开始至达到最大反应速率所需要的一段时间。单一酶促反应的延滞期较短，一般小于 1 min，其间发生的变化包括酶活性中心的形成与催化位点的暴露，酶与辅因子的结合、底物的解离及底物与酶分子的结合等。

2. 线性期 （B 段）是指延滞期后酶促反应达到最大反应速率并保持相对恒定的一段时间，此时产物的增加与时间成正比，而与底物浓度无关。此期间进程曲线呈直线或接近于直线，是酶活性测定所选择的检测窗口期。

一般认为，当底物消耗量小于 5%，不足以明显改变反应速率时，仍认为酶促反应以最大反应速率进行，此时标本中酶浓度越高，其线性期就越短（图 7-4）。因此在实际工作中往往需要根据酶促反应动力学曲线来设定线性期和非线性期的界限。临床上大多选择线性期为 1～3 min，使得 95%以上的临床标本在线性期内得到检测。

NOTE

3. 偏离线性期 （C 段）又称底物耗尽期，是指线性期后反应速率明显下降，时间进程曲线偏离线性的一段时期。随着反应的不断进行，[S]不断减少，[P]不断增加，造成反应体系中逆反应逐渐增强；

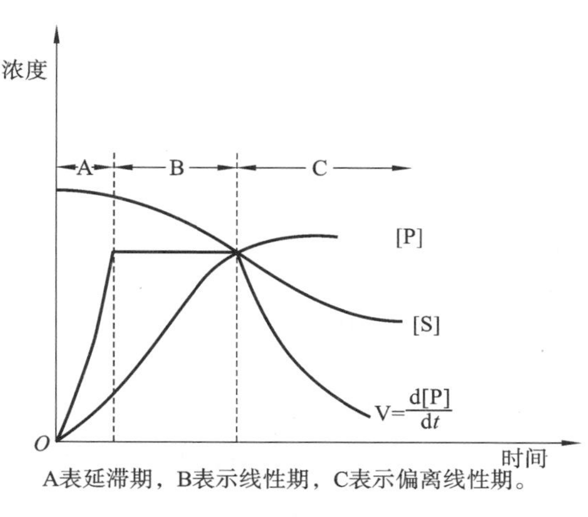

图 7-3 酶促反应时间进程曲线

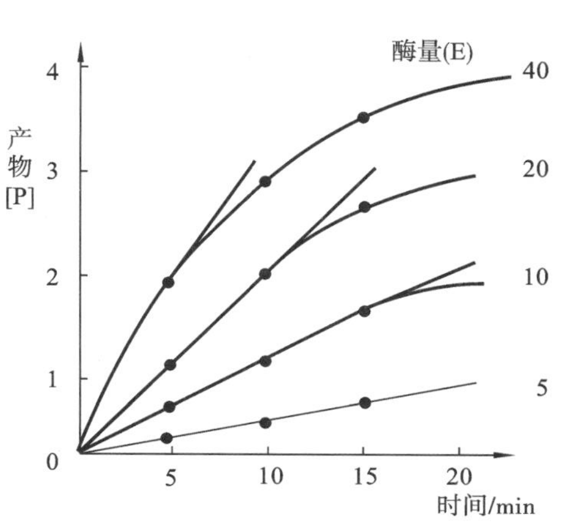

图 7-4 酶活性与线性期的关系

再加上反应产物的抑制作用、酶的热失活、酶的聚合或解离等原因使得酶促反应变慢。该期酶促反应速率受底物浓度的影响较大，[P]和[S]的变化与时间 t 之间不呈直线关系。因此，酶活性测定所选择的检测窗口应该避开此期。

二、酶活性测定方法

酶活性测定就是使酶促反应的初速率(v)达到最大速率 V_{max}，即在过量底物存在下的零级反应期的速率，此时反应速率与酶浓度[E]之间呈线性关系。如按反应时间将酶活性测定方法进行分类，可分为定时法(fixed time assay)和连续监测法(continuous monitoring assay)两大类。

(一) 定时法

这是早期测定酶活性的方法。大多是使酶作用一段时间，然后加入强酸、强碱、蛋白质沉淀剂等终止酶促反应，测定这段时间内底物的减少量或产物的生成量，计算酶促反应的平均速率。这类方法有多种命名，如“取样法”“终点法”或“两点法”。

用定时法测定酶活性，必须保证酶和底物在所选定的温度下作用时间要很精确，否则会引起较大误差。这种方法的优点是比较简单，因测定时酶促反应已被终止，故比色计或分光光度计无需保温设备，显色剂的选择也可不考虑对酶活性的影响。缺点是无法知道在整个酶促反应进程中是否都是零级反应。如图 7-5 所示，曲线 1 已进入底物耗尽期；曲线 2 尚处于延滞期；直线 3 完全处于线性期。

(二) 连续监测法

连续测定酶反应过程中某一反应产物或底物的浓度随时间变化的多点数据，求出酶反应初速率，间接计算酶活性的方法称为连续监测法。与定时法不同的是，这类方法无需停止酶促反应，不需添加其他呈色试剂，就可测定反应物的变化，很容易观察到反应的整个过程。这类测定方法简单，优点是可将多点的测定结果连接成线，很容易找到呈直线的区段，可以观察到是否偏离零级反应，因而可选择线性期来计算酶活性，结果准确可靠，标本和试剂用量少，可在短时间内完成测定。

随着科学技术的不断进步与发展，各种自动生物化学分析仪的广泛使用，连续监测法已逐步取代定时法而成为临床实验室测定酶活性最常用的方法。

1. 连续监测法的种类

(1) 直接法：这类方法是在不终止酶促反应条件下，直接通过测定反应体系中底物或产物理化特性的变化如吸光度、荧光、旋光性、pH 值、电导率、黏度等，从而计算出酶活性。其中以分光光度法应用最为广泛，也是方法学上最成熟的一种。利用 NAD(P)H 在 340 nm 处吸光度的变化测定各种脱氢酶的方法是应用最广的一类方法，原理见图 7-6。340 nm 波长处吸光度的变化可以反映反应体系中 NAD(P)H 量的增减。还可利用一类人工合成的所谓“色素原”底物，其本身为无色或微黄色，酶作用后生成有色化合物，如目前应用硝基苯酚和硝基苯胺的衍生物进行水解酶和一些还原酶的测定。

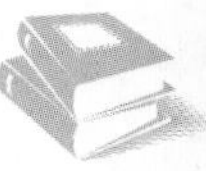

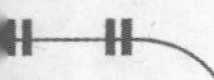

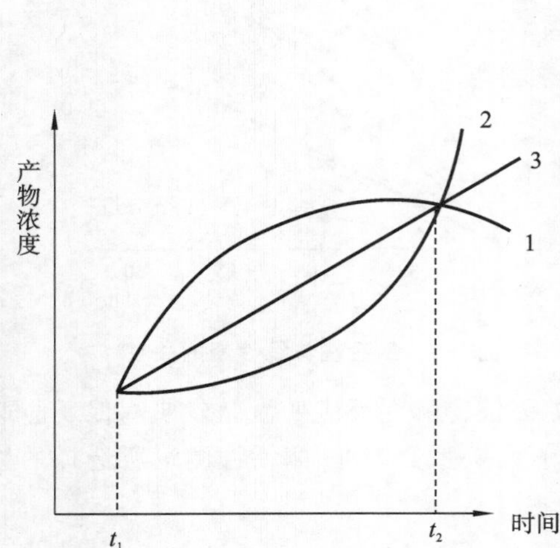

图 7-5　定时法测定中酶反应的可能性

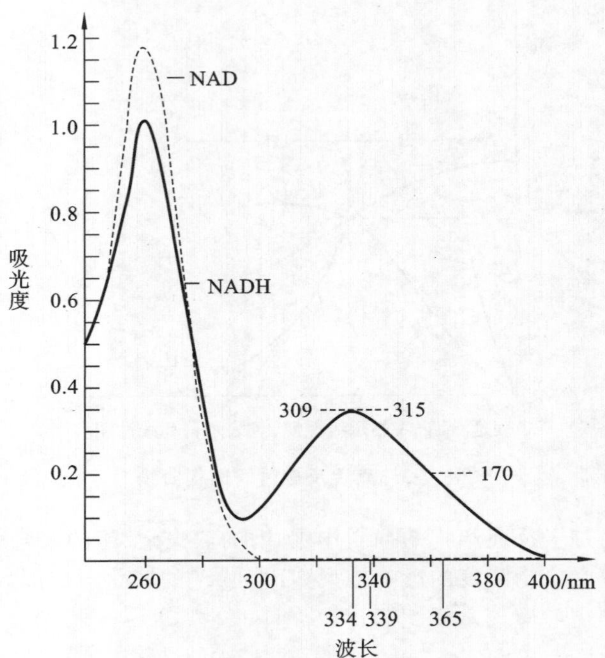

图 7-6　NAD(P)$^+$ 及 NAD(P)H 的吸收光谱

(2)间接法：直接法虽然简单，但只有底物与产物之间在理化性质等方面有显著差异时才能使用。故至今也只有很少一部分酶能用直接法进行测定。目前可采用两类间接法进行酶学测定。

一类方法是在原来反应体系中加入一些试剂，这些试剂只和酶反应产物迅速作用，产生可被仪器检出的物质变化，同时又不与酶作用，也不影响酶活性。典型的例子是赖氏法测定血清 GPT 和丁酰硫代胆碱法测定血清 ChE 浓度。

另一类是目前应用最多，最为广泛的酶偶联法，即在原反应体系中加入另一些酶试剂，使进行的酶促反应和被测酶反应偶联起来。

2. 酶偶联反应　具体设计原理见第三节酶偶联法，最简单的酶偶联反应(单底物反应且只有一个工具酶)模式如下：

$$A \xrightarrow{Ex} B \xrightarrow{Ei} C$$

被测定酶(Ex)催化的反应称为始发反应；产生被检测物质产物 C(如 NADH)的反应称为指示反应，相应的偶联酶(第二个酶)称为指示酶(Ei)。

如果一些酶促反应找不到合适的指示酶与其直接偶联，此时往往还可在始发反应和指示反应之间加入另一种酶，将二者连接起来，此反应称为辅助反应。模式如下：

$$A \xrightarrow{Ex} B \xrightarrow{Ea} C \xrightarrow{Ei} D$$

一般习惯将最后一个酶称指示酶 Ei，其他外加的酶称为辅助酶(Ea)。个别情况还可能使用两种或两种以上的辅助酶。将这一连串酶促反应体系称为酶偶联体系。

临床常规酶学分析所用的酶偶联法中，多以脱氢酶为指示酶，通过监测其反应物 NADH 或 NADPH 于 340 nm 处吸光度的变化速度，可以很容易地监测指示酶反应。

用酶偶联法测定酶活性时，并不是一开始反应就全部反映了测定酶的活性。这是因为在偶联反应中存在几个时相(图 7-7)。

一是预孵育期，反应一开始只存在底物 A，不存在指示酶的反应，在此时相中使存在于样品中的干扰物质充分进行反应，将试剂中的 NADH 变为 NAD$^+$。

二是延滞期，加入底物启动反应，在启动后的一段短时间内，产物 B 开始出现并逐渐增加，处于较低水平，指示酶反应速率也较低，不能代表测定酶的反应速率 V_X，这一时期称为延滞期。酶偶联反应的

NOTE

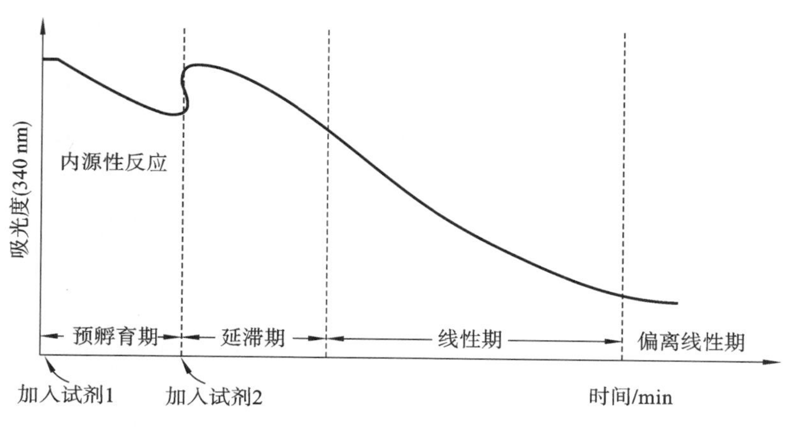

图 7-7 酶偶联法时间进程曲线

延滞期相对较长,包括中间产物的积聚、指示反应速率增加,为指示反应速率与待测酶的酶促反应速率达到平衡所需要的时间。因此,酶偶联涉及的辅助反应越多,延滞期越长,通常需要 1～3 min。

随着产物 B 增加到一定程度时,Ex 和 Ei 反应速率相同,达到了线性(恒态)期。此阶段 340 nm 波长处吸光度才会有明显的线性变化。

最后由于底物消耗,反应速率复又减慢,进入偏离线性期。

设计或选择酶测定方法时,如用酶偶联法,延滞期越短越好,测定时间一定要避开此时期。

为了保证准确测定酶活性,酶偶联反应的反应速率应超过或等于测定酶的反应速率,指示酶反应必须是一级反应,即指示酶反应速率应和测定酶的产物 B 浓度成正比。只有当使用大量的指示酶,以及指示酶的 K_m 很小时,才能做到这一点。一般说来酶偶联法中所用的指示酶 K_m 值都很小,酶促反应最适 pH 值应与工具酶的反应最适 pH 值相接近。当然在选用指示酶时还应从经济方面考虑选用一些来源容易且价格便宜的酶制剂。

三、酶活性测定的影响因素和条件优化

(一)酶活性测定的影响因素

临床测定酶活性的标本多是体液,其中除被测定酶之外,还存在其他各种酶和化合物,因此在实测反应中可能出现一些副反应或边反应(旁路反应),从而产生正干扰或负干扰,影响检测的准确度。

1. 其他酶和物质的干扰 反应体系中各成分除可能引起待测酶反应外,还有可能与其他酶反应而干扰测定。如丙酮酸、谷氨酸脱氢酶(GLD)对 ALT 测定的干扰;腺苷酸激酶(AK)对 CK 测定的干扰等。

2. 酶的污染 因工具酶多从动物组织或细菌中提取,极易污染其他酶,如不设法除去将引起测定误差。

3. 非酶反应 有些底物不够稳定,没有酶的作用就会自行反应。如硝基酚的酯类衍生物易自发水解变色,当 ALP 以此作底物时必将产生干扰。

4. 分析容器的污染 如果分析容器或生化分析仪的管道污染而混杂有其他物质如重金属、残留的表面活性剂等,会抑制酶的活性。

5. 沉淀形成 使用分光光度法测定酶活性时,如有沉淀的形成或在组织匀浆中颗粒的下沉都会引起吸光度的变化。如 PO_4^{3-} 可与 Mg^{2+}、Ca^{2+}、Mn^{2+} 等金属离子产生沉淀。

(二)酶活性测定条件的优化

测定酶活性方法所选择的测定条件应是酶促反应的“最适条件”,即指在所选择温度下能使酶促反应的催化活性达到最大所需的条件,包括:①底物、辅因子、激活剂、缓冲液和变构剂的种类和浓度;②指示酶和辅助酶的种类和浓度;③反应混合液的 pH 值和离子强度;④其他可变因素,如已知抑制剂的去除。

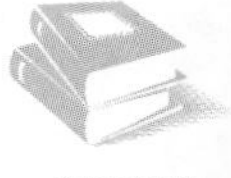

在某些情况下，为了使最终测定系统达到最大的测定重复性，可考虑对最适条件进行适当修改。

1. 方法选择　应尽可能全部采用连续监测法，少用或不用定时法。尽量减少操作步骤，以避免过多的吸量和接触太多的容器表面而引起的误差。

2. 仪器和设备　应明确规定仪器和设备的各种性能规范，推荐使用性能符合要求或经检定合格的分光光度计、半自动或全自动生物化学分析仪及其他相应的配套设备。任何接触标本、试剂或反应混合物的表面都必须经化学清洗，去除干扰酶活性测定的一些物质，如极少量的酸、金属、去垢剂或其他复合物等。

3. 试剂　化学试剂必须具有一定纯度，不含影响反应速度的杂质。实验用水最好是纯水或双蒸水。如果水中存在酶的抑制剂，其浓度应低于最小抑制浓度。如所配制试剂需保存较长时间，则应使用无菌水。选用符合临床实验室要求的试剂，建议用液体双试剂。

4. 自动生物化学分析仪参数的设置　方法中应详细列出测定酶催化浓度的全部操作过程。可参考仪器及试剂给出的方法和参数进行设置。

(1) 方法类型　定时法或连续监测法。反应方向分正向/向上/＋(吸光度增加)或负向/向下/－(吸光度减低)。如 ALT、AST 测定选用负向反应。

(2) 波长　选择酶促反应体系吸光度最大的波长，如用双波长应写明主波长/副波长。因双波长能有效消除干扰的影响，故常被采用。

(3) 样品量与试剂量　应考虑测定的灵敏度和测定上限选用合适的样品与试剂体积比。一般推荐样品与试剂体积比为 1∶10。如样品所占比例过小，会降低灵敏度，样品量过大，则测定线性下降，样品要稀释后复检的机会增多。

(4) 稀释水量　添加样品稀释水的目的是洗出黏附在采样针内壁上的微量血清，减少加样误差。添加试剂稀释水是为了避免试剂间的交叉污染。两种稀释水的量应在复溶试剂时按比例扣除。如用液体试剂盒时因不再加水，无法扣除稀释水量，所以两种稀释水的量应尽量减少，以免试剂被过量稀释。

(5) 反应时间　观察反应进程曲线，测出预孵育时间、延迟时间及连续监测时间，求出反应线性时间范围。反应线性时间范围越宽者，越适用于临床应用。

(6) 孵育时间　葡萄糖、总胆固醇、甘油三酯等都采用酶法的 Trinder 反应进行测定，但 37 ℃酶反应较慢，必须测定这些酶试剂反应达到终点的时间。自动分析仪用试剂盒一般可以在全部加样后 5 min 内反应完全，所以应选择分析仪的最大反应时间。

(7) 延迟时间　酶与底物混合后需要一定的时间让酶被激活，直至线性反应期才能开始监测，有的项目需要用工具酶将内源性代谢产物耗尽。一般单试剂法只需 30 s，常用项目中 ALT、AST 与 CK-NAC 需要特别注意。

(8) 监测时间　测酶的连续监测法至少需要 90 s 或至少 4 点(3 个 ΔA)，少于 3 个 ΔA 不能称为连续监测法，因为不能计算线性度(不知是否为线性反应)。监测时间过长则容易发生底物耗尽，可测范围变窄。

(9) 试剂吸光度上、下限　试剂吸光度上限为正向反应用，可参考试剂盒说明书要求数值折算成所用比色杯的光径，如试剂盒要求上限为 0.5，比色杯光径 0.7 cm 者设置为 0.35。试剂吸光度下限为负向反应用，设置法同上，如 ALT 试剂吸光度下限为 1.2，0.7 cm 比色杯设置为 0.8。

(10) 底物耗尽限额　不同型号分析仪的设计不一样。有的为零点与监测第一点吸光度的差额；有的为 MAX OD/MIN OD，即吸光度上升或下降至指定吸光度的数值；超过限额说明样品的酶活性非常高，底物将要耗尽，随后监测的吸光度已不可靠，不打印结果而只打印出底物耗尽警号，样品应稀释 5～10 倍重测。

(11) 线性度　线性度百分数大，说明 ΔA 之间已不成线性；或为各个读数点最小二乘法的均方差限额。超过限额说明底物不足，检测结果会变低，打印警号，应稀释后重测。一般设为 15%，线性度限额定义见相关仪器说明书。各测试点最小二乘法的均方差限额计算法见仪器说明书。

NOTE

(12) 试剂空白速率　试剂在监测过程中底物自动降解得到的结果。此结果会在样品测定结果中自动扣除。

(13) 线性范围 按试剂质量而设置，超过范围应增加样品量或稀释后重测。不同试剂公司的试剂质量不一，不同样品试剂比的线性范围也不一样，应实测试剂盒的线性范围。终点法可配制系列浓度的标准液，按分析项目的波长、样品量与试剂量、孵育时间，测定各浓度的吸光度，绘制标准曲线，在线性内的最高浓度为线性上限。

(14) 计算因子 F 值(或系数 K) 计算方法见“酶活性单位”部分内容。凡属吸光度下降的指示反应，F 为负数，如测定 NADPH 为辅酶的各种还原酶。

5. 标本的采集、运输与保存的技术误差因素

(1) 溶血 大部分酶在细胞内外浓度差异明显，且其活性远高于血清，少量血细胞的破坏就可能引起血清中酶明显升高。如红细胞内的 LD、AST 和 ALT 活性分别较血清中高 150、15 和 7 倍左右，故测定这些酶时，样品应避免溶血。静脉采血后，必须在 1～2 h 内及时离心，将血清与血细胞、血凝块分离，以免血细胞中的酶通过细胞膜进入血清而引起误差。血细胞被分离后，因血中 CO_2 丧失极快，可使 pH 值在 15 min 内由 7.4 增至 8.0，对碱性敏感的 ACP 活性因而急剧下降。应避免因抽血不当或急于分离血清而引起的体外溶血。

(2) 抗凝剂 草酸盐、枸橼酸盐和 EDTA 等抗凝剂为金属螯合剂，可抑制需要 Ca^{2+} 的 AMY，也可抑制需 Mg^{2+} 的 CK 和 5′-NT；草酸盐既可与丙酮酸或乳酸发生竞争性抑制，又能与 LD 或 NADH 或 NAD^+ 形成复合物，从而抑制催化的还原或氧化反应。枸橼酸盐、草酸盐对 CP、ChE 均有抑制作用；EDTA 还能抑制 ALP；氟化物也可抑制 ChE。故用上述抗凝剂分离的血浆一般不宜做酶活性测定。肝素是黏多糖，对 ALT、AST、CK、LD 和 ACP 无影响，适于急诊时迅速分离血浆进行测定，但需注意的是对 CK 等酶有轻微抑制作用。为避免上述影响，临床上除非测定与凝血或纤溶有关的酶活性，一般都不采用血浆而采用血清为首选测定样品。

(3) 温度 血清蛋白对酶蛋白有稳定作用，如无细菌污染，某些酶(如 AST、γ-GT 和 ALP 等)存在于清蛋白中，可在室温下保存 1～3 天，而活性不受影响。故室温中较稳定的酶类甚至可快速邮件送检；有些酶极不稳定，如血清前列腺 ACP，在 37 ℃放置 1 h，活性可下降 50%。大部分酶在低温条件下比较稳定，一般应在血清分离后的当天进行测定，否则应放冰箱冷藏(表 7-2)。

表 7-2 不同储存稳定体液酶的稳定性(活性变化<10%)

酶	室温(25 ℃)	冷藏(0～4 ℃)	冷冻(－25 ℃)
LD	1 周	1～3 天(与同工酶类型有关)	1～3 天(与同工酶类型有关)
γ-GT	2 天	1 周	1 月
ALD	2 天	2 天	不稳定(酶不耐融化)
ALT	2 天	5 天	不稳定(酶不耐融化)
AST	3 天	1 周	1 月
CK	1 周	1 周	1 月
ChE	1 周	1 周	1 周
ALP	2～3 天	2～3 天	1 月
ACP	4 h(标本未酸化)	3 天(标本加枸橼酸或醋酸至 pH 5)	1 月
5′-NT	24 h	1 周	3 月
AMY	1 月	7 月	2 月
LPS	1 周	3 周	3 周
LAP	1 周	1 周	1 周

通常测定的酶样品应在低温(0～4 ℃)条件下使用、处理和保存，但有些酶在低温(特别是－20 ℃冰冻)时，可引起不可逆性失活(如 ALD)。个别酶如 LD 及其同工酶(LD4 和 LD5)在低温反而不如室温稳定，即所谓“冷变性”。用液氮储样法保存人的血清于－195 ℃中，常用于诊断酶 ALT、AST、ALP、

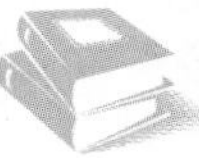
NOTE

CK、LD、γ-GT 和 AMY 活性，在 10 个月后活性基本无明显改变，可作为酶学测定用血清标本及质控品长期保存的方法。

四、酶活性单位

酶活性单位是衡量酶活性大小的尺度，它反映在某一特定条件下，使酶促反应达到某一速率时所需要的酶量，而速率即指单位时间（s、min 或 h）内反应物的变化量（mg、μg、μmol 等）。酶活性单位是一个人为规定的标准，因同一种酶可有几种测定方法，不同测定方法所规定的酶活性单位的含义不一致，一般有下列三种表示方法。

1. 惯用单位 20 世纪 50 年代前，自动生化分析仪尚未普及应用，国际临床生物化学和实验室医学联合会（IFCC）还没有针对某一酶测定的统一推荐方法，以至于酶活性单位定义、命名混乱，一般常用该种酶测定方法的发明者的名字来命名其单位，如测定转氨酶的 Karmen 单位、King 单位；ALP 的 King 单位、Armstrong 单位；AMY 的 Somogyi 单位等。这样，不仅每种酶不同，单位亦不同，即使同一种酶，因测定方法不同而有数种活性单位，参考范围差别很大，既易引起混乱，又不便于互相进行比较，从而给临床应用带来诸多不便。

2. 国际单位 1957 年，世界上第一台自动生化分析仪问世后，国际临床实验室开始采用“连续监测法”测定酶反应的初速率，其结果远比传统的“固定时间法”所测平均速率准确，在高浓度标本时尤其明显。因此 1964 年国际生化协会推荐采用国际单位（IU）来统一表示酶活性的大小，即：在特定条件下，每分钟催化 1 μmol 底物的酶量为 1 个国际单位。由于未规定酶反应温度，目前国内外大多数实验室常省略国际二字，常将 IU 简写为 U。

3. Katal 单位 1979 年国际生化协会为了使酶活性单位与国际单位制（SI）的反应速率相一致，推荐用 Katal 单位，即在规定条件下，每秒钟催化 1 mol 底物的酶量。显然，$1\ \text{Katal}=60\times10^{6}\ \text{U}$，$1\ \text{U}=16.67\ \text{nKatal}$。虽然我国现在规定 SI 制为计量的法定单位，但 Katal 单位不仅我国医务工作者不熟悉，国际上应用也不多。

[例]连续监测法测酶活性的计算，根据酶活性单位的定义和朗伯-比尔定律可以推导出酶活性的计算公式：

$$\text{酶活性单位(L)}=\frac{\text{产物的增加量}}{\text{每单位规定的产物增加量}}\times\frac{\text{每单位规定的保温时间}}{\text{实际保温时间}}\times\frac{1000(\text{mL})}{\text{实际标本用量(mL)}}$$

$$\text{酶活性单位(L)}=\frac{(A_{\text{测定}}-A_{\text{对照}})\cdot V_{\text{总}}\cdot 10^{6}}{\varepsilon\cdot L\cdot V_{\text{标}}}\times\frac{\text{每单位规定的保温时间}}{\text{实际保温时间}}$$

$$\text{U/L}=\frac{V_{\text{总}}\cdot 10^{6}}{\varepsilon\cdot L\cdot V_{\text{标}}}\times\frac{\Delta A}{\Delta t}=\frac{\Delta A}{\Delta t}\times F$$

式中：$V_{\text{总}}$ 为反应液总体积，即试剂体积与标本体积之和；$V_{\text{标}}$ 为标本体积；ε 为指示物的摩尔吸光系数；L 为比色杯的光径（cm），F 称为理论 F 值或计算因子。表 7-3 所列为临床常用指示物的摩尔吸光系数。

表 7-3 常用指示物的摩尔吸光系数

指示物	主波长	副（次）波长	用途
NADH	$\varepsilon_{340\ nm}6.22\times10^{3}$	$\varepsilon_{380\ nm}1.33\times10^{3}$	测定 ALT、AST、LD、α-HBD 等
NADPH	$\varepsilon_{340\ nm}6.22\times10^{3}$	$\varepsilon_{380\ nm}1.33\times10^{3}$	测定 G6PD、CK 等
对硝基苯酚	$\varepsilon_{405\ nm}18.5\times10^{3}$	$\varepsilon_{476\ nm}0.2\times10^{3}$	测定 ALP
对硝基苯胺	$\varepsilon_{405\ nm}9.9\times10^{3}$		测定 GGT
5-硫代-2-硝基苯甲酸	$\varepsilon_{405\ nm}13.6\times10^{3}$	$\varepsilon_{476\ nm}2.8\times10^{3}$	测定 ChE

确定了某种酶的测定方法或在自动生化分析仪上设置好酶的连续监测法分析参数之后，其 $V_{\text{总}}$、$V_{\text{标}}$ 和 ε 均为定值，虽然不同分析仪的比色杯光径 L 可能不同，但自动 α 生化分析仪一般都自动将其换算成 1 cm，因此 F 值为一定值，可通过计算得出，作为计算因子设定在自动生化分析仪中。

NOTE

第三节 代谢物的酶法分析

酶法分析(enzymatic method)就是利用酶高效、特异的作用特性,以酶作为分析工具或试剂的主要成分,对反应体系中底物、辅酶、抑制剂和激活剂等成分含量进行测定的方法。随着酶学的研究和进展,许多工具酶得以发现并提纯,已用于测定体液中各种成分,如葡萄糖、尿素、尿酸、胆固醇、甘油三酯等,开辟了酶学分析法的新技术,取代了传统的化学分析法,使测定的灵敏度和准确度大大提高,有力地推动了临床生物化学检验的发展。

一、酶法分析的理论依据

由于酶作用的特异性,成分复杂的血清等样本往往不需要预处理,通过温和的酶促反应条件、简单的实验程序,即可对多种代谢物浓度或酶活性进行定量分析。

(一) 工具酶(reagent enzymes)

工具酶是指在酶法分析中作为试剂用于测定化合物浓度或酶活性的酶。在酶法分析的反应中,一般将工具酶及其辅助底物设定为过量,而将待测定化合物或待测酶设定为限速因素。工具酶往往从植物或细菌中提纯而来,其纯度越高,反应体系中由其他杂酶引起的副反应或边反应越少,则检测的准确度越高。表 7-4 为临床常用工具酶的名称及其缩写符号。

表 7-4 临床常用工具酶的名称及其缩写符号

名称	缩写符号	名称	缩写符号
乳酸脱氢酶	LD	过氧化物酶	POD
苹果酸脱氢酶	MD	己糖激酶	HK
6-磷酸葡萄糖脱氢酶	G6PD	肌酸激酶	CK
谷氨酸脱氢酶	GLD	丙酮酸激酶	PK
葡萄糖氧化酶	GOD	甘油激酶	GK
胆固醇氧化酶	COD	脂蛋白脂肪酶	LPL
磷酸甘油氧化酶	GPO	胆固醇酯酶	CE

将水溶性的酶通过吸附、包埋、载体共价结合或通过酶分子间共价交联等方法固定在支持物上,并保持其原有的活性,这样制备的酶称为固相酶(immobilized enzyme)。固相酶技术具有微量、快速、环保等优点,同酶电极、酶探针技术一起成为临床生化发展的一个新方向。

(二) 平衡法

平衡法亦称终点法(end-point method),指在代谢物酶促反应中,随着时间的延续,待测物逐渐减少而产物逐渐增多,一定时间后反应趋于平衡,指示反应信号达到稳定,测定待测物或产物变化的总量,同标准管比较可计算出待测物浓度。

采用平衡法应注意的问题:①工具酶的特异性要高;②工具酶中的杂酶应低于允许限;③酶的用量应足够大,以保证反应能在较短时间内完成;④在保证测定显性的前提下 K_m 要尽量小;⑤试剂成分中应不含工具酶的抑制剂;⑥所用的底物对酶应构成“零级反应”。

(三) 速率法

速率法(rate assay)又称动力学法,是根据酶促反应动力学,准确测定反应的初速率,采用标准浓度对照法求得待测物浓度的方法。

根据米-曼方程,当[S]$\ll K_m$,一般[S]/$K_m<0.2$,最好小于 0.05 时,[S]$+K_m\approx K_m$,此时呈一级反应,反应初速率与[S]成正比。设定 t2～t1 两个固定时间点,在此期间只要待测物消耗量小于 5%,就可

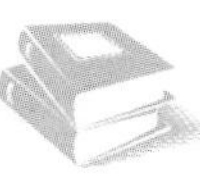

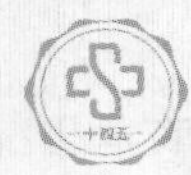

认为是初速率，只需测定吸光度的差值，与标准浓度对照即可求得待测物浓度。应用自动生化分析仪很容易完成这项工作。

二、酶法分析的方法设计

根据设计原理的不同，酶法分析有单酶反应直接法、酶偶联法、酶循环法、激活剂和抑制剂测定法等多种类型。

(一) 直接测定法

直接测定待测底物或产物理化性质的改变来进行定量分析的方法称为直接法。最简单的是单底物反应测定法。如胆红素在胆红素氧化酶(BOD)催化下生成胆绿素，引起胆红素在 450 nm 处吸光度下降，据此来测定胆红素的浓度。此外，还有双底物反应测定法，如丙酮酸和乳酸的测定，以 NADH(NAD^+)为辅底物，可通过测定 340 nm 处吸光度的变化来进行定量分析。

(二) 酶偶联法

酶法分析中，酶促反应的底物或产物如果没有可直接检测的特性，需将反应生成的某一产物偶联到另一酶促反应中，从而达到检测目的方法称为酶偶联法(enzyme coupling method)。在酶偶联法中，一般把偶联的反应称作辅助反应(auxiliary reaction)，所用的试剂酶称为辅助酶(auxiliary enzyme)；把指示终点的反应称为指示反应(indicator reaction)，指示反应所用的试剂酶称为指示酶(indicator enzyme)。辅助酶和指示酶都属于工具酶。

偶联反应需设计为非限速反应，即试剂成分中的底物、工具酶和辅酶应过量，反应速率只与第一步反应速率有关，因此辅助反应要设定为一级反应。如果偶联反应为双底物，那么试剂成分中的底物浓度均应设计的足够大，以便整个反应只受待测物(酶)浓度的影响。

目前临床生化检验中酶偶联法应用最多的指示系统有两个，即脱氢酶指示系统和过氧化物酶指示系统。

1. $NAD(P)^+$ 或 NAD(P)H 为辅酶的脱氢酶指示系统　原理详见第二节相关内容，常用的脱氢酶有乳酸脱氢酶(LD)、L-谷氨酸脱氢酶(GLD)、苹果酸脱氢酶(MD)、6-磷酸葡萄糖脱氢酶(G6PD)等，目前利用此类指示酶偶联反应系统的测定项目至少有葡萄糖(己糖激酶法)、尿素、β-羟丁酸、甘油三酯、甲醇、血氨、ALT、AST、LD、GLD、CK、ALD 和 G6PD 等。

2. 过氧化物酶指示系统　该指示系统最早由 Trinder 等人提出，其原理是代谢物在酶促反应中生成 H_2O_2，则可通过过氧化物酶(peroxidase，POD)催化 H_2O_2 与 4-氨基安替比林(4-AAP)和酚生成红色的醌类化合物，该化合物在 500 nm 处有最大吸收。该反应被称为 Trinder 反应。

$$2\,H_2O_2 + \text{酚} + \text{4-AAP} \xrightarrow{\text{POD}} \text{红色醌亚胺化合物} + 4\,H_2O$$

除了酚之外，POD 催化 H_2O_2 氧化芳香族胺色素还有联苯胺(DAB)、邻联甲苯胺(OT)、邻联茴香胺(ODA)和 3,3′,5,5′-四甲基联苯胺(TMB)。

POD 指示系统已广泛用于葡萄糖(葡萄糖氧化酶法)、胆固醇、甘油三酯、尿酸、肌酐等多个生化项目的测定。

该指示系统的缺点：①催化该反应的 POD 对底物专一性差，标本中其他过氧化物也可被转化，使测定结果偏高；②反应过程中可受到多种还原性物质或药物(如维生素 C)的干扰，使测定结果偏低。

(三) 酶循环法

酶循环法(enzymatic cycling methods)采用两类工具酶进行循环催化反应，使被测物放大扩增，从而提高检测灵敏度。该法使反应产物增加，减少了共存物质的干扰，也提高了检测特异性，是酶法分析的发展和延伸。该法对体内极微量物质的测定是一种很有发展前景的方法。目前已应用于临床常规测定的项目有甘油、总胆汁酸、同型半胱氨酸等。

NOTE

根据试剂酶的结合方式和辅酶的用法，将酶循环法分为底物循环法和辅酶循环法。根据试剂酶的催化性质又将其分为氧化酶-脱氢酶反应法和脱氢酶-辅酶反应法。

1. 产物循环-氧化酶-脱氢酶系统 该系统中氧化酶用于靶物质的氧化，脱氢酶又使其恢复到还原状态，促使靶物质(或其衍生物)或靶物质的氧化产物作为底物循环。如甘油浓度的测定，甘油在甘油激酶作用下磷酸化为3-磷酸甘油后，又被甘油磷酸氧化酶氧化为磷酸二羟丙酮，磷酸二羟丙酮又被3-磷酸甘油脱氢酶还原为3-磷酸甘油，这样就形成了一个循环，同时伴有NADH向NAD^+的转化。在反复循环中3-磷酸甘油和磷酸二羟丙酮的量不变，而产物H_2O_2随每次循环不断递增，NADH不断递减，使检测信号不断增强。

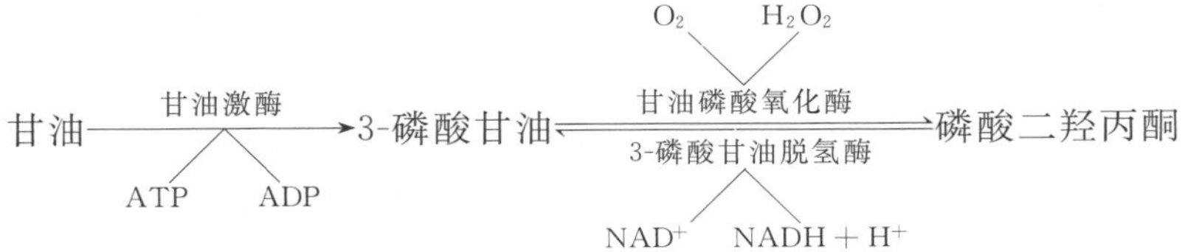

2. 底物循环-脱氢酶-辅酶系统 该系统中靶物质(或衍生物)及其氧化产物作为底物进入循环，反应中用一种脱氢酶和两种不同性质的辅酶，即硫代氧化型辅酶Ⅰ(Thio-NAD^+)和还原型辅酶Ⅰ(NADH)，在395～415 nm波长处测定反应中氧化型Thio-NAD^+转化成还原型Thio-NADH的速率。血清中总胆汁酸即可用此法进行定量检测，其原理是用3α-羟类固醇脱氢酶(3α-HSD)催化胆汁酸和3-酮类固醇之间的反应，正反应对辅酶硫代氧化型辅酶Ⅰ的亲和力远远大于还原型辅酶Ⅰ，而逆反应对还原型辅酶Ⅰ的亲和力远远大于硫代还原型辅酶Ⅰ，在反应体系中有足够的硫代氧化型辅酶Ⅰ和还原型辅酶Ⅰ，标本中只要有微量的胆汁酸就可生成相应量的3-酮类固醇，并在两者之间构成循环，不断产生硫代还原型辅酶Ⅰ(黄色)，反应速率与血清中胆汁酸的浓度成正比。胆汁酸在正常人体内的浓度只有微摩尔水平，用此循环反应，检测灵敏度提高了几十倍。

$$\text{胆汁酸}+\text{Thio-NAD}^+\xrightarrow{3\alpha\text{-HSD}}\text{3-酮类固醇}+\text{Thio-NADH(黄色)}$$

$$\text{3-酮类固醇}+\text{NADH}+\text{H}^+\xrightarrow{3\alpha\text{-HSD}}\text{胆汁酸}+\text{NAD}^+$$

(四) 激活剂与抑制剂测定法

酶的催化活性具有可调节性，受激活剂和抑制剂的影响，利用该性质可测定多种生化物质。

1. 酶激活测定法 许多酶只有在激活剂的存在下才具有催化活性，如果将激活剂去除就会失去活性。测定时无活性的酶与标本混合后，标本中的金属离子、微量元素或辅酶使该酶被激活，恢复催化活性的程度可以反映这些物质(激活剂)的含量。例如，用EDTA或EGTA两种金属离子螯合剂在适宜浓度下抑制Ca^{2+}，标本中Mg^{2+}通过恢复异柠檬酸脱氢酶(ICD)的活性，使$NADP^+$还原增多，在340 nm处吸光度增加，据此测定Mg^{2+}浓度。Zn^{2+}能激活ALP水解4-硝基酚磷酸生成4-硝基酚，通过检测405 nm处吸光度的上升速率，可测定标本中Zn^{2+}的含量。测定原理如下：

$$\text{异柠檬酸}+\text{NADP}^+\xrightarrow{\text{ICD}+\text{Mg}^{2+}}\alpha\text{-酮戊二酸}+\text{CO}_2+\text{NADPH}$$

$$\text{4-硝基酚磷酸}+\text{H}_2\text{O}\xrightarrow{\text{ALP}+\text{Zn}^{2+}}\text{4-硝基酚}+\text{磷酸盐}$$

2. 酶抑制测定法 其原理是在检测的时候将待测物(抑制剂)加入反应体系，此时酶的活性被部分抑制，然后测定体系中剩余的酶的活性，通过被抑制的酶的活性即可计算出标本中待测物的含量。例如，有机磷的酶法测定：有机磷是乙酰胆碱酯酶的抑制剂，用标准乙酰胆碱酯酶与标本在37 ℃孵育10 min，测定剩余的乙酰胆碱酯酶活性，从被抑制的乙酰胆碱酯酶的活性可以计算出标本中有机磷的含量。

第四节 诊断酶学

酶是由活细胞合成的、对其特异底物起高效催化作用的特殊蛋白质，是机体内催化各种生化反应的最主要的生物催化剂。机体内物质的代谢、能量传递、神经传导、免疫调节等各种生命活动都有赖于酶的参加。20世纪初，酶学就开始用于疾病的诊断，如Wohlgemuth早在1908年已通过测定尿液中的淀

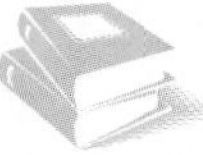
NOTE

粉酶(AMY)来诊断急性胰腺炎。20 世纪 30 年代临床开始测定碱性磷酸酶(ALP)用于诊断骨骼疾病，随后发现不少肝胆疾病特别在出现梗阻性黄疸时此酶常明显升高，因此成为当时临床实验室的常规测定项目，直到 20 世纪 60 年代 ALP 仍是世界上测定次数最多的酶。1950 年后建立了连续监测测定酶活性的方法，陆续发现了乳酸脱氢酶(LD)、天冬氨酸氨基转移酶(AST)和 α-羟丁酸脱氢酶(HBDH)在诊断急性心肌梗死(AMI)上的灵敏度远远超过其他诊断方法。20 世纪 60 年代又肯定了肌酸激酶(CK)诊断 AMI 比前面几种酶更灵敏。从 20 世纪 70 年代开始，学者们逐步将注意力集中在同工酶方面的研究方面，发现肌酸激酶同工酶 CK-MB 和乳酸脱氢酶同工酶 LD_1 诊断 AMI 的特异性比前述酶更高，甚至 CK-MB 成为当时诊断 AMI 的“金标准”。此后，随着科学理论和技术的不断发展应用，人们对酶学的研究越来越深入、具体，对于血清酶类在机体各组织器官发生病变时的变化规律有了较为详尽的了解。除血清酶外，国内外学者对其他体液(如脑脊液、尿液、浆膜腔积液、精液、羊水、唾液、泪液等)所包含的酶的种类、活性、变化规律及其诊断价值进行了广泛的研究。至今，酶学检测结果已成为许多疾病诊断、鉴别诊断、疗效评价和预后判断的重要依据。

血清酶是指存在于血清中的酶，而不是血清特定产生的酶。因为临床上多用血清而不是血浆标本进行酶学测定，所以习惯称为血清酶。

一、血清酶的来源、酶的分类、命名及血清酶的去路

(一) 血清酶的来源

按血清酶的来源及其在血浆中是否发挥生理作用，可分为三大类。

1. 血浆特异酶 指在组织器官合成分泌后，主要在血浆中发挥催化作用的酶类，如参与凝血及纤溶的部分凝血酶原(因子Ⅶ、Ⅸ、Ⅹ、Ⅺ、Ⅻ都属于蛋白酶)、纤溶酶原和血浆前激肽释放酶等，这些酶蛋白正常情况下多以酶原的形式存在，当机体需要凝血或纤溶时，酶原迅速激活后发挥其生理作用；血清铜蓝蛋白(Cp)也是一种氧化酶，与铁蛋白的动员密切相关；卵磷脂胆固醇酯酰转移酶(LCAT)在血浆中将高密度脂蛋白(HDL)中的卵磷脂 C_2 位不饱和脂肪酸转移给游离胆固醇，生成溶血卵磷脂和胆固醇酯，血浆胆固醇几乎 70%～80%是胆固醇酯，均是 LCAT 催化生成的；脂蛋白脂肪酶(LPL)受肝素刺激下在血浆中活化，参与脂蛋白中脂肪的水解和储存；肾素参与血管紧张素的生成。以上这些酶，除后两者分别来自组织毛细血管内皮细胞及肾小球旁器外，其他酶或酶原均由肝脏合成后分泌入血，并在血浆中发挥作用。当肝脏受损、功能减退时，这些酶的活性会降低。

2. 外分泌酶 指来源于外分泌腺体的酶，如唾液淀粉酶、胰淀粉酶、胰脂肪酶、胰蛋白酶、胃蛋白酶和前列腺酸性磷酸酶等。它们在血浆中浓度很低，很少发挥催化作用。患病时可以升高，其浓度与相应分泌腺体的功能活动有关。腺体中酶合成增加或腺体组织破坏使得大量外分泌酶释出增加，进入血液的量也相应增加。如急性胰腺炎时，因胰腺组织炎症、变性、坏死而使淀粉酶大量释放入血，引起血、尿淀粉酶的升高。

3. 细胞酶 指存在于各组织细胞中进行物质代谢的酶类。随着细胞的新陈代谢，此类酶少量释入血液，细胞内外浓度差异悬殊。病理情况下随组织细胞的破坏、损伤或增生，血液浓度极易升高。其中大部分无器官特异性，只有少部分来源于特定组织，常用于临床诊断。如丙氨酸氨基转移酶(ALT)、天冬氨酸氨基转移酶(AST)、乳酸脱氢酶(LD)、肌酸激酶(CK)等均属于此类。

(二) 酶的分类

按所催化的化学反应类型分为六类。

(1) 氧化还原酶类(oxido-reductases) 如脱氢酶类、葡萄糖氧化酶(GOD)、过氧化物酶(POD)、单胺氧化酶(MAO)、胆固醇氧化酶(CHOD)等。

(2) 转移酶类(transferases) 如 ALT、AST、CK、γ-谷氨酰基转移酶(GGT 或 γ-GT)、LCAT 等。

(3) 水解酶类(hydrolases) 如 LPL、胆碱酯酶(ChE)、碱性磷酸酶(ALP)、酸性磷酸酶(ACP)、α-淀粉酶(AMY)等。

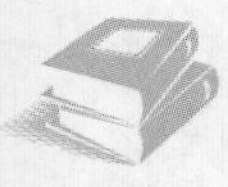

NOTE

(4) 裂合酶类(lyases) 如丙酮酸脱羧酶、醛缩酶、精氨酸代琥珀酸裂合酶等。

(5) 异构酶类(isomerases) 如消旋酶、顺反异构酶、表构酶类等。

(6) 合成酶类(synthetases 或 ligases) 如乙酰辅酶 A 羧化酶、糖原合成酶等。

(三) 酶的命名

1. 习惯命名法 根据酶所催化的反应的性质、作用的底物以及酶的来源进行命名,此法较简单、易记,但各国之间不统一,发表文章、查阅文献时易造成混乱。

2. 系统命名法 国际酶学委员会于 1961 年制定了酶的系统命名法(又称 EC 命名法)。规定每一酶均有一个系统名称,标明了酶的底物与反应性质,底物名称之间以":"分隔开。每一酶用 4 个数字加以系统编号,数字前面冠以 EC,数字之间用黑点隔开。第一个数字表示酶的类别,第二个表示亚类,第三个表示亚-亚类,第四个表示酶的编号序数。还规定凡是有关酶为主题的论文应该把酶的编号、系统命名和来源在第一次叙述时全部写出,后文可用习惯名称。表 7-5 所列为临床常用酶或工具酶的名称与编号。

表 7-5 临床常用酶或工具酶的名称与编号

习惯用名	英文缩写	系统名称	EC 编号
乳酸脱氢酶	LD(LDH)	L 乳酸:NAD^+ 氧化还原酶	1.1.1.27
苹果酸脱氢酶	MD(MDH)	L 苹果酸:NAD^+ 氧化还原酶	1.1.1.37
异柠檬酸脱氢酶	ICD(ICDH)	异柠檬酸:$NADP^+$ 氧化还原酶	1.1.1.42
6-磷酸葡萄糖脱氢酶	G6PD	葡萄糖-6-磷酸:$NADP^+$ 氧化还原酶	1.1.1.49
谷氨酸脱氢酶	GLD(GLDH)	L 谷氨酸:NAD^+ 氧化还原酶	1.4.1.3
单胺氧化酶	MAO	单胺:氧化还原酶	1.4.3.4
γ-谷氨酰转移酶	γ-GT/GGT	γ-谷氨酰肽:氨基酸 γ-谷氨酰转移酶	2.3.2.2
天冬氨酸氨基转移酶	AST/GOT	L-(天)门冬氨酸:α-酮戊二酸氨基转移酶	2.6.1.1
丙氨酸氨基转移酶	ALT/GPT	L-丙氨酸:α-酮戊二酸氨基转移酶	2.6.1.2
肌酸激酶	CK	三磷酸腺苷:肌酸转磷酸酶	2.7.3.2
脂肪酶	LPS	甘油三酯酰基水解酶	3.1.1.3
胆碱酯酶	ChE	酰基胆碱酰基水解酶	3.1.1.8
碱性磷酸酶	ALP(AKP)	正磷酸单酯磷酸水解酶	3.1.3.1
酸性磷酸酶	ACP	正磷酸单酯磷酸水解酶	3.1.3.2
5′-核苷酸酶	5′-NT	5′-核糖核苷酸磷酸水解酶	3.1.3.5
α-淀粉酶	AMY(AMS)	1,4-α-糖苷糖苷水解酶	3.2.1.1
醛缩酶	ALD	1,6-二磷酸果糖:3-磷酸甘油醛裂合酶	4.1.2.13

(四) 血清酶的去路

大部分酶是蛋白质,因此一般认为血清酶的清除方式与其他蛋白质类似,但是酶的生物半寿期又较一般血浆蛋白质短,说明它还存在其他的清除机制。

1. 血清酶的生物半寿期 酶失活至原来活性一半所需要的时间称为酶的生物半寿期($T_{1/2}$)。一般以 $T_{1/2}$ 来代表酶从血浆中清除的快慢。表 7-6 所列是一些常用酶的生物半寿期,有助于了解同一疾病时不同酶升高或降低持续时间的差异。$T_{1/2}$ 长的酶,在血浆中持续时间长,其测定的窗口期也相对较长。

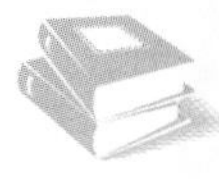

NOTE

表 7-6　血浆中常用酶的生物半寿期与分子量

酶	半寿期	分子量
ALT	37～57 h	110000
AST	12～22 h	—
ASTs	约 14 h	120000
ASTm	约 6 h	100000
CK	约 15 h	—
CK_1(CK-BB)	约 3 h	88000
CK_2(CK-MB)	约 10 h	87000
CK_3(CK-MM)	约 20 h	85000
LD	—	—
LD_1	53～173 h	135000
LD_5	8～12 h	135000
ALP	3～7 d	120000
肠 ALP	<1 h	—
骨 ALP	约 40 h	—
胎盘 ALP	约 170 h	—
GLD	约 16 h	350000
AMY	3～6 h	—
LPS	3～6 h	48000
γ-GT	3～4 d	—

2. 血清酶的清除途径

(1) 血清酶在血管内的失活和分解　动物实验研究表明酶主要是在血管内失活和分解。有学者认为酶蛋白释放入血后被稀释，不能有效地与底物或辅酶结合，这种游离酶蛋白的稳定性较酶-辅酶或酶-底物复合物差，易受各种理化因素的影响而失活，或被蛋白酶分解。

(2) 肝脏或网状内皮系统对血清酶的清除　少数以酶原形式存在的血清酶类，在活化后可迅速被肝脏清除，如凝血酶、纤溶酶及激肽释放酶等。另外，研究表明网状内皮细胞是 LD、异柠檬酸脱氢酶(ICD)、苹果酸脱氢酶(MD)、AST、CK 和一部分 AMY 的主要清除场所。但有些血清酶并不受网状内皮系统的影响。

(3) 血清酶的排泄　尿路是血浆中低分子量酶的主要排泄途径。少数分子量低于 7 万～8 万的血清酶，如胃蛋白酶原和 AMY 等能通过肾小球的毛细滤过膜的物理屏障而随尿排出。肾功能正常时，尿中低分子量酶的排出量在一定程度上可反映血浆中该酶的浓度，如急性胰腺炎发作 2～12 h 内，可见血浆 AMY 活性增强，而在 12～24 h 后，尿 AMY 活性增强，所以临床上对于急腹症怀疑急性胰腺炎的患者，往往同时检测血、尿 AMY，以避免单纯检测血 AMY 而造成漏诊。

(4) 转入其他体液　一部分血清酶在转入细胞间液、淋巴液中后而失活，但机制未明。

二、血清酶的变化机制

正常情况下，人体内血清酶活性是相对恒定的，酶的来源与去路维持动态平衡。疾病时，影响血清酶活性改变的因素很多，其主要机制归纳如下：

(一) 酶合成异常

NOTE

1. 合成减少　肝损害时，来源于肝细胞的血浆特异酶如凝血酶原、纤溶酶原、血清 ChE、铜蓝蛋白以及 LCAT 等合成减少，使得血浆中这些酶活性降低，并且降低的程度与肝细胞损伤程度呈正相关。

重症肝脏疾患晚期患者往往会发生弥散性血管内凝血(disseminated or diffuse intravascular coagulation, DIC),原因就是肝脏严重受损,既不能合成机体所需的足量的凝血酶原、纤溶酶原,也不能有效及时地清除这些酶,从而破坏了凝血纤溶的动态平衡所致。

2. 合成增多 细胞对血清酶的合成增加或合成该酶的细胞增生是血清酶活性升高的主要原因。例如:骨骼疾病时,可因成骨细胞或软骨细胞增生而分泌较多的 ALP 而使血浆中此酶活性增高;前列腺癌可产生大量的 ACP;癌细胞合成较多的糖酵解酶,导致恶性肿瘤患者血浆 LD 活性增高;合成增多也可由药物或毒物对酶的诱导所致,巴比妥类、对乙酰氨基酚类药物、杜冷丁、酒精等可诱导肝脏合成 GGT 异常增多,长期饮酒的人此酶往往较高。

(二) 酶从损伤细胞中释放增多

此为疾病时大多数血清酶增高的主要机制。

1. 缺氧和能量供应出现障碍 是细胞释放大分子酶蛋白的主要原因,细胞膜的代谢主要依靠 K^+-Na^+-ATP 酶来维持细胞内外 Na^+、K^+ 和 Ca^{2+} 浓度差,该过程需要消耗大量 ATP。当缺氧及能量供应出现障碍时,ATP 供应减少,造成离子泵功能障碍,无法维持正常离子的细胞内外浓度差,从而改变了胞内渗透压,引起细胞肿胀,特别是 Ca^{2+} 进入细胞内会引起细胞膜的泡状突出,膜孔隙增大,酶开始从细胞内向外大量溢出。疾病早期,组织坏死损伤程度及范围和某些酶活性增高成正比,如肝病时 ALT、AST 活性越高,说明肝脏受损越严重。

2. 细胞酶的释放 病变时血清酶升高的程度并不完全和细胞中该酶的含量成比例,因为细胞酶的释放还受多种因素的影响。

(1) 酶的分子量 分子量越小的酶从细胞中释出越快,反之则较慢一些,如急性心肌梗死时 CK(分子量 85000)比 AST(分子量 120000)和 LD(分子量 125000)较早释放至血液中。

(2) 酶在胞内的定位及存在形式 存在于细胞质中的酶比位于细胞器中的酶较快释出。肝细胞中 AST 比 ALT 绝对含量多,但急性肝炎时血浆 ALT 高于 AST,就是因为 AST 大部分存在于线粒体中,而 ALT 主要存在于胞质中。而在慢性迁延性肝炎、重症肝炎或肝硬化时,亚细胞器也遭到破坏,AST 会高于 ALT,说明肝细胞坏死严重,预后较差。另外,以游离状态存在的酶比多酶复合体或与结构蛋白结合状态的酶较易释出。

(3) 细胞内外酶的浓度差 对于非血浆特异酶细胞内外浓度差可在千倍以上,因此只要有少量细胞病变、坏死,血中浓度就可明显升高。有学者研究过,只要有 1/1000 肝细胞坏死,血中 ALT 即可升高一倍。

(4) 酶的组织分布:血流丰富的组织器官中酶的释出较快,而血供较少的组织中酶的释出较慢。

(三) 其他机制

1. 酶从血浆中清除的速率 肾功能减退时,由肾脏排泄的分子量较小的酶蛋白排泄障碍,导致这些酶在血液中滞留,血浆中酶活性增高。如肾衰患者虽然胰腺功能正常,但常见其血浆 AMY 升高。

2. 药物、毒物的影响 某些药物或者毒物常可作为酶的抑制剂而影响血清酶的活性。如有机磷、有机氯农药是血浆假胆碱酯酶和红细胞真胆碱酯酶的不可逆抑制剂,故临床上常应用胆碱酯酶来鉴别诊断患者为何种农药中毒,从而采取不同的治疗方案。

3. 胆道、胰管的导管堵塞 多种疾病中血清酶浓度升高的机制是多方面的,如急性胰腺炎和腮腺炎时,除细胞受损,AMY 释出增多外,分泌导管因炎症或其他原因而阻塞也是一个因素;胆道梗阻时,血浆 ALP 浓度升高主要是梗阻区附近肝细胞的合成增多,然而胆汁排泄障碍又促使增多的 ALP 进入肝血窦,反流入血加剧其增高;同样,胆道梗阻时血中胆盐浓度升高,可因去垢效应而将位于细胞膜上的 GGT 洗脱下来,致使血浆中该酶活性上升。

结合不同类型血清酶的来源、去路及其病理生理变化机制,可用图 7-8 来表示。

图中 k_1 代表酶分子由组织细胞释出进入组织间隙的速率;k_2 表示酶分子由组织细胞释出直接进入血液的速率,因为某些种类细胞(如肝血窦)直接与血液接触,不需经过组织间隙就直接进入血液,则血中酶变化不仅出现早而且明显;k_3 和 k_4 代表酶在组织间隙与血管内互相渗透的速率;k_5 代表部分酶经过

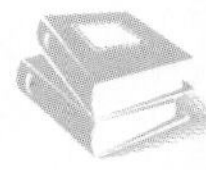

NOTE

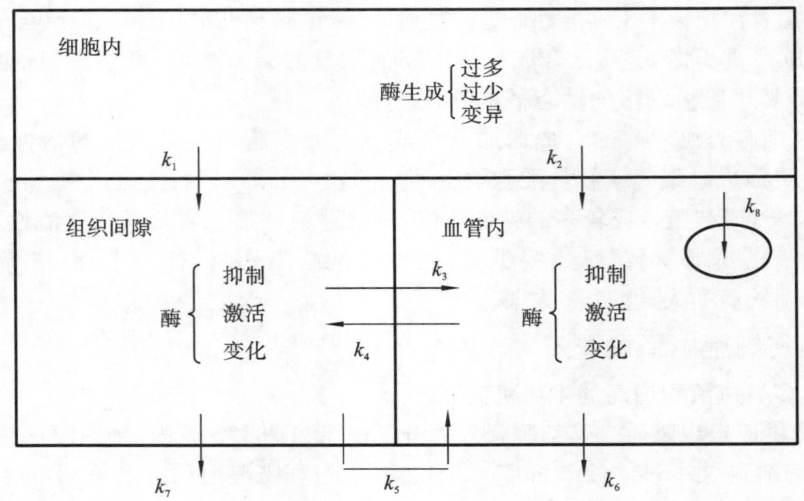

图 7-8 血清酶变化机制模式图

淋巴循环进入血液的速率，因为某些组织或器官中毛细血管壁很致密，导致一些酶需经由淋巴管才可进入血液；k_6、k_7分别代表酶在和血液中和组织间隙的清除速率；k_8则代表酶被肝细胞或网状内皮系统细胞降解的速率。

由图 7-8 可知，不同组织、器官中酶进入血液的途径不同，清除机制也有差异，所以不同疾病时，血清酶的变化多种多样。即使同一种疾病，因酶始终处于动态变化之中而表现出酶学检测结果的多样性。

三、影响血清酶的生理因素

由上述血清酶的变化机制可知，病理改变是影响血清酶变化的主要因素。此外，血清酶还受到生理变异的影响，包括性别、年龄、饮食、运动、妊娠甚至种族等多方面，都存在差异。因此，在解读血清酶检验结果时应予以全面考虑。

1. 性别 成年男女之间多数血清酶差异不大，但 CK、ALP 可能因男性肌肉较发达而高于女性，而 γ-GT 因受雌性激素抑制造成女性低于男性。

2. 年龄 因年龄而变化的酶最明显的例子是 ALP。如新生儿血浆 ALP 略高于成人，第一次骨骼发育旺盛期(1～5 岁)增至成人的 2～3 倍，然后逐渐下降，到第二次骨骼发育旺盛期(10～15 岁)时又明显升高，可达成人的 3～5 倍，20 岁后降至成人水平。因此，检验报告单上应该设置不同年龄段的参考范围。ACP、CK、ALD、LD 也有类似的情况。

3. 饮食 大多数血清酶受饮食的影响不大，测酶活性不一定非要空腹采血。但高脂、高糖饮食后 ALP 活性增高；而酗酒可诱导 γ-GT 升高，如未累及肝脏，戒酒后 γ-GT 会逐渐降至正常。禁食可导致血浆 AMY 活性降低。

4. 运动 剧烈运动可使血浆中如 CK、LD、ALD、AST、ALT 等肌肉组织富含酶活性增高，升高幅度与运动量、运动时间、运动频率及骨骼肌所含酶量有关。

5. 妊娠 妊娠时随着胎盘的形成、长大，胎盘组织可分泌一些酶进入母体血液，如耐热 ALP、LD、ALT 和 LAP 等，引起血浆中这些酶升高，妊娠后期更为明显。孕妇血浆 CK 往往偏低，但在分娩时因子宫肌肉剧烈收缩，可导致 CK 增高，且同工酶分析发现，CK-BB 也会增高。

6. 其他 有的血清酶与同工酶具有种族差异，例如美国黑人 G6PD 的缺陷和变异的发生率为 11%左右，中国广东人为 8.6%左右，而土耳其南部犹太人高达 60%。另外，一些酶活性还与体重、身体增长、体位改变、昼夜节律甚至家庭因素等有关。

四、酶学检测在临床上的应用

NOTE

临床上可根据酶浓度的变化来辅助诊断疾病，从上面血清酶变化的病理生理机制可知：若酶浓度变化由组织细胞坏死或细胞膜通透性变化引起，表示脏器或组织损伤；若由细胞合成增加所致，提示组织再生、修复、成骨或异位分泌，或提示有恶性肿瘤的可能；若为酶排泄障碍引起增高者说明有梗阻存在。临床医师应多从疾病出发，将酶测定结果和其他各种检查综合起来对病情进行判断。作为检验人员，有为临床提供咨询的义务，应该对常用血清酶及其临床应用价值有一个较为全面的了解。

由于酶广泛分布于全身各组织器官，在血浆中升高的机制也多种多样，并且同一酶增高可见于多种疾病，因此单凭某一酶的活性变化很难作出独立诊断。若同时测定一组性质不同的酶，比较各酶活性的变化，就能根据酶活性增高或降低的"谱型"作出诊断，此种同时检测一组酶，称为酶谱。目前临床常用的酶谱有如下几种。

（一）肝酶谱

肝酶谱主要用来判断有无肝实质细胞损伤、是否存在肝内外胆汁淤积、肝脏合成能力有无异常等病变。肝脏是人体含酶最丰富的器官，酶蛋白含量约占肝总蛋白含量的 2/3。但常用于临床诊断的血清酶不过 10 余种。临床常测的肝酶谱血清酶如下。

（1）反映肝实质细胞损伤的酶：ALT、AST、LDH。

（2）反映胆汁淤积的酶：ALP、GGT、5′-NT。

（3）反映肝实质细胞纤维化的酶：MAO、ADA。

（4）反映肝合成功能的酶：胆碱酯酶、凝血酶原、纤溶酶原。

（5）协助诊断肝癌的酶：AFU、GGT、PSA 等。

肝酶谱测定的临床意义综合分析如下。

肝脏是机体最主要的生物合成和解毒器官，肝病包括原发性实质细胞损伤、梗阻性疾病及二者的并发病。在肝实质性病变中，检测血清酶的活性变化是反映肝细胞损伤的敏感指标，也是最常用的实验，除 ALT 和 AST 外，反映肝细胞损伤的酶还有异柠檬酸脱氢酶（LCD）、谷氨酸脱氢酶（GLD）、醇脱氢酶（ADH）、山梨醇脱氢酶（SDH）和精氨酸代琥珀酸裂合酶（ASAL）等。这些酶主要存在于肝的细胞液中，为组织专一酶，其在肝胆疾病诊断的特异性方面超过 ALT 和 AST，但在阳性率和灵敏度方面多数不如 ALT 和 AST，故目前临床广为使用的仍多为 ALT 和 AST。

ALT 等酶位于细胞液中，易从细胞内释出，故灵敏度高，有早期诊断价值；有些酶如 AST_m 等为线粒体酶和膜结合酶，酶的活性高低可反映细胞损伤的程度；有些酶或同工酶有组织特异性，酶活性的改变，提示相应脏器的病变存在。通过这些酶的测定和其他肝功能实验组合，可辅助临床对各种肝病及病程作出诊断和鉴别诊断。临床上对肝病的诊断有多种肝功实验组合，常见的是 ALT、AST、ALP、GGT、总蛋白（TP）、白蛋白（ALB）和胆红素测定，在病变的早期可以观察到酶活性变化谱型的特征，随着病变的持续、肝细胞坏死增加，所有的酶谱逐渐趋向相似。观察疾病各个阶段酶活性的变化可以对疾病的发展变化及疗效预后作出正确的判断。

急性肝炎时，早期 AST 和 ALT 均明显升高，因肝 AST 含量大于 ALT 的 3 倍，但因 70%～80%的 AST 位于线粒体中，故 ALT 高于 AST，AST/ALT<1。若 AST 特别是 AST_m 持续升高，则提示肝损伤严重，预后不良。ALP 和 GGT 呈轻度和中度升高，升幅高低与胆汁淤积相关。GGT 是肝炎病程中最后恢复的酶学指标，若 GGT 显著升高，且持续不降则提示向慢性肝炎发展。LD 总活性升高，主要是 LD_5 明显升高，LD_4 不升高，$LD_5/LD_4>1$，是急性肝炎的又一特征。如 LD_5 持续不降或下降后又升高，亦提示向慢性肝炎发展。

黄疸型急性病毒性肝炎 ALT 在发病早期即迅速升高，可达参考区间上限的 50 倍以上，阳性率 100%，且发生于临床症状和黄疸出现之前，其总胆红素和直接胆红素可轻度或中度升高，其中直接胆红素占总胆红素的比例随病情的变化而改变。胆汁淤积病时总胆红素呈中度和高度升高，其中多以直接胆红素升高为主。同时 ALT 和 AST 一般仅轻度升高。

酒精性肝炎 ALT 和 AST 活性可低于急性肝炎，但高于其他肝病。酒精对肝细胞线粒体有特殊的损害作用，追踪测定 AST 及 AST_m 可判断肝细胞线粒体损伤的范围和类型。酒精可引起胆汁淤积，对肝合成 GGT 有诱导作用，还可损害富含 GGT 的微粒体，致使大量 GGT 释放入血，使血中 GGT 显著升

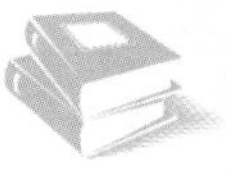
NOTE

高，监测GGT的活性变化也是观察酒精性肝损害的良好指标。

慢性肝炎各项酶活性的变化与其活动程度有关，一般将ALT、AST小于参考区间上限3倍时定为轻度活动，在3～10倍之间为中度活动，大于10倍为重度活动。多数病例AST/ALT≤1。慢性肝炎活动期ADA和GGT均可升高，随病情好转而下降。若GGT持续升高，提示病情恶化，同时伴有MAO活性升高，则提示已肝硬化。若LDH活性明显升高时，应考虑并发原发性肝癌的可能。

肝硬化时AST和ALT可正常或轻度升高，AST/ALT>1。AST和ALT升高的幅度反映肝细胞坏死的情况，ALP和GGT升高提示为肝硬化活动期或有胆汁淤积。MAO升高，反映胶原纤维合成增加。若GGT和ADA显著升高，常提示有癌变的可能。

原发性肝癌时AST和ALT可正常或轻度升高，AST/ALT>1。原发性肝癌和肝内胆汁淤积时，ALP总活性升高，其中以ALP_2为主，ALP_1甚微，而继发性肝癌和肝外阻塞性黄疸时，ALP_1阳性率很高，常伴有ALP_2的增高。此点有助于鉴别诊断。原发性和继发性肝癌时5′-NT明显升高，而GGT常呈中度和高度升高，其活性的高低与病灶多少，范围大小，进展情况密切相关。有学者研究发现，同时测定GGT、ALP和ALT的活性，求出(GGT+ALP)/ALT的比值。则原发性和继发性肝癌的比值均大于2，而良性的肝、胆、胰疾病比值均小于1。此点有确切的鉴别价值。但是无论5′-NT还是GGT，作为独立的肝癌标志物的话，其特异性并不高。如果联合检测甲胎蛋白(AFP)或α-L-岩藻糖苷酶(AFU)，其诊断的特异性高达99%以上。

（二）心肌酶谱

传统的心肌酶谱由CK、CK-MB、LD、α-羟丁酸脱氢酶(HBDH)和AST组成，我国大部分临床实验室沿用至今。近年来有学者建议将LD、HBDH和AST从心肌酶谱中去除，代之以CK-MB亚型和CK-MM亚型，因为应用循证检验医学的原则对这三种酶进行评价，无论临床灵敏度、临床特异性、阳性预告值、阴性预告值还是符合率都不如CK-MB亚型和CK-MM亚型理想。尤其是20世纪90年代心肌肌钙蛋白、肌红蛋白开始作为心肌损伤标志物以来，传统的心肌酶谱对AMI的早期诊断价值面临巨大挑战。

心肌酶谱测定的临床意义综合分析如下。

肌酸激酶(CK)、肌酸激酶同工酶(CK-MB)、谷草转氨酶(AST)、乳酸脱氢酶(LDH)及α-羟丁酸脱氢酶(HBDH)等酶共同构成了心肌酶谱，临床上主要用于急性心肌梗死(AMI)和其他心脏疾病的诊断与鉴别诊断，当患者突发AMI时，在心脏缺血及坏死过程中，由于细胞肿胀，多种酶蛋白及其分解产物大量释放入血，血中有关酶的活性变化可反映心肌坏死的演变过程。基础医学研究提示，在心肌局部缺血4～6 h，心肌细胞即开始坏死，从而明确了心肌梗死的治疗的有效时间，即应在临床症状发生后4～6 h内重建冠脉血运，可挽救部分缺血心肌。对早期心肌梗死的患者进行静脉溶栓已成为常规的治疗手段，但其前提是早期诊断。目前一般实验室开展的CK、CK-MB等检测项目，要在梗死发生后3～8 h才能出现有诊断意义的改变，相对而言出现太晚，敏感度不尽人意。为此，近年来人们对AMI的早期诊断做了大量研究，一些较敏感的检测项目的推出，如肌红蛋白(Mb)、肌钙蛋白I、肌钙蛋白T、肌球蛋白轻链、CK-MM及CK-MB亚型的测定，可明显提高AMI早期诊断的敏感度，目前这些检验项目逐渐得到普及。

当患者突发AMI时，由于心肌缺血，离子泵功能障碍，首先从心肌中释放出的是K^+和磷酸根等无机离子，1 h左右即达高峰，以后迅速下降，继而是一些小分子物质，如缺氧后的代谢产物乳酸、腺嘌呤核苷等，在2～3 h达高峰后也很快下降。肌红蛋白约在心肌梗死后2 h开始升高，6～9 h即达高峰，而酶蛋白等大分子物质在3～8 h后才进入血液，并逐渐增至高峰。因此，血浆中酶活性的增高通常有一个延缓期，即从发生心肌梗死到可以测出酶的活性变化开始的时间。其长短取决于梗死区面积的大小，酶从受损心肌释出的速度以及酶在血液中释放和破坏的程度等因素，CK-MB的延缓期较短，为3～8 h，CK为4～8 h，AST为4～10 h，LD及HBDH为6～12 h，各酶均在一定时间后达峰值，上升较快的酶其维持增高的时间较短，上升较慢的酶维持增高的时间较长。

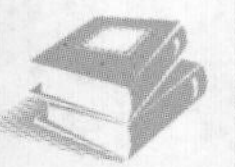

NOTE

在上述心肌酶谱中，以CK及CK-MB的脏器特异性较高。但一些非心肌梗死疾病，如肌肉疾病、中毒性休克、脑血管意外、急性酒精或一氧化碳中毒等疾病也可有 CK 及 CK-MB 的升高，其中除肌肉疾病酶活性升幅较高外，其他多为轻度升高，特别是 CK-MB 占总 CK 的百分比多低于 10%，而心肌梗死时，CK 总活性及 CK-MB 为中度和高度升高，CK-MB 占 CK 总活性的百分比多大于 10%(CK-MB 占总 CK 的百分比因方法不同而差别很大)。由于含有较多肌红蛋白的红肌(如腓肠肌)也含有相当量的 CK-MB，在骨骼肌疾病时，CK 的同工酶谱可能发生变化，趋向胚胎型，使 CK-BB 型和 CK-MB 型相对增多，所以在骨骼肌疾病时，如进行性肌营养不良症、多发性肌炎等多数患者可有血浆 CK 及 CK-MB 的明显升高，CK-MB 占总 CK 的百分比可达 20%，但在临床上心肌梗死与骨骼肌疾病并不难鉴别，骨骼肌疾病时 CK 的升高幅度与心电图异常改变无关。只有在缺乏临床症状的亚临床型骨骼肌疾病患者有心肌梗死发作时，会对诊断带来一定困难。同时测定 CK 和 AST 的比值有助于肌肉疾病和心肌梗死的鉴别诊断。骨骼肌中 CK 较心肌高 4 倍，而 AST 较心肌低约 1 倍，所以在骨骼肌疾病时，血浆 CK/AST 比值较高，而心肌梗死时比值较低。

心肌梗死以外的心脏疾病，如心肌炎、心包炎、心绞痛、持续性心律不齐和充血性心力衰竭等，有时也可有 CK、CK-MB 等血清酶的轻度升高，但其阳性率及升幅均较低。其升高机制可能是因心肌细胞膜通透性增加，而不一定伴有心肌坏死。在上述非心肌梗死的心脏疾病中以急性病毒性或风湿性心肌炎较为多见，患者血清酶变化的特点是 CK、AST 和 LDH 几乎是同时升降，其升幅较心肌梗死小，而 AMI 时，首先是 CK-MB 和 CK 升高，AST 和 LDH 活性落后于 CK 且下降也迟。此点可资鉴别。

AMI 时患者血浆 AST 呈轻度和中度升高，而 ALT 可正常或轻度升高，AST/ALT 的值明显增大。同时测定 AST 的同工酶 AST_m 对 AMI 的推测预后有一定意义，其活性变化与心肌梗死并发心力衰竭的发生率和死亡率有正比关系。

LD 同工酶中以 LDH_1 在心肌中含量最高，当心肌梗死时释放出大量 LDH_1，其量超过 LDH_2，使 LDH_1/LDH_2 比值升高。健康人 $LDH_1 < LDH_2$，其比值为 0.48～0.74，而心肌梗死时 95% 的病例比值大于 1，经心电图确诊的病例，其比值均大于 0.76，阳性率为 100%，特异性为 90.5%。除恶性贫血和肾梗死外，其他疾病的 LDH 同工酶谱明显与心肌梗死不同，可用于鉴别诊断。如临床上肺梗死易与心肌梗死混淆，但肺梗死是以 LDH_3 增高为主，其 LDH_1/LDH_2 的值 <0.76，且 CK-MB 一般不升高，如心肌梗死兼有 LDH_1 和 LDH_5 上升，多提示心源性休克或心力衰竭而引起继发性肝损害，是预后不良的指征。恶性贫血和肾梗死可通过临床症状和其他检查加以鉴别。

(三) 胰酶谱

胰酶谱主要用于急性胰腺炎的诊断和鉴别诊断。急性胰腺炎是临床急腹症中发作凶险疾病之一，因而早期、快速的诊断意义重大。实验室胰酶谱分析(淀粉酶、脂肪酶等)在急性胰腺炎诊断中起重要作用。

(四) 肌酶谱

肌酶谱主要用于对骨骼肌疾病的诊断和病情判断，CK、LD 和 AST 最为常用，如果加上 CK-MM 则更为理想。

CK 极度升高(>3000U/L)主要见于全身疾病，特别是肌肉疾病。如进行性肌萎缩时可见 CK 显著升高。病毒、细菌、寄生虫感染引起的肌肉感染性疾病(如心肌炎、皮肌炎等)，都能引起 CK 升高。而神经疾病引起的肌萎缩，CK 活性一般正常。

(五) 肿瘤酶谱

α-L-岩藻糖苷酶(AFU)、AMY 及其同工酶、LPS、ALP 及其同工酶、GGT 及其同工酶、ACP 及其同工酶，相对具有器官特异性，可作为肿瘤酶谱来进行辅助诊断等。

肿瘤发生时，机体酶的活性常会发生较大的变化，这是因为：①肿瘤细胞或组织本身诱导其他细胞或组织产生异常含量的酶；②肿瘤细胞代谢旺盛，细胞通透性增加，使得肿瘤细胞内的酶进入血液；③肿瘤使得某些器官功能出现障碍，从而导致各种酶的灭活及排泄障碍；④肿瘤组织压迫某些空腔而使得某些通过这些空腔排出的酶反流而进入血液。

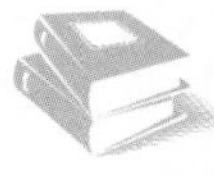
NOTE

因此,肿瘤发生时酶类的具体变化:与分化功能相关的同工酶活性降低或消失;与细胞增殖功能相关的同工酶活性增高,其中尤其明显的是某些成年型同工酶减少而出现一些胚胎同工酶和异位酶;肿瘤细胞快速增殖时,往往导致缺氧,糖酵解相关酶如己糖激酶、葡萄糖异构酶、醛缩酶、乳酸脱氢酶均较正常糖有氧氧化时升高等。表 7-7 为临床常用酶类肿瘤标志物。

表 7-7　临床常用酶类肿瘤标志物

名　称	相关肿瘤
醛缩酶(ALD)	肝
碱性磷酸酶(ALP)	骨、肝、白血病、肉瘤
淀粉酶(AMY)	胰腺、卵巢
谷胱甘肽转移酶(GST)	肝、胃、结肠
肌酸激酶(CK)	前列腺、肺、结肠、卵巢、乳腺
γ-谷氨酰转移酶(γ-GT)	肝
乳酸脱氢酶(LDH)	肝、淋巴瘤、白血病
神经元特异性烯醇化酶(NSE)	肺(小细胞)、神经母细胞瘤、类癌、黑色素瘤、嗜铬细胞瘤
5′-核苷酸酶(5′-NT)	肝
α-L-岩藻糖苷酶(α-FU)	肝
核糖核酸酶	卵巢、肺、乳腺
前列腺特异性抗原(PSA)	前列腺

综上所述,血清酶已成为临床多种疾病的诊断、疗效判断和预后评估的必然检测项目(表 7-8)。与其他指标相比,酶具有更高的诊断灵敏度和特异性,临床酶学领域发展迅猛,应用前景广阔。

表 7-8　部分疾病时血清酶水平的改变

血清酶	酶水平的改变							
	病毒性肝炎	胆管阻塞	肌营养障碍	急性心肌梗死	急性胰腺炎	肿瘤转移到		其　他
						肝	骨	
ChE	↓↓	—或↓	—	—	—	↓↓	—	有机磷化合物中毒
ALT	↑↑↑	↑	—或↑	—或↑	—	↑	—	
AST	↑↑↑	↑	↑	↑↑	—	↑↑	—	
ALP	↑	↑↑↑	—	—	—	↑↑	↑↑↑	骨疾病,骨折
ACP	—	—	—	—	—	—	—或↑	前列腺癌
LD	↑	↑	↑↑	↑↑	—	↑↑↑	—或↑	巨幼红细胞性贫血
CK	—	—	↑↑↑	↑↑	—	—	—	
LPS	—	—	—	—	↑↑↑	—	—	小肠穿孔
AMY	—	—	—	—	↑↑↑	—	—	
GGT	↑	↑↑↑	—	—	—	↑↑	—	

注:↑,酶活性增高;↓,酶活性降低;—,酶活性无变化。

第五节　同工酶检测

同工酶是同一种属中由不同基因或等位基因所编码的多肽链单体、纯聚体或杂化体,具有相同的催化功能,但其分子组成、空间构象、理化性质、生物学性质以及器官分布和细胞内定位不同。由于不同组

NOTE

织中同一种酶的各型同工酶含量分布不同，当病变时，进入血液的同工酶类型也不一样，因此可以利用测定血浆中某型同工酶活性来取代测定酶的总活性，从而显著提高血清酶测定在反映组织病变上的特异性。同工酶从基因角度分为四类：单基因决定的同工酶；复等位基因同工酶；多基因同工酶和修饰的同工酶。

同工酶亚型是指基因在编码过程中由于翻译后修饰的差异形成的多种形式的一类酶，往往是在基因编码产物从细胞释入血浆时因肽酶作用降解而形成。

一、同工酶及其亚型检测的临床意义

因同工酶较总酶具有器官特异性、组织特异性和细胞特异性，所以可以较为准确地反映病变器官、组织和细胞的种类及其功能损伤程度，以目前临床应用最多的 CK 和 LD 同工酶，CK 大量存在于三种肌肉组织中，单独总 CK 升高很难判断。CK 升高的组织来源：骨骼肌中主要为 CK-MM，平滑肌中为 CK-BB，心肌中虽然大多数仍是 CK-MM，但却含有 14%～40%的其他两种肌组织中没有或仅含少量的 CK-MB，这样只要能测 CK 同工酶，根据同工酶变化，不难判断出释放 CK 的器官和组织。

LD 虽然几乎存在于全身各种细胞中，但其五种同工酶在体内分布情况并不相同。如 LD_1 主要存在于心肌和红细胞中，LD_5 则主要存在于肝脏和骨骼肌中，正常血浆中同工酶分布为 $LD_2 > LD_1 > LD_3 > LD_4 > LD_5$，这样虽然心脏和肝的多种疾病都能引起总 LD 升高，但对血浆 LD 同工酶影响却大不相同。如 AMI 时，LD_1 明显增高以致 $LD_1 > LD_2$，肝病时将出现 $LD_5 > LD_4$，AMI 患者在 $LD_1 > LD_2$ 基础上，又同时出现 $LD_5 > LD_4$，可怀疑是否有右心衰竭，引起肝淤血。

有些酶的同工酶与上述情况不同，只是细胞内定位不同，临床上有诊断意义的主要是线粒体同工酶，线粒体中有一些酶在结构和性质上往往与细胞质中同工酶有明显差异，临床应用较多的是线粒体 AST。轻度病变时，由于线粒体有两层致密的膜，此同工酶很难进入血浆，但在细胞坏死病变时，血浆中线粒体同工酶常明显升高。近年来发现 ALT 也存在两种同工酶，肝脏疾病时 ALT 经常升高，ALT 同工酶测定应该对肝病预后判断有一定价值。

总之，随着科学技术的发展，同工酶的检测方法趋于简单化、自动化、标准化，同工酶对于疾病的诊断与鉴别诊断、疗效观察和预后判断价值越来越受到重视。目前研究较为成熟，且得到临床应用的人体中几种比较重要的同工酶见表 7-9。

表 7-9 人体中几种比较重要的同工酶

酶	同工酶种类	相关疾病
CK	CK-BB、CK-MB、CK-MM	心梗、肌病、颅脑损伤、肿瘤
LD	LD_1、LD_2、LD_3、LD_4、LD_5	心梗、肌病、肺梗死、肝病、肿瘤
ALP	肝、小肠、骨、胎盘、肾	肝胆疾病、骨病、妊娠、肿瘤、结肠炎
ACP	红细胞、前列腺、溶酶体	前列腺癌、血液病、骨肿瘤
γ-GT	γ-GT_1、γ-GT_2、γ-GT_3、γ-GT_4	肝病、梗阻性黄疸
AMY	P-AMY(P_1,P_2,P_3)，S-AMY(S_1,S_2,S_3,S_4)	急、慢性胰腺炎，腮腺炎
ALT	ALT_s、ALT_m	肝病、心梗
AST	AST_s、AST_m	心梗、肝病
GP	GP-BB、GP-LL、GP-MM	心梗、脑损伤、肾病、肌病
GST	GST_1、GST_2、GST_3、GST_4、GST_5	肺癌、肝炎
ALD	ALD-A、ALD-B、ALD-C	肝炎、肝癌、神经细胞瘤
NAG	NAG-A、NAG-B、NAG-I	肝病、肾病

二、同工酶的检测方法

随着对同工酶的研究越来越深入和具体，科学家们根据同工酶理化性质及免疫学性质的不同，陆续

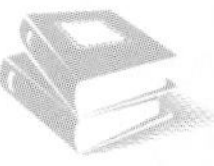

NOTE

发明了多种同工酶的检测方法。

1. 电泳法 为最早、应用最广泛的方法。基于同工酶分子量大小、等电点的不同，造成电泳迁移率的差异而进行分离鉴定。最早应用的是醋酸纤维素薄膜电泳(ACE)，之后琼脂糖凝胶电泳(AGE)、聚丙烯酰胺凝胶电泳(PAGE)、等电聚焦电泳等技术相继涌现。目前毛细管电泳技术以分辨率高、灵敏度高、所用样品少、电泳时间短且自动化程度高等特点而在临床实验室得到广泛应用。通过电泳法研究最早的同工酶是 LD，发现 LD 是由 H、M 两种不同的亚基构成的四聚体，分别形成 $LD_1(H_4)$、$LD_2(H_3M)$、$LD_3(H_2M_2)$、$LD_4(HM_3)$、$LD_5(M_4)$(图 7-9)。因为 H 亚基含酸性氨基酸比 M 亚基多，在 pH 8.6 的碱性缓冲液中带负电荷多，电泳速度比 M 亚基快，故电泳时会出现 5 条区带。图 7-10 为正常和不同疾病时血浆 LD 同工酶的 AGE 分离扫描图谱。

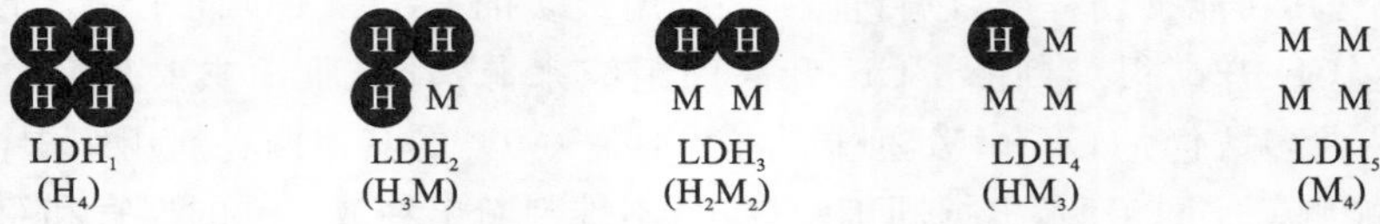

图 7-9 乳酸脱氢酶同工酶结构示意图

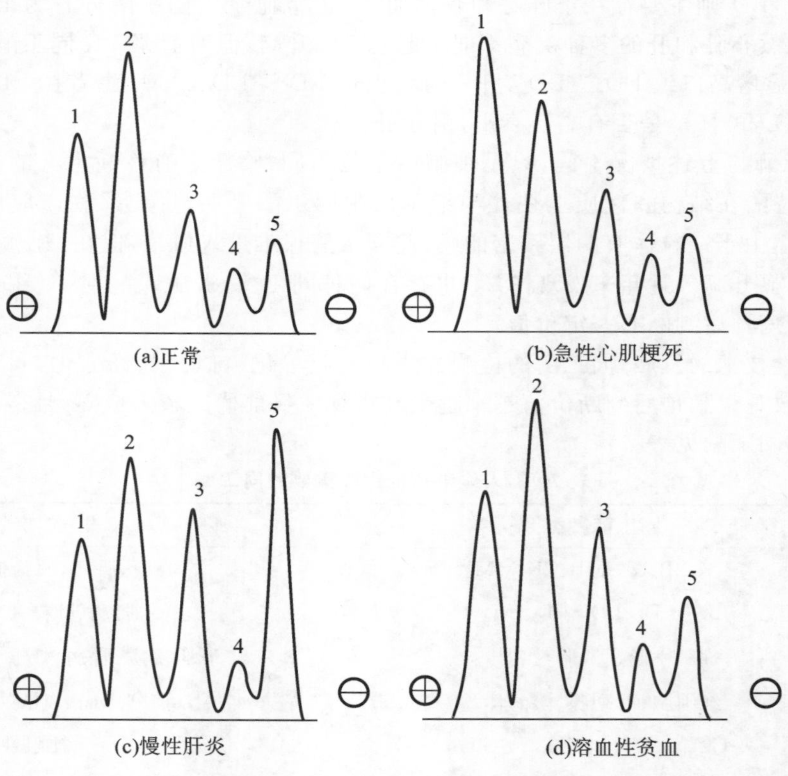

图 7-10 正常和几种病理状况时血浆 LD 同工酶分离扫描图谱

用电泳法进行同工酶分析时，若显示的区带与同工酶数不一致时，要考虑有巨分子酶的存在。巨分子酶指的是酶分子与免疫球蛋白、脂蛋白或其他蛋白质结合形式的酶。巨分子酶常常会引起检测结果的混乱，导致电泳图谱的异常，引起结果的误报(图 7-11)。

2. 动力学分析法 包括特异底物分析法、抑制剂分析法等。临床应用最广泛的 CK-MB 活性测定就是首先通过特异性抑制剂抑制 M 亚基的活性，然后测定 B 亚基的活性，结果乘以 2 即代表 CK-MB 的活性。

3. 层析法 离子交换层析和亲和层析常用于同工酶的分离提纯与制备。因其操作复杂，不适合自动化分析而在临床实验室应用较少，多用于科研院所。

4. 按照米氏常数(K_m)的不同 对于同一底物，同工酶往往有不同的 K_m。如以 L-天冬氨酸作底物

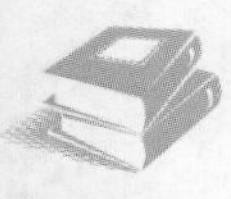

NOTE

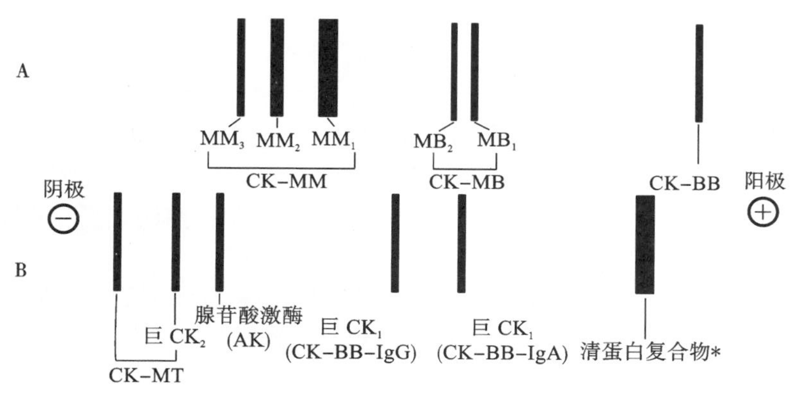

图 7-11　正常和病理状况时琼脂糖凝胶电泳分析血浆 CK 同工酶可能出现的酶带

注：* 表示清蛋白与内源性荧光物质形成的复合物。

时，细胞质 AST_s 的 K_m 值为 5.07 mmol/L，线粒体 AST_m 的 K_m 值为 0.7 mmol/L，两者差别很大，据此可通过测定 K_m 值加以鉴定。

5. 按照免疫学性质的不同　同工酶的抗原性存在差异，将其分离提纯后免疫动物，制备抗血清，进而可通过免疫沉淀法或免疫抑制法进行同工酶分析。还可通过此方法测定同工酶的质量。

6. 按照最适 pH 值的不同　如果同工酶之间最适 pH 值差别较大，可通过改变缓冲液的 pH 值加以鉴定。如 AST 的最适 pH 值为 7.4，将 pH 值调至 6.5 时，AST_s 的活性明显降低，而 AST_m 的活性无明显改变。

7. 按照耐热性的不同　同工酶之间可表现为不同的耐热性，可通过改变温度的方法加以鉴定分析。如在 ALP 同工酶中，ALP_4 耐热而其他同工酶不耐热，将温度升高到 56 ℃保持 15 min，其他同工酶被灭活，ALP_4 仍有足够活性，此时测定的就是 ALP_4 的活性。

8. 蛋白酶水解法等　常用同工酶(或亚型)的分析方法汇总见表 7-10。

表 7-10　常用同工酶(或亚型)的分析方法

方　　法	同工酶(或亚型)的性质差异	同工酶、亚型
电泳法(区带电泳、等电聚焦电泳)	电荷不同	所有同工酶
层析法(离子交换层析、亲和层析)	电荷不同，生物学性质不同	CK、LD、ALP
免疫分析法	免疫学性质不同	
免疫抑制法	特异性抗体反应不同	CK、LD、ACP
免疫化学测定法(RIA、EIA、FIA、CLIA)	特异性抗体反应不同	CK、LD、ACP、ALP、AMY
动力学分析法		
底物特异性分析法	底物 K_m、亲和力不同	CK、LD(α-羟丁酸)、ACP
抑制剂分析法	对小分子量的抑制剂的特异性抑制不同	LD(草酸)、ACP(L-酒石酸)、ALP(尿素和 L-苯丙氨酸)、ChE(氯和可卡因)
pH 值分析法	最适 pH 值不同	AST
热失活分析法	热稳定性不同	ALP

第六节　临床常用诊断酶的测定方法

临床常用的诊断酶及其同工酶有数十种，本节只列举其中最常见的几种，其余见具体各器官章节，

其同工酶的测定见上节内容。

一、丙氨酸氨基转移酶

丙氨酸氨基转移酶（alanine aminotransferase，ALT）也称谷丙转氨酶（glutamic-pyruvic transaminase GPT），在机体各组织中的相对含量为肝＞肾＞心＞骨骼肌，作为肝实质细胞损伤的重要指标，测定方法主要有手工操作的改良赖氏法（定时法）和自动分析的酶偶联连续监测法。

【测定原理】

（1）改良赖氏法：血清中的ALT催化基质缓冲液中的L-丙氨酸和α-酮戊二酸反应，生成丙酮酸和L-谷氨酸；丙酮酸与2,4-二硝基苯肼作用生成苯腙，在碱性条件下呈红棕色。

$$\text{L-丙氨酸}+\alpha\text{-酮戊二酸}\xleftrightarrow{\text{ALT}}\text{丙酮酸}+\text{L-谷氨酸}$$

$$\text{丙酮酸}+2,4\text{-二硝基苯肼}\xrightarrow{\text{碱性条件下}}2,4\text{-二硝基苯腙（红棕色，}\lambda=505\ \text{nm）}$$

（2）连续监测法：第一步反应与改良赖氏法相同，LD作为指示酶催化丙酮酸还原为乳酸，同时将NADH氧化为NAD^+，在340 nm处监测吸光度的下降速率。

$$\text{L-丙氨酸}+\alpha\text{-酮戊二酸}\xleftrightarrow{\text{ALT}}\text{丙酮酸}+\text{L-谷氨酸}$$

$$\text{丙酮酸}+\text{NADH}+\text{H}^+\xleftrightarrow{\text{LD}}\text{乳酸}+\text{NAD}^+$$

【方法学评价】

改良赖氏法作为经典方法广泛应用于20世纪后期，但由于并非酶促反应的“零级反应期”，且α-酮戊二酸同样能与2,4-二硝基苯肼发生颜色反应，影响因素多，操作烦琐，目前只适用于没有自动化仪器的基层实验室。

连续监测法为目前IFCC推荐的参考方法，操作简便，准确度好，CV值比赖氏法小；试剂有加或不加磷酸吡哆醛两类，参考范围有区别；此法有两个副反应，一是血清中存在的α-酮酸（如丙酮酸），二是血清谷氨酸脱氢酶活性高且有氨存在时，均会消耗NADH，导致结果偏高。

二、天冬氨酸氨基转移酶

天冬氨酸氨基转移酶（aspartate aminotransferase，AST）也称谷草转氨酶（glutamic-oxaloacetic transaminase GOT），在机体各组织中的相对含量为心＞肝＞骨骼肌＞肾，是反映心肌和肝细胞损伤的重要指标。测定方法主要有手工操作的改良赖氏法（定时法）和自动分析的酶偶联连续监测法。

【测定原理】

（1）改良赖氏法：血清中的AST催化基质缓冲液中的L-天冬氨酸和α-酮戊二酸反应，生成草酰乙酸和L-谷氨酸；草酰乙酸脱羧为丙酮酸，丙酮酸与2,4-二硝基苯肼作用生成苯腙，在碱性条件下呈红棕色。

$$\text{L-天冬氨酸}+\alpha\text{-酮戊二酸}\xleftrightarrow{\text{AST}}\text{草酰乙酸}+\text{L-谷氨酸}$$

草酰乙酸脱羧生成丙酮酸

$$\text{丙酮酸}+2,4\text{-二硝基苯肼}\xrightarrow{\text{碱性条件下}}2,4\text{-二硝基苯腙（红棕色，}\lambda=505\ \text{nm）}$$

（2）连续监测法：第一步反应与改良赖氏法相同，苹果酸脱氢酶作为指示酶催化草酰乙酸还原为苹果酸，同时将NADH氧化为NAD^+，在340 nm处监测吸光度的下降速率。

$$\text{L-天冬氨酸}+\alpha\text{-酮戊二酸}\xleftrightarrow{\text{AST}}\text{草酰乙酸}+\text{L-谷氨酸}$$

$$\text{草酰乙酸}+\text{NADH}+\text{H}^+\xleftrightarrow{\text{MDH}}\text{L-苹果酸}+\text{NAD}^+$$

【方法学评价】

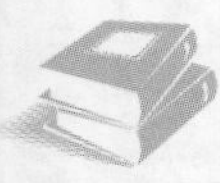

NOTE

改良赖氏法同ALT。连续监测法为目前IFCC推荐的参考方法，与ALT基本相同；不同点有：由于中间物质草酰乙酸不稳定，易脱羧为丙酮酸，故试剂中加入LD作为辅助酶，实质上是两个指示酶；为了减少血清中丙酮酸的干扰，参数设置中预孵育期要比 ALT 法长。

三、肌酸激酶

肌酸激酶(creatine kinase，CK)广泛分布于机体细胞的胞质和线粒体中，催化高能磷酸键在肌酸和 ATP 之间的转换。在 pH 中性条件下，磷酸肌酸和 ADP 逆向生成肌酸和 ATP 的速率为正向反应的 6 倍，为肌肉收缩时直接提供能量。

【测定原理】

目前临床实验室广泛使用的是酶偶联的连续监测法，以磷酸肌酸和 ADP 作为底物进行逆向反应，以肌酸激酶(HK)作为辅助酶，6-磷酸葡萄糖脱氢酶(G6PD)作为指示酶，测定 NADPH 在 340 nm 处吸光度的上升速率，与 CK 的活性成正比。

$$\text{磷酸肌酸}+\text{ADP}\xleftrightarrow{\text{CK}}\text{肌酸}+\text{ATP}$$

$$\text{ATP}+\text{葡萄糖}\xrightarrow{\text{HK}}\text{ADP}+\text{6-磷酸葡萄糖}$$

$$\text{6-磷酸葡萄糖}+\text{NADP}^{+}\xrightarrow{\text{G6PD}}\text{6-磷酸葡萄糖酸盐}+\text{NADPH}+\text{H}^{+}$$

【方法学评价】

连续监测法是 IFCC 推荐的参考方法。CK 是巯基酶，常用 N-乙酰半胱氨酸(NAC)、谷胱甘肽和巯基乙醇作激活剂。同时加入 EDTA 络合 Ca^{+}，防止 NAC 被二价离子催化发生氧化，保证反应体系的稳定性。另外，溶血可导致测定结果假性增高，由红细胞中大量的腺苷酸激酶(adenylate kinase，AK)所致，可在试剂中加入 AK 抑制剂消除干扰。

四、乳酸脱氢酶

乳酸脱氢酶(lactate dehydrogenase，LD)是参与糖无氧氧化和糖异生的重要酶，几乎存在于所有体细胞中，但其同工酶在组织器官中的分布有差异，具有临床诊断价值。

【测定原理】

目前临床有两种连续监测法测 LD 的活性，两种方法分别利用乳酸氧化为丙酮酸的正向反应(L→P 法)和其逆反应(P→L 法)，测定 NADH 在 340 nm 处吸光度的上升和下降速率，与 LD 的活性成正比。

$$\text{L-乳酸}+\text{NAD}^{+}\underset{\text{pH 7.4}\sim\text{7.8}}{\overset{\text{pH 8.8}\sim\text{9.8}}{\rightleftharpoons}}\text{丙酮酸}+\text{NADH}+\text{H}^{+}$$

【方法学评价】

总酶测定的两种方法方向相反，测定结果差异很大，参考区间不同。其中 L→P 法为 IFCC 和我国检验学会的推荐方法。其优点：作为试剂成分的乳酸和 NAD^{+} 比逆向的丙酮酸和 NADH 稳定；NAD^{+} 比 NADH 含抑制 LD 的杂质少；乳酸比丙酮酸对 LD 的抑制作用小；重复性好，线性期较长，线性范围较宽。缺点是需要的底物浓度较高，反应速度较慢。

P→L 法的优点：NADH 用量少，试剂成本低，反应速度快。缺点：丙酮酸和 NADH 的稳定性差；底物丙酮酸的抑制作用较大；NADH 的来源、纯度不同，对酶促反应速度有明显影响；逆向反应的抑制剂种类多，如草酸盐、尿素等。

LD 的测定严禁溶血。各同工酶对温度的敏感性不同，LD_4 和 LD_5 对冷冻很敏感，血清如果在 −20 ℃过夜，活性会完全丧失。

五、碱性磷酸酶

碱性磷酸酶(alkaline phosphatase，ALP)是一组磷酸单酯水解酶，最适 pH 值为 10.0 左右，广泛分布于人体肝脏、骨骼、肠、肾和胎盘等组织，分为六种同工酶。总 ALP 活性测定方法包括传统的金氏比色法和目前广泛使用的连续监测法。

【测定原理】 (连续监测法)

ALP 在 pH 为 10.0 的条件下，以磷酸对硝基苯酚(4-NPP)为底物，以 2-氨基-2-甲基-1，3-丙醇

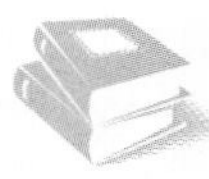

NOTE

(AMP)或二乙醇胺(DEA)为磷酸受体(激活型缓冲液),生成游离的对硝基苯酚(4-NP)。4-NP 在碱性条件下变为醌式结构,呈较深的黄色,在 405 nm 处测定吸光度的变化速率,进而检测 ALP 的活性。

【方法学评价】

连续监测法的区别在于试剂中激活型缓冲液不同,用 AMP 作为缓冲液比碳酸盐缓冲液测得的活性高 2～6 倍,DEA 的激活作用比 AMP 更高。另外还有使用 N-甲基-D-葡萄糖胺(MEG)活性缓冲液的方法。使用不同的缓冲液对应有不同的参考区间,国内使用的缓冲液均为 IFCC 推荐的 AMP。

Mg^{2+}、Mn^{2+} 为 ALP 的激活剂,EDTA、草酸盐、磷酸盐、硼酸盐和氰化物对 ALP 有抑制作用。临床检测时应注意:避免标本溶血,使用合适的抗凝剂;室温和冰箱储存均可使酶活性增高,因此标本采集后应及时测定;饮食对 ALP 测定有一定影响,高脂高糖饮食使结果增高,高蛋白饮食使结果降低。

(宫心鹏)

案例分析

患者,男,49 岁,因“反复身目黄染 2 年,加重伴腹胀 1 月”入院。患者 2 年前曾按“慢性乙型病毒性肝炎”治疗,起病以来体重下降 5 kg。余病史无特殊。

体格检查:T 37.8 ℃;R 20 分;BP 135/70 mmHg;P 92 次/分。发育正常,营养不良,面色黝黯,神清,查体合作。皮肤、巩膜中度黄染;面部、颈部、双上肢见多个蜘蛛痣,肝掌。双下肢呈中度凹陷性水肿。腹部膨隆呈蛙腹,全腹软,无压痛及反跳痛;肝脾触诊不满意。心肺无明显异常。

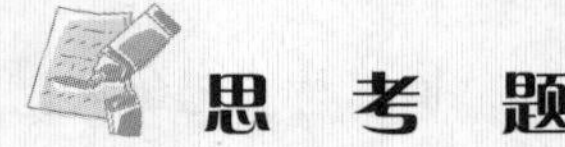

思考题

(1) 针对案例中患者病史和体格检查结果,生化检查应测定哪些酶学指标?解释设计依据、临床意义及可能出现的结果。

(2) 上题设计的酶学检测项目主要采用什么测定方法?

(3) 酶偶联法测定酶活性和代谢物浓度在方法设计上有何异同点?为什么?

(4) 酶活性测定和质量测定各有何优缺点?你认为两者的结果一定一致吗?为什么?

(5) 临床采用免疫抑制法测定 CK-MB 活性,你认为其缺点是什么?用何方法可避免?

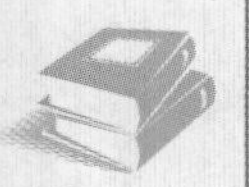

NOTE

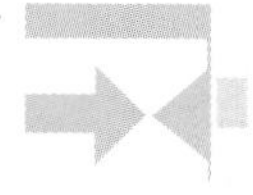

第八章 蛋白质及含氮化合物的生物化学检验

扫码看 PPT

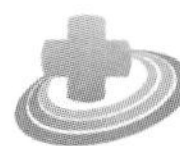

学习目标

掌握：血浆中几种重要蛋白质的性质及其临床应用；血浆总蛋白、白蛋白、蛋白电泳的检测方法。

熟悉：血浆蛋白质的种类及生理功能；遗传性和继发性氨基酸代谢紊乱的概念；血清蛋白质电泳组分的临床分析。

了解：个别氨基酸的测定；氨基酸的检测方法。

病例导入

患者，男，54岁，建筑工人，在施工过程中突然发生一阵呕血，被送往医院。诉近年来体力下降较明显，易疲乏。查体：瘦削，脸色灰暗，肝掌征(+)，腹部膨胀，足部轻度水肿，巩膜轻度黄染，肝肋下未及，脾左肋下2 cm，移动性浊音(+)。有酗酒既往史。

生化检查：ALT 58 U/L，AST 128 U/L，Alb 28 g/L，TP 48 g/L，TB 56 μmol/L，DB 24 μmol/L，WBC 3.2×10^{9}/L，RBC 3.6×10^{12}/L，Hb 124 g/L，PLT 72×10^{9}/L，AFP 102 ng/L。

作为生物体内重要的生物大分子之一，蛋白质(protein)是生命活动的主要载体和功能执行者。很多疾病状况下都会发生体液蛋白质的代谢紊乱，从而导致各种体液中蛋白质的种类和含量发生变化。因而可对其进行分析并用于诊断疾病和监测病情等。本章重点介绍血浆蛋白质的代谢紊乱及检验方法。氨基酸代谢紊乱以遗传性为主，对其诊断主要依赖相应体液中氨基酸的分析。

第一节 血浆蛋白质的生物化学检验

蛋白质是人体内含量和种类最多的物质，约占人体干重的45%，种类有10万种之多。几乎在所有的生理过程中蛋白质都起着关键作用。血浆蛋白质是血浆固体成分中含量最多的一类物质，其种类有1000种以上，目前比较了解的血浆蛋白质约有500种，可被分离的约有200种。疾病时血浆蛋白质的结构、功能、代谢均可能发生变化。随着技术的发展，许多微量血浆蛋白质的分析已变得比较容易，因而血浆蛋白质在临床诊断和病情监测等方面的应用日益广泛。

一、血浆蛋白质的功能与分类

(一) 血浆蛋白质的生理功能

血浆蛋白质的功能可概括为如下几点：①修补组织蛋白，起营养作用；②维持血浆胶体渗透压；③作为激素、维生素、脂类、代谢产物、离子、药物等的载体；④作为血液酸碱度缓冲系统的一部分；⑤抑制组织蛋白酶；⑥作为酶在血浆中起催化作用；⑦代谢调节作用；⑧参与凝血与纤维蛋白溶解；⑨作为免疫球蛋白与补体等免疫分子，构成体液免疫防御系统。

以上功能中，修补组织蛋白、运输载体、维持血浆胶体渗透压和作为血液酸碱度缓冲成分是许多血浆蛋白质都具有的功能，如血浆白蛋白兼具这些功能。其他功能为某些血浆蛋白质的特殊功能，如蛋白

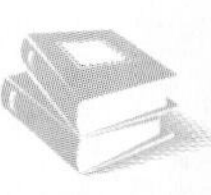

NOTE

酶抑制作用、凝血和纤维蛋白溶解作用、免疫和防御功能等。后两项将在血液学检验和免疫学检验中专门介绍。

(二) 血浆蛋白质的分类

血浆蛋白质的分类方法有多种。其中最简单的分类是将其分为白蛋白和球蛋白两大类，常见的分类方法为电泳分类法和功能分类法。前者可获得血浆蛋白质全貌的图谱，后者有利于对血浆蛋白质进行研究。

(1) 电泳分类法：利用醋酸纤维素薄膜或琼脂糖凝胶电泳一般可将血浆蛋白质分为白蛋白和 α_1-球蛋白、α_2-球蛋白、β-球蛋白、γ-球蛋白 5 个主要区带。如果采用聚丙烯酰胺凝胶电泳，在适当条件下可以分出 30 多个区带。

(2) 功能分类法：见表 8-1。

表 8-1　血浆蛋白质的功能分类

功能分类	蛋白质	功能特征
运输载体类	脂蛋白、白蛋白、转铁蛋白、铜蓝蛋白及各种结合蛋白等	运输载体、补充营养
补体蛋白类	C1q、C1r、C1s、C2、C3、C4、C5、C6、C7、C8、C9、B 因子、D 因子、备解素等	参与机体的防御效应和自身稳定
免疫球蛋白类	IgG、IgA、IgM、IgD、IgE	排除外来抗原
凝血蛋白类	除Ⅳ因子(Ca^{2+})外的 13 种凝血蛋白	血液凝固作用
蛋白酶抑制物	包括 α_1-抗胰蛋白酶、α_1-抗糜蛋白酶、α_2-巨球蛋白等 6 种以上	抑制蛋白酶作用
蛋白类激素	胰岛素、胰高血糖素、生长激素等	多种代谢调节作用

二、血浆蛋白质的生物化学检验项目与检测方法

血浆蛋白质是血浆中最主要的固体成分，含量为 60～80 g/L，血浆蛋白质种类繁多，功能各异。蛋白质测定一般利用下列四种蛋白质特有的结构或性质：①重复的肽链结构；②酪氨酸和色氨酸残基对酚试剂反应或紫外光吸收；③与色素结合的能力；④沉淀后通过浊度或光折射进行测定。以上这些原理不仅适合生物样品总蛋白质的测定，也可用于分离出的蛋白质组分的测定。

(一) 血清总蛋白

血清总蛋白(total protein，TP)是血浆中全部蛋白质的总称，其含量变化对临床疾病诊断和治疗监测具有重要临床意义。

【测定方法】　血浆总蛋白测定方法很多，常用的有化学法、物理法和染料结合法。化学法包括凯氏定氮法、双缩脲法和酚试剂法。物理法包括紫外分光光度法、比浊法和折光测定法。

(1) 凯氏定氮法：蛋白质经强酸、高温消化后转化成铵盐，再加碱使铵盐成为氨，经蒸馏分离出来，最后用酸滴定或纳氏试剂显色测定氮量。1883 年，Kjeldahl 基于蛋白质含氮量平均为 16%，根据所测定的氮换算成蛋白质的量，此即凯氏定氮法，该法是蛋白质测定公认的参考方法。

(2) 双缩脲法：早在 1914 年就被用来测定血清总蛋白，目前仍是简单而准确的方法之一。血清中蛋白质的两个相邻肽键(—CO—NH—)在碱性溶液中能与二价铜离子作用产生稳定的紫红色络合物。此反应和双缩脲(H_2N—OC—NH—CO—NH_2)在碱性溶液中与铜离子作用形成紫红色物质的反应类似，因此将蛋白质与碱性铜的反应称为双缩脲反应。生成的紫红色络合物颜色的深浅与血清蛋白质含量成正比，故可用来测定蛋白质含量。双缩脲反应并非为蛋白质所特有，但在血清中，除蛋白质外，仅有含量极少的可与双缩脲试剂显色的小分子肽，因此可认为双缩脲法测定血清蛋白质具有特异性。双缩脲法是临床测定血清总蛋白首选的常规方法。

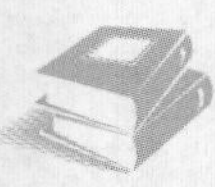

NOTE

(3) 酚试剂法：1921 年，Folin 首创酚试剂法，早期用于酪氨酸和色氨酸的测定，后由吴宪将酚试剂法用于蛋白质定量。本法主要利用蛋白质中酪氨酸侧链的酚基可使磷钨酸-磷钼酸还原而显蓝色测定

出酪氨酸的量，再根据酪氨酸在蛋白质中的含量，从而计算得到蛋白质的含量。1951 年 Lowry 对该方法进行了改进，先用碱性铜溶液与蛋白质反应，再加入酚试剂，产生的蓝色化合物钨蓝和钼蓝在 745～750 nm 波长处有最大吸收峰。改良 Lowry 法提高了方法的灵敏度，可用于脑脊液和尿液中微量蛋白质的测定。

（4）染料结合法：在酸性条件下，蛋白质分子解离出带正电荷的基团，可与带负电荷的染料特异性结合发生颜色反应。常用的染料有氨基黑 10B、丽春红 S、考马斯亮蓝、邻苯三酚红钼等。该法是测定蛋白质较灵敏而特异的一类方法。

（5）紫外分光光度法：该法根据芳香族氨基酸在 280 nm 处有一个吸收峰，进行蛋白质定量测定。即使较纯的生物样品也常混有核酸，核酸最大吸收峰为 260 nm，在 280 nm 处也有较强的光吸收，因而测定蛋白质可采用双波长测定后予以校正，即蛋白质浓度（g/L）$=1.45A_{280}-0.74A_{260}$。此外，紫外区 215～225 nm 是肽键的强吸收峰，其吸收值是 280 nm 处的 10～30 倍，将血清稀释 1000～2000 倍可以消除其他干扰物质的影响。

（6）比浊法：某些酸（如三氯醋酸、磺基水杨酸）能与生物碱结合而沉淀，称为生物碱试剂，它们也能与蛋白质结合产生沉淀。在血浆或血清中加入上述生物碱试剂，使之产生微细沉淀，然后测定悬浮液的浊度，与同样处理的蛋白质标准溶液比较，即可求得蛋白质的含量。

【参考区间】 正常成人参考区间为 60～83 g/L。长久卧床者低 4～5 g/L，60 岁以上者低 0～2 g/L，新生儿总蛋白浓度较低，随后逐月缓慢上升，大约 2 岁后达成人水平。

【临床意义】

（1）血清总蛋白浓度增高：①蛋白质合成增加：常见于多发性骨髓瘤患者，主要是异常球蛋白增加，导致血清总蛋白增加。②血浆浓缩：凡体内水分排出大于摄入时，均可引起血浆浓缩。如急性脱水（呕吐、腹泻、高烧等）、外伤性休克（毛细血管通透性增大）、慢性肾上腺皮质功能减退（尿排钠增多引起继发性失水）。

（2）血清总蛋白浓度降低：①蛋白质合成障碍：当肝功能严重受损时，蛋白质合成减少，以白蛋白降低最为显著。②蛋白质丢失：严重烧伤，大量血浆渗出；大出血；肾病综合征尿中长期丢失蛋白质；溃疡性结肠炎可从粪便中长期丢失一定量的蛋白质。③营养不良或消耗增加：营养失调、长期低蛋白饮食、维生素缺乏症或慢性肠道疾病引起的吸收不良均可使体内缺乏合成蛋白质的原料；长期患消耗性疾病，如严重结核病、恶性肿瘤和甲状腺功能亢进等，均可导致血清总蛋白浓度降低。④血浆稀释：血浆中水分增加，血浆被稀释。如静脉注射过多低渗溶液或各种原因引起的水钠潴留。

除病理因素外，血清总蛋白也存在生理变动：血清总蛋白随年龄增长而增加，至 13～14 岁达成人水平。随老龄化又有降低趋势。成人女性比男性低 0～2 g/L。妊娠中期会下降。

【评价】

（1）凯氏定氮法：结果准确性好，有良好的灵敏度和精密度，且适用于多种形态（固体和液体）的样品。但该法操作流程长，程序复杂，并且血清样品中各种蛋白质含氮量有少许差异，尤其在疾病状态下差异可能更大，所以该法除用作血清蛋白质标准品定值及参考性工作外，不适合血清总蛋白的常规测定，现已很少在血清总蛋白常规测定中使用。

（2）双缩脲法：对各种蛋白质的反应性相近，特异性和准确度好，显色稳定性好，干扰物质少，试剂单一，方法简便，既适于手工操作，也便于自动化分析。但本法灵敏度较低，检测限为 0.2～1.7 mg/mL，不过已能满足常规血清蛋白质测定需要。胸、腹腔积液基本上也能用该法测定。而脑脊液、尿液蛋白质含量较低，不适合用此法定量。双缩脲反应对肽键具有较高的专一性，所受的干扰因素小，最主要的干扰物质是右旋糖酐，血清中的右旋糖酐能与反应混合液中的铜和酒石酸结合形成沉淀，影响测定结果的准确度。其他的干扰物质包括胆红素、血红蛋白、脂浊、某些抗生素和铵盐等。在生化分析仪上采用双试剂两点定时法测定，可以有效消除上述的干扰。

（3）酚试剂法：呈色灵敏度较高，达到双缩脲法的 100 倍左右，有利于检出较微量的蛋白质；缺点是费时较长，试剂配制复杂，尤其特异性较差，显色程度随蛋白质的不同有差异，且大部分具有还原性的物

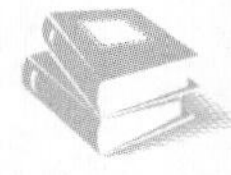

质对该法均有不同程度的干扰作用，测定时必须加以注意。由此可见，酚试剂法主要适用于单一蛋白质样品或微量蛋白质的测定。

(4) 染料结合法：氨基黑 10B、丽春红 S 常作为血清蛋白醋酸纤维素薄膜电泳或琼脂糖凝胶电泳的染料。考马斯亮蓝常用于需更高呈色灵敏度的蛋白质电泳，也可用于测定尿液、脑脊液等的蛋白质，优点是简便、快速、灵敏；缺点是不同蛋白质与染料的结合力不一致，且试剂对比色杯有吸附作用。邻苯三酚红钼也可用于测定尿液、脑脊液等的蛋白质，该法克服了考马斯亮蓝法易吸附于比色杯的缺点，具有简便、稳定等优点，可用于自动化分析仪。当邻苯三酚红钼与蛋白质结合后，其最大吸收峰由染料的 467 nm 转移到染料蛋白质复合物的 594 nm；该法与球蛋白结合力仅为白蛋白的 70%，试剂中加入十二烷基硫酸钠(SDS)可使其与两类蛋白质结合力的差别明显缩小；目前，用于自动生化分析仪测定尿液蛋白质的邻苯三酚红钼法商品试剂盒已得到较广泛应用。

(5) 紫外分光光度法：在蛋白质定量上是一种很简便而常用的方法，该法测定的蛋白质未加任何试剂，未进行任何处理，可保留制剂的生物活性，且可回收全部蛋白质。但该法需要紫外分光光度计，且受其他对紫外光具有吸收能力的物质(如尿酸、胆红素等)的干扰，所以不适合检测血清等组成复杂的蛋白质溶液，多用于纯化蛋白质样品的测定，因而不能作为临床常规方法广泛应用。

(6) 比浊法：操作简便，试剂易得且不需要特殊仪器。缺点是浊度的强弱受多种因素影响，如加入试剂的方法、混匀技术及反应温度等均可影响浊度的生成。并且，蛋白质沉淀容易形成絮状颗粒，难以获得稳定的悬浮液，影响浊度测定。此外，各种蛋白质形成的浊度亦有较大差别。因此该法一般不用于测定血浆蛋白，目前只在测定尿液或脑脊液等蛋白质浓度较低的样品时采用。

(二) 白蛋白

白蛋白(albumin，Alb)由肝实质细胞合成，是血浆中含量最多的蛋白质，占血清总蛋白的 57%～68%，血中半寿期为 15～19 天。其合成率主要由血浆中 Alb 水平调节，并受食物中蛋白质含量的影响。在体液 pH 7.4 的环境中，白蛋白为负离子，每分子可以带有 200 个以上负电荷。各种细胞外液中均含微量的 Alb，正常情况下 Alb 在肾小球中的滤过量甚微，约为血浆中 Alb 量的 0.04%，但即便如此，每天从肾小球滤过液中排出的 Alb 可达 3.6 g，为终尿中蛋白质排出量的 30～40 倍，由此可见滤过液中 95%的 Alb 可在肾小管，主要在近曲小管被重吸收。白蛋白具有重要的生理功能，具体如下：①血浆中主要的载体蛋白：白蛋白分子上有较多的极性基团，与某些化合物和金属离子有高度亲和力，许多水溶性差的物质，如胆红素、长链脂肪酸、胆汁酸盐、前列腺素、类固醇激素、金属离子(如 Cu^{2+}、Ni^{2+}、Ca^{2+})、多种药物(如磺胺药、青霉素 G)等，均可通过与 Alb 的结合增加亲水性而便于运输。具有活性的激素或药物等与 Alb 结合时，可不表现活性；因其结合具有可逆性，当 Alb 含量或血液 pH 值等因素发生变化时，这些激素和药物的游离型含量也随之变化，使其生理活性增强或减弱。②维持血浆胶体渗透压：当某种原因(肾功能不全或肝硬化等)引起血浆 Alb 丢失或浓度过低时，可引起水肿、腹水等症状，可通过输入血浆或血浆 Alb 缓解。③维持血液酸碱平衡：蛋白质是两性电解质，分子中含有许多—NH_2和—COOH 基团，当血液酸性过强时，两基团以—NH_3^+和—COOH 形式存在(结合 H^+ 的状态)，当血液碱性过强时，则以—NH_2和—COO^-形式存在(解离出 H^+ 的状态)，除此以外，部分蛋白质分子侧链中也具有多个可解离的基团，故蛋白质具有维持酸碱平衡的能力。④作为重要的营养蛋白：白蛋白可在不同组织中被细胞内吞而摄取，其氨基酸用于组织修补。因疾病等原因造成食物摄入不足或手术后的患者，常给予静脉白蛋白注射液。

【测定方法】 目前测定血清白蛋白的方法有染料结合法、免疫化学法和电泳法。血清中白蛋白浓度很高，以染料结合法最常用。

(1) 染料结合法：常用的染料有溴甲酚绿(bromocresol green，BCG)和溴甲酚紫(bromocresol purple，BCP)，其中 BCG 法是目前我国临床上测定白蛋白最常用的方法。

血清白蛋白具有与阴离子染料 BCG 结合的特性。在 pH 值为 4.2 的缓冲液中白蛋白带正电荷，在有非离子型表面活性剂存在时，可与带负电荷的染料 BCG 结合形成蓝绿色复合物，其颜色深浅与白蛋白浓度成正比。与同样处理的白蛋白标准比较，可求得血清中白蛋白含量。球蛋白也能与 BCG 结合，

NOTE

但结合时间较晚，故可在控制时间情况下直接测定血清白蛋白。

(2) 电泳法：血清蛋白电泳可将血清白蛋白与其他几种蛋白质分开，染色后用光密度仪做吸光度扫描，得出各蛋白质组分所占百分比，白蛋白的百分比乘以样品总蛋白浓度即得白蛋白浓度。

(3) 免疫化学法：有免疫扩散法、免疫比浊法和放射免疫法等。

【参考区间】 健康成人为 35～52 g/L；小于 14 岁者为 38～54 g/L；14～18 岁者为 32～45 g/L；60～90 岁者为 32～46 g/L；走动者比卧床者平均高 3 g/L(BCG 法)。

【临床意义】 临床上引起 Alb 变化的因素很多。其中 Alb 的增高仅见于严重失水时，无重要的临床意义。Alb 的下降则主要见于以下情况。

(1) 白蛋白合成不足：常见于急性或慢性肝脏疾病，但由于 Alb 的半寿期较长，因此，在部分急性肝病患者，其浓度降低可表现不明显；蛋白质吸收不良也可造成 Alb 合成不足。

(2) 白蛋白丢失过多：①肾病综合征、慢性肾小球肾炎、糖尿病肾病、系统性红斑狼疮等患者，Alb 由尿中丢失，每天排出 5 g 以上，已超过肝脏的代偿能力；②肠道炎症性疾病时，可因肠黏膜炎症坏死而丢失一定量的蛋白质，致血浆 Alb 含量下降；③烧伤及渗出性皮炎时可从皮肤丢失大量蛋白质。

(3) 白蛋白分解代谢增加：由组织损伤(外科手术或创伤)或炎症(感染性疾病)等引起。

(4) 白蛋白分布异常：如肝硬化致门静脉高压导致腹水时，一方面肝脏合成 Alb 减少，此外，门静脉高压可使大量蛋白质尤其是 Alb 从血管内渗漏入腹腔，致使血浆 Alb 显著下降。

(5) 无白蛋白血症：极少见的一种遗传性缺陷，患者血浆 Alb 含量常低于 1 g/L，但可以没有水肿症状，部分原因可能是血液中球蛋白含量代偿性增高。

(6) 个体营养不良：血浆 Alb 浓度受饮食蛋白质摄入量影响，是群体营养状态调查时常用的指标。评价标准：28～34 g/L，轻度缺乏；21～27 g/L，中度缺乏；低于 21 g/L，严重缺乏；低于 28 g/L 时，会出现水肿。

血清总蛋白减去 Alb 为血清球蛋白(globulin，G)含量，白蛋白与球蛋白的比值称为白/球(A/G)比值。慢性炎症性疾病时，因 Alb 下降和 G 的升高，可引起该比值下降甚至倒置。

【评价】

(1) 染料结合法：BCG 能与血清中多种蛋白质成分呈色，但呈色程度远弱于白蛋白，由于在 30 s 内呈色对白蛋白特异，故 BCG 与血清混合后，在 30 s 内读取吸光度，可明显减少非特异性反应。非离子型表面活性剂可增强 BCG-白蛋白复合物的溶解度，消除 BCG 同白蛋白反应时可能产生的沉淀，但其浓度变化可导致敏感度降低和直线性丧失，对测定结果有较大影响。

BCG 法灵敏度高、操作简便、重复性好，既可用于手工操作也可用于自动化分析，但要注意试剂标准化、标准品的选用、反应时间等，如不严格掌握，将会对测定结果造成严重影响。该法随着显色时间的延长，溶液色泽会加深，因为血清中除白蛋白以外还有与 BCG 迟缓作用的蛋白质，Corcoran 将 BCG 反应时间定为 10 s(自动化法)，就是为了防止非特异性反应的干扰。BCG 是一种变色阈较窄的酸碱指示剂，受酸、碱影响较大，故所用的器材必须无酸、碱污染。胆红素和一般脂血对测定无明显干扰，血红蛋白浓度在 1000 mg/L 以下无明显的干扰。药物中氨苄青霉素和安络血会产生明显的干扰反应。该法对血清白蛋白特异性不如 BCP 法。

BCP 法最适 pH 值为 5.2，接近大多数球蛋白的等电点，抑制了球蛋白与 BCP 的非特异性反应，故对白蛋白测定具有较高特异性。此外，BCP 与白蛋白的反应为即时完全反应，不受时间和温度变化的影响，反应精密度较好，回收率高，而且不易受溶血、黄疸和脂血等临床常见干扰因素的干扰。缺点是线性范围较窄，与牛、猪等动物血清白蛋白的反应性比与人的反应性低，而质控血清往往是动物血清，故其临床应用受限。

(2) 电泳法：电泳法特异性较好，曾一度考虑将其作为白蛋白测定的参考方法，但电泳技术烦琐耗时，不易自动化，且用于染色的各种染料对不同蛋白组分的亲和力不同，白蛋白对这些染料的亲和力比其他血清蛋白强，故电泳法测得白蛋白浓度偏高。

(3) 免疫化学法：这类方法特异性好，灵敏度高，且蛋白质易纯化因而其抗血清容易制备，但成本较

NOTE

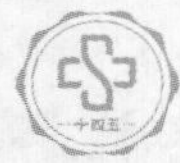

高，主要适用于尿液和脑脊液等微量白蛋白的测定。

（三）α_1-抗胰蛋白酶

α_1-抗胰蛋白酶（α_1-antitrypsin，α_1-AT 或 AAT）是具有蛋白酶抑制作用的一种急性时相反应蛋白。其分子量为 51000，pI 为 4.8，含糖 10%～12%，在醋酸纤维素薄膜电泳中位于 α_1 区带，且为该区带的主要成分，大约占 90%。血清中的 AAT 主要由肝细胞合成，单核细胞、肺泡巨噬细胞和上皮细胞也少量合成，肝外合成的 AAT 在局部组织损伤调节中起重要作用。

AAT 占血浆中抑制蛋白酶活性的 90%左右，其抑制作用有明显的酸碱度依赖性，最大活性处于中性和弱碱性，当 pH 4.5 时活性基本丧失，这一特点具有重要的生理意义。AAT 的主要功能是抑制溶酶体蛋白水解酶的活性，即 AAT 不仅作用于胰蛋白酶，对糜蛋白酶、尿激酶、肾素、胶原酶、弹性蛋白酶、纤溶酶和凝血酶等也都具有抑制作用。此类酶是由多形核白细胞起吞噬作用时释放的，由于 AAT 的分子量较小（比 α_2-巨球蛋白小），它可透过毛细血管进入组织液与释放的蛋白水解酶结合而又回到血管内，AAT 结合的蛋白酶复合物有可能转移到 α_2-巨球蛋白分子上，经血液循环转运而在单核吞噬细胞系统中被降解。

AAT 具有多种遗传表型，迄今已分离鉴定的有 33 种等位基因，其中最多见的是 Pi^{MM} 型，占人群的 90%以上。另外还有两种蛋白称为 Z 型和 S 型，可表现为以下遗传分型：Pi^{ZZ}、Pi^{SS}、Pi^{SZ}、Pi^{MZ}、Pi^{MS}。S 型蛋白与 M 型蛋白虽仅有一个氨基酸残基的差异，但对蛋白酶的抑制作用却相差甚远，AAT 蛋白酶抑制作用主要与血循环中 M 型蛋白的浓度有关，如果以 MM 型的蛋白酶抑制能力作为 100%，ZZ 型的相对活性仅为 15%、SS 为 60%、MZ 为 57%、MS 为 80%，其他则无活性。

【测定方法】 测定 AAT 的方法有很多。对于 AAT 的遗传变异体可通过电泳法分离测定，如用酸性凝胶电泳或等电聚焦电泳可将 AAT 分为 5～8 条区带；也可利用其对蛋白酶的抑制能力进行测定；而免疫化学法是目前最常用的方法，可购买 M 蛋白 AAT 商品试剂盒进行测定。

【参考区间】 新生儿血清 1450～2700 mg/L，成人血清 900～2000 mg/L（免疫化学法）。排除急性时相反应的存在，健康人血浆浓度小于 500 mg/L，提示可能存在遗传变异的表现型，可进一步采用上述电泳方法证实。

【临床意义】

(1) 血清 AAT 浓度下降：①AAT 缺陷：ZZ 型、SS 型和 MS 型常伴有早年（20～30 岁）出现的肺气肿。当吸入尘埃和细菌引起肺部多形核白细胞的吞噬活跃时，溶酶体弹性蛋白酶释放；如果 M 型蛋白缺乏，溶酶体弹性蛋白酶可作用于肺泡壁的弹性纤维而导致肺气肿的发生。低血浆 AAT 还可发生于胎儿呼吸窘迫综合征。ZZ 型可引起肝细胞损害，ZZ 型蛋白聚集在肝细胞，可导致肝硬化：ZZ 表型的新生儿中 10%～20%在出生数周后易患肝炎，最后因活动性肝硬化致死；ZZ 表型的某些成人会发生肝损害。②肾病综合征时从尿液丢失，以及胃肠道疾病时从肠道丢失。

(2) 血清 AAT 浓度增加：急性时相反应时 AAT 浓度增加，血浆 AAT 浓度通常在炎症、手术后、组织坏死发生 24 h 后增高，3～4 天达到高峰。AAT 浓度增高还见于长期接受可的松治疗、妊娠及服用雌激素类药物等。

【评价】 慢性阻塞性肺疾病全球计划推荐，具有家族史且 45 岁前发病的慢性阻塞性肺疾病患者，需要检测 AAT。AAT 浓度小于 0.7 g/L 时，应做 AAT 基因型检测。

（四）α_1-酸性糖蛋白

α_1-酸性糖蛋白（α_1-acid glycoprotein，AAG）又称血清类黏蛋白。主要在肝脏合成，某些肿瘤组织亦可合成。AAG 分子量近 40000，含糖量较高，约 45%，pI 为 2.7～3.5。AAG 分解代谢首先是其唾液酸的分子降解，随后蛋白质部分在肝中很快降解。

AAG 是一种典型的急性时相反应蛋白，在急性炎症时增高，显然与免疫防御功能有关。AAG 可以结合利多卡因和奎尼丁等弱碱性药物，在急性心肌梗死时，AAG 作为一种急性时相反应蛋白而升高，从而使药物结合状态增加而游离状态减少，血液中药物的有效浓度下降。

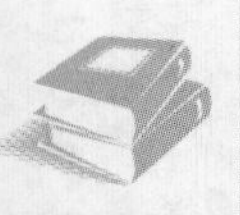

NOTE

【测定方法】 最好采用免疫化学法测定，如免疫扩散法、免疫比浊法或酶联免疫吸附（ELISA）法，但抗血清来源较困难。目前临床大多采用过氯酸和磷钨酸分级沉淀 AAG，通过测定蛋白质或含糖量间接计算其结果。

【参考区间】 健康成人为 0.5～1.2 g/L（免疫比浊法）。

【临床意义】

(1) AAG 水平升高：①AAG 作为主要的急性时相反应蛋白，在风湿病、恶性肿瘤及心肌梗死等炎症或组织坏死时一般增加 3～4 倍，3～5 天时出现浓度高峰。此外，AAG 水平增高可作为活动性溃疡性结肠炎的可靠指标之一。②内源性的库欣综合征和外源性激素药物强的松、地塞米松等治疗疾病时，可引起 AAG 水平增高。

(2) AAG 水平下降：①在营养不良、严重肝损害、肾病综合征以及胃肠道疾病致蛋白质严重丢失等情况下，AAG 水平可降低；②雌激素使 AAG 水平降低。

【评价】

AAG 主要应用是监测急性时相反应，以及由 AAG 血清浓度评估药物结合的状态。

（五）结合珠蛋白

结合珠蛋白（haptoglobin，Hp），又称触珠蛋白，是一种急性时相反应蛋白。在醋酸纤维素薄膜电泳中位于 α_2 区带。分子中有 α 与 β 链形成 $\alpha_2\beta_2$ 四聚体，α 链有 α^1 及 α^2 两种，而 α^1 又有 α^{1F} 及 α^{1S} 两种遗传变异体（F 表示电泳迁移率相对为 fast，S 表示 slow），两种变异体的多肽链中只有一个氨基酸残基不同。由于 α^{1F}、α^{1S}、α^2 三种等位基因编码形成 αβ 聚合体，因此个体之间可有多种遗传表型（表 8-2）。

表 8-2 结合珠蛋白的遗传表型

表型	亚单位的结构	组成
Hp1-1	$(\alpha^{1F})_2\beta_2$， $\alpha^{1F}\alpha^{1S}\beta_2(\alpha^{1S})_2\beta_2$	分子量约为 80000，α 链含氨基酸残基 83 个，β 链含氨基酸残基 245 个
Hp2-1	$(\alpha^{1S}\alpha^2\beta_2)n$ $(\alpha^{1F}\alpha^2\beta_2)n$	分子量为 120～200000 的聚合体，由于 n 不同，可以在电泳中出现多条区带
Hp2-2	$(\alpha^2\beta)n$	分子量为 160～400000，由于 n 不同，可在电泳中出现多条区带

注：n 为 3～8 的整数。

Hp 的主要功能是与血浆中的游离血红蛋白结合，每分子 Hp 可结合两分子血红蛋白。结合后的复合物不可逆，在数分钟内便转运到网状内皮系统分解，其中氨基酸和铁可被机体再利用。Hp 可以防止血红蛋白从肾丢失而为机体有效地保留铁，并能避免血红蛋白对肾脏的损伤。Hp 不能被重新利用，所以溶血后 Hp 大量消耗致含量急剧降低，血浆 Hp 浓度多在一周内恢复。

Hp-Hb 复合物是一种高效的过氧化物酶，能将多形核白细胞吞噬过程中生成的过氧化物水解而防止脂质的超氧化作用。Hp 还是需铁细菌如大肠杆菌的天然抑菌剂，可能机制是阻止了这类生物对血红蛋白铁的利用。

【测定方法】 测定方法有如下几种：①免疫化学法，包括火箭免疫电泳法、酶免疫分析、激光浊度散射法和免疫扩散法等，由于其快速及易于自动化分析而临床使用较多。②测定 Hp-Hb 复合物的过氧化物酶活性。③在待测血浆中加入已知过量的血红蛋白，使其与血浆中的 Hp 结合形成复合物，将复合物分离后测定其中结合的血红蛋白的量来表示待测样品中 Hp 的含量。④电泳法。

【参考区间】 新生儿期仅为成人的 10%～20%，为 50～480 mg/L，6 个月后肝脏渐趋成熟，血浆 Hp 即达成人水平，为 300～2000 mg/L（免疫化学法）。

【临床意义】

(1) Hp 浓度增高：烧伤等原因引起大量 Alb 丢失，血浆 Hp 浓度常明显增加，此为急性时相反应导致的代偿性合成增加。

(2) Hp 浓度降低：①溶血性疾病如溶血性贫血、输血反应、疟疾时，Hp 浓度明显下降。Hp 参考范围较宽，因此一次测定的价值不大，需连续测定，用于监测溶血是否处于进行状态。血管外溶血不会使

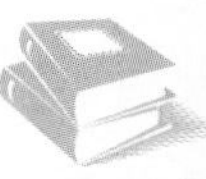
NOTE

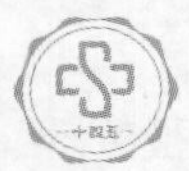

Hp 发生变化。②严重肝病患者 Hp 合成水平降低。③传染性单核细胞增多症、先天性触珠蛋白血症等情况下，血清 Hp 浓度可下降。

【评价】 该指标对急性溶血性疾病有一定的鉴别诊断价值，也可鉴别肝内和肝外阻塞性黄疸，前者 Hp 显著减少或缺乏，后者 Hp 正常或增高。从出生至 40 岁左右，血清中 Hp 的浓度不断升高。女性高于男性。

(六) 铜蓝蛋白

铜蓝蛋白(ceruloplasmin,Cp)是一种含铜的 α_2 球蛋白，每一分子 Cp 结合 6～8 个铜原子，由于含铜而呈蓝色，故称为铜蓝蛋白。在感染、创伤和肿瘤时血浆 Cp 增加，故 Cp 也属于一种急性时相反应蛋白。95%的血清铜存在于 Cp 中，另 5%呈可扩散状态。在血液循环中 Cp 可视为铜的无毒性代谢库。

Cp 有以下三个主要功能：①具有亚铁氧化酶活性，能将 Fe^{2+} 氧化为 Fe^{3+}，调节铁的吸收和运输；②胺氧化酶活性，对多酚及多胺类底物有催化其氧化的能力；③抗氧化作用，可防止组织中脂质过氧化物和自由基的生成，特别在炎症时具有重要意义。

【测定方法】 可根据其氧化酶活性进行测定。目前临床使用较多的是免疫化学法，包括免疫扩散法及免疫散射比浊法。

【参考区间】 健康成人 0.2～0.6 g/L。新生儿血中 Cp 含量很低，出生后逐渐增高，2～3 岁时达到最高水平，以后缓慢下降，至 14 岁时降到成人水平。

【临床意义】 可协助 Wilson 病的诊断。Wilson 病是一种常染色体隐性遗传病，即患者血浆 Cp 含量明显减少，血浆游离铜增加，铜沉积在肝可引起肝硬化，沉积在脑基底节的豆状核则导致豆状核变性，因此该病又称为肝豆状核变性。大部分 Wilson 病患者可有肝功能损害并伴有神经系统症状，有 80%肝受损者血清 Cp 低于 100 mg/L，另外 20%肝受损者 Cp 含量不低于 300 mg/L，在参考范围内，但每分子 Cp 结合铜原子减少，血浆游离铜增加。如果不及时治疗，此病是进行性和致命的，因此宜及时诊断，并可用铜螯合剂-青霉胺治疗。在营养不良、严重肝病及肾病综合征时 Cp 水平往往也会下降。

Cp 也属于一种急性时相反应蛋白，在感染、创伤和肿瘤时血浆浓度增加。雌激素也可使 Cp 水平显著增加。

【评价】 免疫化学法特异性高，且抗血清已商品化，解决了不同实验室间的结果标准化问题。但试剂在储存期间可能会发生氧化和蛋白降解。对校准品、质控品和患者样品的测定产生影响。血液采集后应尽快分离血清或血浆，立即检测或适当储存。

(七) C-反应蛋白

C-反应蛋白(C-reactive protein,CRP)是 1941 年在急性炎症患者血清中发现的能结合肺炎球菌细胞壁 C-多糖的蛋白质，也是第一个被认识的急性时相反应蛋白。主要由肝细胞合成，含 5 个相同的亚单位，非共价地结合为盘形多聚体。分子量为 115～140000，电泳分布在 γ 区带，有时可延伸至 β 区带。

CRP 的特征反应是能在钙离子存在条件下特异性结合磷酸胆碱基团。CRP 通过与配体(凋亡与坏死的细胞或入侵的细菌、真菌、寄生虫等的磷酰胆碱)结合，激活补体和单核吞噬细胞系统，将载有配体的病理物质或病原体清除。抑制血小板Ⅲ因子的活化及内源性 ADP 与 5-羟色胺的释放，对血小板凝集和血管收缩有抑制作用。CRP 也能识别和结合由损伤组织释放的内源性毒性物质，然后将其进行去毒并从血液中清除，同时 CRP 自身降解。

【测定方法】 CRP 的测定主要采用免疫化学法，如单向免疫扩散法、火箭免疫电泳法、ELISA 法、放射免疫法等，已有多种商品试剂盒供应，可按试剂说明书操作。

【参考区间】 CRP 含量与年龄有关，新生儿为 0.1～0.6 mg/L，出生一周到一个月婴儿≤1.6 mg/L，健康成人和儿童＜5 mg/L，孕妇 CRP 含量甚高，≤47 mg/L 为正常(免疫透射比浊法)。

【临床意义】 作为急性时相反应的一个极灵敏指标，CRP 在健康人体内浓度很低(＜5 mg/L)，在急性心肌梗死、创伤、感染、炎症、外科手术、肿瘤浸润时迅速显著增高，可达正常水平的 2000 倍。但 CRP 是非特异性指标，在临床上主要用于以下几个方面。

NOTE

(1) 鉴别细菌感染与病毒感染：当细菌感染引发炎症，在炎症进程开始 4～7 h 就开始升高，且升高的幅度与细菌感染的严重程度相一致；病毒感染时 CRP 不增高，以此鉴别感染的性质，指导临床治疗，减少不必要的抗生素治疗，有效防止抗生素的滥用。

(2) 结合临床病史监测疾病：如评估急性胰腺炎的严重程度，当 CRP 含量高于 250 mg/L 时则提示为广泛坏死性胰腺炎。

(3) 监测系统性红斑狼疮、白血病和外科手术后并发的感染：有研究表明，术后 6 h 左右，CRP 含量开始升高，如无并发症应在术后三天下降直至正常，如术后出现感染，则 CRP 含量长时间不下降；术前 CRP 含量升高者，术后感染率也远高于术前 CRP 不高者。

(4) 抗生素疗效观察：经抗生素治疗有效，CRP 含量可于一天内下降 50%，所以连续监测 CRP 可用于判断抗生素的治疗效果。

(5) 预测心血管疾病危险：持续的轻度 CRP 含量升高，说明有持续的炎症存在，可用于预测动脉粥样硬化的发生。CRP 含量与总胆固醇等结合可预知发生心肌梗死的相对危险性。

(6) 恶性肿瘤患者 CRP 含量大多升高：CRP 与 AFP 的联合检测，可用于肝癌与肝脏良性疾病的鉴别诊断；CRP 测定用于肿瘤的治疗和预后有积极意义，手术前 CRP 含量上升，手术后则下降，且其反应不受放疗、化疗和皮质激素治疗的影响，有助于临床评估肿瘤的进程。

【评价】 CRP 是最为常用的急性时相反应蛋白，目前临床实验室已广泛开展 CRP 检测。

(八) 转铁蛋白

转铁蛋白(transferrin，TRF)为单链糖蛋白，含糖量约 6%，分子量约为 79500，pI 值为5.5～5.9，半寿期为 7 天，主要由肝细胞合成。电泳位置在 β 区带。TRF 在炎症等情况下含量往往降低，属于负性急性时相反应蛋白。

TRF 能可逆地结合多价阳离子，包括铁、铜、锌、钴等，每一分子 TRF 可结合两个三价铁原子。血浆 TRF 浓度受食物铁供应的影响，机体在缺铁状态时，血浆 TRF 浓度上升，经铁剂有效治疗后恢复到正常水平。从小肠进入血液的 Fe^{2+}，在血液中被铜蓝蛋白氧化为 Fe^{3+}，再被 TRF 结合。每种细胞表面都有 TRF 受体，此受体对 TRF-Fe^{3+} 复合物的亲和力比对 TRF 的亲和力高得多，与受体结合后，TRF-Fe^{3+} 被摄入细胞。以 TRF-Fe^{3+} 复合物的形式运输到骨髓，参与血红蛋白合成，小部分则运输到各组织细胞，用于形成铁蛋白，以及合成肌红蛋白、细胞色素等。

【测定方法】 可用免疫扩散法、放射免疫法和免疫散射比浊法测定，亦可通过测定血清总铁结合力，再根据 TRF 的分子量及铁的原子质量求得 TRF 的含量。目前临床常用的是免疫散射比浊法。

【参考区间】 新生儿为 1170～2500 mg/L，健康成人为 2000～3600 mg/L(散射比浊法)。

【临床意义】

(1) 用于贫血的鉴别诊断：在缺铁性的低血色素贫血中，TRF 代偿性合成增加，但因血浆铁含量低，结合铁的 TRF 少，所以铁饱和度很低(正常值在 30%～38%)。而再生障碍性贫血时，血浆中 TRF 水平正常或低下，由于红细胞对铁的利用障碍，使铁饱和度增高。在铁负荷过量时，TRF 水平正常，而饱和度可超过 50%，甚至达 90%。

(2) 急性时相反应时含量降低：在炎症、恶性病变时 TRF 含量常随着白蛋白、前白蛋白同时下降。

(3) 作为营养状态的评价指标之一：在营养不良及慢性肝脏疾病时下降。与白蛋白相比，体内转铁蛋白总量较少、半寿期较短，故能及时反映脏器蛋白的急剧变化。在高蛋白膳食治疗时，血浆中浓度上升较快，是判断疗效的良好指标。另妊娠和应用雌激素则可引起 TRF 浓度的升高。

【评价】 TRF 作为缺铁性贫血的鉴别诊断指标，血清铁和总铁结合力的测定更为简便价廉。TRF 的浓度受食物供应的影响，所以测定时应统一空腹测定。

(九) 前白蛋白

前白蛋白(prealbumin，PA)是由肝细胞合成的一种糖蛋白，在电泳中迁移在白蛋白之前而得名。PA 分子量为 54000，半寿期很短，仅约 12 h。PA 是负性急性时相反应蛋白，在急性炎症、恶性肿瘤、创伤等任何急需合成蛋白质的情况下，血清 PA 含量均迅速下降。

PA 的主要生理功能是作为组织修补材料和运载蛋白。高分辨率的电泳技术可将 PA 进一步分成

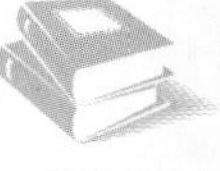
NOTE

2～3 条区带，其中一种可结合甲状腺素 T_3 和 T_4，尤其对 T_3 的亲和力更大，称为转甲状腺素蛋白，有调节甲状腺素代谢和甲状腺功能状态的作用，但其运输能力较甲状腺素结合球蛋白(TBG)弱。另一种可与视黄醇结合蛋白形成复合物，参与维生素 A 的运输。

【测定方法】 大多采用免疫学方法，其中以免疫比浊法应用最广，其次是免疫扩散法。

【参考区间】 健康成人为 0.2～0.4 g/L(免疫比浊法)。

【临床意义】 ①作为营养不良的指标，其评价标准：100～150 mg/L 为轻度缺乏，50～100 mg/L 为中度缺乏，<50 mg/L 为严重缺乏。②作为肝功能不全的指标，在反映肝功能的损害与恢复方面的敏感性优于白蛋白。

【评价】 在营养不良和早期肝炎时，血浆 PA 浓度降低，往往早于其他血清蛋白质成分的改变，从而具有较高的敏感性。

(十) α_2-巨球蛋白

α_2-巨球蛋白(α_2-macroglobulin，α_2-MG 或 AMG)分子量约为 715000，含糖量约为 8%，pI 值为 5.4，由 4 个分子量相同的结构亚单位组成，是血浆中分子量最大的糖蛋白，主要由肝细胞与单核吞噬细胞系统合成。AMG 半寿期约为 5 天，但与蛋白水解酶结合后清除率加快。

过去认为 AMG 是激素的载体蛋白，但现在明确其突出特性是能与多种离子和分子结合，特别是与蛋白水解酶如纤维蛋白溶解酶、胃蛋白酶、糜蛋白酶、胰蛋白酶及组织蛋白酶 D 等功能蛋白酶结合，对其酶活性均有抑制作用。其作用机制在于酶与 AMG 处于复合物状态时，酶的活性虽没有丧失，但能导致酶不易作用于大分子底物进而发挥其催化活性；若酶的底物属于小分子蛋白质，则仍能被 AMG-蛋白酶复合物催化水解。因此，AMG 可起到选择性地保护某些大分子蛋白酶活性的作用。

【测定方法】 多采用免疫化学法测定。

【参考区间】 1.3～3.0 g/L。

【临床意义】 AMG 不属于急性时相反应蛋白。低白蛋白血症，尤其是肾病综合征时，为了维持血浆胶体渗透压，AMG 含量可代偿性显著增高。妊娠期及口服避孕药时，血浆 AMG 含量增高，机制不明。此外，婴幼儿及儿童血浆 AMG 含量为成人的 2～3 倍，这可能是因为婴幼儿肠道及儿童体内的细菌和血细胞中的蛋白酶含量较高，引起 AMG 代偿性增高，可针对升高的蛋白酶起抑制作用。AMG 降低见于严重的急性胰腺炎和进展型前列腺癌治疗前。

【评价】

AMG 临床应用较少。

(十一) 血清蛋白电泳

1957 年 Kohn 开始将醋酸纤维素薄膜用于血清蛋白电泳分析。随着全自动电泳分析仪的广泛使用，血清蛋白电泳已成为目前临床的常规检测项目。血清蛋白电泳(serum protein electrophoresis，SPE)正常图谱，由正极到负极可依次分为白蛋白、α_1-球蛋白、α_2-球蛋白、β-球蛋白、γ-球蛋白五个区带，见图 8-1；有时 β-球蛋白区带中可分出 β_1 和 β_2 区带，β_1 中主要是转铁蛋白，β_2 中主要是补体 C3；各个区带中多个蛋白质组分可有重叠、覆盖，如铜蓝蛋白常被 α_2-巨球蛋白及结合珠蛋白所掩盖；两个区带之间也有少量蛋白质，如 IgA 存在于 β 和 γ 带之间；某些蛋白质组分染色很浅，如脂蛋白和 α_1-酸性糖蛋白，其中的脂类或糖类不能被蛋白质染料着色。

【测定方法】 醋酸纤维素薄膜或琼脂糖凝胶是应用最多的两类支持物，常用染色剂有丽春红 S、氨基黑 10B 等，半定量分析可通过光密度扫描仪对染色区带进行扫描，以确定样品中不同蛋白质区带的百分含量。

【参考区间】 血清蛋白电泳各组分的含量通常采用各区带的浓度百分比(%)表示，如醋酸纤维素薄膜电泳：白蛋白 57%～68%；α_1-球蛋白 0.8%～5.7%；α_2-球蛋白 4.9%～11.2%；β-球蛋白 7.0%～13%；γ-球蛋白 9.8%～18.2%。也可将各区带百分浓度与血清总蛋白浓度相乘后，以绝对浓度(g/L)表示。

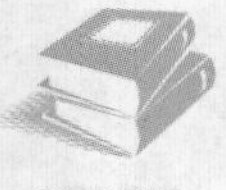

NOTE

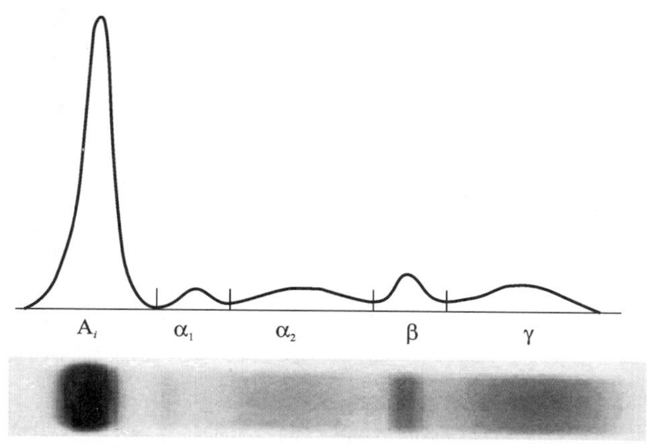

图 8-1　正常血清蛋白电泳图谱及其扫描曲线

【临床意义】　在疾病情况下血清蛋白可以出现多种变化。根据它们在电泳图谱上的异常特征，可将其进行分型，见表 8-3、图 8-2、图 8-3、图 8-4。

表 8-3　异常血清蛋白质电泳图谱的分型及其特征

图谱类型	TP	Alb	α_1	α_2	β	γ
低蛋白血症型	↓↓	↓↓	N↑	N	↓	N↑
肾病型	↓↓	↓↓	N↑	↑↑	↑	↓N↑
肝硬化型	N↓↑	↓↓	N↓	N↓	β-γ↑（融合）	
弥漫性肝损害型	N↓	↓↓	↑↓			↑
慢性炎症型		↓	↑	↑		↑
急性时相反应型	N	↓N	↑	↑		N
M 蛋白血症型	在 α-γ 区带中出现 M 蛋白区带					
高 α_2(β)-球蛋白血症型		↓		↑↑	↑	
妊娠型	↓N	↓	↑		↑	N
蛋白质缺陷型	个别区带出现特征性缺乏					

注：N，正常；↑，轻度升高；↑↑，显著升高；↓，轻度减少；↓↓，显著较少。

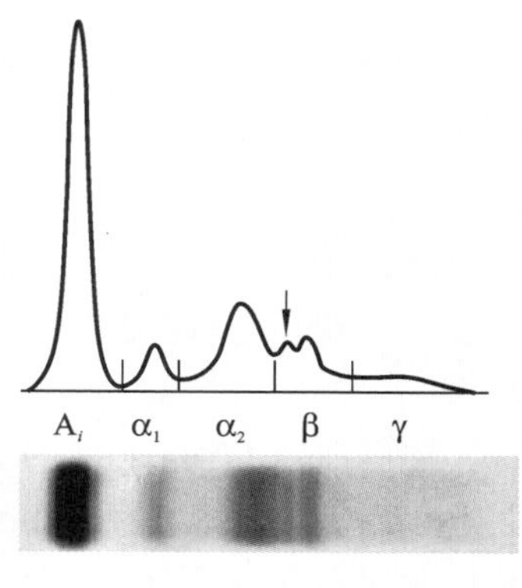

图 8-2　肾病综合征

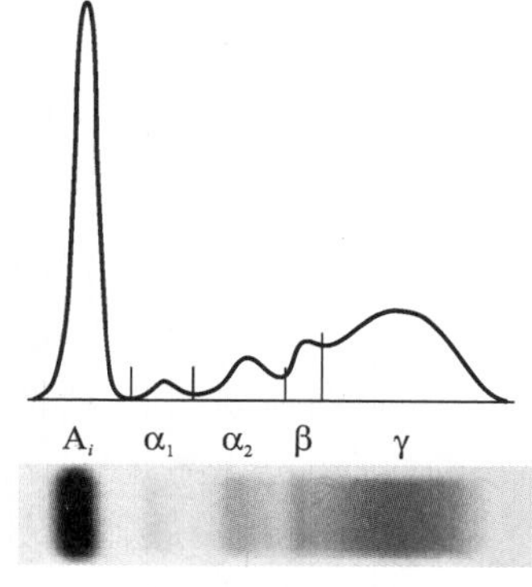

图 8-3　肝硬化

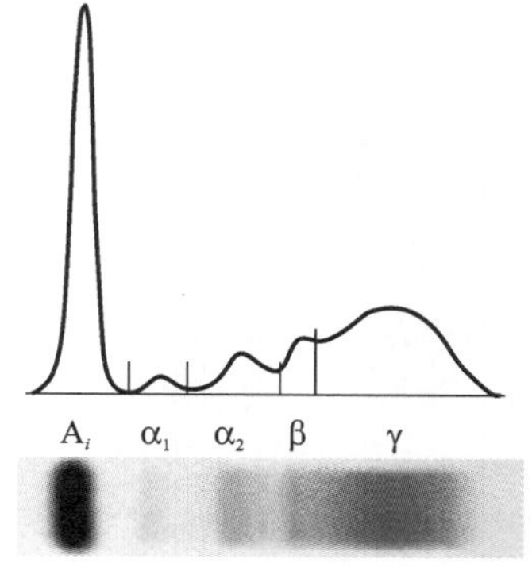

图 8-4　M 蛋白血症

在某些蛋白质异常增多的情况下，还可出现异常区带。如高浓度的甲胎蛋白可以在白蛋白与 α_1-球蛋白区带间出现一条清晰的区带，C-反应蛋白异常增高可出现特殊界限的 γ 区带，单核细胞白血病可出现由于溶菌酶异常增多的 γ 后区带，浆细胞病（plasma cell dyscrasia）时，异常浆细胞克隆增殖，产生大量单克隆免疫球蛋白或其轻链或重链片段，患者血清或尿液中可出现结构单一的 M 蛋白（monoclonal

NOTE

protein)，因此类蛋白多无抗体活性，也称副蛋白。在血清蛋白电泳时呈现一色泽深染的窄区带，此区带较多出现在 γ 或 β 区，偶见于 α 区。

【评价】 血清蛋白在醋酸纤维素薄膜电泳、琼脂糖凝胶电泳中能分离出 5～6 条区带，已能满足临床的一般要求。各区带所含的主要蛋白质见表 8-4。

表 8-4 各电泳区带所含主要蛋白质

电泳区带	蛋白质种类	半寿期/天	分子量	等电点	含糖量/(%)	成人参考值/(g/L)
前白蛋白	前白蛋白	0.5	54000	—	—	0.2～0.4
白蛋白	白蛋白	15～19	66300	4.7	0	35～55
α_1-球蛋白	α_1-抗胰蛋白酶	4	51000	4.8	10～12	0.9～2.0
	α_1-酸性糖蛋白	5	40000	2.7～3.5	45	0.5～1.5
	甲胎蛋白	—	69000	—	—	3×10^{-5}
	高密度脂蛋白	—	200000	—	—	1.7～3.25
	视黄醇结合蛋白	0.5	21000	4.4～4.8	—	0.037～0.061
α_2-球蛋白	结合珠蛋白	2	85000～400000	4.1	12	0.3～2.0
	α_2-巨球蛋白	5	725000	5.4	8	1.3～3.0
	铜蓝蛋白	4.5	132000	4.4	8～9.5	0.1～0.4
β-球蛋白	转铁蛋白	7	79500	5.5～5.9	6	2.0～3.6
	低密度脂蛋白	—	300000	—	—	0.6～1.55
	C4	—	206000	—	7	—
	β_2-微球蛋白	—	11800	—	—	0.001～0.002
	纤维蛋白原	2.5	340000	5.5	3	2.0～4.0
	C3	—	185000	—	2	0.9～1.8
γ-球蛋白	IgA	6	160000～170000	—	8	0.7～4.0
	IgG	24	160000	6～7.3	3	7.0～1.6
	IgM	5	900000	—	12	0.4～2.3
	C-反应蛋白	0.8	115000～140000	6.2	0	0.008

三、急性时相反应蛋白

当发生急性炎症性疾病(如感染、手术、创伤、心肌梗死、恶性肿瘤等)时，血浆 AAT、AAG、Hp、Cp、CRP，以及 α_1-抗糜蛋白酶、血红素结合蛋白、C3、C4、纤维蛋白原等浓度显著升高或升高；而血浆 PA、Alb、TRF 浓度则出现相应下降。这些血浆蛋白质统称为急性时相反应蛋白(acute phase reaction proteins，APRP)，这种现象称为急性时相反应(acute phase reaction，APR)。在 APR 中含量下降的蛋白质常称为负性急性时相反应蛋白。而含量上升的蛋白质则称为正性急性时相反应蛋白。急性时相反应是对炎症的一般反应，不是对某一疾病的特异性反应；在炎症和损伤时释放的某些细胞因子，如白介素、肿瘤坏死因子 α 及 β、干扰素和血小板活化因子等，引发肝细胞中上述蛋白质合成量发生改变。在复杂的炎症防御过程，尤其是补体活动和酶活性调节控制中，以上血浆蛋白质起着一定的作用，这是机体防御机制的一个部分，其详尽机制尚未十分清楚。各种 APRP 含量升高的速度不同，CRP 和 α_1-抗糜蛋白酶含量首先升高，在 12 h 内 AAG 含量也升高，然后 AAT、Hp、C4 和纤维蛋白原含量升高，最后是 C3 和 Cp 含量升高，这些 APRP 含量通常在 2～5 天内达到最高值。检测 APRP 有助于监测炎症进程和判

NOTE

断治疗效果，尤其是检测那些升高最早和最多的蛋白质。

知识链接

阿尔茨海默病蛋白

日本和澳大利亚的科学家开展了一项血液检测，可以检测与阿尔茨海默病（老年痴呆症）有关的毒性蛋白质的积聚。当对健康人、记忆力衰退者和阿尔茨海默病患者进行检测时，测试的准确率高达 90%。

阿尔茨海默病早在患者出现记忆丧失症状之前就开始了。治疗阿尔茨海默病的关键是在大脑细胞永久丧失功能之前就着手治疗。其中一种方法是寻找一种被称为淀粉样蛋白的有毒蛋白质，这种蛋白质在大脑中形成，可通过脑部扫描检测，但是这项检测费用较大，不适合常规开展。日本和澳大利亚大学合作的新方法是寻找淀粉样蛋白在血液中的碎片，通过对淀粉样蛋白碎片的比例进行评估，研究人员可以准确地预测淀粉样蛋白在大脑中的含量。该测试比脑部扫描更便宜，“有可能实现更广泛的临床诊断和有效的人群筛查”。不过专家表示，这种方法处于早期阶段，需要进一步的测试，但仍然非常有希望。

第二节　氨基酸代谢紊乱的生物化学检验

氨基酸（amino acid，AA）的主要生理功能是合成多肽和蛋白质，也可在体内转变为某些重要的含氮化合物（如核苷酸、神经递质等）。同时也是生物体内不可缺少的营养成分之一。在组织的代谢、生长、维护和修复过程中起重要作用。

一、氨基酸代谢

食物蛋白质经过消化吸收后，以氨基酸的形式通过血液循环运送到全身各组织，另外，人体内组织蛋白质降解产生氨基酸，这两种来源的氨基酸共同构成氨基酸代谢池。

（一）体内氨基酸的正常代谢

机体各组织的蛋白质在组织酶的作用下，不断分解成为氨基酸。由于各种氨基酸具有共同的结构特点，其代谢途径有相同之处，但各种氨基酸存在结构差异，导致了不同的代谢方式。氨基酸分解代谢的主要途径是脱氨基生成 NH_3 和相应的 α-酮酸，另一条分解代谢途径是脱羧基生成 CO_2 和胺类。个别氨基酸因其侧链的不同，有其特殊的代谢途径，并具有重要的生理意义。

（二）体内氨基酸的代谢紊乱

氨基酸代谢紊乱一般分为两类：一是由于参与氨基酸代谢的酶或其他蛋白因子缺乏而引起的遗传性氨基酸代谢紊乱，二是与氨基酸代谢有关的器官，如肝、肾出现严重病变导致的继发性氨基酸代谢紊乱。遗传性氨基酸代谢紊乱种类很多，为相关基因突变所致，至今已发现 70 余种，多数是由于缺乏某种酶，也有因缺乏某种载体蛋白而致肾脏或肠道吸收氨基酸障碍。临床上相关基因突变所致的遗传性氨基酸代谢紊乱疾病常见的有苯丙酮尿症、酪氨酸血症、尿黑酸尿症、同型半胱氨酸尿症等。当酶缺陷出现在代谢途径的起点时，其催化的氨基酸将在血液循环中增加，成为氨基酸血症（aminoacidemia）。这种氨基酸会从尿中排出，称为氨基酸尿症（aminoaciduria）。当酶的缺陷出现在代谢途径的中间时，则此酶催化反应前的中间代谢产物在体内堆积，使其在血中的浓度增加，也会从尿中排出。由于正常降解途径受阻，氨基酸可通过另外的途径代谢，此时血和尿中可能出现这一途径的产物。

继发性氨基酸代谢紊乱主要发生在肝脏和肾脏疾病以及烧伤患者等，其氨基酸代谢异常是该类患者机体代谢普遍异常的一部分，体液氨基酸检测对其诊治有参考意义。表 8-5 列举了一些遗传性氨基酸代谢紊乱病的名称和体液检测结果。

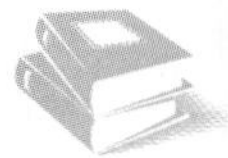
NOTE

表 8-5　遗传性氨基酸代谢紊乱病的名称和体液检测结果

疾病名称	缺乏的酶	血浆中增高的成分	尿液中增高的成分
苯丙酮酸尿症	苯丙氨酸羟化酶	苯丙氨酸、苯丙酮酸	苯丙氨酸、苯丙酮酸
Ⅰ型酪氨酸血症	延胡索酸乙酰乙酸水解酶	酪氨酸、甲硫氨酸	酪氨酸、对羟苯丙酮酸等
尿黑酸尿症	尿黑酸氧化酶	尿黑酸(轻度)	尿黑酸
同型胱氨酸尿症	胱硫醚合成酶	甲硫氨酸、同型胱氨酸	同型胱氨酸
组氨酸血症	组氨酸酶	组氨酸、丙氨酸、苏氨酸、丝氨酸等	—
甘氨酸血症	甘氨酸氧化酶	甘氨酸	甘氨酸
槭糖尿病(支链酮酸尿症)	支链酮酸氧化酶	缬氨酸、亮氨酸、异亮氨酸、相应的酮酸	—
胱硫醚尿症	胱硫醚酶	胱硫醚	胱硫醚
Ⅰ型高脯氨酸血症	脯氨酸氧化酶	脯氨酸	脯氨酸、羟脯氨酸
精氨酸琥珀酸尿症	精氨酸琥珀酸酶	谷氨酰胺、脯氨酸、甘氨酸等	精氨酸琥珀酸
精氨酸血症	精氨酸酶	精氨酸	精氨酸、胱氨酸
胱氨酸尿症	(肾小管碱性氨基酸载体)	—	胱氨酸、精氨酸、赖氨酸、鸟氨酸
二羧基氨基酸尿症	(肾小管酸性氨基酸载体)	—	谷氨酸、天冬氨酸
亚氨基甘氨酸尿症	(肾小管亚氨基酸载体)	—	脯氨酸、羟脯氨酸、甘氨酸

二、氨基酸代谢紊乱的生物化学检验项目与检测方法

氨基酸种类繁多，理化性质相似，并同时存在于各种生物样品中，因此检测各个氨基酸时必须先将它们分离再分别检测。20 世纪 40 年代出现了离子交换树脂层析分离法；50 年代末又出现了自动分析装置，随着技术的进步，分析一个样品的时间从 1 周减少到 1 h 左右，同时样品用量也从毫摩尔级减少到纳摩尔级，灵敏度提高上千甚至上万倍，如今全自动氨基酸分析仪已在临床医学中发挥重要作用。各种生理体液，如血浆、血清、尿液、脑脊液、羊水、精液，乃至细胞内液(如红细胞、白细胞等)，只需数十至数百微升的用量注入全自动分析仪内，在 2～4 h 内，即可得出各种氨基酸的含量。此外，酶法测定氨基酸的进展很快，由于方法特异性强，灵敏度高，深受临床欢迎。非专用的高效液相色谱仪也可用于氨基酸测定。

(一) 体液氨基酸谱测定

体液中的全部氨基酸统称为氨基酸谱。包括血浆氨基酸谱、24 h 尿氨基酸谱、随机尿氨基酸谱和脑脊液氨基酸谱。本节主要讲述血浆氨基酸谱的测定。

【测定方法】 主要测定方法有氨基酸自动分析仪法、高效液相色谱法、毛细管电泳法、高效液相色谱-串联质谱法、薄层层析法。采用比较多的方法是 HPLC 柱后衍生法。目前临床检测最好的方法是 LC/MS-MS，可检测多达 43 种氨基酸，在准确度、精度以及检测范围上都优于其他方法。

【参考区间】 血浆氨基酸参考区间见表 8-6。

表 8-6　血浆氨基酸参考区间

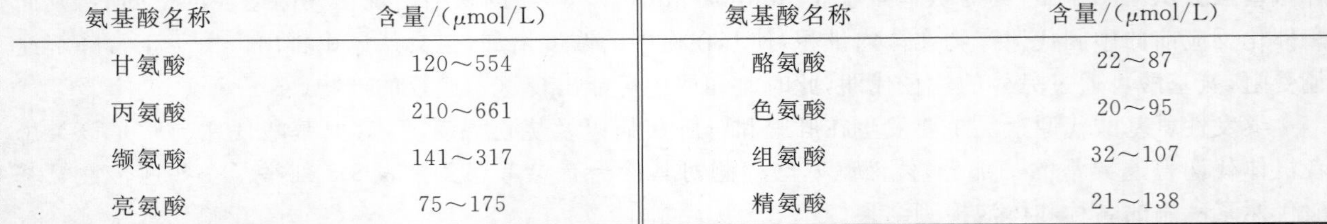

氨基酸名称	含量/(μmol/L)	氨基酸名称	含量/(μmol/L)
甘氨酸	120～554	酪氨酸	22～87
丙氨酸	210～661	色氨酸	20～95
缬氨酸	141～317	组氨酸	32～107
亮氨酸	75～175	精氨酸	21～138

续表

氨基酸名称	含量/(μmol/L)	氨基酸名称	含量/(μmol/L)
异亮氨酸	37～98	赖氨酸	83～238
丝氨酸	65～193	天冬氨酸	<24
苏氨酸	79～193	天冬酰胺	30～69
半胱氨酸	33～117	谷氨酸	14～192
蛋氨酸	6～40	谷氨酰胺	396～711
苯丙氨酸	48～109	脯氨酸	102～336

【临床意义】 增高多见于急性重型肝炎、尿毒症、大面积烧伤、休克等；降低多见于肾病综合征、重症营养不良、胰岛素治疗后等。

【评价】 氨基酸及其产物测定是反映大多数氨基酸代谢疾病最敏感的指标，它的含量变化对于相关疾病的诊断和疗效监测有很大意义。在经非口服提供营养时，其可作为调整各种氨基酸用量的指标。

（二）个别氨基酸测定

1. 苯丙氨酸测定 苯丙氨酸(phenylalanine)是机体必需的一种芳香族类生糖兼生酮氨基酸，是体内肾上腺素、甲状腺素和黑色素的原料。

【测定方法】 可采用酶法分析：一是用 L-苯丙氨酸氧化酶氧化 L-苯丙氨酸，产生的 H_2O_2 与 4-氨基安替比林和 N,N'-二甲苯胺生成醌亚胺，在 550 nm 处测定吸光度；二是利用 L-苯丙氨酸脱氢酶催化 L-苯丙氨酸，同时 NAD^+ 被还原成 NADH，检测 340 nm 处吸光度的增加速率可反映苯丙氨酸的含量，利用同一个反应的逆反应，检测 340 nm 吸光度的下降速率，则能测定苯丙酮酸的含量。

【参考区间】 48～109 μmol/L(血浆)。

【临床意义】 血液中苯丙氨酸升高见于苯丙氨酸血症、苯丙酮尿症及各型肝炎。尿液中苯丙氨酸升高见于苯丙酮尿症、Hartnup 病及早期妊娠。

【评价】 苯丙氨酸可作为抗癌药物的载体将药物分子直接导入癌瘤区，其效果是其他氨基酸的3～5 倍。

2. 酪氨酸测定 酪氨酸(tyrosine)是一种芳香族类生糖兼生酮氨基酸。其来源除食物蛋白质消化吸收和机体蛋白质降解外，还可由苯丙氨酸羟化产生。酪氨酸可转化为儿茶酚胺、黑色素和甲状腺素。

【测定方法】 氨基酸自动分析仪法、高效液相色谱法、毛细管电泳法、高效液相色谱-串联质谱法、薄层层析法。

【参考区间】 22～87 μmol/L(血浆)。

【临床意义】

(1) 酪氨酸浓度升高：遗传性高酪氨酸血症、各型肝炎(慢性活动性肝炎平均增高 43.74%，肝硬化平均增高 58.68%，重症肝炎平均增高 119.19%)。

(2) 酪氨酸浓度降低：苯丙酮尿症(具有苯丙酮尿症遗传基因缺陷但无症状的儿童，血清苯丙氨酸浓度与血清酪氨酸浓度之比大于 1.6)。

【评价】 酪氨酸的代谢异常涉及多种酶的缺乏，如延胡索酰乙酰乙酸水解酶缺乏会导致Ⅰ型酪氨酸血症，肝脏细胞中酪氨酸转氨酶缺乏会导致Ⅱ型酪氨酸血症等。

3. 同型半胱氨酸测定 同型半胱氨酸(Hcy)又称高半胱氨酸，是甲硫氨酸(蛋氨酸)代谢的中间产物，是一种含硫氨基酸，体内的同型半胱氨酸全部来源于蛋氨酸的分解代谢。

【测定方法】 循环酶法：其原理是结合的 Hcy(氧化形式)被还原成游离的 Hcy，在胱硫醚-β-合成酶的催化下和丝氨酸反应生成 L-胱硫醚，后者被胱硫醚-β-裂解酶分解成 Hcy 和丙酮酸，丙酮酸参与 NADH 显色反应，生成的 Hcy 再次参与第一步反应，如此循环。

【参考区间】 0～0.2 μmol/L(血浆)。

【临床意义】 高同型半胱氨酸血症与心、脑、外周血管尤其是冠心病、动脉粥样硬化和中风相关，可

NOTE

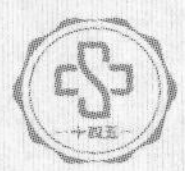

用于心脏疾病、脑卒中的筛查。

【评价】 循环酶法是近年发展起来可用于自动生化分析仪的一种技术，它使 Hcy 检测更加快速、方便。该方法与 HPLC 法相关性良好，无需样本预处理，目前正被国内外广泛采用。

第三节 嘌呤核苷酸代谢紊乱的生物化学检验

核苷酸是核酸的基本结构单位，可分为嘌呤核苷酸和嘧啶核苷酸。核苷酸的代谢分为合成代谢和分解代谢。本节主要介绍嘌呤核苷酸的代谢。

一、概述

(一) 嘌呤核苷酸的正常代谢

嘌呤核苷酸的合成代谢有从头合成和补救合成两种途径。从头合成途径是利用磷酸核糖、氨基酸、一碳单位及 CO_2 等简单物质为原料，合成嘌呤核苷酸。补救合成途径则利用体内游离的嘌呤和嘌呤核苷，合成嘌呤核苷酸。补救合成途径也被称为重新利用途径。两条途径在不同的组织中意义不同。从头合成途径是合成的主要途径，见图 8-5。嘌呤核苷酸的分解代谢是逐步分解为嘌呤核苷、嘌呤，最后氧化为终产物尿酸的过程，见图 8-6。

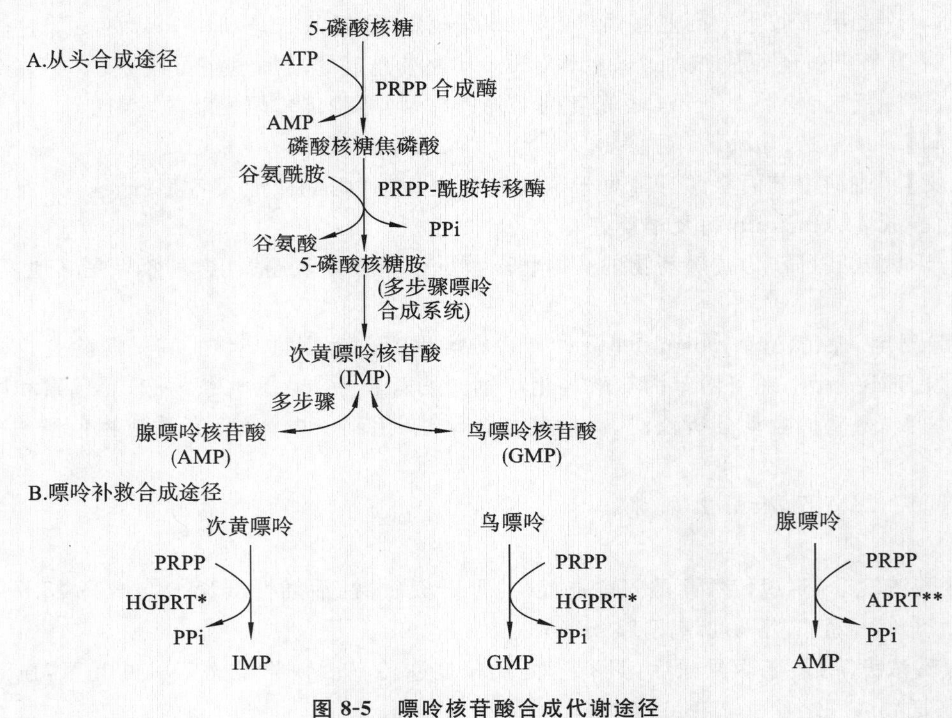

图 8-5 嘌呤核苷酸合成代谢途径

* HGRRT，次黄嘌呤-鸟嘌呤磷酸核糖转移酶；

** ARRT，腺嘌呤磷酸核糖转移酶。

(二) 高尿酸血症

尿酸是人体嘌呤核苷酸分解代谢的终产物，水溶性较差。主要通过肾脏以尿液的形式排出体外。当嘌呤核苷酸分解代谢发生紊乱时，尿酸生成过多或肾脏排泄能力下降，导致血液中尿酸浓度过高，称为高尿酸血症。根据发病原因分为原发性高尿酸血症和继发性高尿酸血症两类。其发生的机制叙述如下。

NOTE

1. 尿酸生成过多 在原发性高尿酸血症的病因中占 10%。主要原因是嘌呤代谢酶的缺陷。在继

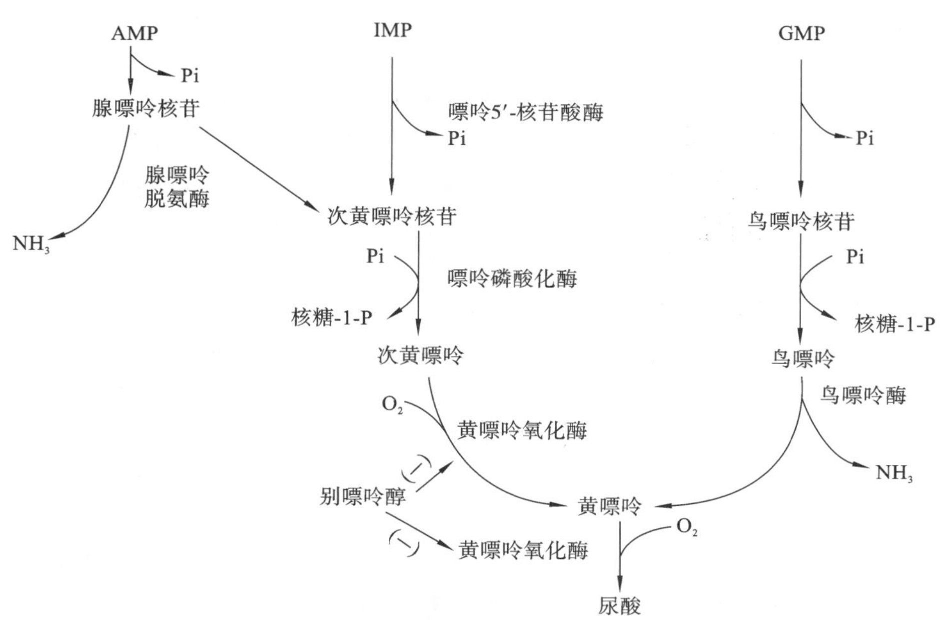

图 8-6 嘌呤核苷酸分解代谢途径

发性高尿酸血症中引起尿酸生成过多的因素有嘌呤摄入过多和(或)嘌呤分解增加。短时间内从饮食中摄入大量含有嘌呤的食物时,嘌呤不能被组织利用,经氧化生成大量尿酸,超过肾脏排泄能力,导致血液尿酸升高。在某些疾病中(如骨髓增殖性疾病),细胞的合成和分解旺盛,从而出现核酸分解亢进,嘌呤和尿酸生成增多。

2. 尿酸排泄障碍 尿酸可被肾小球自由滤过,也可经肾小管排泌,进入原尿的尿酸 90%左右被肾小管重吸收。当肾小球滤过率下降,或近端肾小管对尿酸的重吸收增加或(和)分泌功能减退时,便导致高尿酸血症。肾尿酸排泄障碍性疾病中,一部分是机制不明的多基因性遗传缺陷引起的原发性高尿酸血症,另一部分由导致肾小球滤过率下降和肾小管排泌尿酸减少的慢性肾疾病等引起。

二、体液尿酸的检验

体内尿酸大部分从肾脏排泄。若排除外源性尿酸干扰,血尿酸可以反映肾小球滤过功能和肾小管重吸收功能。由于尿酸的肾清除率很低,而且尿酸的溶解度也很低,当血尿酸浓度超过其参考值时,易沉积于软组织、软骨和关节等处,引起痛风,或在尿道析出结晶,形成尿道结石。

【测定方法】 尿酸氧化酶-过氧化物酶法:尿酸经尿酸氧化酶作用生成尿囊素和 H_2O_2,后者在过氧化物酶催化下,使 2,4-二氯酚和 4-氨基安替比林缩合生成红色醌类化合物,在 500 nm 处有最大吸光度,吸光度的增加与标本中的尿酸含量成正比。

【参考区间】 男性,210～420 μmol/L;女性,150～350 μmol/L(血清)。

【临床意义】

(1) 血尿酸升高见于:①肾功能减退,血清尿酸上升。因其受肾外因素影响较多,血中浓度变化不一定与肾损伤平行等,故临床上不把血尿酸作为肾功能指标。②主要作为痛风诊断指标,由嘌呤核苷酸代谢失调所致,血清尿酸可明显升高。③核酸分解代谢,血尿酸增加,见于白血病、多发性骨髓瘤、恶性肿瘤等。

(2) 血尿酸降低见于:①各种原因引起的肾小管重吸收功能损害;②尿酸合成减少,肝功能严重受损(如急性重型肝炎等);③使用大剂量糖皮质激素等药物后以及慢性镉中毒,抑制嘌呤合成等。

【评价】 尿酸氧化酶-过氧化物酶偶联法适合于手工及自动分析仪,能满足临床常规分析的需要,为国家卫生健康委员会临床检验中心推荐方法。过氧化物酶特异性较差,血清尿酸浓度较低,一些还原性物质如维生素 C、胆红素对尿酸测定产生较明显负干扰。

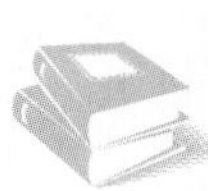

知识链接

高尿酸血症与痛风

高尿酸血症与痛风是嘌呤代谢障碍引起的代谢性疾病，正常血浆中尿酸以单钠尿酸盐的形式存在，其溶解度很低。当血液 pH 值为 7.4 时，尿酸钠的饱和浓度约为 420 μmol/L，超过此浓度时，血浆尿酸已成过饱和状态。当浓度大于 480 μmol/L 时，血浆白蛋白及 α_1、α_2-球蛋白减少，局部 pH 值减小，局部温度降低等情况下，尿酸钠呈微小结晶析出，该结晶被白细胞吞噬后可促使细胞膜破裂，释放各种炎症介质，引起痛风。但痛风发病有明显的异质性，除高尿酸血症外可表现为急性关节炎、痛风石、慢性关节炎、关节畸形、慢性间质性肾炎和尿酸性尿路结石。高尿酸血症患者只有出现上述临床表现时，才称为痛风。临床上仅有部分高尿酸血症患者发展为痛风，确切原因不清。

（李彦魁）

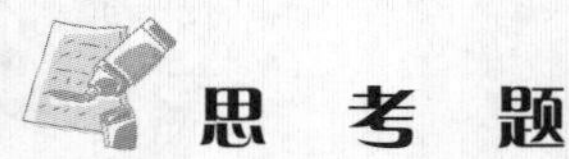

思考题

（1）本章首病例的初步诊断是什么？诊断依据是什么？
（2）你认为要明确本病的诊断还需要增加哪些实验检查项目？
（3）请运用你所学过的知识解释每项实验室检查的意义。
（4）你认为引起呕血的原因可能是什么？
（5）为排除其他肿瘤性疾病，你认为应该做哪些医学检测？

NOTE

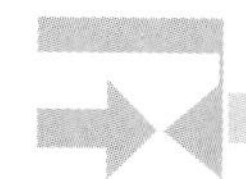

第九章　糖代谢的生物化学检验

扫码看 PPT

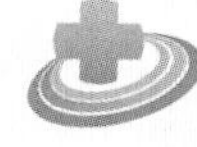

学习目标

掌握：血糖的概念；血糖浓度主要的内分泌激素调节；糖尿病的概念、诊断、分型；体液葡萄糖测定以及 OGTT 试验的概念、实验原理、操作方法、注意事项及临床意义；糖化蛋白测定原理和临床意义。

熟悉：熟悉血糖的来源、去路；血糖调节物检测的临床意义；糖尿病并发症的相关检测的临床意义。

了解：糖尿病早期筛查的高危人群的定义；妊娠糖尿病的诊断标准。

病例导入

患者，男，29 岁，因嗜睡 3 h 入院，近 5 天出现口干、多饮、尿量增多、多食，且四肢乏力，易疲劳。

(1) 临床症状：患者神志不清，口唇不绀，甲状腺不大，胖体型，脉搏 85 次/分，呼吸 19 次/分。脚踝处感染已 8 个月未愈。

(2) 实验室检查：

①尿常规：白细胞 5～10 个/HP，尿糖(+++)，酮体(+++)。

②血气分析：pH 7.07，AB 27 mmol/L，SB 28 mmol/L。

③生化检验：FPG 17 mmol/L，餐后 2 h PG 24 mmol/L，Urea 30.4 mmol/L，Cr 216 μmol/L，Na^+ 158.3 mmol/L，K^+ 3.64 mmol/L，Cl^- 112 mmol/L，Ca^{2+} 2.2 mmol/L。

④胰岛素抗体系列：IAA 阴性，ICA 阴性，GADA 阴性。

⑤餐后 1 h 胰岛素 1.6 mU/L，C 肽 0.77 ng/mL。

第一节　概　　述

糖类是地球上存在广泛的有机化合物之一。糖类不仅是生物体的结构成分，而且是主要的能量来源。根据糖类物质的聚合度，可分为单糖、寡糖、多糖和复合糖。单糖中的葡萄糖是人体代谢的重要能量来源，对于有些组织或细胞而言(例如脑组织和成熟红细胞)，葡萄糖是唯一的供能物质。血糖(blood glucose)是指血液中的葡萄糖，在人体内多种因素的共同作用下，血糖浓度相对稳定，正常情况下空腹血糖浓度基本维持在 3.89～6.11 mmol/L(70～110 mg/dL)范围内。

一、血糖浓度的调节

血糖浓度的稳定有赖于肝、肾、胰腺以及内分泌腺体的共同调节，从而使血糖的来源和去路达到动态平衡。

(一) 血糖的来源

血糖的来源包括几个部分：①食物中糖类物质消化，以单糖形式吸收入血，是血糖的主要来源；②肝

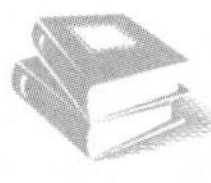

NOTE

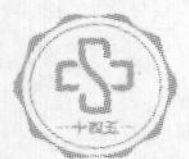

糖原的分解，是空腹血糖的主要来源；③非糖物质的糖异生作用。

（二）血糖的去路

血糖的去路即消耗、代谢，包括以下几种方式：①氧化供能，通过有氧氧化以及无氧分解产生 ATP 是血糖的主要去路；②合成肝糖原和肌糖原并储存；③转化成脂类、蛋白质类、其他糖类及其衍生物等；④在血糖浓度超过肾糖阈（>10 mmol/L）的情况下，部分会通过尿液排出。

（三）内分泌激素调节

血糖浓度主要由两类激素调节：一类是升高血糖的激素，主要包括胰高血糖素（glucagon）、肾上腺素（epinephrine）、生长激素（growth hormone，GH），此外，甲状腺素（thyroxine）和生长激素抑制素（somatostatin）也可通过间接作用影响血糖浓度；另一类是降低血糖的激素，主要是胰岛素（insulin，INS）。另外，有一种与胰岛素结构相似的多肽：胰岛素样生长因子（insulin-like growth factor，IGF），也有降低血糖的作用。

血糖来源、去路及内分泌激素调节如图 9-1 所示。

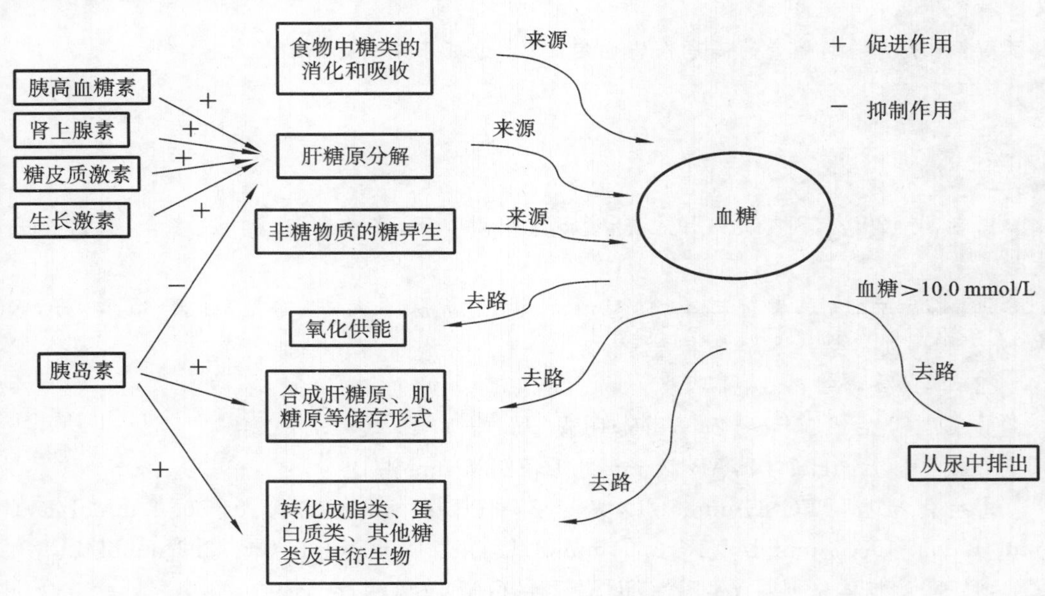

图 9-1　血糖来源、去路及内分泌激素调节

（四）神经系统调节

神经系统主要通过下丘脑-垂体-靶腺体这一调节轴以及自主神经系统来调控胰岛素、胰高血糖素、肾上腺素等激素分泌水平，从而影响糖代谢过程，以达到调控血糖水平的作用。

二、糖尿病

糖尿病（diabetes mellitus，DM）是一组由遗传以及环境因素引起的胰岛素分泌不足和（或）胰岛素作用低下从而导致以持续性高血糖为特征的代谢性疾病，以高血糖为其主要特征，伴有糖、脂类、蛋白质、水和电解质等一系列代谢紊乱。典型临床表现为“三多一少”，即多饮、多尿、多食、体重下降等。《中国 2 型糖尿病防治指南（2017 版）》提出：糖尿病是冠心病重要的伴发疾病，同时糖尿病也可发生下肢动脉病变、视网膜病变、慢性肾脏疾病、神经病变、酮症酸中毒等严重并发症，危及生命。且近年来，糖尿病全球患病率有逐渐上升的趋势，1980 年全球男性和女性糖尿病的患病率分别为 8.3%和 7.5%，而 2008 年这一比例已上升至 9.8%和 9.2%。据预测，到 2030 年，全球糖尿病患者人数会超过 5.5 亿。因此，糖尿病已成为严重威胁人类健康的世界性疾病，早诊断、早干预意义重大。

（一）糖尿病的诊断和分型

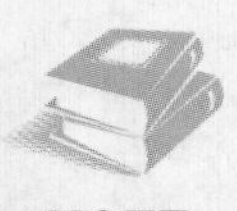

NOTE

目前糖尿病诊断标准和分类有 WHO（1999 年）标准和 ADA（2003 年）标准，《中国 2 型糖尿病防治指南（2017 版）》中采用的是 WHO（1999 年）糖代谢状态分类标准（表 9-1）、糖尿病的诊断标准（表 9-2）以及糖尿病病因学分类（表 9-3）。

表 9-1　糖代谢状态分类（WHO，1999 年）

糖代谢分类	空腹血糖（FPG）/（mmol/L）	餐后 2 h 血糖（2 h PG）/（mmol/L）
正常血糖	＜6.1	＜7.8
空腹血糖损伤（IFG）	6.1～7.0	＜7.8
糖耐量减退（IGT）	＜7.0	7.8～11.1
糖尿病	≥7.0	≥11.1

IFG 和 IGT 统称为糖调节受损。IFG 反映的是基础状态下糖代谢平衡状态的轻度异常；IGT 则反映的是糖负荷下机体对葡萄糖处理能力的减弱。两者表现的是正常糖代谢与糖尿病之间的中间状态，为糖尿病的前期阶段。

表 9-2　糖尿病的诊断标准（WHO，1999 年）

诊 断 标 准
典型糖尿病症状（多饮、多尿、多食、体重下降）加上随机血糖检测水平≥11.1 mmol/L
或加上
空腹血糖（FPG）检测水平≥7.0 mmol/L
或加上
葡萄糖负荷后（GTT 试验）2 h 血糖检测水平≥11.1 mmol/L
（无糖尿病症状者，需改日重复检查）

空腹指至少 8 h 未进食热量；随机血糖指不考虑末次用餐时间，一天中任意时间的血糖，不能用来诊断空腹血糖损伤或糖耐量减退。

表 9-3　糖尿病病因学分类（WHO，1999 年）

1 型糖尿病（type 1 diabetes mellitus）
免疫介导性
特发性
2 型糖尿病（type 2 diabetes mellitus）
其他特殊类型糖尿病（other specific types of diabetes mellitus）
胰岛β细胞功能遗传性缺陷
　第 12 号染色体，肝细胞核因子-1α（HNF-1α）基因突变（MODY3）
　第 7 号染色体，葡萄糖激酶（GCK）基因突变（MODY2）
　第 20 号染色体，肝细胞核因子-4α（HNF-4α）基因突变（MODY1）
　线粒体 DNA
　其他
胰岛素作用遗传性缺陷
　A 型胰岛素抵抗
　矮妖精貌综合征（leprechaunism）
　Rabson-Mendenhall 综合征
　脂肪萎缩性糖尿病
　其他
胰腺外分泌疾病：胰腺炎、创伤/胰腺切除术后、胰腺肿瘤、胰腺囊性纤维化、血色病、纤维钙化性胰腺病及其他
内分泌疾病：肢端肥大症、库欣综合征、胰高糖素瘤、甲状腺功能亢进症、生长抑素瘤、醛固酮瘤及其他
药物或化学品所致的糖尿病：Vacor（N-3 吡啶甲基 N-P 硝基苯尿素）、喷他脒、烟酸、糖皮质激素、甲状腺激素、二氮嗪、β-肾上腺素能激动剂、噻嗪类利尿剂、苯妥英钠、α-干扰素及其他

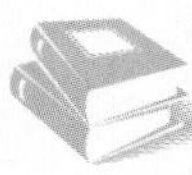
NOTE

续表

感染：先天性风疹、巨细胞病毒感染及其他
不常见的免疫介导性糖尿病：僵人(stiff-man)综合征、胰岛素自身免疫综合征、胰岛素受体抗体及其他
其他与糖尿病相关的遗传综合征：Down 综合征、Klinefelter 综合征、Turner 综合征、Wolfram 综合征、Friedreich 共济失调、Huntington 舞蹈病、Laurence-Moon-Beidel 综合征、强直性肌营养不良、卟啉病、Prader-Willi 综合征及其他
妊娠期糖尿病(gestational diabetes mellitus, GDM)

(二) 各型糖尿病的病因及特点

1. 1 型糖尿病(type 1 diabetes mellitus, T1DM)　T1DM 又称胰岛素依赖型糖尿病(insulin-dependent diabetes mellitus, IDDM)，主要是由于遗传、环境、自身免疫因素共同作用，导致胰岛β细胞破坏从而出现胰岛素绝对不足或缺乏，须依赖外源性胰岛素的摄入，避免代谢紊乱。

T1DM 的特点：①好发于儿童或青少年期，可发生于任何年龄段，尤其是更年期；②一般发病较急骤，口渴、多尿、多食、体重下降的临床表现较明显，有的患者首诊即出现酮症酸中毒；③自身抗体多阳性；④血清胰岛素水平低下，血糖兴奋试验胰岛素释放呈低水平状态，外源性胰岛素治疗有效；⑤易发生酮症酸中毒；⑥有遗传倾向。

2. 2 型糖尿病(type 2 diabetes mellitus, T2DM)　T2DM 又称非胰岛素依赖型糖尿病(non-insulin-dependent diabetes mellitus, NIDDM)，是糖尿病的主要类型，占全部病例数的 90%以上。患者仍保留一定的合成胰岛素的能力，但由于胰岛素抵抗(insulin resistance, IR)，导致胰岛素作用不足，为胰岛素相对不足。IR 是指胰岛素作用的靶器官(包括肝脏、肌肉和脂肪组织等)上的细胞对胰岛素不能产生正常的生物学反应，敏感性下降。IR 的发生主要由遗传和环境两方面因素介导。遗传因素可能是引起胰岛素受体结合、调控、受体后信息传递过程中的某些环节发生多基因的突变或多态性，从而使胰岛素作用不足；环境因素主要包括摄食过多、运动过少、肥胖(尤其是中心性肥胖)等，可引起一系列的代谢异常，抑制胰岛素信号传递，加重 IR。

T2DM 的特点：①常见于肥胖、中老年，偶见于幼儿，但近年有年轻化的趋势；②起病较缓，疾病早期阶段可无明显的临床表现，常以并发症为首诊症状；③自身抗体阴性；④血清胰岛素水平降低不明显、正常甚至稍高，血糖兴奋试验胰岛素呈延迟释放；⑤疾病早期患者通过改变生活方式、单用口服降糖药可达到控糖效果；⑥酮症酸中毒发生概率小；⑦有遗传倾向，但与 HLA 基因型无关。

3. 其他特殊类型糖尿病(other specific types of diabetes mellitus)　常继发于其他疾病，病因众多，详见表 9-3。

4. 妊娠期糖尿病(gestational diabetes mellitus, GDM)　GDM 是指妊娠期首次发生或发现的糖尿病，可能包含一部分妊娠前已患有糖尿病但孕期内才被首次诊断的患者，妊娠前已确诊糖尿病的不再归于此型，多数 GDM 女性在分娩一段时间(大约 6 周)后血糖会恢复到正常水平，但仍有血糖再次升高、发生 DM 的危险。因此分娩 6 周后应复查血糖水平，若血糖仍达到糖尿病的诊断标准，则需重新确定其类型。

(三) 糖尿病的主要代谢紊乱

DM 患者由于胰岛素的绝对或相对不足，导致血糖的来源、去路平衡被打破，机体出现一系列的糖、脂类、蛋白质、水和电解质等的代谢紊乱。

1. 糖尿病时的主要代谢紊乱

(1) 糖代谢紊乱：由于胰岛素的绝对不足和(或)作用低下，导致肝糖原、肌糖原分解加剧，而葡萄糖向糖原、非糖物质转化减少，从而使血糖升高。高血糖引起高渗性利尿是糖尿病患者多尿的原因，严重时可能引起脑细胞脱水，出现高渗性高血糖昏迷。

(2) 脂类代谢紊乱：糖尿病时由于胰岛素的绝对或相对不足，脂肪合成减少、分解增加，血液中的游离脂肪酸和三酰甘油水平升高，尤其在糖尿病严重时，脂肪动员加剧，大量生成酮体，当超出机体的氧化利用能力时，则发生酮体的堆积，当血浆中酮体累积超过 2.0 mmol/L 时，称为酮血症，且由于酮体中除

NOTE

丙酮为中性外，乙酰乙酸和β-羟丁酸均为酸性物质，进一步堆积可能发生代谢性酸中毒，称为糖尿病酮症酸中毒(diabetic ketoacidosis，DKA)。

(3) 蛋白质代谢异常：与脂类情况类似，糖尿病时蛋白质合成减少、分解增加，机体易出现负氮平衡、体重下降、发育迟缓等现象。

2. 糖尿病并发症时的主要代谢紊乱 长期的高血糖可导致多种并发症的出现，按并发症的起病快慢，分为急性、慢性并发症两大类：急性并发症包括感染、糖尿病酮症酸中毒昏迷、糖尿病非酮症高渗性昏迷、糖尿病乳酸性酸中毒昏迷等；慢性并发症包括冠心病、高血压、微血管病变(眼底病变、慢性肾脏疾病、神经病变)、下肢动脉病变等。

(1) 糖尿病酮症酸中毒昏迷：酮症酸中毒发生后，若病情严重，可致昏迷，一般见于T1DM。

(2) 糖尿病乳酸性酸中毒昏迷：糖尿病时，由于机体不能有效利用血糖，丙酮酸大量还原生成乳酸，导致乳酸堆积，严重可致昏迷。

(3) 糖尿病慢性并发症：长期的高血糖会导致一些半寿期长的蛋白质(例如胶原蛋白、晶状体蛋白、弹性硬蛋白、髓鞘蛋白等)缓慢发生糖基化反应，该反应为不可逆反应，糖基化的蛋白质与未发生糖基化的蛋白质进一步结合交联，分子逐步变大，形成大分子的糖化产物，导致晶状体混浊变性、血管基膜增厚等病理变化的发生，从而引起心、脑、血管、神经、眼底和肾脏等多器官损害。

三、其他糖代谢紊乱

(一) 低血糖症

低血糖症(hypoglycemia)是一组由于多种原因引起的血糖浓度过低所致的临床综合征，症状不典型，主要与中枢神经、交感神经系统功能异常有关，主要临床表现包括饥饿感、心悸、肢冷出汗等，严重时可出现意识丧失、昏迷甚至死亡。目前，低血糖症尚无统一的界定标准，《中国2型糖尿病防治指南(2017版)》提出，非糖尿病患者血糖<2.8 mmol/L则为低血糖；接受药物治疗的糖尿病患者，只要血糖≤3.9 mmol/L就属于低血糖范畴。

低血糖症根据其临床表现一般分为空腹低血糖症和餐后低血糖症两类；根据病理生理可分为葡萄糖生成的底物可用性障碍、糖生成障碍以及糖利用增多三类；另外还可根据病因详细分为胰源性、肝源性、肿瘤相关性、自身免疫性、药物性、酒精性以及其他原因所致的低血糖症。

1. 空腹低血糖症 空腹低血糖症临床常见，但真性低血糖症(低血糖紊乱)却并不多见，真性低血糖症往往与严重疾病有关，胰岛素瘤是最常见的病因。

2. 餐后低血糖症 主要是多种因素(包括胰岛素抗体、胰岛素受体抗体、药物、糖-1,6-二磷酸酶缺乏等)导致胰岛素反应性释放过多所引起的。患者在餐后1～3 h开始出现疲乏、心悸、肌肉痉挛等症状，进食后可短暂缓解，也可无明显症状，但有低血糖发生。餐后低血糖症较少见，若怀疑为本病，可进行5 h葡萄糖耐量试验或5 h进餐耐量试验。

(二) 先天性糖代谢障碍

先天性糖代谢障碍是指因糖代谢相关酶类由于先天性异常或缺陷，导致某些单糖、糖原在体内储积，并从尿中排出。此类疾病多为常染色体隐性遗传，病情轻重不一。临床上以糖原贮积病、半乳糖代谢异常及果糖代谢异常等较为多见。

1. 糖原贮积病 糖原贮积病(glycogen storage disease，GSD)是由于糖原代谢相关酶类的缺乏，导致糖原合成或分解障碍。根据酶缺陷和临床特征的差异，可将其分为12型，其中Ⅰ、Ⅲ、Ⅵ、Ⅸ型以肝脏病变为主，Ⅱ、Ⅴ、Ⅶ型以肌肉组织受损为主。这类疾病的共同特征：绝大多数都是糖原在肝脏、肌肉、肾脏等器官组织中大量堆积，导致贮积量的增加，仅极少数表现为贮积量正常，而糖原结构异常。患者由于类型、发病年龄、受累器官不同，临床表现差异大。

2. 半乳糖代谢异常 半乳糖代谢异常是由于酶的缺乏，导致机体不能转化利用半乳糖，半乳糖及其氧化还原产物在机体大量贮积，从而出现白内障、肝大、黄疸、溶血、生长停滞、智力障碍等临床表现，为常染色体隐性遗传性疾病。半乳糖代谢中的3种相关酶——半乳糖-1-磷酸尿苷酰转移酶(GALT)、

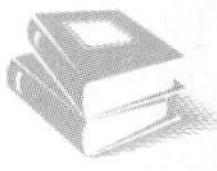
NOTE

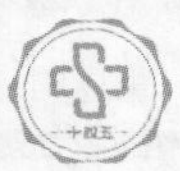

半乳糖激酶(GALK)和尿苷二磷酸半乳糖表异构酶(EPIM),其中任何一种酶的先天性缺乏均可致半乳糖代谢异常。典型的半乳糖血症是由 GALT 缺乏所致。

第二节　糖代谢紊乱的生物化学检验项目与检测方法

一、体液葡萄糖测定

各体液如血清(浆)、尿液、脑脊液等都可用于葡萄糖的测定,是反映机体糖代谢状况的重要指标,对糖代谢紊乱的诊断、治疗及监测有重要意义,绝大部分医院将其列为急诊检验和危急值报告项目。

【标本采集、处理和保存】

1. 标本采集

(1) 空腹血糖标本:清晨采集的空腹静脉血,且夜间空腹 8 h 以上。

(2) 随机血糖标本:一天(24 h)内,任何时间点(不考虑末次进食时间)采集的静脉血。

(3) 餐后 2 h 血糖标本:口服 75 g 无水葡萄糖后 2 h 采集的静脉血。

(4) 24 h 尿液标本:为了抑制细菌生长,需在第一次收集标本时加入 5 mL 冰醋酸,也可加入 5 g 苯甲酸钠或其他防腐剂。

全血、血浆及血清都可用来进行血糖浓度测定,血浆和血清血糖浓度差异在 4%以内,可以忽略不计,但空腹全血的血糖浓度比血浆低 10%～20%,因此应采用不同的参考区间。2011 年美国临床生物化学学会(National Academy of Clinical Biochemistry,NACB)发布了《糖尿病诊断管理的实验室分析指南》,其建议:葡萄糖检测结果用于糖尿病的诊断和高风险个体筛查时,推荐使用静脉血浆检测结果。

2. 标本处理和保存

(1) 由于血细胞对葡萄糖的酵解作用,采集的标本在室温下每小时可使血糖降低 5%～7%,当受到细菌感染或白细胞增多时,降解速度会进一步加快。故采血后应立即(一般要求在 1 h 内)分离出血清或血浆,将其置于一支干燥洁净的试管中进行检验(建议使用带分离胶的真空采血管,并及时分离血清,可有效防止血细胞对葡萄糖的代谢)。若不能及时分离血清或血浆,必须使用含氟化物或碘乙酸盐的抗凝管,以抑制糖酵解,加入氟化钠的血浆标本中葡萄糖浓度室温下可稳定 3 天。

(2) 尿液标本采集后应及时检测,若不能及时检测,则应在 4 ℃下保存。室温放置 24 h,尿液中葡萄糖水平可下降 40%。

(3) 脑脊液标本由于细菌污染以及其他细胞存在的风险,标本采集后应及时检测,如不能及时检测,须尽快离心后 4 ℃或－20 ℃保存。

【测定方法】　目前实验室多使用酶法测定血浆(清)葡萄糖,酶法的优点:较高的准确度、精密度、灵敏度和特异性,操作简单,试剂标本用量少。酶法适用于自动生化分析仪。最常用的酶法包括葡萄糖氧化酶法和己糖激酶法,也可采用葡萄糖脱氢酶法。其中葡萄糖氧化酶法是中国临床检验中心推荐的常规方法,己糖激酶法较葡萄糖氧化酶法特异性更好,是葡萄糖检测的参考方法。

1. 葡萄糖氧化酶法　分为质谱分析法和比色法两类。

(1) 初始反应:在葡萄糖氧化酶(glucose oxidase,GOD)的催化下,葡萄糖被氧化为葡萄糖酸,同时消耗溶液中的氧,产生过氧化氢。

$$\text{葡萄糖} + 2H_2O + O_2 \xrightarrow{GOD} \text{葡萄糖酸} + 2H_2O_2$$

(2) 检测方法。

①质谱分析法:根据初始反应中氧的消耗量与葡萄糖浓度成正比,通过氧电极监测反应中氧的消耗量,间接反映标本中葡萄糖的浓度。此法准确性和精密度高,但需仪器支持。

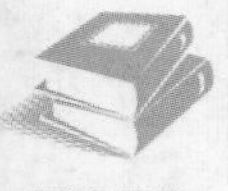

NOTE

②比色法(葡萄糖氧化酶-过氧化物酶偶联法,GOD-POD 法):在初始反应后偶联一步 Trinder 反应,即 H_2O_2生成后,在过氧化物酶(peroxidase,POD)的催化下,使色源性物质发生显色反应,生成红色

醌类化合物。特定波长下，其颜色深浅在一定范围内与标本中葡萄糖浓度成正比。

$$2H_2O_2 + 4\text{-氨基安替比林} + \text{酚} \xrightarrow{POD} \text{红色醌类化合物}$$

(3) 方法学评价。

①GOD 仅对 β-D-葡萄糖高度特异，标本中的葡萄糖约 36% 为 β 型，64% 为 α 型，因此测定时为保证标本中葡萄糖的完全氧化需要使 α 型变旋为 β 型，可以采用加入葡萄糖变旋酶或者适当延长孵育时间等方法促使其变旋；且新配制的葡萄糖标准液主要为 α 型，因此须放置 2 h 以上（过夜更佳），待变旋平衡后再使用。

②POD 的特异性较低，此法受还原剂（维生素 C 等）或氧化剂（如次氯酸、含氯消毒剂等）的影响，使测定结果偏低。GOD-POD 偶联法可直接测定血液、脑脊液中葡萄糖的含量，但由于尿液中干扰 POD 活性的干扰物较多，故不能用于尿液中葡萄糖的含量测定。

③本法批内 CV 为 0.7%～2.0%，日间 CV 为 2%～3%，回收率为 94%～105%，线性范围可达 19 mmol/L，溶血、黄疸、脂血标本对结果无显著影响。其准确度、精密度均能达到临床要求，且操作简便，适用于常规检验，也是目前各级医院应用最广泛的方法。

2. 己糖激酶法

(1) 测定原理：己糖激酶（hexokinase，HK）催化标本中的葡萄糖和 ATP 发生磷酸化反应，生成的 6-磷酸葡萄糖（G6P）在 6-磷酸葡萄糖脱氢酶（G6PD）催化下脱氢，生成 6-磷酸葡萄糖酸内酯，同时使 $NADP^+$ 还原成 NADPH。NADPH 生成速率与标本中葡萄糖的浓度成正比，且在 340 nm 波长处有最大吸收峰，监测其吸光度升高速率（$\Delta A/\Delta t$），间接计算标本中葡萄糖的浓度。反应式如下：

$$\text{葡萄糖} + ATP \xrightarrow{HK} \text{6-磷酸葡萄糖} + ADP$$

$$\text{6-磷酸葡萄糖} + NADP^+ \xrightarrow{G6PD} \text{6-磷酸葡萄糖酸内酯} + NADPH + H^+$$

(2) 方法学评价：HK 法特异性、准确度高于 GOD 法，且不受溶血、黄疸、脂血、尿酸、维生素 C、氟化钠、肝素、EDTA 和草酸盐等干扰，被认为是血清（浆）葡萄糖测定的参考方法，但试剂较贵。

3. 葡萄糖脱氢酶法

(1) 测定原理：葡萄糖脱氢酶（glucose dehydrogenase，GDH）催化葡萄糖脱氢，氧化生成葡萄糖酸，同时使 NAD^+ 被还原成 NADH。NADH 的生成速率与葡萄糖浓度成正比，且在 340 nm 波长处有最大吸收峰，通过监测其生成速率（$\Delta A/\Delta t$），间接计算标本中葡萄糖的含量。其反应式如下。

$$\beta\text{-D-葡萄糖} + NAD^+ \xrightarrow{GDH} \text{D-葡萄糖酸内酯} + NADH$$

(2) 方法学评价。

①GDH 法测定结果与 HK 法具有良好的一致性。

②抗凝剂、防腐剂及血浆中正常浓度的物质对测定无影响。但轻微溶血、黄疸、脂血标本对测定结果有干扰，会使结果偏低，应做标本对照管。

【参考区间】

成人空腹血糖为 3.9～6.1 mmol/L（70～110 mg/dL）。

【临床意义】

(1) 生理性血糖增高：饭后 1～2 h、情绪紧张等，可致血糖短暂升高。

(2) 病理性血糖增高：①糖尿病，这是最常见的原因；②其他内分泌系统的疾病，如嗜铬细胞瘤、巨人症、肢端肥大症、库欣病、甲状腺功能亢进等；③应激性高血糖，如颅脑损伤、脑出血、脑膜炎等所致的颅内压增高等；④脱水引起的血液浓缩，如严重呕吐、腹泻、高热等。

(3) 生理性血糖降低：长期饥饿、剧烈运动等，可致血糖暂时降低。

(4) 病理性血糖降低：①内分泌疾病引起的胰岛素分泌过多，如胰岛细胞瘤；②对抗胰岛素的激素分泌不足，如垂体、肾上腺皮质或甲状腺功能减退，生长激素、肾上腺皮质激素、甲状腺素分泌减少；③严重肝病时，肝细胞内糖原储存不足或缺乏或转化成糖的功能减退，导致肝脏不能有效地调节血糖。

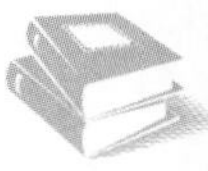

NOTE

二、葡萄糖耐量试验

正常人在食入一定量的葡萄糖后，血糖浓度会发生暂时性升高（一般不超过 9.0 mmol/L），但一段时间后（约 2 h）血糖浓度又恢复到接近空腹水平，称为耐糖现象。葡萄糖耐量试验（glucose tolerance test，GTT）是一种糖负荷试验，即人为给予一定量的葡萄糖后，每间隔一定时间多次测定被检者的血糖和尿糖水平，了解血糖水平变化轨迹，以评价个体血糖调节能力。GTT 根据给糖途径的不同，可分为口服葡萄糖耐量试验（oral glucose tolerance test，OGTT）和静脉葡萄糖耐量试验（intravenous glucose tolerance test，IGTT）。对于症状不明显或单次血糖测定结果达不到 DM 诊断标准的可疑受试者，可以通过该项试验早期发现或排除糖尿病。

【OGTT 适应证】

OGTT 主要应用于：①有糖尿病症状，空腹血糖水平在临界值（6.0～7.0 mmol/L）而疑为糖尿病患者；②无糖尿病症状但有明显糖尿病家族史或有发展为糖尿病可能的人群，如肥胖个体、高血压及高脂血症患者；③曾经糖耐量试验结果异常的危险人群；④怀疑妊娠糖尿病；⑤临床上出现肾病、视网膜病变或神经病变而又无法作出合理性解释者；⑥流行病学研究。

【试验方法】 采用 WHO 推荐的标准化 OGTT。

1. 采样前准备 试验前 3 天，受试者保证每日食物中含糖量不低于 150 g，维持正常活动，停用胰岛素等对试验有影响的药物。

2. 采集标本并测定空腹血浆葡萄糖浓度 受试者夜间空腹 10～16 h 后，于清晨坐位抽取静脉血 2 mL，测定血浆葡萄糖浓度，即 FPG。

3. 糖摄入 将 75 g 无水葡萄糖（或 82.5 g 含 1 分子水的葡萄糖）溶于 250～300 mL 水中，受试者在 5 min 内饮完（妊娠期女性用量为 100 g；儿童按 1.75 g/kg 体重计算口服葡萄糖用量，总量不超过 75 g）。

4. 多次采集血液标本并测定血浆葡萄糖浓度 服糖完毕开始计时，每隔 30 min 采集静脉血 1 次，测定血浆葡萄糖浓度共 4 次，历时 2 h（必要时可延长血标本的采集时间，最长可至服糖后 6 h）。其中 2 h PG 是临床诊断的关键。

5. 绘制糖耐量曲线 根据每次测得的血浆葡萄糖浓度与对应时间作图，绘制曲线，即糖耐量曲线。

【参考区间】

成人正常糖耐量：FPG＜6.1 mmol/L；服糖后 30～60 min 血糖升高达高峰，但一般小于 11.1 mmol/L，2 h PG＜7.8 mmol/L。

【实验结果意义判定】

OGTT 结果可协助糖尿病的诊断及相关状态的判定。不同人群 OGTT 结果见图 9-2。

(1) FPG＜6.1 mmol/L、2 h PG＜7.8 mmol/L 为糖耐量正常（normal glucose tolerance，NGT）。

(2) FPG 6.1～7.0 mmol/L、2 h PG＜7.8 mmol/L 为空腹血糖损伤（impaired fasting glucose，IFG）。

(3) FPG ＜7.0 mmol/L、2 h PG 7.8～11.1 mmol/L 为糖耐量减退（impaired glucose tolerance，IGT），临床上称为亚临床或无症状性糖尿病。

(4) FPG≥7.0 mmol/L、2 h PG≥11.1 mmol/L 为糖尿病性糖耐量（DM）。

【注意事项】

(1) 整个试验过程中不可吸烟、喝咖啡、喝茶或进食。

(2) OGTT 可反映近期体内糖代谢的状况，比 FPG 更灵敏，但受许多因素如标本采集、胃肠功能、年龄、饮食、运动、情绪、药物等因素影响，因此除第一次 OGTT 结果异常足够明显外，一般需多次测定。

(3) 胃肠手术等不能口服或口服葡萄糖吸收不良者，可采用 IGTT，但一般情况下不建议做此试验，如需开展须按 WHO 标准化方法进行试验。

NOTE

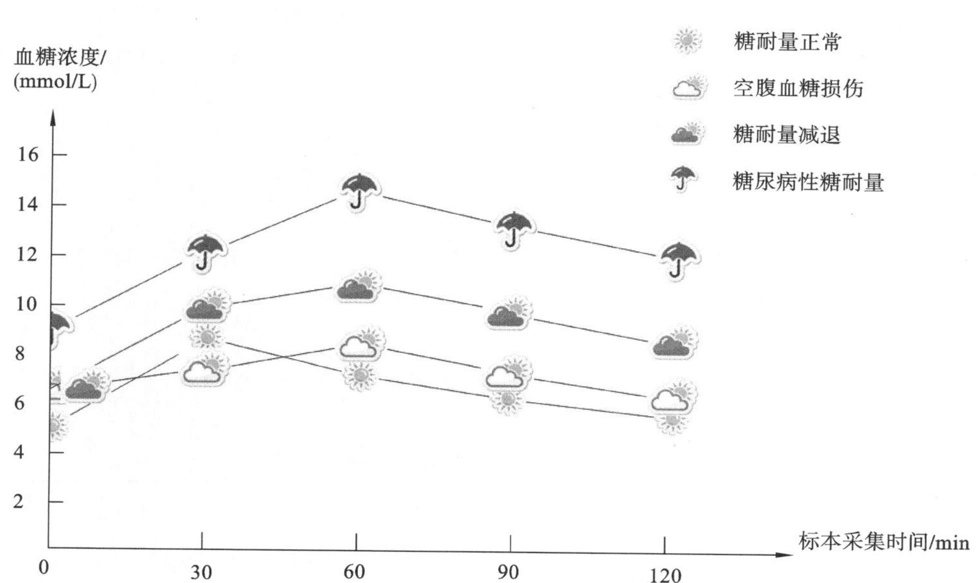

图 9-2 不同人群 OGTT 曲线

三、糖化蛋白测定

（一）糖化血红蛋白测定

正常成人血红蛋白(Hb)是由 HbA(占 97%)、HbA2(占 2.5%)和 HbF(占 0.5%)组成的。HbA 可缓慢地与糖类(主要是葡萄糖)结合而形成糖化血红蛋白(glycosylated hemoglobin，GHb)。层析分析显示 HbA 可分为非糖化血红蛋白(即天然血红蛋白 HbA_0，约 94%)和糖化血红蛋白(即 HbA_1，约 6%)。根据糖化位点以及结合糖类成分不同，HbA_1 又可分为 HbA_{1a}(可细分为 HbA_{1a1} 和 HbA_{1a2})、HbA_{1b} 和 HbA_{1c}。HbA_{1a1}、HbA_{1a2} 和 HbA_{1b} 分别是 HbA 与 1,6-二磷酸果糖、6-磷酸葡萄糖和丙酮酸糖基化的产物；HbA_{1c} 是 HbA 与葡萄糖产生糖基化的产物，是 GHb 中含量最多的成分，约占 HbA_1 的 80%，且浓度相对恒定，因此临床上常以 HbA_{1c} 代表总 GHb 的水平。

由于 GHb 生成较缓慢且不可逆。因此 GHb 的生成速率取决于一段时间内血糖的平均浓度和红细胞的寿命，血糖浓度越高，糖与红细胞接触时间越长，生成量也就越多。正常红细胞平均寿命约为 120 天，因此 GHb 的浓度可以反映测定前 2～3 个月内受试者血糖的平均水平，而与血糖的短期波动无关，是临床监控糖尿病患者血糖控制水平的较好指标。

【测定方法】

GHb 测定方法主要分为两大类：①基于电荷差异的检测方法，包括离子交换层析、高效液相色谱(high performance liquid chromatography，HPLC)法和电泳法等；②基于结构差异的检测方法，包括免疫法和亲和层析法等。目前临床多采用免疫比浊法和 HPLC 法，后者是国际临床化学和检验医学联合会(IFCC)推荐的测定糖化血红蛋白的参考方法。

1. HPLC 法 采用偏酸缓冲剂处理 Bio-Rex70 阳离子交换树脂，使其带负电荷。与带正电荷的血红蛋白有亲和力。HbA 及 HbA_1 均带正电荷，但由于 HbA_1 的两个 β 链 N-末端正电荷被糖基清除，因此正电荷较 HbA 少，导致二者对树脂的附着力不同，正电荷多的附着力大，反之则小。用 pH 6.7 磷酸盐缓冲剂可首先将带正电荷较少、吸附力较弱的 HbA_1 洗脱下来，再用紫外-可见分光光度计分别测定洗脱液及 Hb 液的吸光度，即可计算 HbA_1 占总 Hb 的百分率。

HPLC 法就是基于以上离子交换层析的原理，通过阳离子交换柱与不同带电离子的作用强弱将血红蛋白组分进行分离。利用 3 种不同浓度的缓冲盐所形成的梯度洗脱液，使得血红蛋白中的多种组分(包括 HbA_{1c} 在内)迅速被分离成 6 个部分，用检测器对分离后的各组分吸光度进行检测，计算各组分占总 Hb 的百分率。

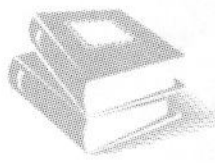

2. 免疫比浊法 利用抗原-抗体反应直接测定溶血后血液中的 HbA_{1c} 占总 Hb 浓度的百分比。

首先用十四烷基三甲铵溴化物（tetradecyl trimethyl ammonium bromide，TTAB）作为溶血剂对样本进行溶血处理，将处理好的样本先加入抗体缓冲液，样本中的 HbA_{1c} 与其抗体反应形成可溶性的抗原-抗体复合物（HbA_{1c} 分子上只有一个特异性的抗体结合位点，不能形成凝集反应），然后加入多聚半抗原缓冲液，多聚半抗原和反应液中过剩的 HbA_{1c} 抗体结合，生成不溶性的多聚半抗原-抗体复合物，用比浊法进行测定。

同时在另一个通道上测定 Hb 浓度。溶血液中的血红蛋白转变为具有特征性吸收光谱的血红蛋白衍生物，采用重铬酸盐作为标准参照物，进行比色测定 Hb 浓度。

【参考区间】

(1) HPLC 法：成人糖化血红蛋白：HbA_1（%）为 5.0%～8.0%，HbA_{1c}（%）为 3.6%～6.0%；

(2) 免疫比浊法的参考区间见表 9-4。

表 9-4 不同计算方案成人 HbA_{1c} 参考区间

计算方案	计算公式	成人 HbA_{1c}（%）参考区间
IFCC 计算方案	$HbA_{1c}(\%)=\frac{HbA_{1c}}{Hb}\times 100$	2.8%～3.8%
DCCT/NGSP 计算方案（糖尿病控制和并发症试验/美国糖化 Hb 标准化方案）	$HbA_{1c}(\%)=87.6\times\frac{HbA_1}{Hb}+2.27$	4.8%～6.0%

【注意事项】

(1) HPLC 法的注意事项：①HPLC 法对环境温度要求较高，须严格控制温度。②注意抗凝剂的影响：EDTA 和氟化物对测定结果无影响，但肝素可使结果升高。③标本存放条件：置于室温下超过 24 h，可使结果升高，4 ℃可稳定 5 天。④溶血性贫血患者由于红细胞寿命 HbA_{1c}（%）可降低，一些异常血红蛋白（HbH、Hb Bart'S 等）可与 HbA_1 同时被洗脱下来，使 HbA_1（%）结果假性偏高，而 HbC 和 HbS 则可使结果假性偏低。

(2) 免疫比浊法的注意事项：①采用 TTAB 作为溶血剂的优点是不溶解白细胞，可消除白细胞物质的干扰；②溶血、黄疸、脂血对结果无显著影响；③高 HbF 可致结果假性偏高。

【临床意义】

(1) GHb 主要与红细胞寿命以及平均血糖水平相关，因此 GHb 是监测糖尿病患者过去 2～3 个月血糖控制情况的较理想指标，采样前糖的摄入对检测几乎无影响。

(2) GHb 水平与大血管、微血管病变的发生密切相关。研究证明，GHb 升高，心血管事件、慢性肾脏疾病、视网膜病变、神经病变的发生率均相应增加。

知识链接

HbA_{1c} 只是监测指标吗？

2011 年 WHO 建议：在条件具备的国家和地区采用 HbA_{1c} 作为糖尿病的诊断指标，诊断标准为 HbA_{1c}（%）>6.5%。我国 2010 年也开始进行“中国糖化血红蛋白教育计划”，随后《糖化血红蛋白分析仪》的行业标准、《糖化血红蛋白实验室检测指南》相继发布，并实行了国家临床检验中心组织的室间质量评价计划，我国 HbA_{1c} 的检测标准化正逐步提高，但各地区差别仍然较大。因此《中国 2 型糖尿病防治指南（2017 版）》推荐：采用标准化检测方法并有严格质量控制的医院，可以开展用 HbA_{1c} 作为糖尿病诊断标准的探索研究，但目前我国 HbA_{1c} 在临床仍然作为 DM 患者血糖控制情况的监测指标。

（二）糖化血清蛋白测定

与 GHb 类似，血糖也可与血清蛋白质 N 末端发生不可逆的非酶促反应，形成高分子酮胺化合物，结构类似于果糖胺，称为糖化血清蛋白(glycosylated serum protein，GSP)。

由于血糖主要与血清蛋白质中的白蛋白结合，因此 GSP 主要是糖化白蛋白。白蛋白半寿期为17～19 天，故测定糖化白蛋白可用来反映糖尿病患者 1～2 周前血糖平均水平。

临床上测定 GSP 或糖化白蛋白的方法很多，包括果糖胺法、酮胺氧化酶法、酶联免疫吸附法、HPLC 法等，其中果糖胺法测定 GSP 以及酮胺氧化酶法测定糖化白蛋白最为常用。

【检测方法】

(1) 果糖胺法测定 GSP：血清葡萄糖可与血清蛋白质 N 末端氨基酸形成酮胺化合物，该化合物能在碱性环境下与硝基四氮唑蓝(NBT)发生反应，生成紫红色的甲臜，其在 530 nm 波长处有最大吸收峰，在一定范围内吸光度与 GSP 的浓度成正比，以已知浓度的 1-脱氧-1-吗啉果糖(DMF)，用牛血清白蛋白稀释成一系列梯度浓度作为标准参照物进行对照比色测定，计算 GSP 的浓度。

(2) 酮胺氧化酶法测定糖化白蛋白：糖化白蛋白的酮胺键在酮胺氧化酶的催化下释放过氧化氢，过氧化氢在过氧化物酶的催化下发生显色反应，在特定波长下，溶液颜色深浅在一定浓度范围内与糖化白蛋白浓度成正比。与标准品对照，计算糖化白蛋白的浓度。再测定血清白蛋白的浓度。用两者的比值计算糖化白蛋白的百分比(%)。

【参考区间】

(1) 果糖胺法测定 GSP：成人 GSP 为 1.65～2.15 mmol/L；

(2) 酮胺氧化酶法测定糖化白蛋白：成人糖化白蛋白为 10.8%～17.1%。

【注意事项】 果糖胺法测定 GSP，当白蛋白浓度＜30 g/L 或尿蛋白浓度＞1 g/L 时，对该法测定结果影响较大，且血清中的胆红素、乳糜、低分子量化合物也会对结果造成干扰，故该法不适用于肝硬化、肾病综合征、异常蛋白血症或急性时相反应后的患者。

【临床意义】

(1) GSP、糖化白蛋白测定可以监控糖尿病患者短期(过去 1～2 周)的血糖控制情况，特别适用于住院调整用药的患者。

(2) 当患者存在异常血红蛋白，如 HbS 或 HbC 时，红细胞寿命会下降，此时测定 GHb 的意义不大，而红细胞寿命和异常血红蛋白不影响果糖胺的形成，此时测定 GSP、糖化白蛋白更有价值。

四、血糖调节物检测

(一) 胰岛素

INS 是由 51 个氨基酸所组成的小分子蛋白质，分子量约为 5800，由 A、B 两条肽链组成，并以二硫键相连，半寿期为 3～5 min，是血糖调节的重要物质。人胰岛素基因位于第 11 号染色体，经过转录翻译首先合成前胰岛素原，再在酶的水解作用下，生成胰岛素和含有 31 个氨基酸的 C 肽(C-peptide)，C 肽不具有生物活性。体内 INS 水平变化可反映机体胰腺功能及糖代谢情况，例如空腹 INS 测定主要是用来了解胰岛β细胞的分泌功能，葡萄糖刺激后胰岛素释放试验(insulin release test)主要是了解其储备能力。这些指标对于糖尿病的分型诊断以及疗效监测有重要的临床价值。

【测定方法】 临床上 INS 测定主要采用化学发光免疫测定(CLIA)法、电化学发光免疫测定(ECLIA)法和时间分辨荧光免疫测定(TrFIA)法等方法，详见《临床免疫学检验》相关内容。

【参考区间】

空腹时：1.9～23 mIU/L(13.0～161 pmol/L)(CLIA 法)；

2.6～24.9 mIU/L(17.8～173 pmol/L)(ECLIA 法)；

1.8～17.5 mIU/L(12.3～120 pmol/L)(TrFIA 法)。

【注意事项】

(1)《中国临床检验操作规程(第四版)》推荐使用血清或血浆(EDTA 抗凝)标本进行检测，同一实验室不可交叉使用两种类型的标本。

(2) 避免使用溶血标本，因为溶血会致红细胞内的胰岛素降解酶释放，使测定结果假性偏低。

NOTE

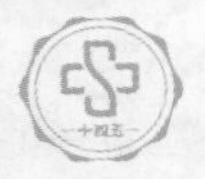

(3) 标本 2～8 ℃下可稳定 1 天，若当天不能检测或需长期保存，应在－20 ℃或更低温度冷冻保存，避免反复冻融。

(4) 应注意胰岛素治疗后的患者有可能产生相应抗体从而对结果造成影响。

【临床意义】

(1) 对空腹低血糖患者进行评估：主要通过 Glu/INS 的值来说明胰岛素分泌的情况。

(2) DM 的辅助诊断及分型判断：在临床症状出现以前，就可以出现 INS 对于葡萄糖的刺激反应迟缓；T1DM 患者对于葡萄糖的刺激几乎无反应，INS 整体水平呈低水平状态；T2DM 患者空腹 INS 水平正常甚至升高，葡萄糖处理后，水平会升高但达不到正常人水平，且反应时间会延后。

(3) 确认需要胰岛素治疗的 DM 患者，将其与靠饮食控制的 DM 患者区分开，并评估各种胰岛素制剂在患者中的作用持续时间。

(4) 预测 T2DM 的发展并评估患者状况，预测糖尿病的易感性。

(5) 通过测定胰岛素浓度和胰岛素抗体来评估 DM 患者胰岛素抵抗机制。

(二) C 肽

C 肽是在胰岛素原水解生成胰岛素的同时产生的多肽，主要在肾脏降解，部分以原形从尿液排出，虽然胰岛素和 C 肽是等分子产生的，但由于 C 肽半寿期更长(约 35 min)，因此在禁食后浓度显著高于 INS(5～10 倍)；又由于其没有生物活性，不会被免疫攻击，因此能更好地反映胰腺 β 细胞的功能。

【测定方法】 C-肽测定主要采用 CLIA 法、ECLIA 法和 TrFIA 法，详见《临床免疫学检验》的相关内容。

【参考区间】

空腹时血清或血浆：0.9～7.1 μg/L(298～2350 pmol/L)(CLIA 法)；

1.1～4.4 μg/L(0.37～1.47 nmol/L)(ECLIA 法)；

0.33～3.76 μg/L(0.11～1.24 nmol/L)(TrFIA 法)。

24 h 尿液：17.2～181 μg/24 h(5.74～60.3 nmol/24 h)(ECLIA 法)。

【注意事项】

(1) 空腹血清或肝素抗凝血浆均可作为检测标本，但不宜使用 EDTA 及氟化钠作为抗凝剂；标本若采用血清，应待标本完全凝集后再离心，避免纤维蛋白对检测结果的影响。

(2) 标本可在 2～8 ℃稳定 1 天，如需长期保存，应在－20 ℃或更低温度冷冻保存，且应避免反复冻融。

【临床意义】

(1) 用于评估空腹低血糖：可鉴别胰岛素瘤引起胰岛素过度分泌导致的低血糖和患者使用胰岛素导致的低血糖。

(2) 评估胰岛素的分泌情况：可通过空腹、刺激和抑制试验定量测定 C 肽水平，评价患者的胰岛素分泌能力及分泌速度，并以此来鉴别 DM 的类型(例如 DM 患者在用胰高血糖素刺激后 C 肽水平大于 1.8 ng/mL，则可能是 T2DM，若小于 0.5 ng/mL，则 T1DM 可能性大。

(3) 用于胰腺移植和胰腺切除术的疗效评估和监测。

(4) 胰腺细胞活性增高引起的高胰岛素血症、肾功能不全、肥胖可导致 C 肽水平升高，C 肽水平升高与高脂血症、高血压密切相关；C 肽水平降低见于饥饿、胰岛素分泌不足、假性低血糖、Addison 病及胰腺切除术后。

五、糖尿病并发症相关检测

(一) 血浆乳酸检测

乳酸(lactate)是糖代谢的中间产物，主要来源于骨骼肌、脑、肾髓质、皮肤和红细胞，65%的乳酸由肝脏代谢。测定血浆乳酸水平对糖尿病乳酸酸中毒有重要的诊断意义。

NOTE

乳酸的测定方法包括酶法和化学法两大类，其中化学法包括化学氧化法、电化学法和酶电极感应器法。化学法操作烦琐，且影响因素多；而酶法灵敏度高、线性范围宽，适用于自动化分析仪，是目前临床较理想的常用方法。

【测定方法】

酶法：在 pH 9.8 时，乳酸在乳酸脱氢酶（LDH）的催化下，生成丙酮酸，同时将 NAD^+ 还原成 NADH（在反应体系中加入肼或氨基脲，可与丙酮酸生成复合物从而不断消耗丙酮酸，促使反应向右进行），随着 NAD^+ 向 NADH 的转化，吸光度上升，在一定范围内，吸光度的升高幅度与标本中乳酸的含量成正比。通过与已知浓度的标准品参照，计算血浆乳酸的浓度。

【参考区间】

安静状态下，成年人空腹静脉血浆乳酸浓度：0.6～2.2 mmol/L；动脉血中乳酸水平为静脉血的 1/2～2/3；餐后血浆乳酸水平比空腹时高 20%～50%；新生儿毛细血管血中的乳酸浓度比成人平均高 50%。

【注意事项】

(1) 抗凝剂选择肝素-氟化钠，不能选择草酸钾/氟化钠（因草酸钾对 LDH 有一定的抑制作用）。

(2) 采集血液标本后，要尽快分离血浆，尽快测定。

(3) 为避免分析前因素对乳酸检测结果的影响，患者在采血前须保持空腹且完全静息 2 h 以上，使血浆乳酸浓度达到稳态。

(4) 本法测定时，乳酸含量与 NADH 的生成速率成正比，因此可以根据 NADH 的摩尔吸光度（$\varepsilon=6220$）直接计算乳酸的浓度。但是仪器必须校准，反应条件必须标准化，必须与标准管法进行比对实验，证明其准确性。

【临床意义】

(1) 生理性升高见于剧烈运动或脱水。

(2) 病理性升高见于：①休克、心力衰竭、肺功能不全、血液病时出现组织严重缺氧；②疾病时，肝脏对乳酸的清除率下降；③DM 时，机体不能有效利用血糖，丙酮酸大量还原生成乳酸；④服用某些药物或毒物（水杨酸、乙醇、甲醇等）。

（二）血浆丙酮酸检测

丙酮酸（pyruvate）是糖类和大多数氨基酸分解代谢过程中重要的中间产物，其可通过乙酰 CoA 和三羧酸循环实现体内糖、氨基酸、脂类间的相互转化，因此在这些营养物质的代谢联系中起着重要的枢纽作用。

丙酮酸的测定方法包括乳酸脱氢酶法、酶电极感应器法和 HPLC 法等，其中乳酸脱氢酶法是目前临床测定丙酮酸的首选方法。

【测定方法】

乳酸脱氢酶法：丙酮酸在乳酸脱氢酶的催化下还原成乳酸，同时，NADH 氧化成 NAD^+，随着 NAD^+ 的生成，溶液在 340 nm 波长处的吸光度会等比例下降，使用紫外-可见分光光度计，监测 340 nm 波长处吸光度的下降速率，计算标本中丙酮酸的浓度。

【参考区间】

安静状态下，成人空腹静脉血丙酮酸浓度为 0.03～0.10 mmol/L（0.3～0.9 mg/dL）；动脉血丙酮酸浓度为 0.02～0.08 mmol/L（0.2～0.7 mg/dL）。

【注意事项】

(1) 本法具有较高的精密度、回收率和特异性，适用于自动化分析仪，但要严格控制反应条件。

(2) 患者须空腹采血，扎止血带时间不要超过 2 min。

(3) 由于丙酮酸在血中极不稳定，采血后须在 4 ℃下尽快分离血浆，尽快检测。若不能及时检测，须用偏磷酸等制备成无蛋白滤液保存，室温下可稳定 6 天，4 ℃可稳定 8 天。

(4) 溶血、脂血、黄疸标本对本法测定无干扰，但如果 LDH 试剂中含有丙酮酸激酶，测定结果会偏低。

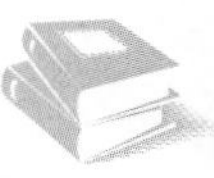

NOTE

【临床意义】

(1) 生理性升高见于进食或运动后。

(2) 病理性升高见于:①维生素 B_1 缺乏症的患者;②DM、充血性心力衰竭、严重腹泻等消化性障碍、严重感染和肝病时也可出现,并伴有高乳酸血症。

(3) 可用于评价有先天性代谢紊乱而使血乳酸升高的患者,例如丙酮酸羧化酶缺陷和氧化磷酸化酶缺陷患者,乳酸/丙酮酸的值升高。

(三) 酮体检测

酮体是β-羟丁酸(β-hydroxybutyrate,β-HB)、乙酰乙酸和丙酮的总称。酮体来源于游离脂肪酸在肝脏的氧化代谢,当人体不能有效利用糖时,脂肪动员加剧,氧化不充分,就产生大量的中间产物——酮体。

酮体中β-HB是最主要的,约占78%。血清中β-HB的测定方法包括酶法、酸氧化比色法、气相色谱法和毛细管电泳法等,酶法灵敏度高、快速、标本用量少,适用于自动化分析仪,是目前β-HB测定的首选方法。

【测定方法】

酶法:β-HB在β-羟丁酸脱氢酶(β-HBDH)的催化下生成乙酰乙酸,同时 NAD^+ 还原生成 NADH,在 340 nm 波长处,吸光度的升高速率与β-HB的浓度成正比,通过与已知浓度的标准品参照,计算标本中β-HB的浓度。

【参考区间】

成人血清β-HB的浓度:0.03～0.30 mmol/L。

【注意事项】

(1) 血液标本采集后,2～4 h 内分离血清或血浆,4 ℃下保存不超过1周。

(2) 乙酰乙酸、血红蛋白、胆红素对该法干扰小。

【临床意义】

(1) 血清β-HB水平升高见于糖尿病酮症酸中毒及各种原因引起的长期饥饿、饮食中缺少糖类或营养不良等。

(2) 跟踪监测血清β-HB可以更真实地反映酮症酸中毒的状况。

六、糖尿病自身抗体

自身抗体的检测对T1DM的预测、鉴别诊断以及胰岛素治疗效果检测有重要的参考价值,目前应用较多的是抗胰岛素自身抗体(insulinautoantibodies,IAA)、抗胰岛细胞抗体(autoantibody to islet cell cytoplasm,ICA)、谷氨酸脱羧酶抗体(glutamic acid decarboxylase autoantibodies,GADA)等。

目前检测糖尿病自身抗体可能在以下情况中有临床参考价值:①定义糖尿病亚型;②评估妊娠期糖尿病患者进展到T1DM的风险;③DM确诊后,辅助分型,以制订胰岛素治疗措施。监测病情方面仍主要停留在研究范围,临床实际意义不大。

第三节　临床生物化学检验项目在糖代谢紊乱诊治中的应用

血糖的实验室检测指标在DM及其并发症的筛查、诊断、鉴别诊断、辅助分型、疗效评价、病情监测以及病理学机制探讨等方面具有重要的临床意义。

一、DM的早期筛查

DM早期筛查的指标:①血糖;②胰岛素,含空腹水平测定、葡萄糖刺激胰岛素释放试验等;③免疫学标志物(含IAA、ICA、GADA等);④基因标志物,如HLA的某些基因型。

NOTE

研究表明，针对 T2DM，很多患者在临床诊断时，30%已有糖尿病并发症的表现，说明至少在临床诊断前十年左右疾病其实已经发生了，因此，《中国 2 型糖尿病防治指南（2017 版）》推荐对高危人群定期进行 FPG 和（或）OGTT 筛查，高危人群的定义见表 9-5、表 9-6。

表 9-5 成人中 DM 高危人群的定义

成人中 DM 高危人群的定义
年龄≥40 岁；
有 DM 前期（IFG、IGT 或两者同时存在）史；
超重（BMI≥24 kg/m^2）或肥胖（BMI≥28 kg/m^2）和（或）中心型肥胖（男性腰围≥90 cm，女性腰围≥85 cm）；
久坐生活方式；
一级亲属中有 T2DM 家族史；
有 GDM 史的妇女；
高血压（收缩压≥140 mmHg（1 mmHg＝0.133 kPa）和（或）舒张压≥90 mmHg），或正在接受降压治疗；
血脂异常（高密度脂蛋白胆固醇（HDL-C）≤0.91 mmol/L 和（或）三酰甘油（TG）≥2.22 mmol/L），或正在接受调脂治疗；
动脉粥样硬化性心血管疾病（ASCVD）患者；
有一过性类固醇糖尿病病史者；
多囊卵巢综合征（PCOS）患者或伴有与胰岛素抵抗相关的临床状态（如黑棘皮征等）；
长期接受抗精神病药物和（或）抗抑郁药物治疗和他汀类药物治疗的患者

表 9-6 儿童和青少年（≤18 岁）DM 高危人群的定义

儿童和青少年（≤18 岁）DM 高危人群的定义
超重（BMI＞相应年龄、性别的 P_{85}）或肥胖（BMI＞相应年龄、性别的 P_{95}）且合并下列任何一个危险因素者：
一级或二级亲属中有 T2DM 家族史；
存在与胰岛素抵抗相关的临床状态（如黑棘皮征、高血压、血脂异常、PCOS、出生体重小于胎龄者）；
母亲怀孕时有 DM 史或被诊断为 GDM

在上述各项中，糖尿病前期及中心性肥胖是 T2DM 最重要的高危人群，其中 IGT 人群中每年有 6%～10%的个体发展为 T2DM。

对于成人的 DM 高危人群，宜及早开始进行 DM 筛查；对于儿童和青少年的 DM 高危人群，宜从 10 岁开始，但青春期提前的个体推荐从青春期开始。首次筛查结果正常者，宜每 3 年至少重复筛查 1 次。

对于具有至少一项危险因素的高危人群可以开展 FPG 或随机血糖筛查，其中空腹血糖筛查宜作为常规的筛查方法，但也有漏诊的可能性；如果 FPG≥6.1 mmol/L 或随机血糖≥7.8 mmol/L 时，建议进行 OGTT（主要是 FPG 和 2 h PG）筛查。

二、妊娠期糖尿病的诊断

目前，妊娠期糖尿病的诊断主要依据临床生化检验结果，WHO《妊娠期新诊断的高血糖诊断标准和分类》以及《中国 2 型糖尿病防治指南（2017 版）》均明确了妊娠相关糖尿病定义及诊断标准。

（一）妊娠期糖尿病（GDM）

妊娠期糖尿病（GDM）指妊娠期间发生的不同程度的糖代谢异常，但血糖未达到显性糖尿病的水平；孕期 OGTT 检测中，5.1 mmol/L≤FPG＜7.0 mmol/L，1 h PG≥10.0 mmol/L，8.5 mmol/L≤2 h PG＜11.1 mmol/L，符合上述任何一项标准即可诊断为 GDM。

（二）妊娠期显性糖尿病（ODM）

孕期任何时间发现且达到非孕人群 DM 诊断标准：FPG≥7.0 mmol/L 或 OGTT 2 h PG≥11.1

NOTE

mmol/L，或随机血糖≥11.1 mmol/L。

（三）糖尿病合并妊娠（PGDM）

糖尿病合并妊娠指孕前确诊的1型、2型或特殊类型DM。

三、糖尿病并发症的诊断

DM急性并发症中常见症状：DM酮症酸中毒昏迷、非酮症高渗性酸中毒昏迷、乳酸酸中毒昏迷。三者的诊断及鉴别诊断主要依据实验室检验结果，指标包括血糖浓度测定、酮体浓度测定、乳酸浓度测定、乳酸/丙酮酸值、血气分析指标（pH、CO_2、剩余碱、阴离子间隙等）。

DM慢性并发症的实验室检测指标包括血糖、糖化蛋白、尿蛋白（包括临检尿蛋白和尿微量白蛋白）、肾功能指标（肌酐、尿素氮等）、总胆固醇、三酰甘油等。

（熊　燏）

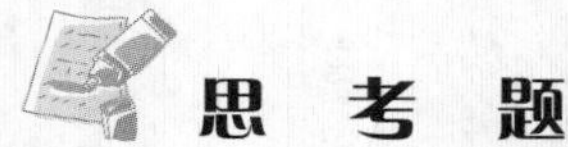

思考题

（1）本章首病例中患者的临床症状以及实验室信息中，哪些能支持糖尿病的诊断？

（2）患者昏迷主要考虑是什么原因引起的？

（3）人体内主要降血糖的激素是哪种？

（4）血糖测定推荐的常规方法是哪种？参考方法是哪种？

（5）试总结糖化蛋白的临床意义。

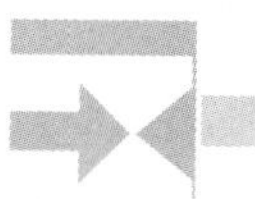

第十章　脂类代谢的生物化学检验

扫码看 PPT

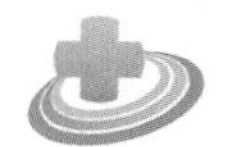

学习目标

掌握：脂蛋白的分类及其主要功能；高脂血症的分型及血液生化特点；血脂检查前应注意的问题；TC、TG、HDL-C、LDL-C 的测定方法学与评价；血脂水平的划分标准。

熟悉：各种脂蛋白的组成与结构要点；异常脂蛋白血症的原因；血脂测定项目的合理选择；Lp(a)和 ApoA Ⅰ、ApoB 的测定方法与评价。

了解：载脂蛋白的种类与生理功能；脂蛋白受体、与脂蛋白代谢有关的酶类和特殊蛋白质；脂蛋白代谢紊乱与动脉粥样硬化的关系；血脂异常的治疗及目标值；血脂测定的标准化。

病例导入

患者，女，42 岁，发现皮肤黄色色斑 12 年，胸闷 4 年，反复发作胸痛 1 年。心电图检查显示心肌缺血。临床诊断：冠心病、心绞痛。体检：身高 154 cm，体重 56 kg，血压 138/90 mmHg，心率 74 次/分，节律齐，无心脏杂音。双侧上眼睑有扁平黄色瘤，手指、足踝肌腱处见结节状黄色瘤，两眼有明显的角膜弓。家族史：父亲有冠心病，死于心肌梗死；母亲有高血压，现年 68 岁；哥哥有高脂血症，两个妹妹中一个有 TC 增高。

实验室检查：2 周前血脂测定结果为 TG 1.6 mmol/L，TC 9.2 mmol/L，HDL-C 1.0 mmol/L，LDL-C 7.5 mmol/L。目前为 TG 1.8 mmol/L，TC 8.9 mmol/L，HDL-C 1.1 mmol/L，LDL-C 7.0 mmol/L。

血脂是血液中脂类物质的总称，血浆中脂质包括甘油三酯（triglyceride，TG）、总胆固醇（total cholesterol，TC）、糖脂、磷脂（phospholipid，PL）、类固醇（steroid）和游离脂肪酸（free fatty acid，FFA）等。总胆固醇包括游离胆固醇（free cholesterol，FC）和胆固醇酯（cholesterol ester，CE）。血脂可及时反映体内脂代谢情况，正常人的血脂含量基本维持稳定不变，血脂含量是临床常规分析的重要指标。血脂监测可应用于冠心病、动脉粥样硬化（atherosclerosis，AS）、糖尿病、高血压以及脑血管病等多种疾病的诊断和防治。因此，脂类生物化学检验对脂代谢相关疾病的诊断和疗效观察等具有重要价值。

第一节　概　　述

一、脂及脂蛋白相关概念

（一）血浆脂质和脂蛋白的概念

1. 血浆脂质　血浆脂质包括甘油三酯（triglyceride，TG）、总胆固醇（total cholesterol，TC）、磷脂（phospholipid，PL）、糖脂、类固醇（steroid）和游离脂肪酸（free fatty acid，FFA）等。血浆中较多的脂质有 TG、TC 和 PL，其中 TG 参与体内能量代谢，TC 包括胆固醇酯（cholesterol ester，CE）和游离胆固醇（free cholesterol，FC），主要用于合成细胞膜、类固醇激素和胆汁酸。血浆脂质总量为 4.0～7.0 g/L，正

NOTE

常人血脂含量基本稳定，糖尿病、高血压、动脉粥样硬化、心脑血管疾病等代谢性疾病常伴有血脂异常，血脂检测对以上疾病的预防、诊断和治疗具有重要意义。

高脂饮食后，血浆脂质含量大幅升高，通常在3～6 h后可逐渐趋于正常。因此，通常在饭后12～14 h采血测定血脂，才能较为可靠地反映血脂的真实代谢水平。

2. 脂蛋白 由于脂类不溶或微溶于水，因此无论是外源性或内源性脂类均与蛋白质结合形成溶解度较大的脂蛋白(lipoprotein，LP)，以复合体形式在血液循环中运输。

(二) 血浆脂质和脂蛋白的结构与分类

1. 脂质和脂蛋白的结构特征 一般认为血浆脂蛋白都具有类似的基本结构，呈球形，不溶于水的TG和CE为核心，位于球状结构内部。表面覆盖少量胆固醇和极性蛋白质、PL、FFA，故具有亲水性。PL的极性部分位于脂蛋白的表层，非极性部分可与脂蛋白内部的脂质结合，维持脂蛋白的结构并保持其水溶性，脂蛋白的结构如图10-1所示。PL和胆固醇对维系脂蛋白的构型和水溶性具有重要作用，从而使LP颗粒能稳定地分散于水相血浆中。

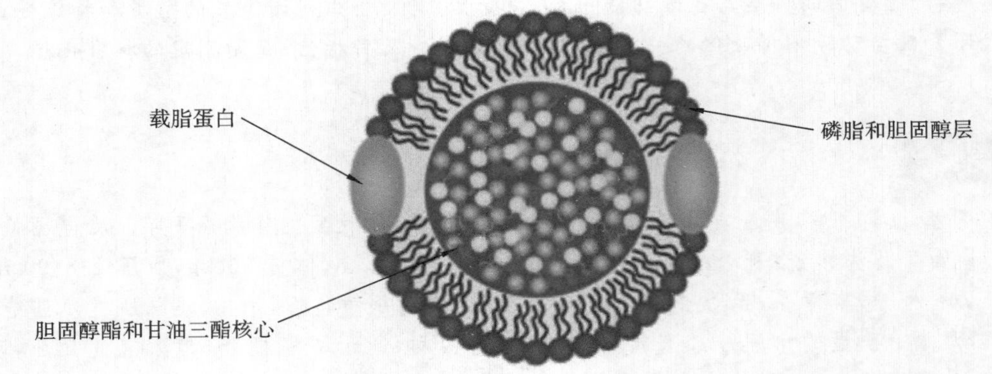

图10-1 脂蛋白的结构

2. 脂蛋白的分类 血浆脂蛋白的构成不均一，难以按理化性质进行分类。目前主要依据各种脂蛋白的水化密度(hydrated density)和电泳迁移率(electrophoretic mobility)的不同，分别利用超速离心法和电泳法分类。

超速离心法是根据各种脂蛋白在一定密度的介质中离心时因漂浮速率不同而进行分离的方法。通常可将血浆脂蛋白分为乳糜微粒(chylomicron，CM)、极低密度脂蛋白(very low density lipoprotein，VLDL)、中间密度脂蛋白(intermediate density lipoprotein，IDL)、低密度脂蛋白(low density lipoprotein，LDL)和高密度脂蛋白(high density lipoprotein，HDL)五大类。

因各种脂蛋白表面电荷量和分子大小不同，其在电场中迁移速率也不同，由此电泳分类法可将血浆脂蛋白分为乳糜微粒、β-脂蛋白、前β-脂蛋白和α-脂蛋白四大类。

(三) 血浆脂蛋白的特征

各种脂蛋白的物理、化学性质和组成成分不相同，血浆脂蛋白的特征如表10-1所示。

表10-1 人血浆脂蛋白的特征

分类	CM	VLDL	IDL	LDL	HDL	LP(a)
密度/(g/mL)	<0.95	0.95～1.006	1.006～1.019	1.019～1.063	1.063～1.210	1.040～1.130
主要脂质	外源性TG	内源性TG	内源性TG、CE	CE	PL	CE、PL
电泳位置	原点	前α	α和前α之间	α	β	前β
主要Apo	AⅠ、B48、CⅠ、CⅡ	B100、CⅠ、CⅡ、CⅢ、E	B100、E	B100	AⅠ、AⅡ、D	(a)、B100

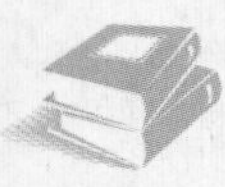

NOTE

续表

分类	CM	VLDL	IDL	LDL	HDL	LP(a)
合成部位	小肠黏膜细胞	肝细胞	血浆	血浆	肝、肠、血浆	肝细胞
功能	转运外源性 TG	转运内源性 TG	转运内源性 TG、CE	转运内源性 CE	逆向转运 CE	

(四) 载脂蛋白及其分类

脂蛋白中的蛋白质部分称为载脂蛋白(apolipoprotein 或 apoprotein),载脂蛋白参与构成和稳定脂蛋白的结构,并参与脂蛋白代谢。载脂蛋白是脂蛋白受体的配体,介导脂蛋白与细胞表面脂蛋白受体的结合,并参与脂蛋白的代谢过程。

迄今已发现 20 多种人血浆脂蛋白,主要包括 Apo A、B、C、D 和 E 五大类,各种载脂蛋白的特征、分布、合成部位和生理功能等见表 10-2。不同脂蛋白中载脂蛋白的含量和分布不同,如 HDL 主要含 Apo AⅠ和 Apo AⅡ,LDL 主要含 Apo B100,而 Apo B48 是 CM 的特征载脂蛋白。

表 10-2 人血浆载脂蛋白的特征、分布合成部位及生理功能

载脂蛋白	分子量	脂蛋白中分布	合成部位	生理功能
AⅠ	28300	HDL,CM	肝脏、小肠	激活 LCAT,识别 HDL 受体
AⅡ	17500	HDL,CM	肝脏、小肠	稳定 HDL,激活 HL,抑制 LCAT
AⅣ	46000	HDL,CM	肝脏、小肠	激活 LCAT,辅助激活 LPL
B100	512723	VLDL,LDL,IDL	肝脏、小肠	转运 TG、TC,识别 LDL 受体
B48	264000	CM	小肠	参与 CM 的合成分级;运输 TG
CⅠ	6500	CM,VLDL,HDL	肝脏	激活 LCAT
CⅡ	8800	CM,VLDL,HDL	肝脏	激活 LPL
CⅢ	8900	CM,VLDL,HDL	肝脏	抑制 LPL 活性
D	22000	HDL	肝脏、小肠、脑	转运胆固醇酯
E	34000	CM,VLDL,HDL	肝脏、脑、巨噬细胞	识别 LDL 受体,运输 TG,促进 CM 残粒和 IDL 摄取
(a)	187000~662000	LP(a)	肝脏	抑制纤溶酶活性

注:LCAT,卵磷脂胆固醇酯酰转移酶;HL,肝脂肪酶;LPL,脂蛋白脂肪酶。

(五) 脂蛋白受体

血液中脂质可通过脂蛋白与细胞膜上的特异受体结合,并被摄取进入细胞内进行代谢。脂蛋白受体在调节血浆脂蛋白水平、参与脂代谢等方面起着重要作用。

1. LDL 受体 LDL 受体即 Apo B/E 受体,是一种由 836 个氨基酸残基组成的 36 面体结构蛋白,分子量约为 115000。从细胞膜内到细胞膜外,依次由配体结合结构域、表皮生长因子前体结构域、糖基结构域、跨膜结构域和胞液结构域 5 种不同的功能结构区域构成。LDL 受体广泛存在于肝脏、血管内皮细胞、单核巨噬细胞、淋巴细胞和动脉壁平滑肌细胞等处,不同组织细胞内 LDL 受体的活性差别较大。

LDL 和 VLDL 等含 Apo B100、Apo E 的脂蛋白均可与 LDL 受体结合,被内吞入细胞内进行脂代谢,这种代谢过程称为 LDL 受体途径(LDL receptor pathway)。LDL 与细胞膜上的 LDL 受体结合(第 1 步),细胞膜内陷出现有被小窝(第 2 步),然后从细胞膜上脱离形成有被小泡(第 3 步),有被小泡上的网格蛋白随后解聚脱落后再结合到膜上(第 4 步),随着小泡内 pH 降低,LDL 受体与 LDL 解离(第 5 步),LDL 受体将重新回到细胞膜上进行下一次循环(第 6、7 步)。有被小泡和溶酶体融合后,LDL 在溶酶体的作用下,胆固醇酯水解成游离胆固醇和脂肪酸,甘油三酯则水解成甘油和脂肪酸,而 Apo B100 水解成氨基酸。LDL 经溶酶体水解形成的游离胆固醇可进入细胞质,被细胞膜等膜结构所利用(图 10-2)。

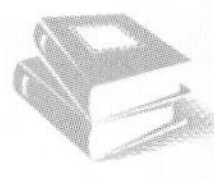
NOTE

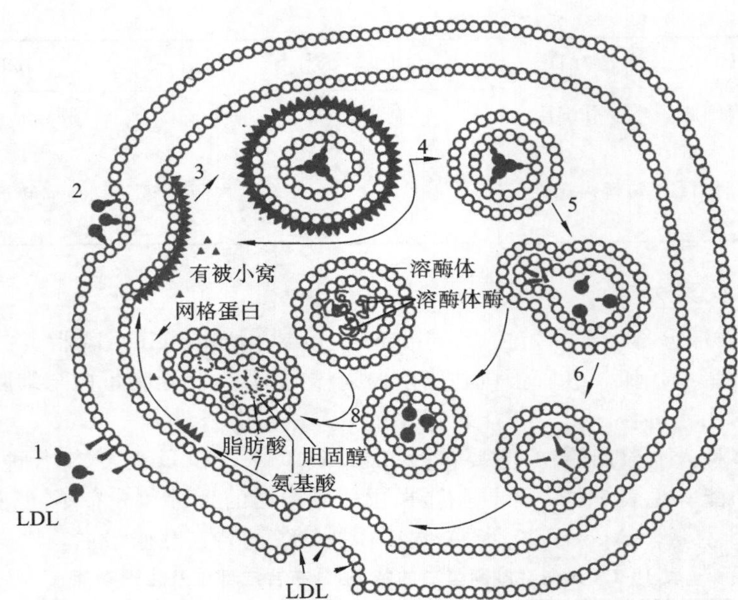

图 10-2　LDL 受体胞吞作用

细胞内胆固醇通过以上 LDL 受体途径进行代谢，胞内胆固醇水平在调节胆固醇代谢中起着重要作用。胞内胆固醇升高时；可抑制 HMG-CoA 还原酶，减少胆固醇的合成；抑制 LDL 受体基因表达，下调 LDL 受体；激活内质网脂酰 CoA 胆固醇酰转移酶，使胆固醇转化成胆固醇酯储存在细胞内。

2. VLDL 受体　VLDL 受体与 LDL 受体结构类似，由与 LDL 受体相似的五部分组成。LDL 受体对含 Apo B100 的 LDL 以及含 Apo E 的 VLDL 均有高亲和性；VLDL 受体仅对含 ApoE 的 VLDL 具有高亲和性。VLDL 受体广泛存在于心肌、骨骼肌和脂肪组织等代谢活跃的组织细胞。LDL 受体受胞内胆固醇负反馈调节，而 VLDL 受体则不受胞内胆固醇负反馈调节。

3. 清道夫受体　清道夫受体（scavenger receptor，SR）分为 A 类受体（SR-A）、B 类受体（SR-B）、C 类受体（SR-C）、D 类受体（SR-D）、E 类受体（SR-E）、F 类受体（SR-F）。SR-A 主要由胞质区、跨膜区、间隔区、α-螺旋区、胶原区、C-端侧特异域 6 个功能结构区组成；SR-B 包括 SR-BⅠ、SR-BⅡ和 CD36。

清道夫受体可识别的配体多为阴离子化合物，包括氧化修饰或乙酰化修饰的 LDL（oxLDL 或 AcLDL）、细菌脂多糖、多聚次黄嘌呤核苷酸和多聚鸟嘌呤核苷酸、多糖等。近年来，研究表明，oxLDL 通过清道夫受体被巨噬细胞摄取，使其泡沫化形成泡沫细胞，从而促进动脉粥样硬化斑块的形成。巨噬细胞通过清道夫受体吞噬 oxLDL 也可能是机体的一种保护机制。

二、脂及脂蛋白的代谢

脂蛋白代谢可分为内源性脂质代谢和外源性脂质代谢，主要在肝脏中进行。

1. 内源性脂质代谢

（1）LDL 和 VLDL 代谢：肝脏是进行脂代谢和合成脂蛋白的主要器官，内源性甘油三酯、Apo B100、ApoC、Apo E 等在肝脏合成 VLDL 后，释放入血，VLDL 是内源性脂质进入末梢组织的脂质运输载体。

血液中富含甘油三酯的脂蛋白（CM、VLDL）的代谢途径基本相同。CM 经 LPL 作用，其内的甘油三酯水解后，与肝细胞的 Apo E 受体结合摄取进入细胞内代谢。同 CM 一样，VLDL 中的甘油三酯在血液中经血管壁的 LPL 水解生成脂肪酸被末梢组织利用，同时从其他脂蛋白中得到胆固醇，当脂蛋白中的甘油三酯和胆固醇含量相等时，此时称为 IDL。IDL 的去向有两条代谢途径：一是直接经肝脏 Apo E受体结合摄取进入肝细胞代谢：二是再经肝脂酶作用转变成以 Apo B100 和游离胆固醇为主要成分的 LDL，经末梢组织的 LDL 受体结合进入细胞内进行代谢。

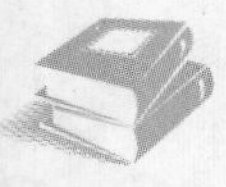
NOTE

（2）HDL 代谢：HDL 是含有 Apo AⅠ、Apo AⅡ、磷脂和胆固醇的颗粒，在肝脏和小肠合成。CM、

VLDL颗粒在分解其内部甘油三酯的过程中，获取表层含有的磷脂和Apo AⅠ而产生新生HDL。然后从末梢组织细胞膜获得游离胆固醇，经结合在HDL中的LCAT作用后，并在Apo AⅠ的存在下生成胆固醇酯进入HDL内部形成成熟型HDL_3，而后接受细胞膜游离胆固醇，再经LCAT作用后生成的胆固醇酯进入内部，变成富含胆固醇酯的球形HDL_2，部分经肝受体摄取；另外，HDL_2在CETP介导下，与VLDL、LDL进行胆固醇酯交换，同时也转运甘油三酯，以VLDL、LDL形式经肝脏摄取，最终使末梢组织的游离胆固醇输送到肝脏(胆固醇逆转运)。HDL_2中的甘油三酯经肝脏的HL作用，再变成HDL_3，这一相互转变(HDL_2与HDL_3)，使HDL在逆转运中再利用，可防止肝外细胞摄取过多的LDL，以防止动脉粥样硬化的发生。

2. 外源性脂质代谢 食物来源的脂质主要是甘油三酯(triglycerides，TG)，其在肠内被胰腺分泌的脂肪酶(lipase)水解成甘油一酯和脂肪酸，由肠黏膜吸收进入细胞内，再重新合成TG和磷脂。这些新产生的TG与少量的胆固醇、磷脂、Apo B48和Apo AⅠ构成CM，CM从淋巴管经胸导管进入血液循环。CM是由食物而来的外源性脂质进入末梢组织的运输载体，如图10-3所示。血液中的CM从HDL获得Apo C和Apo E转化为成熟型CM。CM中的TG被LPL水解产生甘油和脂肪酸，然后被组织细胞摄取利用或储存。CM经LPL水解后，一部分转移给HDL，另一部分残留物称为CM残粒(CM remnant)，随血液进入肝脏迅速代谢。

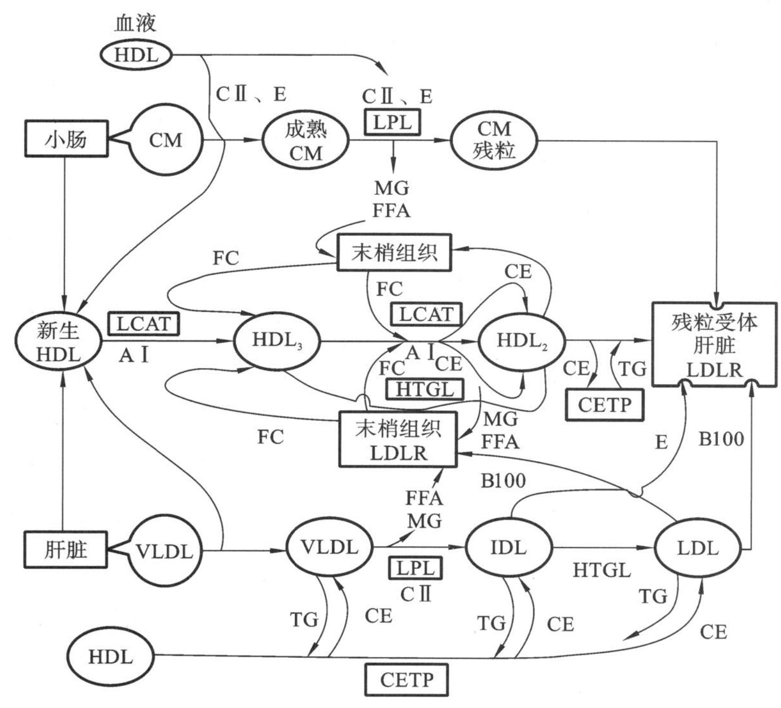

图10-3 脂蛋白代谢

三、脂蛋白代谢紊乱

脂蛋白代谢紊乱可分为高脂蛋白血症和低脂蛋白血症，这些并不是特异的疾病，多种原因可引起血脂的改变。导致脂蛋白代谢紊乱的原因分为原发性和继发性两大类：原发性是指遗传缺陷的，如家族性高胆固醇血症；继发性是指继发于其他多种疾病的，如糖尿病、肾病等。高脂蛋白血症(hyperlipoproteinemia)时血浆中LDL、VLDL、HDL和CM等脂蛋白有一种或几种浓度过高的现象，血脂在血中以脂蛋白的形式进行运输，因此，脂蛋白代谢紊乱常导致血中TC或TG含量升高，即高脂血症(hyperlipidemia)。一般根据血浆(血清)外观，血TC、TG含量，以及血清脂蛋白含量进行高脂蛋白血症的分型。

(一) 高脂蛋白血症

目前关于高脂蛋白血症的分类方法有多种，临床常见的分类方法如下。

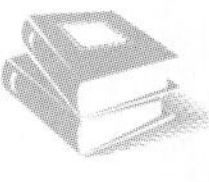

NOTE

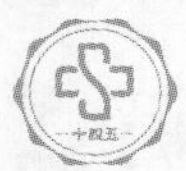

1. 基于是否继发于全身系统性疾病　可分为原发性高脂蛋白血症和继发性高脂蛋白血症。继发性高脂蛋白血症是指由全身系统性疾病所引起的血脂异常，如糖尿病、肾病综合征、肝脏疾病、系统性红斑狼疮、糖原累积症等。某些药物如糖皮质激素、利尿剂、β-受体阻滞剂等也可能引起血脂升高。排除继发性高脂蛋白血症后，即可诊断为原发性高脂蛋白血症，先天性基因缺陷如 LDL 受体基因缺陷可引起家族性高胆固醇血症等。还有一部分原发性高脂蛋白血症目前尚不清楚病因。

2. WHO 分型　1967 年，Fredrickson 等用改进的纸上电泳法分离血浆脂蛋白，将高脂血症分为 5 型，即Ⅰ、Ⅱ、Ⅲ、Ⅳ和Ⅴ型。1970 年，世界卫生组织(WHO)以临床表型为基础将高脂血症分为 6 型，原来的Ⅱ型又分为Ⅱa 和Ⅱb 两型(表 10-3)。该分型方案，除要求测定血脂指标外，还需要进行血清脂蛋白电泳图谱分析，并将血清置于 4 ℃冰箱中冷藏过夜后，观察血清混浊程度。

表 10-3　人高脂蛋白血症分型和特征

观察指标	Ⅰ型	Ⅱa 型	Ⅱb 型	Ⅲ型	Ⅳ型	Ⅴ型
血脂	TC 正常或↑ TG↑↑↑	TC↑↑ TG 正常	TC↑↑ TG↑↑	TC↑↑ TG↑↑	TC 正常或↓ TG↑↑	TC 正常或↑ TG↑↑↑
脂蛋白	CM↑↑	LDL↑	LDL↑ VLDL↑	IDL↑	VLDL↑	CM↑ VLDL↑
血清静置实验	上层混浊 下层透明	透明	少有混浊	混浊，偶成乳浊	混浊	上层乳浊 下层混浊
出现频率	稀少	多见		少见	最多见	稀少
症状	儿童期肝大，脾大，腹痛，胰腺炎	儿童期至成人肝大，脾大，角膜环		成人肝大，脾大(少见)，角膜环	成人肥胖，腹痛，脾大	儿童期至成人肥胖，肝大，脾大，腹痛，胰腺炎
糖耐量	正常	正常		异常(多见)	异常(多见)	异常(多见)
冠状动脉疾病	稀少	发病率最高		发病率高	中等发病率	稀少
合并黄色瘤	丘疹	黄色斑块，结节状，腱黄色瘤		手掌条状、结节状发疹		发疹

(二) 低脂蛋白血症

脂代谢紊乱也可引起一些少见的低脂蛋白血症，其产生原因主要是某些原因所引起的脂蛋白合成减少，另外分解代谢旺盛也可能导致低脂蛋白血症。

1. 血脂水平　低脂蛋白血症指血清 TG 低于 0.45 mmol/L，或 TC 低于 3.3 mmol/L，或 LDL-C 低于 2.1 mmol/L，常见 TG 和 TC 同时降低，脂蛋白中常见 LDL、VLDL 和 HDL 降低。

2. 病因　低脂蛋白血症也分为原发性和继发性两种。原发性低脂蛋白血症常见原因：Apo AⅠ缺乏症、无 α-脂蛋白血症、无 β-脂蛋白血症、低 β-脂蛋白血症、LCAT 缺乏症等。

继发性脂蛋白血症常由内分泌系统疾病(如甲亢)、重症肝病、恶性肿瘤、各种低营养和吸收障碍等引起，常伴有肝脾肿大、蛋白尿、慢性腹泻、角膜混浊、有棘红细胞症、神经症状等。

第二节　脂代谢紊乱的生物化学检验项目与检测方法

NOTE

血浆脂质和脂蛋白测定是临床生化检验的常规测定项目，血脂检测在高脂蛋白血症、动脉粥样硬化、冠心病、糖尿病等疾病的早期诊断、治疗和评价等方面具有重要价值。目前临床常规检测有血清

(浆)TG、TC、HDL-C、LDL-C、Apo AⅠ、Apo B、LP(a)等。近年来发现 FFA、oxLDL、LCAT、过氧化脂质、血脂基因分析等项目也具有重要的参考价值。

一、血脂检测

(一) 甘油三酯

甘油骨架上结合 3 分子脂肪酸、2 分子脂肪酸或 1 分子脂肪酸后分别构成甘油三酯(triglyceride, TG)、甘油二酯(diglyceride,DG)和甘油一酯(monoglyceride,MG)。血清中 90%～95%是 TG,TG 参与构成脂肪组织、胆固醇和胆固醇酯。

【测定方法】 常规方法为酶法,参考方法为二氯甲烷抽提法、变色酸显色法,决定性方法为同位素稀释质谱法。酶法测定的主要优点是操作简便,适合自动化分析,且灵敏度和特异性均较好。目前常用甘油磷酸氧化酶-过氧化物酶-4-氨基安替比林和酚法(GPO-PAP 法)作为临床实验室测定血清 TG 的常规方法。

【参考区间】 2007 年《中国成人血脂异常防治指南》建议仍然沿用 1997 年《血脂异常防治建议》的指标规定:合适范围,1.7 mmol/L(150 mg/dL)以下;边缘升高,1.7～2.25 mmol/L(150～199 mg/dL);升高,≥2.26 mmol/L(200 mg/dL)。

【临床意义】

(1) 生理性改变:TG 受年龄、性别、饮食和生活方式等影响。成人随着年龄的增加 TG 水平也上升,中青年男性高于女性,50 岁后则女性高于男性。高脂肪饮食可使餐后 TG 水平升高,一般 2～4 h 达高峰,8 h 基本恢复。运动不足和肥胖可使 TG 水平升高。

(2) 病理性改变:轻至中度升高(2.26～5.63 mmol/L,即 200～500 mg/dL)时患冠心病的危险增加;重度升高(≥5.63 mmol/L,即≥500 mg/dL)时,常伴发急性胰腺炎。原发性低 TG 血症(TG <0.56 mmol/L)见于无 β-脂蛋白血症和低 β-脂蛋白血症,为遗传性疾病;继发性低 TG 血症见于继发性脂代谢异常,如内分泌疾病(甲亢、慢性肾上腺皮质功能不全)、消化道疾病(严重肝病、吸收不良综合征)、癌症晚期等。

【评价】 当高 TG 同时伴有 TC、LDL-C 增高,HDL-C 降低,并同时存在冠心病等其他危险因子(如冠心病家族史、饮酒、吸烟、肥胖等)时,对动脉粥样硬化和冠心病诊断更有意义。多项研究结果发现,TG 水平与胰岛素抵抗有关,是糖尿病的独立危险因子。

(二) 总胆固醇

总胆固醇(total cholesterol,TC)指血液中各种脂蛋白所含胆固醇的总和,包括游离型胆固醇(FC)和胆固醇酯(CE)。血清中胆固醇在 LDL 中含量最多,其次是 VLDL 和 HDL,CM 中最少。

【测定方法】 决定性方法为同位素稀释质谱法,常规方法为酶偶联法。

【参考区间】 2007 年《中国成人血脂异常防治指南》推荐:中国人群 TC 参考范围,5.18 mmol/L(200 mg/dL)以下;边缘升高,5.18～6.19 mmol/L(200～239 mg/dL);升高,大于 6.22 mmol/L(240 mg/dL)。

【临床意义】 TC 主要由 LDL 和 HDL 转运,两者作用机制相反。TC 浓度增高与冠心病等心血管疾病密切相关。新生儿 TC 很低,哺乳后接近正常人水平,随年龄的增长,TC 水平逐渐升高。女性绝经前 TC 含量低于同龄男性,绝经后则高于同龄男性。长期高脂饮食也可造成 TC 含量增加。脂蛋白代谢相关酶或受体基因突变是导致 TC 升高的主要原因。

【评价】 在终点法中胆红素高于 0.1 g/L 时会对结果有负干扰作用;维生素 C 过高时则会降低检测结果。但是在速率法中以上物质干扰较小。TG 增高则对 TC 检测无明显影响。

二、血浆脂蛋白检测

血浆脂蛋白中含有蛋白质、胆固醇和磷脂等,对于其定量检测尚无较为理想的方法。目前常用的检测方法有超速离心分离纯化法、血浆静置实验法、电泳分离法和血浆脂蛋白胆固醇测定法。

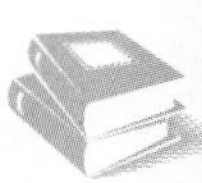
NOTE

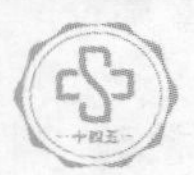

脂蛋白中胆固醇含量较稳定，目前通过测定脂蛋白中胆固醇总量的方法来定量，即高密度脂蛋白胆固醇(high density lipoprotein cholesterol，HDL-C)、低密度脂蛋白胆固醇(low density lipoprotein cholesterol，LDL-C)或极低密度脂蛋白胆固醇(very low density lipoprotein cholesterol，VLDL-C)中的胆固醇。

（一）HDL-C

HDL 被认为是一种具有抗动脉粥样硬化功能的脂蛋白，血清中的 HDL-C 水平也与冠心病的发生呈负相关，因而 HDL-C 也被认为是“好的胆固醇”。

【测定方法】 参考方法为超速离心法，目前常用的为均相测定法。

【参考区间】 HDL-C 的一般范围为 1.04～1.55 mmol/L(40～60 mg/dL)。2001 年《国家胆固醇教育计划(NCEP)——成人治疗组Ⅲ指南》指出，HDL-C 的合适范围是大于 1.04 mmol/L(40 mg/dL)。

【临床意义】 HDL-C 的水平与动脉粥样硬化、缺血性心血管疾病的发病风险呈负相关，HDL-C 对于以上两种疾病是一种保护性因素。HDL-C 低于 1.04 mmol/L 的人群患缺血性心血管病的风险较 HDL-C 高于 1.55 mmol/L 的人群高 50%。

【评价】 影响血清(浆)HDL-C 的因素很多，包括年龄、性别、饮食习惯、种族和药物影响等。儿童时期男女HDL-C水平接近；青春期男性 HDL-C 水平开始下降，低于女性，女性绝经期后则男女 HDL-C 水平接近；高糖饮食、素食和肥胖人群的 HDL-C 水平降低；饮酒使 HDL-C 水平增加，而吸烟则使其降低，长期运动也可使 HDL-C 水平增加；雄激素、β-受体阻滞剂(普萘洛尔)、噻嗪类利尿药等可使 HDL-C 水平降低；雌激素、洛伐他汀和苯妥英钠等可使 HDL-C 水平升高。

（二）LDL-C

【测定方法】 超速离心法为 LDL-C 测定的参考方法，常规方法为第三代均相测定法。可供选择的方法还有表面活性剂清除法(SUR 法)、过氧化氢酶清除法(CAT 法)、环芳烃法(CAL 法)、保护性试剂法(PRO 法)和可溶性反应法(SOL 法)。国外常采用 Friedewald 公式计算，即 LDL-C＝TC－(HDL-C)－TG/5(以 mg/dL 计)，血清 TG 过高时则不适用该公式。

【参考区间】 LDL-C 合适范围为小于 3.37 mmol/L；边缘升高(危险阈值)为 3.37～4.12 mmol/L；升高为大于 4.14 mmol/L。高脂血症患者血 LDL-C 的治疗目标为将其控制在 2.6 mmol/L 以下。

【临床意义】 LDL-C 水平升高常见于家族性高胆固醇血症，常伴有 TC 的升高和 HDL-C 的降低；LDL-C 的含量与缺血性心血管疾病的发病呈正相关。Ⅱa 型高脂蛋白血症也常伴有 TC 和 LDL-C 的增高，TG 正常或轻度增高。

【评价】 LDL-C 的水平随年龄的增加而升高，绝经期前 LDL-C 水平高于女性，而老年期女性则高于男性。高脂血症会对 LDL-C 的检测产生影响。

（三）VLDL-C

【测定方法】 常用方法有密度梯度超速离心法和梯度凝胶电泳法。

【临床意义】 VLDL-C 水平是检测冠心病患者代谢综合征的有效指标，临床上常将高 TG、低 HDL-C 和 VLDL-C 增多三者同时存在合称为动脉粥样硬化脂蛋白表型或脂三联症。

【评价】 VLDL-C 是心血管疾病的危险因素之一，可促进动脉粥样硬化的发生、发展。

（四）脂蛋白(a)

脂蛋白(a)[lipoprotein(a)，LP(a)]的密度介于 HDL 和 LDL 之间，并与两者有重叠。

【测定方法】 LP(a)的主要测定方法有 ELISA 法和免疫比浊法，其中免疫透射比浊法最为常用。

【参考区间】 LP(a)正常范围为小于 300 mg/L。

【临床意义】 LP(a)基本不受年龄、性别、环境和饮食的影响，妊娠妇女 LP(a)水平会出现生理性波动。LP(a)一般在同一个体中比较稳定，但个体间存在差异，波动范围为 0～1 mg/L。而缺血性心脑血管疾病、心肌梗死、急性炎症、急性创伤、糖尿病肾病、肾病综合征、尿毒症和除肝癌以外的恶性肿瘤时 LP(a)会发生病理性升高。而肝脏疾病(慢性疾病除外)时，由于肝脏合成障碍，LP(a)会发生病

NOTE

理性降低。

三、载脂蛋白测定

血清中的载脂蛋白结合于脂蛋白中，测定时需要加入解链剂，使脂蛋白中的载脂蛋白暴露后再进行测定。载脂蛋白主要是运用特异性的抗体进行测定，现有多种载脂蛋白特异性抗体，临床常用免疫比浊法。

（一）载脂蛋白 AⅠ

载脂蛋白 AⅠ(apolipoprotein AⅠ，Apo AⅠ)主要在 HDL 中，在 LDL、VLDL 和 CM 中也少量存在。Apo A 的主要生理功能是组成脂蛋白并维持其完整性和稳定性，Apo AⅠ可激活 LCAT 催化胆固醇酯化。

【测定方法】 常规方法为免疫透射比浊法，决定性方法为氨基酸分析法。

【参考区间】 正常人空腹血清 Apo AⅠ范围为 1.2～1.6 g/L，女性略高于男性。中国人 Apo AⅠ危险临界值为 1.2 g/L。

【临床意义】 血清 Apo AⅠ水平与 HDL-C 含量明显呈正相关，而与冠心病等心血管疾病的发生呈负相关。Apo AⅠ是组成 HDL 的主要载脂蛋白，反映了 HDL 的颗粒数。Apo AⅠ水平降低会导致低 HDL-C 血症。

【评价】 Apo AⅠ水平低于 1.2 g/L 时冠心病发病率明显升高，比 Apo AⅠ大于 1.6 g/L 时高 3 倍。

（二）载脂蛋白 B

载脂蛋白 B(apolipoprotein B，Apo B)可分为 Apo B48 和 Apo B100。Apo B48 主要存在于 CM 中，参与外源性脂质的消化、吸收和转运，Apo B100 主要存在于 LDL 中，参与 VLDL 的组成和分泌，VLDL 也可代谢转化为富含胆固醇的 LDL。

【测定方法】 常规方法为免疫透射比浊法。

【参考区间】 中国人血清 Apo B100 水平正常范围为 0.8～1.1 g/L，危险水平临界值为 1～1.1 g/L。

【临床意义】 Apo B100 是 LDL 的主要载脂蛋白，反映 LDL 颗粒数，可参与 LDL 的摄取，Apo B 含量反映 LDL 水平，其浓度升高与冠心病等心血管疾病的发生呈正相关。

（三）载脂蛋白 E

载脂蛋白 E(apolipoprotein E，Apo E)是血浆脂蛋白的重要组成之一，存在于多种脂蛋白颗粒中。Apo E 主要由肝脏合成，脾、脑、肾上腺等组织以及单核巨噬细胞也可合成，中枢神经系统中的 Apo E 主要由星形胶质细胞和小胶质细胞合成、分泌。参与脂蛋白的运输以及介导脂蛋白与相应的受体结合。

【测定方法】 常用方法为免疫透射比浊法。

【参考区间】 正常血浆中 Apo E 水平的范围为 0.03～0.06 g/L。

【临床意义】 Apo E 的浓度与血浆中 TG 的含量成正比，近年来也发现 Apo E 的水平及其单核细胞多态性(SNP)与冠心病、高脂血症和肝脏疾病密切相关。

四、血浆脂代谢相关酶

脂蛋白涉及的关键酶有脂蛋白脂肪酶(lipoprotein lipase，LPL)、卵磷脂胆固醇酯酰转移酶(lecithin cholesterol acyl transferase，LCAT)、肝脂酶(hepatic lipase，HL)、羟甲基戊二酰辅酶 A 还原酶(HMG-CoA reductase)。

1. 脂蛋白脂肪酶 LPL 是由脂肪细胞、骨骼肌细胞、心肌细胞和巨噬细胞等细胞合成和分泌的一种糖蛋白，Apo CⅡ可激活 LPL，而 Apo CⅢ则会抑制 LPL 活性。LPL 可催化 CM 和 VLDL 中的甘油三酯水解，使大颗粒脂蛋白水解为小颗粒。

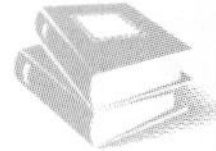
NOTE

2. 卵磷脂胆固醇脂酰转移酶 LCAT主要由肝脏合成并释放入血，其可将HDL中的不饱和脂肪酸转移给游离胆固醇，生成溶血卵磷脂和胆固醇酯，从而使HDL转变为成熟的球状颗粒。LCAT对HDL具有高亲和性和催化活性。

3. 肝脂酶 HL主要功能是水解小颗粒脂蛋白如VLDL残粒、CM残粒中的甘油三酯和磷脂。与LPL不同，HL不需要Apo CⅡ作为激活剂，而SDS可抑制其活性。

4. 羟甲基戊二酰辅酶A还原酶 HMG-CoA还原酶是胆固醇合成的限速酶，可受细胞内胆固醇负反馈调节。临床上的他汀类降脂药可抑制HMG-CoA还原酶的活性，从而降低血液中胆固醇的水平。

5. 胆固醇酯转运蛋白 胆固醇酯转运蛋白(cholesterol ester transfer protein，CETP)是由肝、脂肪组织、小肠、肾上腺和巨噬细胞等合成的一种脂质转运蛋白。游离胆固醇与HDL结合后，被LCAT酯化成胆固醇酯，胆固醇移入HDL核心后，可通过胆固醇转运蛋白转移到VLDL和LDL，再被肝脏中的LDL和VLDL受体摄入肝细胞，从而使细胞内的胆固醇酯进入肝脏被清除。

第三节　临床生物化学检验项目在脂代谢紊乱和诊治中的应用

血脂异常是多种疾病的危险因素，临床血脂检查可以及早发现血脂异常，对动脉粥样硬化、冠心病等疾病的预防和诊治起着重要作用。对血脂进行监测还可以为健康人进行健康指导，指导合理膳食和健康的生活方式，从而预防血脂异常及其相关疾病的发生。

需要定期进行血脂检查的人群：有高血压、糖尿病、肥胖和吸烟史者；有动脉粥样硬化或者冠心病家族史者，或者已有冠心病、脑血管疾病和动脉粥样硬化病者；有家族性高脂血症者；40岁以上男性、绝经后女性。

一、临床生物化学检验项目在高脂血症诊治中的应用

1. 项目选择 血脂的基本检测项目为TG、TC、HDL-C和LDL-C，对于需要进行高脂血症的诊断、心血管危险性评价以及给予降脂药物治疗的个体，需进行此4项血脂检测。

研究表明，TC/HDL-C的值可能比单项血脂检测更具有临床意义。

2. 治疗目标值 根据中华心血管病学会组织于2007年制定的《中国成人血脂异常防治指南》，我国高脂血症的血脂危险水平划分标准、开始治疗的标准和治疗目标值如表10-4和表10-5所示。

表10-4　血脂危险水平划分标准

指　标	合适范围/(mmol/L)	临界值/(mmol/L)	危险阈值/(mmol/L)
TG	≤1.70		>1.70
TC	<5.20	5.20～5.66	≥5.70
HDL-C	≥1.03		≤0.9
LDL-C	<3.10	3.13～3.60	≥3.62

表10-5　高脂血症患者开始治疗的标准和治疗目标值

疾病类型	指　标	饮食疗法开始标准/(mmol/L)	药物治疗开始标准/(mmol/L)	治疗目标值/(mmol/L)
AS(−)	TC	>5.70	>6.21	<5.70
无其他危险因素	LDL-C	>3.64	>4.14	<3.62
AS(−)	TC	>5.20	>5.70	<5.20
伴其他危险因素	LDL-C	>3.10	>3.64	<3.10

NOTE

续表

疾病类型	指标	饮食疗法开始标准/(mmol/L)	药物治疗开始标准/(mmol/L)	治疗目标值/(mmol/L)
AS(+)	TC	>4.70	>5.2	<4.7
	LDL-C	>2.60	>3.10	<2.6

3. 高甘油三酯血症治疗目标值 高甘油三酯是冠心病的一个独立危险因素，TG水平可分为4种：正常值小于1.7 mmol/L；临界值为1.7～2.25 mmol/L；高水平为2.26～5.64 mmol/L；极高水平为5.65 mmol/L以上。

防治高脂血症是预防和减少AS以及心脑血管疾病的重要策略。

二、临床生物化学检验项目在低脂血症诊治中的应用

原发性基因变异或者继发于其他某些疾病(如甲亢、重症肝病、恶性肿瘤营养吸收障碍等)可导致低脂血症。低脂血症时血清TC低于3.3 mmol/L或TG低于0.45 mmol/L，或者LDL-C低于2.1 mmol/L。

原发性脂蛋白基因或者脂代谢相关酶的缺失、突变可能会导致某些低脂血症。α-脂蛋白血症、无β-脂蛋白血症、低β-脂蛋白血症是目前已知的遗传性无脂蛋白血症，其特点如表10-6所示。

表10-6 3种无脂蛋白血症的特点

类别	TG	TC	脂蛋白异常	主要特征
无α-脂蛋白血症	↓	正常或↑	HDL低下	扁桃体肿大
无β-脂蛋白血症	↓	↓	LDL、VLDL、CM缺损	棘状RBC
低β-脂蛋白血症	↓	↓	LDL、VLDL、CM低下	棘状RBC

三、临床生物化学检验项目在代谢综合征诊治中的应用

高TG血症、高胰岛素血症、低HDL-C和高血压等同时出现称为代谢综合征(metabolic syndrome)，也称作高脂血症并发症。上身肥胖、糖耐量异常、高脂血症和高血压为重症四重奏，这些影响因素之间可以互相作用，互相促进，加速动脉粥样硬化的形成。2005年国际糖尿病联盟(IDF)颁布了新的代谢综合征定义，IDF诊断指标强调以中心性肥胖为基本条件，以腰围进行判断。

根据2002年NCEP ATPⅢ提出的代谢综合征的诊断标准，符合以下指标中3个或3个以上即可确诊：①中心性肥胖，男性腰围≥102 cm，女性腰围≥88 cm；②TG≥150 mg/dL(1.69 mmol/L)；③低HDL-C，男性<40 mg/dL(1.04 mmol/L)，女性<50 mg/dL(1.29 mmol/L)；④高血压，血压≥130/85 mmHg；⑤空腹血糖≥110 mg/dL(6.1 mmol/L)。

2004年中华医学会糖尿病学会提出了中国人代谢综合征诊断标准的定义，符合下述5项指标中的3项或以上即可确诊：①中心性肥胖，男性腰围≥85 cm，女性腰围≥80 cm；②血清TG≥150 mg/dL(1.69 mmol/L)；③HDL-C<40 mg/dL(1.04 mmol/L)；④血压≥130/85 mmHg；⑤空腹血糖≥110 mg/dL(6.1 mmol/L)。

代谢综合征人群与中心性肥胖密切相关，与正常人群比，内脏脂肪面积平均增加2倍。内脏脂肪堆积与三条途径密切相关：①乙酰CoA经乙酰CoA合成酶催化合成中性脂肪；②由富含中性脂肪的脂蛋白在脂蛋白脂肪酶参与下提供脂肪酸；③血浆葡萄糖经葡萄糖转运蛋白(glucose transporter 4,Glut 4)被摄取进入细胞，代谢成乙酰CoA，再合成脂肪酸。

四、高脂血症疗效评估和动脉粥样硬化性心血管疾病风险评估

动脉粥样硬化是指动脉内膜的脂质、血液成分沉积，平滑肌细胞和胶原纤维增生，伴有坏死和钙化

NOTE

等不同程度病变的一类慢性进行性病理过程。动脉粥样硬化主要损伤动脉壁的内膜，严重时累及中膜，常发生的部位是主动脉、冠状动脉、脑动脉、肾动脉和周围动脉。冠状动脉和脑动脉较细窄，某些激发条件可使动脉粥样硬化斑块破裂，表面出现溃疡和内出血，血小板进一步凝集后易形成血栓，从而造成动脉管腔狭窄或者阻塞，导致冠心病和缺血性脑卒中等疾病的发生。

动脉粥样硬化的危险因素有 200 多种，其中高血压、高脂血症和吸烟是促进动脉粥样硬化发生的三大主要因素。动脉粥样硬化的发生是多种致病因素联合作用引起的，从脂蛋白的角度考虑，能够增加动脉壁胆固醇内流和沉积的脂蛋白，如 LDL、β-VLDL、oxLDL 和 LP(α)等是导致动脉粥样硬化的致病因素；而能促进胆固醇从血管壁向外转运的脂蛋白如 HDL 则具有抗动脉粥样硬化的作用，为动脉粥样硬化的保护性因素。

由于高脂血症，尤其是高 LDL 血症在动脉粥样硬化形成中的重要作用，降低血浆 TC 和 LDL-C 的水平是动脉粥样硬化防治的重要环节。可以通过改变生活方式，如降低 TC 的摄入、降低热量摄入、增加不饱和脂肪酸和纤维素的摄入、增加运动、控制肥胖尤其是中心性肥胖，以降低血 TC 和 LDL-C 等的水平。必要时采取药物治疗，目前常用 HMG-CoA 抑制剂作为动脉粥样硬化的治疗药物。

推荐血浆(清)常规检测项目为 TG、TC、HDL-C、LDL-C 和 LP(a)等，必要时加测 Apo AⅠ和 Apo B 含量。参与脂蛋白代谢的相关 Apo 的等位基因具有多态性，检测基因型或等位基因频率分布对探讨动脉粥样硬化发病机制和诊断有一定的价值。目前较为成熟的是 Apo E 基因分型的分析，而尚无确切的用于动脉粥样硬化诊断的基因检测项目。

五、脂质检测在健康体检中的应用原则和作用

一般人群的常规健康体检是发现血脂异常的重要途径。为了及早发现血脂异常，建议 20 岁以上的成人至少每 5 年检测一次空腹血脂，如 TG、TC、HDL-C 和 LDL-C 等。对缺血性心血管疾病和高危人群，应 3～6 个月检测一次血脂。因缺血性心血管病住院的患者应在入院或者 24 h 之内检测血脂。

需要定期进行血脂检查的人群：有高血压、糖尿病、肥胖和吸烟史者；有动脉粥样硬化或者冠心病家族史者，或者已有冠心病、脑血管进步和动脉粥样硬化病者；有家族性高脂血症者；40 岁以上男性，绝经后女性。

全面评价心血管病的综合危险度是预防和治疗血脂异常的必要前提。根据有无冠心病、高血压及其他心血管危险因素，结合血脂水平可评估心血管病的发病危险(表 10-7)，此分类可指导临床上血脂异常的干预措施。

表 10-7　血脂异常危险分类

危险分层	TC 5.18～6.19 mmol/L 或 LDL-C 3.37～4.12 mmol/L	TC≥6.22 mmol/L 或 LDL-C≥4.14 mmol/L
无高血压且其他危险因素数<3	低危	低危
高血压或其他危险因素数≥3	低危	中危
高血压且其他危险因素数≥1	中危	高危
冠心病及其危症	高危	高危

注：其他危险因素包括年龄(男≥45 岁，女≥55 岁)、吸烟、低 HDL-C、肥胖和早发缺血性心血管病家族史等。

儿童的血脂异常也应重视，动脉粥样硬化、冠心病、高血压等疾病可能始于儿童或青少年期。在儿童血脂的监测中，血清 TC 正常范围为小于 4.4 mmol/L，临界值为 4.4～5.1 mmol//L，而不小于 5.2 mmol/L 为高值。血清 LDL-C 的正常范围为小于 2.8 mmol/L，临界值为 2.8～3.3 mmol/L，而不小于 3.3 mmol/L 属于高值。有高脂血症或动脉粥样硬化家族史的儿童应从 2 岁起开始监测血脂：①血清 TC<4.4 mmol/L 时，5 年内再监测一次；②血清 TC 在 4.4～5.1 mmol/L 时，应间隔 1 周在同一实验室再测定一次，取两次的平均值；③TC≥5.1 mmol/L 时，应空腹 12 h 再检测血清 TC、HDL-C 和 LDL-C 等，若 LDL-C<2.8 mmol/L，可 5 年内再检测血清 TC；④血清 LDL-C 在 2.8～3.3 mmol/L 时，应改

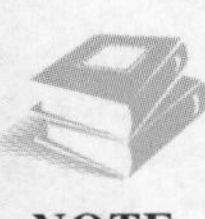
NOTE

善生活方式；⑤血清 LDL-C≥3.4 mmol/L 时，再继续检测，必要时进行药物治疗，使 LDL-C<3.4 mmol/L，理想目标值为 LDL-C<2.8 mmol/L。

（冯　娟）

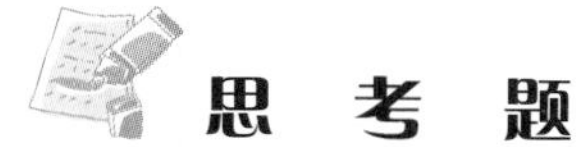

思考题

(1) 本章首病例的初步诊断是什么？诊断依据是什么？

(2) 你认为还需要增加哪些实验室检查项目？

(3) 请运用你所学过的知识解释每项实验室检查的意义。

(4) 脂代谢紊乱的实验室检查项目有哪些？

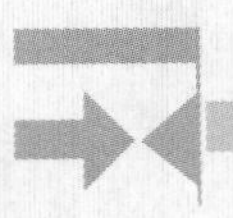

第十一章　电解质与酸碱平衡的生物化学检验

扫码看 PPT

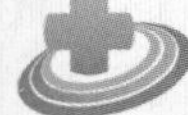

学习目标

1. 掌握：离子选择电极法（ISE 法）测定体液钾、钠、氯的原理及分析前的质量控制；几个常用血气指标的概念与临床意义；酸碱平衡紊乱的概念及分类；四种单纯性酸碱平衡紊乱的原发因素、代偿机制和主要血气指标变化。

2. 熟悉：体液钾、钠、氯代谢及其紊乱；氧解离曲线的主要影响因素；单纯性酸碱平衡紊乱的初步判断。

3. 了解：测定体液钾、钠、氯的其他几种方法的原理；血气分析仪结构，标本采集质量控制；混合性酸碱平衡紊乱的判断及酸碱图的综合利用。

案例导入

患者，男，44 岁，因“反复肢体乏力 2 年，加重 1 天，意识不清半日”急诊入院。入院查体：T 36 ℃、HR 137 次/分、R 12 次/分、BP 230/130 mmHg，昏迷，呼吸浅慢，压眶无反应，双侧瞳孔对光反射迟钝。双肺（一）。心率 137 次/分，律齐，无杂音。腹软，肠鸣音减弱。四肢肌张力减低，肌力不详，四肢腱反射减弱，病理征（一）。

入院血常规示：WBC 15×10^9/L，HGB 176 g/L，NEUT 0.82%。

生化示：Cr 71.2 μmol/L，Glu 18 mmol/L，K^+ 1.5 mmol/L，Na^+ 146 mmol/L。

血气分析示：pH 7.074，p_{O_2} 53.6 mmHg，p_{CO_2} 56.4 mmHg，HCO_3^- 17.4 mmol/L。

心电图示：室性心动过速。

诊断：1. 低钾血症；2. 心律失常、室性心动过速；3. Ⅱ型呼吸衰竭。

人体内存在的液体称为体液。体液中含有多种无机物和有机物，无机物与部分以离子形式存在的有机物统称为电解质。葡萄糖、尿素等不能解离的物质称为非电解质。体液以细胞膜为界，可分为两大部分。在细胞内的体液称为细胞内液；在细胞外的体液称为细胞外液。机体通过神经和体液的精细调节，使机体内环境容量、电解质、渗透压和酸碱度保持相对平衡稳定，为机体正常生理活动提供保障。

第一节　概　　述

正常情况下，各部分体液之间的水和电解质处于动态平衡状态，但这种平衡状态容易受体内外因素影响而被破坏，导致代谢紊乱，即水、电解质和酸碱平衡紊乱。从而影响组织器官的正常生理功能，甚至危及生命。因此，在临床上，水、电解质和酸碱物质的生物化学检验能为许多疾病的诊断、治疗评估和预后判断提供重要参考依据。

一、水平衡

机体的总体水（total body water，TBW）约 2/3 分布在细胞内液（intracellular fluid，ICF），1/3 存在于细胞外液（extracellular fluid，ECF）。ECF 的 1/4 为血管内液，3/4 为组织间液。人体内的含水量与年龄、性别有关。年龄越小，含水量越高，男性高于女性，含水量还与组织结构有关，肾脏含水量最多，而

脂肪含水量甚少。临床实验室常以血液为检测标本，包括血浆、血清和全血，组织液（包括脑脊液、胸腹水、关节液、胃液等）以及排出体外的尿液也常作为分析样本。

水的来源：饮水约 1200 mL，食物中水约 1000 mL，代谢内生水约 300 mL，共约 2500 mL。水的排出途径：肾脏排尿 1500 mL，自肺呼出 400 mL，皮肤蒸发 500 mL，粪便排出 100 mL，共约 2500 mL。摄入量与排出量持平。正常情况下，各部分体液之间处于动态平衡。

二、电解质平衡

体液中电解质具有维持体液渗透压、调节神经肌肉兴奋性及体液酸碱平衡等重要作用。机体中的电解质包括有机电解质和无机电解质两部分，前者包括蛋白质和有机酸等，后者主要是无机盐，无机盐中主要阳离子有 Na^+、K^+、Ca^{2+}、Mg^{2+} 等，主要阴离子有 Cl^-、HCO_3^-、HPO_4^{2-}、$H_2PO_4^-$、SO_4^{2-} 等。临床工作中常将体液中的无机离子称为电解质。各部分体液中阳离子当量总数与阴离子当量总数相等，保持电中性。正常人体液中电解质分布及浓度见表 11-1。

表 11-1 正常人体液中电解质分布及浓度

电解质	血浆/(mmol/L 血浆)	细胞间液/(mmol/L 水)	细胞内液/(mmol/L 水)
阳离子			
Na^+	142	147	15
K^+	5	4	150
Ca^{2+}	5	2.5	2
Mg^{2+}	2	2	27
总量	154	155.5	194
阴离子			
HCO_3^-	27	30	10
Cl^-	103	114	1
HPO_4^{2-}	2	2	100
SO_4^{2-}	1	1	20
有机酸	5	7.5	—
蛋白质	16	1	63
总量	154	155.5	194

细胞膜对无机离子具有选择性的通透作用，这使细胞内、外液电解质含量差异很大，细胞外液的阳离子以 Na^+ 为主，阴离子以 Cl^- 为主，其次是 HCO_3^-；细胞内液阳离子以 K^+ 含量最多，其次是 Mg^{2+}，阴离子以有机磷酸根（HPO_4^{2-}）和蛋白质阴离子为主。这种细胞内外液 Na^+、K^+ 浓度的明显差异主要依赖细胞膜上的钠钾泵（Na-K-ATP）来维持，而细胞内外的渗透压平衡则靠水的跨膜自由移动来维持。

知识链接

钠钾泵的发现

1957 年，在前人研究的基础上，丹麦科学家延斯·克里斯蒂安·斯科（Jens Christian Skou）正式阐明并纯化分离了钠钾泵（Na-K-ATP，一种 ATP 酶），并由此获得了诺贝尔化学奖。钠钾泵可主动将细胞内液的钠离子转运到细胞外液，而将钾离子转移到细胞内液。这个过程是一个耗能的过程，能量由 ATP 提供，消耗一分子的 ATP，可将 3 个钠离子从细胞内泵到细胞外，而将 2 个钾离子和 1 个氢离子由细胞外泵到细胞内，当细胞内液钠离子增加时或细胞外液钾离子增加时都可将钠钾泵激活。

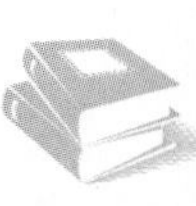

NOTE

（一）钠、氯平衡

钠离子、氯离子是细胞外液中主要的阳离子和阴离子，健康成人每千克体重约含钠 60 mmol/L，其中约 50%分布于细胞外液，约 40%存在于骨骼，约 10%存在于细胞内液。成人血清钠浓度为 135～145 mmol/L。氯也主要分布于细胞外液，血清氯浓度为 98～106 mmol/L。

机体通过膳食及食盐形式摄入氯化钠，每日 NaCl 需要量为 4.5～9.0 g。一般摄入 Na^+ 量大于其需要量，所以通常人体不会缺钠和氯。Na^+ 和 Cl^- 主要从肾排出，少量随汗液及粪便排出。肾排泄 Na^+ 有严格的调控作用，其特点是“多吃多排，少吃少排，不吃不排”，这对于维持体内 Na^+ 含量的稳定有重要意义。氯在体内的变化基本与钠一致，但是血清氯水平多与碳酸氢盐水平呈相反关系，因为氯和碳酸氢盐是细胞外液中的两种主要的阴离子，机体为了重吸收和再生更多的碳酸氢盐，就必须从尿中排出较多的氯以维持电解质平衡。

（二）钾平衡

钾离子是细胞内液的主要阳离子之一，健康成人，每千克体重约含钾 50 mmol/L，其中约 98%存在于细胞内液，约 2%分布于细胞外液，血清钾浓度较低，仅为 3.5～5.5 mmol/L。

正常成人每日需钾 2～3 g，主要由蔬菜、水果、谷类、瘦肉、豆类及薯类等食物提供。食物中的钾 90%在消化道以 K^+ 形式吸收，主要通过肾随尿排出，约占每日排出量的 80%，其余随粪便及汗液排出。一般情况下，钾的排出与摄入量保持一致，但肾脏保钾能力不如保钠能力强，在无钾摄入时（如禁食），虽然钾排出会相应减少，但每天仍有 5～10 mmol 的 K^+ 从尿中排出，即“多吃多排，少吃少排，不吃也排”。正常情况下，食物钾含量丰富，正常进食者很少出现钾缺乏。因此，长期钾摄入不足或禁食的患者，应特别注意钾的补充。虽然每天通过粪便排出的钾仅占总排出量的 10%，但由于每日消化液的分泌量很大，如遇呕吐、腹泻、胃肠减压等时，随着消化液的不断丧失，常常伴有 K^+ 大量的丢失，如不能及时补充，会导致机体缺钾，出现低血钾。

钾平衡紊乱与否，要考虑钾总量与血钾浓度两个方面，由于血钾总量的 98%存在于细胞内，血 K^+ 浓度并不能准确反映体内钾的总含量。血浆钾要比血清钾浓度低 0.5 mmol/L 左右，因为血液凝固成血块时，血小板及其他血细胞会释放少量钾入血清，临床以测血清钾为准。影响血钾浓度的因素：①血液酸碱平衡紊乱造成细胞内外的 H^+-K^+ 交换，从而影响血钾浓度。酸中毒时细胞外液 H^+ 浓度增高，H^+ 通过细胞膜 H^+-K^+ 交换机制进入细胞，而 K^+ 则从细胞内移出，引起细胞外液 K^+ 浓度增高。反之，碱中毒时可引起低血钾。②细胞外液受稀释时，血钾浓度降低；浓缩时，血钾浓度增高。③胰岛素调节葡萄糖进入细胞的同时，可以通过钠钾泵将 K^+ 转入细胞内，造成血钾浓度降低。④物质代谢对 K^+ 分布也有影响，当细胞合成糖原、蛋白质时，需伴有 K^+ 进入细胞造成低血钾，如在组织生长或创伤修复期，蛋白质合成代谢增强，K^+ 进入细胞增多，可引起血钾浓度下降；反之在严重创伤、感染、缺氧以及溶血等情况下，蛋白质分解代谢增强，细胞内 K^+ 释放到细胞外，则可引起血钾浓度升高。

第二节　水和电解质平衡紊乱的生物化学检验

一、水平衡紊乱

水平衡紊乱可表现为总体水过少或过多，或总体水变化不大但水分布有明显差异，即细胞内水增多而细胞外水减少，或细胞内水减少而细胞外水增多。水平衡紊乱往往伴随有体液中电解质的改变及渗透压的变化。

（一）脱水

人体体液丢失造成细胞外液的减少，称为脱水。脱水根据血浆钠浓度变化与否，又可分为高渗性、等渗性和低渗性脱水。

NOTE

1. 高渗性脱水 脱水以水丧失为主，电解质丢失较少，多见于饮水不足，如高温作业大量出汗，或非显性失水持续进行从而使水排出量增多。高渗性脱水的特点：①体液电解质浓度增加，血浆 Na^+ 浓度大于 150 mmol/L 或 Cl^- 与 HCO_3^- 浓度之和大于 140 mmol/L。②细胞外液量减少。③细胞内液水向细胞外转移，造成细胞内液明显减少。高渗性脱水的临床症状表现为口渴、体温上升及出现各种神经症状，同时还有尿量的减少，进而体重明显下降等情况。

2. 等渗性脱水 主要是细胞外液的丢失。由于丢失的水和电解质基本平衡，因而细胞外液渗透压保持正常，故称为等渗性脱水。常见于大面积烧伤、呕吐和腹泻等丧失消化液情况，此时患者体液电解质浓度改变不大。血浆 Na^+ 浓度为 130～150 mmol/L 或 Cl^- 与 HCO_3^- 浓度之和为 120～140 mmol/L，但细胞外液量减少，细胞内液量正常。等渗性脱水对机体损害在于细胞外液量减少而导致有效循环血容量减少、血压下降、外周血液循环障碍等。

3. 低渗性脱水 以电解质丢失为主，因而细胞外液的渗透压低于正常，所以称为低渗性脱水。多见于丢失体液时，只给补水而不补充电解质，如胃肠道消化液的丧失(腹泻、呕吐等)以及大量出汗等情况下，仅补充水分而未补充从消化液和汗液中所丧失的电解质，从而导致低渗性脱水，或见于过量使用排钠性利尿剂等。此时，血浆 Na^+ 浓度小于 130 mmol/L 或 Cl^- 与 HCO_3^- 浓度之和小于 120 mmol/L。细胞外液量减少，细胞内液量增多，体重稍有减轻。严重者因循环血容量急剧减少，易发生肾衰竭。

(二) 水过多或水中毒

机体摄入水过多或排出量减少时，会使体液中水增多、体重增加、血容量增多以及组织器官水肿。根据体液的晶体渗透压分为三种类型：高渗性(盐中毒)、等渗性(水肿)及低渗性(水中毒)水过多。

二、电解质平衡紊乱

(一) 钠平衡紊乱

钠离子是细胞外液含量最高的阳离子，对保持细胞外液容量、调节酸碱平衡、维持正常渗透压和细胞生理功能有重要意义。体内可交换的钠总量是细胞外液渗透压的主要决定因素，通过渗透压作用可影响细胞内液。细胞外液钠浓度的改变可由水、钠任一含量的变化而引起，故钠平衡紊乱常伴有水平衡紊乱。水与钠的正常代谢及平衡是维持人体内环境稳定的重要因素。

1. 低钠血症 血浆钠浓度降低，小于 135 mmol/L 称为低钠血症。血浆钠浓度是血浆渗透浓度的主要决定因素，所以低钠血症通常是低渗透浓度的反映，又称低钠性低渗综合征。血浆渗透浓度降低导致水向细胞内转移，使细胞内水量过多，这是低钠血症产生症状和威胁生命的主要原因。血浆钠浓度并不能说明钠在体内的总量。低血钠可见于摄入少(少见)、丢失多、水绝对或相对增多，是一个复杂的水与电解质紊乱。原因很多，可分为肾性和非肾性原因两大类。

(1) 肾性原因：肾功能正常情况下，机体很少是因为摄入钠过少而引起低钠血症，因为肾脏有较强的保钠能力。肾功能损害而引起低钠血症的原因有渗透性利尿、肾上腺功能低下以及急慢性肾功能衰竭等情况。

(2) 非肾性原因：常见于循环血容量减少继发性抗利尿激素大量分泌，导致水潴留引起的稀释性低钠血症，如肝硬化腹水患者。其他如呕吐、腹泻、肠瘘、大量出汗和烧伤等疾病过程，除丢失钠外，还伴有不同比例的水的丢失。低钠血症使细胞外液渗透压下降，水分向细胞内转移，进而出现细胞水肿，严重者有可能出现脑水肿和消化紊乱。

(3) 假性低钠血症：血浆中一些不溶性物质增多，使单位体积的水含量减少，血钠浓度降低(钠只溶解在水中)，引起低钠血症，前者见于高脂蛋白血症(血脂>10 g/L)、高球蛋白血症(总蛋白>100 g/L，如多发性骨髓瘤、巨球蛋白血症、干燥综合征)；后者见于静脉滴注高张葡萄糖或甘露醇以后。

2. 高钠血症 血清钠浓度>145 mmol/L，主要见于水的摄入减少(如下丘脑损害引起的原发性高钠血症)、排水过多(尿崩症)、钠的潴留(原性性醛固酮增多症、库欣综合征)。

(二) 氯平衡紊乱

Cl^- 作为细胞外液的主要阴离子，其代谢与钠关系密切，血钠浓度的升高或降低常伴随血氯浓度的

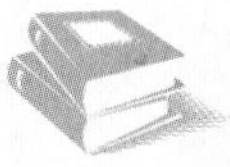
NOTE

改变。血氯浓度也和酸碱平衡有关，$[HCO_3^-]$升高时，血氯浓度常降低；$[HCO_3^-]$降低时，血氯浓度常升高，即酸中毒伴高血氯，碱中毒伴血氯降低。

(三) 钾平衡紊乱

临床观察怀疑为钾平衡失调时，除了测定血清 K^+ 浓度外，还应分别从影响钾代谢以及钾平衡失调后代谢变化的多方面检查，如肾功能指标、血浆醛固酮及肾素水平、酸碱平衡指标以及尿量、K^+、Na^+ 和 Cl^- 浓度，以便综合分析钾平衡紊乱的原因及其对机体代谢失调的影响程度。

1. 低钾血症 血清钾浓度低于 3.5 mmol/L，称为低钾血症。临床常见原因：①钾摄入不足：每天钾的摄入量<3 g，并持续 2 周以上。因为人体钾全靠食物提供，所以长期进食不足（如慢性消耗性疾病）或者禁食者（如术后较长时间禁食），由于钾来源不足，而肾仍然排钾，很容易造成低钾血症。②钾丢失或排出增多：常见于严重腹泻、呕吐、胃肠减压和肠瘘者，因为消化液丢失，消化液本身含有一定量钾，外加消化功能障碍，吸收减少，从而导致缺钾；肾上腺皮质激素有促进钾排泄及钠潴留作用，长期应用肾上腺皮质激素，均能引起低血钾；心力衰竭、肝硬化患者，在长期使用利尿剂时，因大量排尿增加钾的丢失。③细胞外钾进入细胞内：如静脉输入过多葡萄糖，尤其是加用胰岛素时，促进葡萄糖的利用，进而合成糖原都有 K^+ 进入细胞内，很容易造成低血钾；代谢性碱中毒或输入过多碱性药物，形成急性碱血症，H^+ 从细胞内进入细胞外，细胞外 K^+ 进入细胞内，造成低钾血症。此外，血浆稀释也可形成低钾血症。

2. 高钾血症 血清钾浓度高于 5.5 mmol/L，称为高钾血症。临床常见原因：①钾输入过多，多见于钾溶液输入过快或量过大，特别是肾功能不全、尿量减少，又输入钾溶液时。②钾排泄障碍：各种原因引起的少尿或无尿，如急性肾功能衰竭；细胞内的钾向细胞外转移，如大面积烧伤，组织细胞大量破坏，细胞内钾大量释放入血；代谢性酸中毒时，血浆 H^+ 往细胞内转移，细胞内钾向细胞外转移，与此同时，肾小管上皮细胞泌 H^+ 增加，而泌 K^+ 减少，使钾潴留于体内。

(四) 体液钾、钠、氯的测定

1. 体液钠、钾的测定

【样品的采集与处理】 血清、肝素锂抗凝血浆、汗、粪便、尿及胃肠液均可作为测定钠钾样品。血清或血浆可在 2～4 ℃或冰冻保存。钾测定结果明显受溶血的干扰，因为红细胞中钾浓度比血浆钾高二十几倍，故样品应严格防止溶血。血浆钾浓度比血清低 0.1～0.7 mmol/L，这种差别是由于凝血过程中血小板破裂释放钾。全血未及时分离并冷藏会使血钾上升，因糖酵解能力下降引起 Na-K-ATP 酶活性下降无法维持细胞内外 K^+ 浓度梯度，胞内 K^+ 向胞外溢出。相反，高温条件会使血钾下降。采血前患者活动，如仰卧、握拳等，可使血钾上升。

采集尿样时，由于尿液容易腐败、变性，并受昼夜影响，故应收集 24 h 尿进行测定，冷藏保存或加防腐剂。

【测定方法】 Na^+、K^+ 检测方法：原子吸收分光光度法（AAS）、火焰光度法、离子选择电极法（ISE 法）、化学测定法和分光光度法（酶法）。临床实验室常采用离子选择电极法。

(1) 火焰光度法：一种发射光谱分析法，利用火焰中激发态原子回降至基态时发射光谱强度进行含量分析，可检测血清、尿液、脑脊液及胸腹水的 K^+、Na^+，通常采用的定量方法有标准曲线法、标准加入法和内标准法。

(2) 离子选择电极法（ISE 法）：离子选择电极是一种电化学传感器，其结构中有一个对特定离子具有选择性响应的敏感膜（钠玻璃电极敏感膜含铝硅酸钠，对 Na^+ 具有高度选择性；钾电极敏感膜为缬氨霉素和聚乙烯，对 K^+ 有强络合力），将离子活度转换成电位信号，在一定范围内，其电位与溶液中特定离子活度呈线性关系（符合能斯特方程），通过与已知离子活度的溶液比较可求得未知溶液的离子活度。

(3) 化学测定法：主要利用复环王冠化合物如穴冠醚或球冠醚（亦称为冠醚）等离子载体进行测定。由于大环结构内有空穴，分子内部氧原子的未共用电子对可与金属离子结合，根据空穴大小，可选择性结合不同直径的金属离子，从而达到测定离子浓度的目的。该法测定时，血清中 F、Br 和 I 也可起反应，其量很少，故可忽略不计。某些药物及胆红素均对其有影响。

NOTE

(4) 酶法：在有 Na^+ 存在时，钠依赖性-β-D-半乳糖苷酶催化邻硝基酚-β-D-半乳吡喃糖苷（ONPG）生成黄色邻-硝基酚（碱性环境中）和半乳糖。邻-硝基酚的生成量和样品中钠离子浓度成正比，在 420 nm 波长处监测吸光度的变化，可计算出样本中钠离子的浓度。酶法测钾的原理是利用对丙酮酸激酶的激活作用，后者催化磷酸烯醇式丙酮酸变为乳酸同时伴有还原性辅酶的消耗，在波长 340 nm 处测 NADH 的吸光度下降值。

【参考区间】 血清钠 135～145 mmol/L；血清钾 3.5～5.5 mmol/L。

【临床意义】 见本节钠平衡紊乱、钾平衡紊乱。

【评价】 火焰光度法属于经典的标准参考法，优点是结果准确、可靠。其最大不足在于使用丙烷等燃气，会给实验室带来安全隐患，目前大多数临床实验室已很少使用。ISE 法具有标本用量少，快速准确，操作简便等优点，是目前所有方法中最为简便准确的方法，缺点是电极具有一定寿命，使用一段时间后，电极会老化。化学测定法和酶法可用自动生化分析仪批量测定。

2. 体液氯的测定 氯的测定方法有离子选择电极法、硫氰酸汞比色法、酶法和电量分析法（库仑分析法）。

【样本的采集与处理】 氯测定可用血清、血浆、尿液、汗液等样本，Cl^- 在血清、血浆中相当稳定，肉眼可见的溶血不会造成有意义的干扰，因为红细胞中 Cl^- 的浓度只是血清（浆）中的一半。

【测定方法】

(1) ISE 法：氯电极是由 AgCl、$FeCl_3$-HgS 为膜性材料制成的固体膜电极，对样本中的 Cl^- 有特殊响应。

(2) 电量分析法：在库仑电量分析仪上测定，从银电极上释放出的 Ag^+ 与所测标本中的 Cl^- 反应形成不溶解的 AgCl 沉淀。当 Cl^- 全部与 Ag^+ 结合完毕时，溶液中就会有游离 Ag^+ 出现，使溶液电导明显增加，仪器的传感器和计时器切断电流并计算消耗 Cl^- 所需时间，该时间与 Cl^- 浓度有关，再与标准液所需时间进行比较，换算出标本中 Cl^- 的浓度，结果用 mmol/L 表示。

(3) 酶法：氯使 α-淀粉酶与 Ca^{2+} 结合变成有活性的形式，活化的 α-淀粉酶催化人工合成的底物 2-氯-4-硝基苯-β-D-麦芽糖苷（CNP-G7）水解为 2-氯-4-硝基苯酚（CNP），此产物在 405 nm 波长处有最大吸收，血氯浓度与 α-淀粉酶酶活性成正比，同时与 CNP 生成速率成正比。

(4) 硫氰酸汞比色法：标本中氯离子与硫氰酸汞作用，生成不易解离的氯化汞和与 Cl^- 等当量的硫氰酸根（SCN^-），SCN^- 与 Fe^{3+} 反应生成橙红色的硫氰酸铁，在 460 nm 波长处比色，可定量测出标本中 Cl^- 的量。

【参考区间】 血清氯化物 96～108 mmol/L。

【临床意义】 血清氯浓度增高常见于高钠血症、高氯性代谢性酸中毒、过量注射生理盐水等。而血清氯浓度减低在临床上较为多见，常见原因为氯化钠的摄入不足或丢失增加。

【评价】 ISE 法是目前测定 Cl^- 最好的方法。ISE 法测定 Na^+、K^+ 和 Cl^- 的电极制备在一起组成离子选择电极分析仪，是临床最常用的方法。酶法测定血清中 Cl^- 特异性、精密度和线性范围均较好，测定结果与电量分析法和 ISE 法均有较好的相关性。硫氰酸汞比色法由于操作步骤繁杂，影响因素多，现临床基本不采用。

第三节 血气分析与酸碱平衡紊乱的生物化学检验

血液中的气体即血气，严格地说，是指血液中存在的所有气体，在呼吸空气的情况下，应包括 O_2、N_2、CO_2 及稀有气体，但就生理学意义而论，主要是指与物质代谢和气体交换有关的 O_2 和 CO_2。

血液 pH 与血气密切相关，机体通过多种调节机制调节体液酸碱物质含量及其比例（主要是 HCO_3^- 与 H_2CO_3），维持体液 pH 在正常范围。正常人血液 pH 稳定在 7.35～7.45 之间。体液酸碱度的相对恒定是机体进行正常生理活动必需的条件之一，体液 pH 的变化若超过一定限度，将引起酸碱平衡失

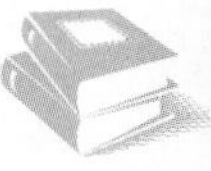
NOTE

调，从而影响机体的各种生理、生化功能，严重者可危及生命。血气分析是了解人体内环境的重要方法之一，主要通过测定血液的 pH、p_{O_2}、p_{CO_2} 和碳酸氢盐（HCO_3^-）等几个分析指标来评价心肺功能状况和酸碱平衡状态。

一、血液中的气体及运输

（一）氧的运输与氧解离曲线

1. 氧的运输　氧气随空气一起经呼吸作用进入肺部。目前认为大气中的氧进入肺泡及其毛细血管的过程如下：①大气与肺泡间的压力差使大气中的氧通过呼吸道流入肺泡；②肺泡与肺毛细血管之间的氧分压差又使氧穿过肺泡呼吸表面而弥散进入肺毛细血管，再进入血液。正常情况下，进入血液中的98.5%的氧与血红蛋白（hemoglobin，Hb）以化学结合的形式形成氧合血红蛋白（HbO_2）并由肺部往组织运送，直接溶解于血浆中的 O_2 非常少，仅占 1.5%，但与血液 p_{O_2} 的大小有关。尽管物理溶解的 O_2 很少，在肺泡和组织进行 O_2 交换时，均需首先溶解于血液中，再与 Hb 结合或释放，血液 p_{O_2} 的改变将直接影响 O_2 与 Hb 的结合。

Hb 是运输 O_2 和 CO_2 的主要物质，将 O_2 由肺运到组织，又将 CO_2 从组织运到肺部，在运输 O_2 和 CO_2 的整个过程中，均有赖于 Hb 载体对 O_2 和 CO_2 亲和力的改变。当 p_{O_2} 升高时，Hb 与 O_2 结合，p_{O_2} 降低时，O_2 与 Hb 解离。

血液中 O_2 主要是以 HbO_2 的形式被运输，氧结合量是全部 Hb 可结合的 O_2 量；氧含量是实际与 Hb 结合的 O_2 量。血液中 HbO_2 的量与 Hb 总量之比称为血氧饱和度（oxygen saturation，Sat O_2 或 S_{O_2}）。

$$\text{血氧饱和度}(\%)=\frac{\text{氧含量}}{\text{氧结合量}}\times 100\%=\frac{HbO_2}{HbO_2+HHb}\times 100\%$$

2. 氧解离曲线　O_2 与 Hb 的结合和解离的程度取决于 p_{O_2} 和 Hb 对 O_2 的亲和力。若以血氧饱和度为纵坐标，p_{O_2} 为横坐标作图，得到的 S 形曲线被称为血红蛋白-氧解离曲线，简称氧解离曲线（oxygen dissociation curve），如图 11-1 所示。

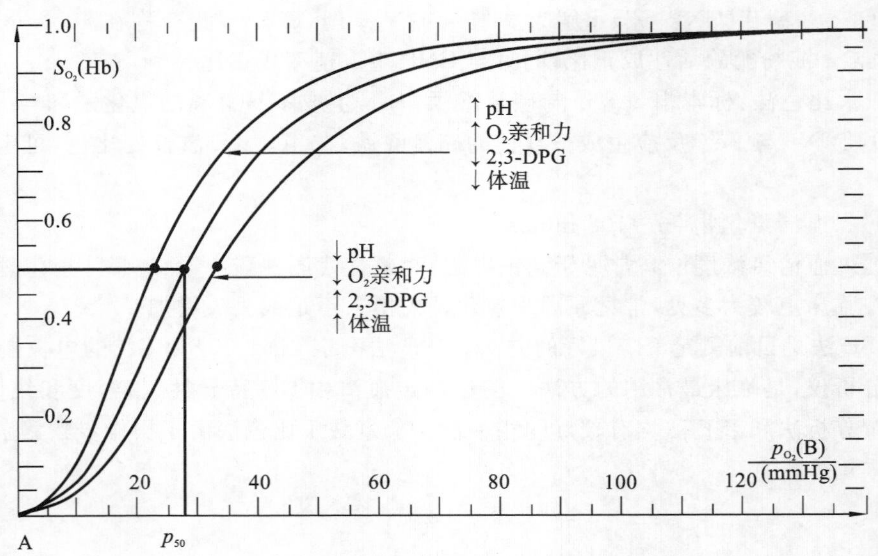

图 11-1　血红蛋白-氧解离曲线

氧解离曲线呈 S 形具有重要的生理意义。从图 11-1 可看出，曲线上段较平坦，表明 p_{O_2} 的变化对血氧饱和度影响不大，如 p_{O_2} 由 100 mmHg 降至 80 mmHg 时，S_{O_2} 仅下降 2%（从 95%降至 93%）；当降至 60 mmHg 时，S_{O_2} 仍可达 90%以上。因此，在高原、高空或轻度呼吸系统疾病时，只要 p_{O_2} 不低于 60 mmHg，S_{O_2} 都能维持在 90%以上，一般不会发生明显的低氧血症。曲线中段较为陡峭，反映 p_{O_2} 稍有下降，HbO_2 就会迅速解离，能释放较多的 O_2。如 p_{O_2} 由 40 mmHg 降至 20 mmHg 时，S_{O_2} 可由 60%降至 30%，这一变动范围恰相当于组织内部 p_{O_2} 的变动范围。在组织活动增强时，耗氧量明显增加，这时可

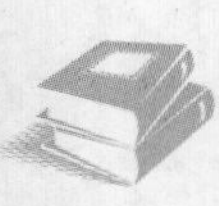
NOTE

引起组织中 p_{O_2} 下降，即可引起 HbO_2 的解离明显增加，以保证供给组织充足的氧。

多种因素可影响 Hb 与 O_2 的亲和力，即使氧解离曲线发生偏移。通常用 P_{50} 表示 Hb 对 O_2 的亲和力。p_{50} 是指使 S_{O_2} 达 50% 时的 p_{O_2}，p_{50} 增大，氧解离曲线右移，表明 Hb 对 O_2 的亲和力降低；p_{50} 降低，氧解离曲线左移，表示 Hb 对 O_2 的亲和力增加。影响 Hb 与 O_2 的亲和力的主要因素：①pH：当血液 pH 由正常的 7.40 降为 7.20 时，Hb 与 O_2 亲和力降低，氧解离曲线右移，释放氧增加；pH 上升至 7.60 时，Hb 对氧亲和力增加，曲线左移，这种因 pH 改变而影响 Hb 携氧能力的现象称为 Bohr 效应。②温度：当温度降低时，Hb 与 O_2 结合更加牢固，氧解离曲线左移；当温度上升时，Hb 对 O_2 亲和力下降，曲线右移，释放氧增加。③2,3-二磷酸甘油酸（2,3-diphospoglycericacid，2,3-DPG）：2,3-DPG 是非红细胞糖酵解旁路的产物，其水平直接导致 Hb 构象的变化，从而影响 Hb 对 O_2 的亲和性。

（二）二氧化碳的运输

CO_2 在血液中有三种存在形式：①碳酸氢盐形式（HCO_3^-，占总量 77.8%）；②与 Hb 结合形成氨基甲酸血红蛋白（约占总量的 13.4%）；③物理溶解（占总量的 8.8%）。

CO_2 从组织进入血液后溶解于血浆中，其中少量 CO_2 与 H_2O 作用形成 H_2CO_3（血浆中无碳酸酐酶），大部分 CO_2 向红细胞内扩散。进入红细胞中的 CO_2 有两种代谢方式：①在碳酸酐酶作用下，与 H_2O 反应生成 H_2CO_3，H_2CO_3 又解离成 HCO_3^- 和 H^+，反应极为迅速且反应可逆。HCO_3^- 通过红细胞膜扩散进入血浆，它是血液运输 CO_2 的最主要形式。②另有少量的 CO_2 与 Hb 结合生成氨基甲酸血红蛋白。在肺部，反应向相反方向进行。因为肺泡气 p_{CO_2} 比静脉血低，血浆中溶解的 CO_2 首先扩散入肺泡，红细胞内的 HCO_3^- 和 H^+ 生成 H_2CO_3，碳酸酐酶又催化 H_2CO_3 分解成 CO_2 和 H_2O，CO_2 从红细胞扩散入血浆，而血浆中的 HCO_3^- 进入红细胞以补充消耗的 HCO_3^-，Cl^- 则移出红细胞。这样以 HCO_3^- 形式运输的 CO_2，在肺部又转变成 CO_2 释出。

二、酸碱平衡的调节

机体通过血液中缓冲体系、细胞内外的离子交换、肺呼吸作用及肾脏的排酸保碱功能等多种调节机制对酸碱平衡进行调节（其他组织器官如肌肉、肝脏、骨骼等也有一定调节作用），使血液 pH 稳定在 7.35～7.45 之间。

（一）血液的缓冲作用

血液中存在多种缓冲对，血浆中有 $NaHCO_3$-H_2CO_3、Na_2HPO_4-NaH_2PO_4；红细胞中有 $KHbO_2$-$HHbO_2$、KHb-HHb、$KHCO_3$-H_2CO_3、K_2HPO_4-KH_2PO_4 等。其中以 HCO_3^--H_2CO_3 缓冲体系最重要，原因如下：①HCO_3^- 的含量高；②HCO_3^- 浓度与 H_2CO_3 浓度比值为 20∶1，缓冲酸的能力远大于缓冲碱；③HCO_3^- 与 H_2CO_3 的浓度易于通过肾和肺调节。

（二）肺的调节作用

当 pH 下降、p_{CO_2} 上升、p_{O_2} 降低时，通过颈动脉窦、主动脉弓等感受器刺激呼吸中枢，促使呼吸加深加快，排出更多的 CO_2，降低血液中酸的含量。反之，当 pH 上升、p_{CO_2} 下降 p_{O_2} 上升时，可通过呼吸减慢，减少 CO_2 排出，升高血液中酸的含量。因 H_2CO_3 能通过肺以气体形式排出体外，故称为可挥发性酸；其他不能通过肺排出体外的称为固定酸，如 H_2SO_4、$H_2PO_4^-$、乳酸等有机酸。

（三）肾脏的调节作用

肾对酸碱的调节作用主要通过以下几个方面：①肾小管分泌 H^+（在尿液中与固定酸根结合而排出），回收 Na^+（重吸收 $NaHCO_3$）；②肾小管分泌 NH_3，NH_3 在尿液中与 H^+ 形成 $NH_4{}^+$ 而排出；③当 HCO_3^- 浓度超过肾阈值（28 mmol/L）时，肾可直接排出多余的 HCO_3^-。因此肾的作用主要是调节 HCO_3^- 及排泄固定酸。

（四）细胞的调节作用

组织细胞具有一定的调节作用，如机体发生代谢性酸中毒时，血浆 H^+ 往细胞内转移，细胞内钾向

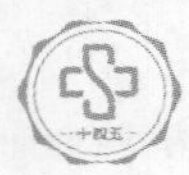

细胞外转移;反之,机体发生代谢性碱中毒时,血浆 H^+ 往细胞外转移,细胞外钾向细胞内转移。

三、血气分析样本的采集

用于血气分析的血液样本不同于一般的血液样本,标本的正确采集是进行血气分析中十分注意的环节,具有特殊的重要性。正确留取和处置标本在减少偶然误差、保证血气分析结果的可靠性方面起着不可忽视的作用。

(一) 取血前患者的准备

穿刺时让患者处于安静舒适状态,以减轻疼痛感和紧张感,必要时可在穿刺部位实施局部麻醉。尽量使患者的呼吸稳定,因为短暂的屏气或呼吸急促都会造成结果异常。要特别注意正在治疗过程中患者的采血。对正在吸氧的患者,需注明氧气流量,以备计算出患者每分钟吸入的氧量。若是体外循环患者,须在血液得到混匀后再进行采血。

(二) 采血

血气分析的最佳标本是动脉全血,因能真实地反映体内的氧化代谢和酸碱平衡状态。常取部位是桡动脉、肱动脉、股动脉、足背动脉和前臂动脉,也可用动脉化的毛细血管血,只是 p_{O_2} 低于动脉血。特殊情况下使用静脉血,但与动脉血差别较大。

选择密封性好的 2 mL 或 5 mL 玻璃注射器,肝素抗凝(常用 500～1000 U/mL 肝素锂)。采血前,用干燥空针抽吸肝素,然后将注射器内芯来回抽动,充分湿润针筒内腔,推出多余肝素,空针死腔中留下的肝素(约 0.1 mL)足以抗凝 2 mL 全血。穿刺针进入动脉血管后,让注射器内芯随动脉血进入注射器而自动上升,取 1～2 mL 全血即可。拔针后,注射器不能回吸,只能稍外推,使血液充满针尖空隙,并排出第一滴血弃之,以让空气排尽,防止气泡滞留在血液中。离体的针头立即刺入一橡皮塞,使血液与空气隔绝。将注射器针筒在两手间来回搓滚 20 s,以便血液与肝素充分混合,防止血液凝固,并立即送检。

(三) 标本的储存、运送

采出的全血中的活性细胞,尤其是白细胞及网织红细胞,其代谢仍在进行,O_2 不断被消耗,CO_2 不断产生,故采血后尽可能在短时间内测定,一般不宜存放。血样本在体外 37 ℃保存时,每 10 min p_{CO_2} 约增加 1 mmHg,pH 约降低 0.01。但在 4 ℃保存时,1 h 内 pH、p_{CO_2} 没有明显变化,p_{O_2} 则稍有改变。因此,采取的血样本应在 30 min 内检测完毕,否则将血样本置于冰水(0～4 ℃)中保存,但最多不超过2 h。在 30 min 至 2 h 测定的血 p_{O_2} 仅供参考。

四、血气分析技术

血气分析主要是利用血气分析仪测定出血液 pH、p_{O_2} 和 p_{CO_2} 三个主要项目,再计算出其他酸碱平衡相关的诊断指标,它是应用电化学分析技术和原理,采用电极对以上三个指标进行测定的临床分析技术。

(一) 血气分析仪构造与使用

各种型号的血气分析仪结构组成基本一致,一般包括电极(pH、p_{CO_2} 和 p_{O_2})、进样室、空气混合器、放大器元件、数字运算显示器和打印机等部件,即一部分是电极系统及其管道系统,是仪器的核心,能将样本中 pH、p_{CO_2} 和 p_{O_2} 等物理、化学信号转变成电压或电流信号;二是由放大器、微型计算机和数字显示器等部件构成的控制系统,这一系统的不断改进和优化使血气分析仪具有微量、快速、全自动显示并打印数据等优点。

(二) 血气分析仪电极

(1) pH 测定系统:包括 pH 测定电极即玻璃电极、参比电极及两种电极间的液体介质。原理是血样中的 H^+ 与玻璃电极中的金属离子进行离子交换产生电位变化,此电位与 H^+ 浓度成正比,再与不受待测溶液 H^+ 浓度影响的参比电极进行比较测量,得出溶液的 pH。

NOTE

(2) p_{CO_2}电极：p_{CO_2}电极属于CO_2气敏电极，主要由特殊玻璃电极及Ag/AgCl参比电极和电极缓冲液组成。原理与pH电极基本相同，只是pH电极外面还有一层聚四氟乙烯或硅橡胶膜，CO_2自由透过，其他离子不能透过，此膜与电极间含有电极液，p_{CO_2}的改变可影响电解液的pH，p_{CO_2}的对数与pH呈线性关系。

(3) p_{O_2}电极：p_{O_2}电极是一种对O_2敏感的电极，属于电位法。样本中的O_2经过聚丙烯膜到达铂阴极表面时，O_2不断地被还原，阳极又不断地产生Ag^+，并与Cl^-结合成沉积在电极上，氧化还原反应在阴阳极之间产生电流，其强度与p_{O_2}成正比。

五、血气分析常用指标

血气分析的主要指标：①气体交换指标：p_{O_2}、p_{CO_2}、S_{O_2}等。②酸碱平衡指标：pH、剩余碱(BE)、HCO_3^-等。

(一) 酸碱度

pH是表示血液酸碱度的指标，是H^+浓度的负对数，即$pH=-lg[H^+]$。正常人动脉血pH为7.35～7.45，平均为7.40，相当于血液H^+浓度为35～45 mmol/L，血液酸碱度的相对恒定取决于HCO_3^--H_2CO_3缓冲系统，此系统的比值为20∶1。根据H-H方程可计算血液pH。

$$pH=pK_a+lg[HCO_3^-]/[H_2CO_3]=pK_a+lg[HCO_3^-]/\alpha\times p_{CO_2}$$

37 ℃时，pK_a(碳酸解离常数的负对数)为6.1。

$$pH=6.1+lg24/1.2=6.1+lg20=7.4$$

HCO_3^-/H_2CO_3的改变可影响pH，如两者按比例同时变化则pH不变。此值是呼吸和代谢因素共同作用的结果，也是原发因素和代偿因素共同作用的结果。

【测定方法】 离子选择电极法。

【参考区间】 7.35～7.45。

【临床意义】

(1) pH参考区间：①正常酸碱平衡；②有酸碱平衡紊乱，完全代偿；③同时存在强度相等的酸中毒和碱中毒，即pH正常不代表机体没有酸碱平衡紊乱发生。

(2) pH超出参考区间：①pH$<$7.35为酸中毒；②pH$>$7.45为碱中毒。

(二) 动脉血二氧化碳分压

动脉血二氧化碳分压(p_{CO_2})是指血液中物理溶解的CO_2产生的压力。p_{CO_2}随着肺泡通气量的变化而变化，并且变化是反向的。通气量增加，CO_2排出增加，p_{CO_2}下降；通气量减少，CO_2排出也减少，p_{CO_2}上升。p_{CO_2}是反映呼吸性酸、碱中毒的重要指标。

【测定方法】 采用电极法检测。

【参考区间】 35～45 mmHg(4.66～5.99 kPa)。

【临床意义】

(1) $p_{CO_2}>45$ mmHg为高碳酸血症，提示肺通气不足，见于呼吸性酸中毒或代谢性碱中毒代偿期。常见于慢性支气管炎、肺气肿、肺心病等，由于肺通气量减少，造成呼吸性酸中毒；大于50 mmHg(6.65 kPa)为呼吸衰竭；70～80 mmHg(9.31～10.64 kPa)引起肺性脑病。

(2) $p_{CO_2}<35$ mmHg为低碳酸血症，提示肺通气过度造成呼吸性碱中毒或代谢性酸中毒的代偿期。

(三) 动脉血氧分压

动脉血氧分压(p_{O_2})是指血液中物理溶解的O_2产生的压力，是机体是否缺氧的重要指标。

【测定方法】 采用电极法检测。

【参考区间】 75～100mmHg(9.98～13.3 kPa)。

【临床意义】 反映心肺功能和缺氧程度。p_{O_2}降低，见于各种肺部疾病，如慢性支气管炎、肺气肿、肺心病。动脉血氧分压小于55 mmHg常见于呼吸衰竭；小于30 mmHg时可危及生命。

NOTE

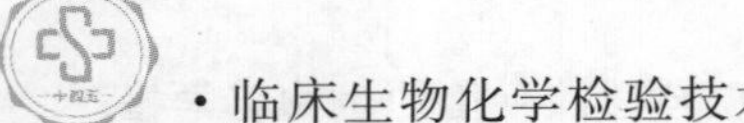

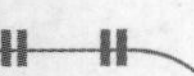

(四) 动脉血氧饱和度

动脉血氧饱和度(oxygen saturation,Sat O_2或S_{O_2})=氧含量(血中实际所含溶解氧与化合氧之和)/氧结合量(空气与血充分接触使血氧饱和后其所能溶解与化合的氧之和)。

【测定方法】 采用计算法。

$$S_{O_2}(\%)=\frac{氧含量}{氧结合量}\times100\%=\frac{HbO_2}{HbO_2+HHb}\times100\%$$

【参考区间】 95%～98%。

【临床意义】 判断 Hb 与O_2亲和力的指标,降低时说明 Hb 与O_2亲和力下降,p_{O_2}、p_{CO_2}和 2,3-DPG 对S_{O_2}有影响。

(五) 碳酸氢盐

以结合形式存在的HCO_3^-是体内含量较大的碱性离子,对酸有较强的缓冲能力,是体内碱储的主要成分,在 H-H 方程中代表酸碱平衡的代谢性因子。其变化直接影响 pH,是酸碱平衡的主要参考依据,根据需要有两种可供选用指标。

1. 实际碳酸氢盐 实际碳酸氢盐(actual bicarbonate,AB)是指血浆中HCO_3^-的实际浓度,动脉血 AB 虽是判断代谢性酸、碱平衡失调的重要指标,但其含量也受呼吸因素改变的影响而发生继发性改变。

【测定方法】 采用计算法。

计算公式:$AB=10^{(pH+1g(CO_2)-7.608)}$

【参考区间】 22～27 mmol/L。

【临床意义】 AB>SB 为呼吸性酸中毒;AB<SB 为呼吸性碱中毒;AB 和 SB 增高为代偿性碱中毒;AB 和 SB 降低为代偿性酸中毒。

2. 标准碳酸氢盐 标准碳酸氢盐(standard bicarbonate,SB)指在标准条件下(在 37 ℃条件下,全血标本用p_{CO_2}为 40 mmHg 及p_{O_2}为 100 mmHg 的混合气体平衡后使血红蛋白完全氧合)所测得的HCO_3^-含量。

【测定方法】 采用计算法。

计算公式:$SB=25+0.78\times BE+0.002\times Hb\times(HbO_2-100)$

【参考区间】 22～27 mmol/L。

【临床意义】 SB 由于排除了呼吸因素的影响,所反映的是HCO_3^-的储备量,为代谢性酸碱平衡的可靠指标。SB 升高为代谢性碱中毒;SB 降低为代谢性酸中毒。

(六) 二氧化碳总量

二氧化碳总量(total carbon dioxide content,T_{CO_2})是指血浆中各种形式存在的CO_2的总和,其中大部分(约 95%)是HCO_3^-结合形式,少量(约 5%)是物理溶解的CO_2,还有极少量以碳酸、蛋白质氨基甲酸酯等形式存在。动脉血T_{CO_2}的变化可受体内呼吸及代谢两方面因素的影响,但主要是代谢因素的影响。因此T_{CO_2}是代谢性酸碱中毒的指标之一。

【测定方法】 采用计算法。

其计算公式:$T_{CO_2}(mmol/L)=[HCO_3^-](mmol/L)+p_{CO_2}(mmHg)\times0.03$

【参考区间】 动脉血,23～27 mmol/L;静脉血,24～28 mmol/L。

【临床意义】 T_{CO_2}增高见于代谢性碱中毒或呼吸性酸中毒;T_{CO_2}降低见于代谢性酸中毒或呼吸性碱中毒。

(七) 缓冲碱

缓冲碱(butter base,BB)指血液中所有具有缓冲作用的阴离子总和,包括HCO_3^-、HPO_4^{2-}、血浆蛋白及血红蛋白阴离子等。BB 代表血液中碱储备的所有成分,比仅代表$[HCO_3^-]$的 AB 和 SB 更能全面地反映体内中和固定酸的能力。但由于 BB 受血浆蛋白、血红蛋白、电解质及呼吸等多种因素的影响,

NOTE

一般认为它不能确切地反映代谢性酸碱平衡状态。

【测定方法】 采用计算法。

计算公式：BB=BE+41.7+0.42× Hb

【参考区间】 全血 BB 45～54 mmol/L；血浆 BB 41～43 mmol/L。

【临床意义】 意义类同于 HCO_3^-，降低为代谢性酸中毒或呼吸性碱中毒，增高为代谢性碱中毒或呼吸性酸中毒。但不完全等同，当 BB 降低而 AB(HCO_3^-)正常时提示 Hb 或血浆蛋白含量降低。

（八）碱剩余

碱剩余(base excess，BE)指在标准状态(温度 37 ℃、p_{CO_2} 40 mmHg、S_{O_2} 100%)下，将 1 L 全血的 pH 调节至 7.40 时所需加入的酸量或碱量。如需用酸滴定，表明碱过量，BE 为正值；如用碱滴定，表明酸过量，BE 为负值。BE 是诊断代谢性酸碱中毒的重要指标。

【测定方法】 采用计算法。

计算公式：BE=[HCO_3^-]−24.8+16.2×(pH−7.4)

【参考区间】 −2～+3 mmol/L。

【临床意义】 正值增大为碱血症，主要为代谢性碱中毒；负值增大为酸血症，主要为代谢性酸中毒。

（九）阴离子间隙

阴离子间隙(anion gap，AG)为血清中未测定阴离子(unmeasured anion，UA)与未测定阳离子(unmeasured cation，UC)之差。UA 是指除可测得的 Cl^- 和 HCO_3^- 外其他阴离子，如某些无机酸(SO_4^{2-}、HPO_4^{2-} 等)，有机酸(乳酸、β-羟丁酸、乙酰乙酸等)；UC 指除 Na^+ 外其他阳离子如 K^+、Ca^{2+}、Mg^{2+} 等。AG 是判断代谢性酸中毒的重要指标，对许多潜在的致命性疾病的诊断提供重要线索。

【测定方法】 采用计算法。

计算公式：AG(mmol/L)=UA−UC=[Na^+]−([Cl^-]+[HCO_3^-])

【参考区间】 8～16 mmol/L。

【临床意义】 AG 异常可表现为升高和降低两种情况，临床以升高较多见，并且临床意义较大。AG 升高多见于代谢性酸中毒，如肾功能衰竭、酮症酸中毒、乳酸酸中毒时造成未测得的阴离子增多，此时导致[HCO_3^-]降低，而 Cl^- 正常，即为 AG 型代谢性酸中毒。但反过来，并非所有的代谢性酸中毒 AG 值均增高，如发生肠瘘、胆瘘、肾小管疾病等造成 HCO_3^- 丢失，而 Cl^- 代偿增加，此时 AG 值变化不大，即为高氯型代谢性酸中毒。

六、酸碱平衡紊乱的判断

正常人血液的 pH 始终保持在 7.35～7.45 之间，其变动范围很小，血 pH 的相对恒定是机体进行正常生理活动的基本条件之一。机体通过各种调节机制将体液酸碱度维持在一定范围内，称为酸碱平衡。当体内酸性或碱性物质过多或过少，超出机体的调节能力，或者肺和(或)肾功能障碍使调节酸碱平衡的能力降低时，血浆中 HCO_3^- 与 H_2CO_3 浓度及其比值发生变化就会导致酸碱平衡紊乱，如酸中毒或碱中毒。酸碱平衡紊乱是临床常见的代谢紊乱，许多疾病在发生发展过程中均有可能出现。

发生酸碱平衡紊乱后，机体通过缓冲体系的缓冲作用，以及肺与肾的调节作用，使血液中[HCO_3^-]/[H_2CO_3]的值尽量保持在 20∶1，血液 pH 维持在 7.35～7.45，这种情况临床上称为代偿性酸碱平衡失调。如果病情严重，超出了机体能够调节的限度，尽管机体已发挥了对酸碱平衡的调节作用，仍不能使血液[HCO_3^-]/[H_2CO_3]的值保持在 20∶1，会使血液 pH>7.45 或<7.35，这种情况称为失代偿性酸碱平衡失调。

按组成类型，酸碱平衡紊乱可分为单纯性酸碱平衡紊乱和混合性酸碱平衡紊乱；按起因不同又可分代谢性酸碱平衡紊乱与呼吸性酸碱平衡紊乱两大类。由于血浆中 $NaHCO_3$ 含量原发减少或增加而引起的酸碱平衡失调，分别称为代谢性酸中毒或代谢性碱中毒；由于肺部呼吸功能异常导致 H_2CO_3 含量原发性增加或减少而引起的酸碱平衡失调，分别称为呼吸性酸中毒或呼吸性碱中毒。

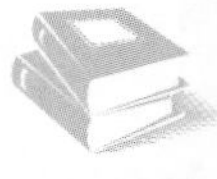

NOTE

(一) 单纯性酸碱平衡紊乱

根据发生原因及其产生机制不同,大体上可分为代谢性酸中毒、代谢性碱中毒、呼吸性酸中毒和呼吸性碱中毒。

1. 代谢性酸中毒 原发性[HCO_3^-]降低,[HCO_3^-]/[H_2CO_3]值降低,血液 pH 下降。

(1) 病因:①酸性代谢产物如乳酸、酮体等增多;②酸性物质排泄障碍,如肾功能不全,尿液酸化不够;③碱性物质丢失过多,如腹泻、肾脏重吸收 HCO_3^- 障碍。

(2) 代偿机制:①血液缓冲作用:主要是 HCO_3^--H_2CO_3 缓冲对发挥作用,结果是消耗血浆中的 HCO_3^-,同时 CO_2 生成增多,p_{CO_2} 升高。②肺呼吸调节:CO_2 生成增多,p_{CO_2} 升高,刺激呼吸中枢,引起肺呼吸加深、加快,CO_2 排出增多,血浆 H_2CO_3 浓度降低,以适应血液 $NaHCO_3$ 的减少。③肾脏的调节:血液中酸性物质增多,可使肾远曲小管的 H^+-Na^+ 交换增强,泌 NH_3 增多以排出过多的酸,从而彻底调节和恢复血浆 pH 及 HCO_3^- 浓度。但肾发挥调节作用较晚,常需数小时到数天。

(3) 相关指标变化:①血液 pH 可正常(完全代偿)或降低(代偿不全或失代偿);②[HCO_3^-]原发性下降;③p_{CO_2} 代偿性下降。

2. 代谢性碱中毒 原发性[HCO_3^-]升高,[HCO_3^-]/[H_2CO_3]值升高,血液 pH 升高。

(1) 病因:①酸性物质大量丢失,如呕吐、胃肠减压等造成胃液的大量丢失;②摄入过多的碱,如治疗溃疡服用碱性物质过多等导致 $NaHCO_3$ 原发性增多等;③Cl^- 大量丢失,可导致肾近曲小管对 $NaHCO_3$ 重吸收增多,形成低氯性碱中毒;而低钾患者由于肾排 K^+ 保 Na^+ 能力减弱,而排 H^+ 保 Na^+ 加强,$NaHCO_3$ 重吸收增多,也可出现代谢性碱中毒。

(2) 代偿机制:①血液缓冲作用:血液上增加的 HCO_3^- 由来自磷酸盐、细胞内液及蛋白质中的 H^+ 中和。②肺呼吸调节:pH 升高,可抑制呼吸中枢,使呼吸变浅变慢,呼出 CO_2 减少,血浆 H_2CO_3 浓度升高。③肾脏调节:肾小管上皮细胞泌 H^+ 和泌 NH_3 作用减弱,增加 $NaHCO_3$ 的排出。

(3) 相关指标变化:①血液 pH 可正常(完全代偿)或升高(代偿不全或失代偿);②[HCO_3^-]原发性升高;③p_{CO_2} 代偿性升高。

3. 呼吸性酸中毒 原发性 CO_2 潴留增多,使 H_2CO_3 水平增高,[HCO_3^-]/[H_2CO_3]值降低,血液 pH 下降。

(1) 病因:①肺和胸廓疾病,如肺部感染、哮喘(严重)、呼吸窘迫综合征等;②呼吸中枢抑制以及呼吸肌麻痹等原因引起的呼吸功能障碍。

(2) 代偿机制:①血液缓冲作用:急性期在 10～15 min 内即出现血浆 HCO_3^- 浓度明显升高。②肺呼吸调节:高碳酸血症可刺激呼吸中枢,使呼吸加快加深,加速 CO_2 排出。③肾脏调节:当血浆 p_{CO_2} 及 H_2CO_3 浓度升高时,肾加强 H^+-Na^+ 交换,肾小管细胞泌 H^+、泌 NH_3 作用增强,$NaHCO_3$ 重吸收增多,结果导致血浆 $NaHCO_3$ 浓度继发性升高。

(3) 相关指标变化:①血液 pH 可正常(完全代偿)或降低(代偿不全或失代偿);②血浆 p_{CO_2} 原发性升高;③HCO_3^- 浓度代偿性升高。

4. 呼吸性碱中毒 原发性 CO_2 排出增多,使 H_2CO_3 水平降低,[HCO_3^-]/[H_2CO_3]值升高,血液 pH 升高。

(1) 病因:各种原因导致的肺换气过度(如癔症、高热、手术麻醉时辅助呼吸过快、过深和时间过长等)。

(2) 代偿机制:①血液缓冲作用:在急性期由红细胞内 Hb 和组织中缓冲对提供 H^+,消耗 HCO_3^-,使[HCO_3^-]降低。②肾脏调节:当血浆 p_{CO_2} 及[H_2CO_3]降低时,可使肾小管上皮细胞泌 H^+ 作用减弱,$NaHCO_3$ 重吸收减少,从而增加 HCO_3^- 的排出。

(3) 相关指标变化:①血液 pH 可正常(完全代偿)或升高(代偿不全或失代偿);②p_{CO_2} 原发性下降;③[HCO_3^-]代偿性下降。

(二) 混合性酸碱平衡紊乱

NOTE

临床上代谢性与呼吸性酸碱中毒,往往可以同时或相继出现,形成混合性酸碱平衡失调。不仅呼吸性与代谢性酸碱中毒可同时存在，甚至酸中毒与碱中毒也可能同时存在，混合性酸碱平衡紊乱形成的原因一般是随着病情的进展，病情复杂化，如呼吸衰竭患者 CO_2 升高发生呼吸性酸中毒，又可因缺 O_2 导致糖代谢障碍，血乳酸升高，发生代谢性酸中毒；治疗过程中用药引起，如肺心病心衰水肿患者用利尿剂，引起低钾低氯血症，在原来呼吸性酸中毒的基础上又发生低钾低氯碱中毒。混合型酸碱平衡紊乱可分为双重型酸碱平衡紊乱（如代谢性酸中毒合并呼吸性酸中毒、代谢性酸中毒伴呼吸性碱中毒等）和三重型酸碱平衡紊乱（如在呼吸性酸碱失衡的基础上合并代谢性酸中毒伴代谢性碱中毒）。

七、酸碱平衡紊乱的生物化学诊断及类型判断

酸碱平衡紊乱的判断必须结合患者病史、临床症状、体征、治疗经过等。对病史分析，可大致了解患者是呼吸性因素还是代谢性因素引起的酸碱平衡紊乱；根据患者用药情况、给氧及通气状况、肺肾功能状态综合分析等，可以得到有价值的诊断。

1. 酸碱平衡紊乱的一般判断 酸碱平衡紊乱主要看 pH、p_{CO_2}、$[HCO_3^-]$（或 BE）三项。

(1) pH 异常 pH<7.35 为酸中毒，再根据 p_{CO_2} 与 HCO_3^- 指标变化方向并结合病史确定是代谢性还是呼吸性，若 $p_{CO_2}\times[HCO_3^-]>1000$，考虑呼吸性酸中毒（因 p_{CO_2} ↑↑↑及$[HCO_3^-]$↑）；若 $p_{CO_2}\times[HCO_3^-]<1000$，考虑代谢性酸中毒（因 p_{CO_2} ↓及$[HCO_3^-]$↓↓↓）。同理，pH>7.45 为碱中毒，若 $p_{CO_2}\times[HCO_3^-]<1000$，考虑呼吸性碱中毒（因 p_{CO_2} ↓↓↓及$[HCO_3^-]$↓）；若 $p_{CO_2}\times[HCO_3^-]>1000$，考虑代谢性碱中毒（因 p_{CO_2} ↑及$[HCO_3^-]$↑↑↑）。

(2) pH 正常 pH 在正常范围内可能有三种情况：①正常的酸碱平衡状态；②代偿性的酸中毒或碱中毒；③可能存在混合性的酸碱平衡紊乱。

2. 酸碱平衡紊乱的综合判断

(1) 分析病史：了解引起酸碱平衡紊乱的诱发原因，估计是由呼吸性还是代谢性因素引起，并以此作为判定原发紊乱的优先条件。发病时间用作选择慢性代偿公式，原发性呼吸性酸中毒和呼吸性碱中毒分别以>72 h 和>48 h 作为选择性慢性代偿公式的依据。

(2) 代偿预估值计算及分析：代谢性酸碱紊乱时，原发性变化指标为$[HCO_3^-]$，p_{CO_2} 出现代偿性变化；呼吸性酸碱紊乱时，原发性变化指标为 p_{CO_2}，$[HCO_3^-]$出现代偿性变化。通过发病时间和代偿性指标值计算，可进一步判断酸碱紊乱类型。酸碱紊乱的代偿预计值计算公式见表 11-2。

表 11-2 酸碱紊乱预计代偿公式

紊乱类型	原发变化	代偿变化	代偿时限	预计值公式	代偿极限
代谢性酸中毒	$[HCO_3^-]$↓	p_{CO_2}↓	12～24 h	$p_{CO_2}=40-(24-c_{HCO_3^-})\times1.2\pm2$	10 mmHg
代谢性碱中毒	$[HCO_3^-]$↑	p_{CO_2}↑	3～5 天	$p_{CO_2}=40+([HCO_3^-]-24)\times0.9\pm5$	55 mmHg
急性呼吸性酸中毒	p_{CO_2}↑	$[HCO_3^-]$↑	数分钟	$[HCO_3^-]=24+(p_{CO_2}-40)\times0.07\pm1.5$	30 mmol/L
慢性呼吸性酸中毒	p_{CO_2}↑	$[HCO_3^-]$↑	5～7 天	$[HCO_3^-]=24+(p_{CO_2}-40)\times0.4\pm3$	42～45 mmol/L
急性呼吸性碱中毒	p_{CO_2}↓	$[HCO_3^-]$↓	数分钟	$[HCO_3^-]=24-(40-p_{CO_2})\times0.2\pm2.5$	18 mmol/L
慢性呼吸性碱中毒	p_{CO_2}↓	$[HCO_3^-]$↓	2～3 天	$[HCO_3^-]=24-(40-p_{CO_2})\times0.5\pm2.5$	12～15 mmol/L

注：$[HCO_3^-]$为 HCO_3^- 浓度。

(3) 单纯性酸碱平衡紊乱的判断：在确定原发紊乱后，将相应测定值代入相应公式计算，若测定结果在代偿范围内，判定为单纯性酸碱平衡紊乱。

举例一：某患者胆道感染，静脉滴注 $NaHCO_3$，血气分析结果如下。

pH=7.47，p_{CO_2}=50 mmHg(6.65 kPa)，$[HCO_3^-]$=37 mmol/L。

由 pH>7.45，$p_{CO_2}\times[HCO_3^-]=1850>1000$，先判为原发性代谢性碱中毒。代偿计算：$p_{CO_2}=40+(37-24)\times0.9\pm5=46.7\sim56.7$ mmHg(6.21～7.54 kPa)。因测得 p_{CO_2} 为 50 mmHg(6.65 kPa)，在该范围内，故 p_{CO_2} 的升高属正常代偿。

结论：代谢性碱中毒。

NOTE

(4) 双重酸碱平衡紊乱的判断：同上进行计算，若测定结果低于或高于预计代偿范围，表示存在混合性酸碱平衡紊乱。如原发性代谢性酸中毒时，实测 p_{CO_2} 超过预计代偿值上限，判为合并呼吸性酸中毒；低于预计代偿值下限，判为合并呼吸性碱中毒。

举例二：某出血性休克患者，血气分析结果如下。

pH＝7.16，p_{CO_2}＝50 mmHg(6.65 kPa)，[HCO_3^-]＝18 mmol/L。

由 pH＜7.45，p_{CO_2}×[HCO_3^-]＝900＜1000，故有代谢性酸中毒。

代偿计算：p_{CO_2}＝40－(24－18)×1.2±2＝30.8～34.8 mmHg(4.10～4.63 kPa)。因测得 p_{CO_2} 高于该范围上限，表示有呼吸性酸中毒存在。

结论：代谢性酸中毒伴呼吸性酸中毒。

(5) 三重型酸碱平衡失调：此型最为复杂，常见为代谢性酸、碱中毒加呼吸性酸或碱中毒。作三重型酸碱平衡失调的判断，应结合病史、血气分析、电解质指标及 AG 值等进行综合分析。

由于酸碱变化比较复杂，有些学者根据 H-H 方程中 3 个参数的关系，总结绘制出了各种酸碱状况的诊断图。其中 Siggaard-Anderson(S-A)酸碱图和 Muller-Plathe(M-P)酸碱图应用较为广泛。S-A 图根据 pH 和 lgp_{CO_2} 的关系设计，纵坐标是 p_{CO_2}，横坐标是 pH，坐标内有 8 个区域，各代表某种酸碱中毒，区域间为混合性酸碱中毒(图 11-2)。所测 pH 和 p_{CO_2} 的交叉点落在某个区域可判断该区域所示的单纯性酸碱平衡紊乱。如果落在区域外，则可为相邻两个区域所示的混合性酸碱平衡紊乱。利用这个图得到的酸碱平衡紊乱类型仅能看作实验室检查结果。至于正确可靠的诊断还要结合临床和其他实验室检查，综合分析。

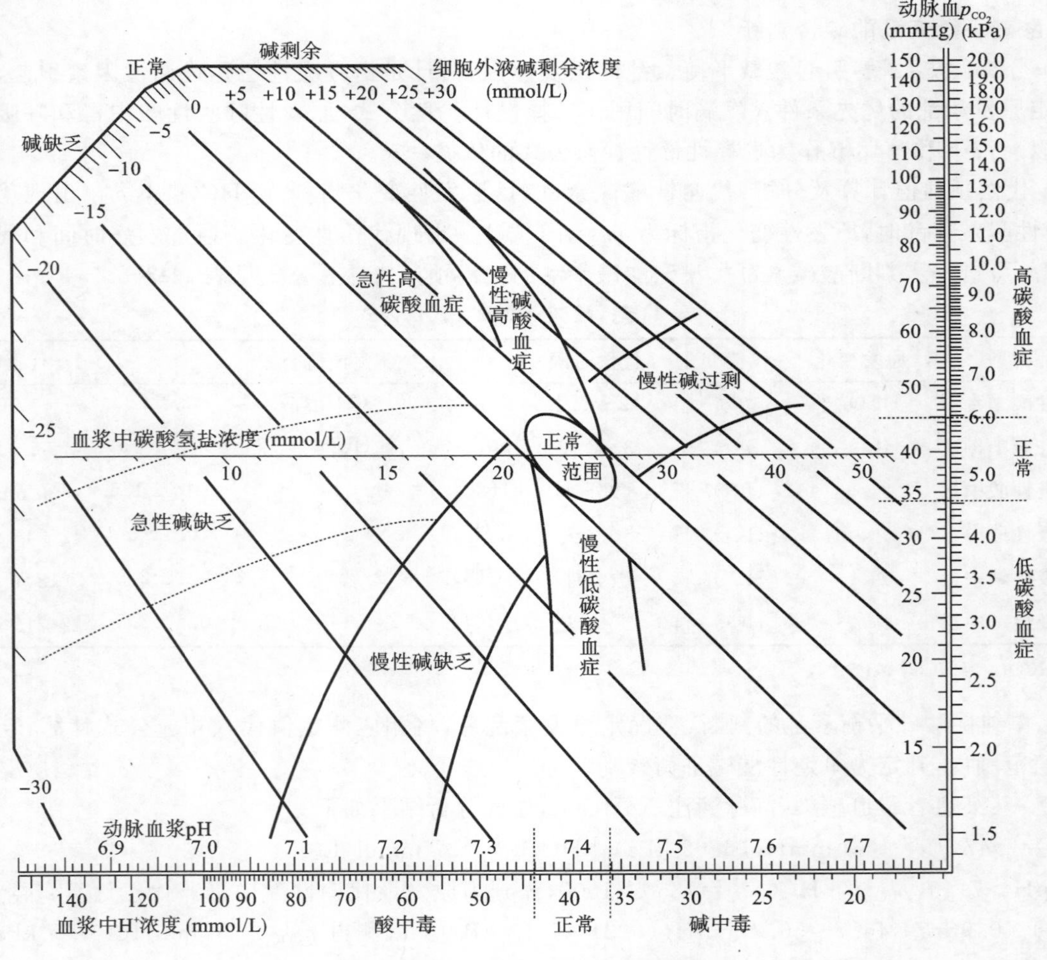

图 11-2　Siggaard-Anderson 酸碱诊断图

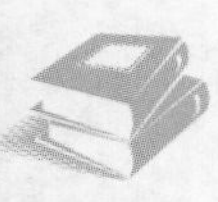

NOTE

总之，酸碱平衡紊乱的诊断一定要结合病史、血气分析、电解质指标及临床资料等进行综合分析。基本步骤如下：①分析病史，了解酸碱平衡紊乱的诱发因素，估计是代谢性还是呼吸性因素；②根据 pH 判断是否有酸碱平衡失调，再根据 p_{CO_2} 和$[HCO_3^-]$变化幅度和方向来判断酸碱平衡紊乱的类型；③通过计算代偿预计值判断是否为单纯性酸碱平衡紊乱或混合性酸碱平衡紊乱；④如考虑三重型酸碱平衡失调，则需在血气分析的同时测定电解质，还要计算 AG 值，再结合病史作出综合判断；⑤动态观察、综合分析。

（张利芳）

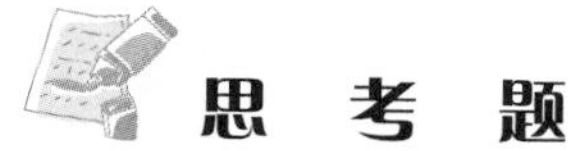

思考题

（1）结合章首病例，分析发生电解质紊乱会对机体造成哪些影响，为何临床需急查电解质。

（2）哪些因素会造成机体酸碱平衡紊乱？酸碱失衡后机体要发生哪些主要生化变化和代偿反应？

（3）测定电解质如血清钾、钠时，分析前有哪些注意事项？测定方法包括哪些？其中离子选择电极法的测定原理是什么？

（4）检测血气指标时应做好哪些质量控制工作？

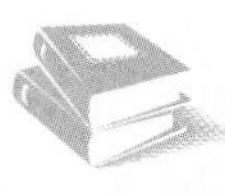
NOTE

第十二章　微量元素与维生素的生物化学检验

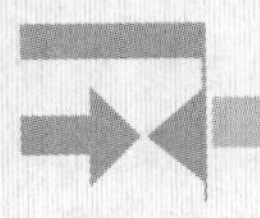

扫码看 PPT

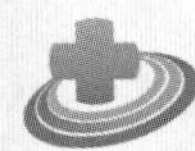

学习目标

掌握：重要微量元素和维生素的代谢、生物学作用及临床意义。
熟悉：微量元素和维生素检测样品的采集、保存和预处理。
了解：维生素和微量元素的检测方法。

病例导入

寒假开学后不久，某学校医务室陆续接诊很多症状相似的学生。其主要症状都是眼睛干涩，疲劳，皮肤发红，口角湿白、红肿，甚至糜烂、裂纹，嘴唇干裂，舌尖紫红，舌乳头肥大或萎缩，或溃疡，有的男生甚至出现脂溢性皮炎，阴囊湿疹样皮炎。

维生素是指机体内维持生命所必需的微量低分子化合物，不作为机体的结构成分，也不为机体提供能量，但是在调节物质代谢过程中发挥着极其重要的作用。微量元素作为身体必需的微量营养素，可作为机体结构的一部分，同时与机体代谢相关。维生素和微量元素在体内的含量虽少，但对人体健康的影响是至关重要的。因此探索其生理作用、代谢途径及检测方法对临床缺乏症的诊断和治疗具有重要的指导意义。

第一节　微量元素的生物化学检验

一、主要微量元素和有害微量元素

大量元素（major element，macroelement）指含量占生物总重量万分之一以上的元素，包括 C、H、O、N、P、S、K、Ca、Mg 等。其中 C 为最基本元素，C、H、O、N 为基本元素，C、H、O、N、P、S 为主要元素。

从营养学上分类，在体内含量大于 5 g、每天膳食需要量在 100 mg 以上的元素，如钙、磷、钾、镁、钠、氯、硫 7 种元素，称为常量元素。人体中某些化学元素含量极少甚至痕量，必须通过食物摄入，被称为必需微量元素。

1990 年，联合国粮农组织、世界卫生组织、国际原子能机构的专家委员会重新界定了微量元素。

（1）人体必需微量元素：碘、锌、铁、硒、铜、钼、钴、铬，共 8 种。

（2）人体可能必需微量元素：锰、硅、硼、钒、镍，共 5 种。

（3）具有潜在的毒性，但在低剂量时，可能为人体必需微量元素：氟、锡、铅、镉、汞、砷、铝和锂，共 8 种。

微量元素与人类细胞分裂、组织修复、机体生长发育以及内分泌等诸多生理机能存在紧密联系。如母体血液中的微量元素对胎儿的生长发育十分重要，微量元素含量失衡，可能引起不良的妊娠结局，如流产、早产、畸形。微量元素在儿童生长发育中发挥着极其重要的作用，微量元素的缺乏易导致儿童出现贫血、佝偻病、发育迟缓、免疫力低下等问题。儿童处于生长阶段，对微量元素需求旺盛，若发生偏食、

NOTE

挑食等膳食不合理的现象，易导致微量元素缺乏的相关疾病，危害身体健康。通过检测儿童微量元素，及时了解儿童体内微量元素的状态，进行针对性的补充，从而平衡微量元素的状态，可有效促进儿童的健康成长。值得注意的是，微量元素在人体表现出显著的二重性，即当其浓度处于正常范围时，对维持机体健康具有重要作用；而当浓度过高时，则会产生毒害作用。

（一）主要微量元素

1. 碘 成人体内含碘 30～50 mg，约 30%储存于甲状腺，作为甲状腺激素的组成部分。成人每日需碘 100～300 mg。一方面，碘参与构成的甲状腺素可调节细胞能量代谢，促进细胞分裂增殖；另一方面，碘具有抗氧化作用，可作为电子供体，中和羟自由基，降低活性氧活性。胎儿及生长期儿童缺碘可引起呆小病；成年人缺碘可引起地方性甲状腺肿，严重者可致痴呆。碘摄入过多可引起高碘性甲状腺肿，出现甲亢等中毒症状。

2. 锌 人体中锌的含量为 1.5～2.5 g，成人每日需锌 15～20 mg。血清中的锌与清蛋白或运铁蛋白结合，血锌浓度为 0.1～0.15 mmol/L，体内储存的锌主要与金属硫蛋白结合，经粪便排泄，其次为尿、汗和乳汁等。锌参与体内 300 多种酶的组成，并作为激活剂调节多种重要酶类活性，如与调节肺部二氧化碳交换相关的碳酸酐酶，与骨代谢相关的碱性磷酸酶；锌参与形成锌指结构，在转录调控中起重要作用。锌缺乏可诱发脱氧核苷酸激酶的活性降低，引起核酸与蛋白质合成障碍，影响细胞分裂与增殖，诱发成人不孕不育症，儿童缺锌则会出现发育不良和睾丸萎缩。此外，锌元素参与维持人体正常味觉和食欲，是一种重要的生长辅助因子和免疫调节剂。由于锌的供给量和中毒剂量接近，在长期使用或接触锌制剂过程中容易发生中毒。中毒的表现为恶心、呕吐、急性腹痛、腹泻和发热。

3. 铁 铁元素是人体内含量最高的微量元素，成年人平均含铁量为每千克体重 30～50 mg。成年人每日需铁 1.5～2 mg，妊娠期妇女每日需铁量 3.5～4 mg，临床常把血清铁元素含量与铁蛋白、铁饱和度等因素结合，综合评价人体的铁营养状况。铁主要存在于铁卟啉化合物和其他含铁化合物中，如肌红蛋白、血红蛋白、细胞色素、铁硫蛋白、过氧化物酶等。铁参与氧的运输、机体酶促反应和生物氧化过程。缺铁可引起小细胞低色素性贫血，且与动脉粥样硬化相关。当铁摄入过量时，铁蛋白变性生成含铁血黄素，可出现血色素沉着症，引起机体气管损伤，并诱发糖尿病、心肌病、内分泌紊乱、肝硬化甚至肝癌等。

4. 硒 硒元素在人体中的含量为 14～21 mg，成人日需求量在 50～250 μg，最高摄入量限值为 400 μg。硒在体内以硒代半胱氨酸的形式存在于近 30 种蛋白质中，如谷胱甘肽过氧化物酶、硒蛋白、硫氧还蛋白还原酶等。当长期缺乏硒元素时，会出现视力下降、牙齿松落、肌肉酸软无力等症状。世界上不同地区土壤含硒量不同，大骨节病和克山病被认为是地域性生长作物中含硒量过低引起。硒摄入过量则会出现中毒症状，如头发脱落、指甲掉落等。

5. 铜 正常人体内的含铜总量为 100～150 mg，成人日需求量为每千克体重 30 μg。铜在人体内广泛分布，是体内 30 多种酶的必需成分，如赖氨酸氧化酶、超氧化物歧化酶、细胞色素 C 氧化酶、酪氨酸羟化酶等。铜与白蛋白结合经过门静脉进入肝脏后，部分以肝铜蛋白的形式储存于肝脏，其余与 α_2 球蛋白结合为铜蓝蛋白重新入血。血清铜在能量代谢、骨骼与结缔组织代谢中有重要作用。铜缺乏与女性子宫肌瘤、不孕症等相关。而铜元素过量可引起铜中毒，损伤机体肝肾功能，累及皮肤黏膜、呼吸系统、消化系统等。研究表明，血清铜过量可抑制谷胱甘肽过氧化物酶的活性，增加自由基形成，损伤核酸，使细胞 DNA 双链解体而诱发癌变。

6. 钴 钴元素在肠道中经细菌合成维生素 B_{12}。钴元素的缺乏引起维生素 B_{12} 缺乏，诱发巨幼红细胞性贫血。当钴元素中毒时，会引起胃肠功能紊乱、甲状腺肿大等疾病。人体排钴能力很强，少有蓄积中毒现象。但近年来，随着人工关节的广泛应用，临床常出现人工关节钴元素析出引起的血清钴含量增加，提示应对相应人群血清钴水平进行监测，避免不良反应。

7. 锰 正常人体锰的含量为 12～20 mg，肝脏中约占 20%。锰元素参与形成体内多种重要蛋白质和酶类，如精氨酸酶、RNA 聚合酶、超氧化物歧化酶等。流行病学研究表明，土壤中的锰含量与该地区恶性肿瘤发病率呈负相关，如我国广东顺德土地含锰水平低于全国平均水平，肝癌高发。临床关于锰元素的数据的精确程度不够，无法应用于临床。

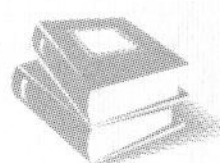

NOTE

8. 铬 自然界存在的铬元素以三价和六价两种形式存在。其中,六价铬毒性高,在人体容易被吸收并蓄积,对机体健康造成严重影响。而三价铬元素毒性极低,是一种微量营养元素。三价铬参与组成体内葡萄糖耐量因子(glucose tolerance factor,GTF),增强胰岛素的生理学作用,通过活化葡萄糖磷酸变位酶加速体内葡萄糖的利用。此外,铬可抑制胆固醇的生物合成,降低血清总胆固醇和甘油三酯的含量,促进蛋白质代谢和生长发育。三价铬的缺乏可抑制胰岛素的活性,影响糖脂代谢。

(二) 有害微量元素

1. 氟 氟元素主要分布在牙齿和骨骼中,少数分布于指甲、毛发及神经。成年人体内含氟为 2～6 g,生理需求量为每日 0.5～1.0 mg。氟经胃肠吸收入血后与球蛋白结合,血中氟含量约为 20 μmol/L。氟化合物对人体有害,少量的氟(150 mg 以内)就能引发一系列的病痛,大量氟化物进入体内会引起急性中毒。因吸入量不同,可产生各种病症,例如厌食、恶心、腹痛、胃溃疡、抽搐、出血甚至死亡。痕量的氟有利于预防龋齿,但如果饮用水中含氟量超标,牙齿则会逐渐产生斑点并变脆,易患氟骨病,导致骨髓畸形。降低饮用水中氟含量的方法是煮沸饮用水。

2. 铅 铅可以通过呼吸道途径与手口途径进入人体,随血流分布全身,其中 50%～70%可随尿液或大便排出体外,约 8%随头发和指甲脱落排出体外,其余少量储存在血液和软组织中,大多数存在于骨性组织,如骨骼、牙齿中。在我国,血铅等于或大于 100 μg/L 为铅中毒。铅是具有神经毒性的重金属元素,对神经系统具有明显损害作用。铅很容易通过母体经胎盘进入胎儿体内,影响胎儿大脑发育,损伤智力。此外,铅中毒还会引起儿童生长迟缓、免疫力降低,影响其成年以后的阅读能力、定向能力、体力、协调能力及学习能力等。

3. 镉 镉是一种毒性极强的重金属污染物,可通过呼吸道、消化道、皮肤进入机体,对机体多器官、多系统产生毒性作用。镉进入呼吸系统损伤支气管上皮细胞,诱发严重呼吸道疾病;镉在肾脏蓄积,可引起肾功能损伤甚至肾衰;镉进入睾丸损害实质细胞,引起睾丸形态学损伤,影响生育。骨骼也是镉毒性靶器官之一,镉中毒可引起骨矿物质代谢异常,骨骼变形。经调查分析,20 世纪 60 年代在日本富山县暴发的"痛痛病"是由于当地居民长期饮用受镉污染的河水,以及食用含镉稻米,镉在体内蓄积而中毒致病。

4. 汞 汞可由呼吸道、消化道或皮肤等不同途径进入人体,如工业生产中吸入汞蒸气,生活接触使用含汞的美白类化妆品,治疗皮肤病药物使用不当等。汞中毒主要靶器官为中枢神经系统,可损害机体大脑皮层、小脑和末梢神经。慢性汞中毒可出现多系统损伤、肾功能损伤甚至肾衰,消化系统中毒如口臭、恶心呕吐、腹痛腹泻等,呼吸系统中毒如肺炎、肺水肿,皮肤接触引起皮炎等。1956 年发生于日本的"水俣病",就是因为患者长期食用含汞的海产品,引起汞中毒而继发的中枢神经性疾病。

5. 砷 砷元素在自然界的分布极为广泛,人类摄取砷的主要途径是饮水和饮食。砷是人体必需的微量元素之一,但需求量极低。一系列动物实验均证实,缺砷会对动物产生不利影响,如不孕、流产、死产、巨脾、红细胞脆性增加等,饲料中加砷喂养小鸡,可增加其体重,因此,有研究者认为砷可以作为一种生长因子促进生长发育。此外,无机砷在蛋氨酸代谢中起重要作用,并可促进胆汁中多余的硒元素的排泄。然而,砷也是国际肿瘤机构 IARC 确认的人类致癌物,砷的蓄积是慢性的过程。砷中毒会影响儿童智力和生长发育,引起皮肤色素沉着,角化过度,损伤呼吸与消化系统、神经系统、泌尿系统、免疫系统等,甚至诱发癌变。

6. 铝 铝元素主要存在于肺中,其次是皮肤,其他器官含量甚微。铝元素被认为是人体必不可少的元素,但铝元素具有潜在毒性。铝元素与脑组织有较强的亲和力,铝元素进入脑神经细胞,可影响大脑的正常活动,与多种神经系统病变疾病如阿尔茨海默病有关。此外,铝元素水平过高可引发骨细胞发生病变甚至坏死。

二、样品的采集、保存和预处理

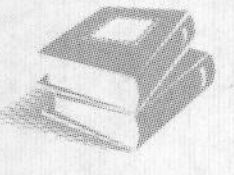

NOTE

人体微量元素的检测需提取血液、毛发、体液等标本,血液用于检测吸收进入体内循环系统的微量元素，唾液、乳汁和尿液常用于检测吸收并排出体外的微量元素，头发、指甲和器官组织用于检测储存在体内的微量元素。

（一）全血与血清

全血和血清是微量元素检测的主要对象。一般情况下，微量元素在全血和血清中的含量差异并不大。但是全血由于有血红蛋白的存在，更适合检测 Fe、Pb、Cd 和 Ti 的含量，灵敏度高。血清检测的对象是溶解于血液中，且与血液中流动的蛋白相结合的微量元素，如 Al、Sb、Ba、Cu、Mn、Zn 等。

（二）尿液

在急性重金属暴露后，常采集 24 h 尿液，测定一天的微量元素排出总量。微量元素的检测需要强制检测尿液的肌酐浓度和（或）尿比重指数，以校正尿液微量元素含量。

（三）头发和指甲

头发可反映某一时间段微量元素的含量变化，适合监测重要的微量元素如 Zn、Cu、Hg、Pb 等在长时间内摄入或累积的情况。但是头发易受到外部污染，如洗发水、空气污染、环境污染等影响，目前尚没有办法区别头发中的微量元素是内源性还是外源性的，因此近十年来，已逐渐停止以头发作为标本检测微量元素。指甲与头发特点相似，临床少用。

总之，临床应根据被检元素的种类、体内代谢、排泄与积累、短期与长期效应选择合适的生物样品。

三、主要微量元素的检测方法

1. 中子活化分析法 中子活化分析法（neutron activation analysis，NAA）又称仪器中子活化分析，通过鉴别和测试试样因辐照产生的放射性核素的特征辐射，进行元素和核素分析的放射分析化学方法。灵敏度高，限值为 $1\sim10^6$ ng/g，样本需求量低，为 1～200 mg，可用于分析人体毛发、神经系统、癌组织和器官的微量元素分布。但是中子活化分析法不能检测元素的化学状态和结构，且检测设备复杂，价格昂贵，分析周期长。

2. X 射线荧光法 X 射线荧光法（X-ray fluorescence，XRF）利用高能射线照射待测样品，使受激元素产生二次特征 X 射线（即荧光），从而确定样品的成分和目标元素含量。XRF 对样品形态要求不高，固态、液态或粉末均可，对头发、指甲等固体生物样品的检测更为合适。XRF 灵敏度较低，对超痕量元素的检测受限。

3. 溶出伏安法 溶出伏安法是将恒电位电解富集与伏安法测定相结合的一种电化学分析方法。该方法能检测 40 多种元素，灵敏度高，可检测 $10^{-9}\sim10^{-7}$ mol/L 的金属离子，但分析速度较慢，抗干扰能力较差。使用溶出伏安法时用到 Hg，对环境和实验人员的污染较重。

4. 原子吸收光谱法 原子吸收光谱法（atomic absorption spectroscopy，AAS）常用于检测样品中特定金属元素含量，可根据原子吸收光谱仪灵活使用火焰原子化器（F-AAS）、石墨炉（GF-AAS）、氢化物发生器（HG-AAS）。F-AAS 仅用于检测液体样本，限值为 0.1～100 μg/L；GF-AAS 灵敏度高，进样量少，可以分析固体样品，但是受机体干扰严重，精密度不如 F-AAS。HG-AAS 适用于 Ge（锗）、Sn、Pb、As、Sb、Bi（铋）、Se 和 Te（碲）等元素。

5. 电感耦合等离子体发射光谱 电感耦合等离子体发射光谱（inductively coupled plasma-optical emission spectrometry，ICP-OES）/质谱法（ICP-MS）以电感耦合等离子体作为离子源，将无机元素电离成带电离子后通过接口部分将离子束从等离子体中提取进入质量分析器，再根据质荷比不同，通过质谱仪进行检测。ICP-OES 可同时检测多种元素，对 Al、Ba 等难溶金属元素检测灵敏度较高。ICP-MS 可同时进行多元素分析，灵敏度高，受基质影响小，动态线性范围宽，可同时进行同位素分析，单元素和多元素分析，以及有机物中金属元素的形态分析，但是费用高，样品介质影响较大。由于 ICP-OES 和 ICP-MS 可同时满足样品中多元素的检测要求，在临床得到了广泛应用与推广。现阶段来看，ICP-MS 将逐步取代 AAS 成为微量元素检测的主要手段。

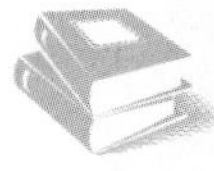
NOTE

第二节　维生素的生物化学检验

一、主要维生素缺乏症和中毒

(一) 维生素 A

维生素 A 是由 β-白芷酮环和两分子异戊二烯构成的多烯化合物，包括维生素 A_1 和维生素 A_2 两种，维生素 A_1（视黄醇）主要存在于哺乳动物和咸水鱼类的肝脏中；维生素 A_2（3-脱氢胆固醇）主要存在于淡水鱼肝中，活性低于维生素 A_1。

在小肠黏膜细胞内，动物来源的视黄醇酯生成游离的视黄醇，植物来源的 β-胡萝卜素加氧可分解生成两分子视黄醇。被吸收后在小肠黏膜细胞内视黄醇重新与脂肪酸结合，通过淋巴液转运，以维生素 A 酯形式在肝脏的储脂细胞内储存。当机体需要时，视黄醇从维生素 A 酯游离出来与视黄醇结合蛋白(retinol binding protein，RBP)结合分泌入血，以非酯化形式转运到靶细胞发挥生理作用。视黄醇(retinol)在体内可氧化为视黄醛，视黄醛(retinal)可氧化为视黄酸(retinoic acid)。以上三者是维生素 A 在体内的主要活性形式。

维生素 A 的生化功能主要有：构成视觉细胞内的感光物质；维持人体上皮细胞的完整与健全；作为糖的携带者在特异的糖蛋白合成中发挥作用；提高机体免疫功能，促进机体生长发育等。维生素 A 长期摄入不足会出现暗适应能力降低及夜盲症，并出现一系列上皮组织异常的症状，其临床病变部位主要是眼和皮肤。另一方面，随着维生素 A 强化食品和维生素 A 制剂的滥用，其过量问题备受关注。维生素 A 过量的风险主要为致畸及导致骨矿物质丢失，骨质疏松症发病概率增加。

(二) 维生素 D

维生素 D 主要有两种形式——维生素 D_2 和维生素 D_3，其中维生素 D_3 占总量的 90%～95%。维生素 D 来源可分为内源性和外源性两种。皮下的 7-脱氢胆固醇经过紫外线照射后转化为内源性的维生素 D_3，此为维生素 D 的主要来源。外源性的维生素 D_2 和维生素 D_3 主要靠食物获取，经小肠吸收入血，与体内维生素 D 结合蛋白结合后，经肝脏 25-羟化酶和近端肾小管 1α-羟化酶催化转化为 $1,25\text{-}(OH)_2\text{-}VD_3$，作为体内维生素 D 的活性形式。近年来，对维生素 D 的认识已发生重大变化，维生素 D 不仅调节钙磷代谢，还有调节免疫，抗肿瘤，保护中枢神经系统和防控代谢综合征等作用，与多种疾病如小儿呼吸道感染、过敏性哮喘、肾脏疾病、心血管系统疾病及十余种肿瘤密切相关。

2014 年，全国佝偻病防治科研协作组和中国优生科学协会小儿营养专业委员会拟定了《维生素 D 缺乏及维生素 D 缺乏性佝偻病防治建议的主要变化及重点》。建议将血清维生素 D 水平在 50～250 nmol/L(20～100 ng/mL)范围内认定为适宜的维生素 D 营养状况，其补充预防年龄建议以围生期为开始，婴幼儿期为重点，持续到青春期。维生素 D 补充预防剂量为 400～800 U/d，根据地域、季节而变化。维生素 D 不易中毒，研究表明，每天摄入 10000 U 维生素 D，持续 5 月并无不良反应。

维生素 D 的缺乏可引起体内钙磷代谢异常，导致生长期的骨组织矿化不全，产生以骨骼病变为特征的相关疾病，如膝外翻、骨折和非骺性骨巨细胞瘤、维生素 D 缺乏性佝偻病、特异性骨骼肌疼痛等；同时有研究表明，低维生素 D 浓度可增加糖尿病、高血压、心血管疾病等与代谢相关疾病的患病风险。

(三) 维生素 E

维生素 E 是具有生物活性的一类酚化合物，具有抗脂质过氧化作用。维生素 E 根据其是否饱和分为生育酚和生育三烯酚，每类又分为(α、β、γ、δ)4 种亚型。

维生素 E 是动物和人体中最有效的抗氧化剂，可提高血红素合成酶的活性，促进血红素代谢，并与调节基因表达等有关。生育酚最主要的功能是促进生殖。它能促进性激素分泌，使男子精子活性和数量增加，使女子雌性激素浓度增高，提高生育能力，预防流产。维生素 E 缺乏时会出现睾丸萎缩和上皮

NOTE

细胞变性，引起不育。在临床上常用维生素E治疗先兆流产和习惯性流产，维生素E对防治男性不育症也有一定作用。

滥用维生素E可引起维生素E中毒，可出现唇炎、恶心、呕吐、眩晕、视力模糊、胃肠功能及性腺功能紊乱等症状。

（四）维生素K

维生素K是2-甲基-1,4-萘醌的衍生物（包括维生素K_1、维生素K_2、维生素K_3）。维生素K_3吸收较为容易，维生素K_1、维生素K_2随脂类消化吸收。维生素K在血中与β-脂蛋白结合转运，储存于肝中。维生素K作为凝血因子合成所必需的辅酶，促进凝血因子的活化，参与血液凝固，此外，维生素K参与骨代谢。人体一般不缺乏维生素K，若食物中缺乏绿色蔬菜或长期服用抗生素影响肠道微生物菌群，可诱发维生素K缺乏，表现为出血或凝血时间延长。

（五）维生素B族

(1) 维生素B_1又名硫胺素(thiamine)。维生素B_1的吸收以高浓度时扩散，低浓度时耗能的主动吸收形式进行，入小肠细胞后磷酸化成焦磷酸酯，在血液中由红细胞转运到各组织。在肝及脑等组织中以焦磷酸硫胺素(thiamine pyrophosphate，TPP)的活化形式发挥生理作用。

维生素B_1以辅酶方式参加糖的分解代谢，并可以保护神经系统，维持心肌正常生理功能。此外，维生素能促进肠胃蠕动，增加消化液的分泌，具有促进食欲的作用。维生素B_1与机体生长发育有关。

维生素B_1缺乏可引起以神经炎和消化道症状为主的干性脚气病，或以水肿和心脏症状为主的湿性脚气病。维生素B_1补充过量则会引起头痛、烦躁、疲倦、喘息、腹泻、浮肿、心律失常等症状，大量使用维生素B_1还会导致烟酸缺乏。

(2) 维生素B_2是核醇与7,8-二甲基异咯嗪的缩合物，对酸相当稳定，但对光和碱都不稳定，在碱液中经光作用产生光咯嗪(lumichrome)。维生素B_2低浓度时以主动吸收，高浓度时以扩散方式进行，在小肠黏膜的黄素激酶的作用下可转变成黄素单核苷酸(flavin mononucleotide，FMN)，在体细胞内还可进一步在焦磷酸化酶的作用下生成黄素腺嘌呤二核苷酸(flavin adenine dinucleotide，FAD)。FMN和FAD是维生素B_2的活性形式。

维生素B_2作为氧化还原酶的辅酶参与机体糖、脂和氨基酸的代谢，并与机体生长发育有关。维生素B_2缺乏病又称黄素缺乏病，以阴囊炎、唇炎、舌炎和口角炎为主要表现。临床依据阴囊炎、舌炎等的特征，结合生活史的情况一般可作出诊断，必要时可结合血维生素B_2测定诊断，应与阴囊湿疹、脂溢性皮炎等鉴别诊断。长期过量服用维生素B_2则可能会引起机体麻痹、瘙痒、灼热感等，严重时可能引发肾功能损伤。

(3) 维生素B_5又称泛酸（遍多酸）。在体内主要以辅酶A形式转移酰基，参与糖、脂肪、蛋白质代谢，当体内泛酸缺乏时，过氧化物酶体脂肪酸β氧化受到抑制，可诱发大脑损伤。此外，泛酸具有抗脂质过氧化作用。

(4) 维生素B_3又称维生素PP、烟酸、尼克酸、抗癞皮病因子。维生素B_3的活性形式有两种：尼克酰胺腺嘌呤二核苷酸(NAD^+)，也叫辅酶Ⅰ；尼克酰胺腺嘌呤二核苷酸磷酸($NADP^+$)，也叫辅酶Ⅱ。食物中的维生素PP均以辅酶形式存在，在小肠内被水解生成游离的维生素PP并被吸收，在肠黏膜细胞又转化为NAD^+或$NADP^+$。维生素B_3在血液中主要以尼克酰胺形式转运，到组织细胞后，其再转化为辅酶参与机体代谢。

维生素B_3是葡萄糖耐量因子(glucose tolerance factor，GTF)的组成成分，可增强胰岛素作用，调节糖代谢。其活性形式NAD^+或$NADP^+$可作为脱氢酶的辅酶，参与体内糖、脂代谢和生物氧化过程。此外，维生素B_3对中枢神经及交感神经系统有保护作用。

(5) 维生素B_6包括吡哆醛(pyridoxal)、吡哆醇(pyridoxine)、吡哆胺(pyridoxamine)，其食物来源极为广泛。维生素B_6以脱磷酸的形式被空肠吸收，入血后与清蛋白结合转运到各组织，参与氨基酸的代谢。维生素B_6在体内多以磷酸酯的形式存在，最终代谢产物是吡哆酸(pyridoxic acid，PA)。

NOTE

磷酸吡哆醛和磷酸吡哆胺是氨基酸转氨酶的辅酶，磷酸吡哆醛是某些氨基酸脱羧酶的辅酶，参与机体氨基酸代谢；磷酸吡哆醛为δ-氨基-γ-酮戊酸合酶（ALA 合酶）的辅酶，可促进血红素合成。此外，磷酸吡哆醛还是糖原磷酸化酶的组成成分，参与糖原分解。成人缺乏维生素 B_6 的症状主要为脂溢性皮炎，幼儿缺乏维生素 B_6 则会出现贫血、惊厥等。

(6) 叶酸是由蝶啶、对氨基苯甲酸和谷氨酸残基组成的一种 B 族维生素。食物来源的叶酸在小肠被水解为单谷氨酸盐，在小肠黏膜上皮细胞二氢叶酸还原酶的作用下，生成活性形式的四氢叶酸。入血后以甲基四氢叶酸形式与血浆白蛋白松散结合，转运到肝脏和其他组织发挥作用。

一碳单位以四氢叶酸为载体用于合成嘌呤和嘧啶，组成核苷酸，因此，叶酸对细胞分裂和组织生长至关重要。孕早期缺乏叶酸可导致胎儿畸形。此外，叶酸与维生素 B_{12} 共同促进红细胞的生成和成熟，叶酸缺乏可诱发巨幼红细胞性贫血。

(7) 维生素 B_{12} 又名钴胺素（cobalamin），是维生素中唯一含有金属元素的维生素。食物中的维生素 B_{12} 在胃消化酶解与蛋白分离，在小肠中，维生素 B_{12} 是以与胃分泌的内因子（intrinsic factor，IF）结合形式被吸收的，入肠黏膜上皮细胞后与内因子分离，继而与转钴胺素Ⅱ（transcobalaminⅡ）的蛋白结合入血。然后再在细胞表面受体作用下，进入细胞储存并发挥生理作用。维生素 B_{12} 在体内的主要活性形式是甲基钴胺素和 5′-脱氧腺苷钴胺素。

维生素 B_{12} 是 N^5-CH_3-FH_4 转甲基酶（甲硫氨酸合成酶）的辅酶，催化同型半胱氨酸甲基化生成甲硫氨酸。维生素 B_{12} 缺乏时，N^5-CH_3-FH_4 上的甲基不能转移出去，一是引起甲硫氨酸合成减少，二是影响四氢叶酸的再生，组织中游离的四氢叶酸含量减少，一碳单位的代谢受阻，造成核酸合成障碍，阻止细胞分裂产生巨幼红细胞性贫血。此外，维生素 B_{12} 具有营养神经的功能，维生素 B_{12} 的缺乏会造成脂代谢重要酶类 L-甲基丙二酰 CoA 的堆积，影响脂肪酸的正常合成，从而引起髓鞘质变性退化，引发进行性脱髓鞘病变。

（六）维生素 C

维生素 C（抗坏血酸）从小肠吸收入血。然后进入组织细胞发挥生理作用。在血液与组织细胞的主要存在形式是还原型抗坏血酸。活性形式为 L-抗坏血酸。

维生素 C 可提高脯氨酸羟化酶的活性，促进羟脯氨酸的生成，进而促进胶原生成，对毛细血管、结缔组织及骨的构建具有重要作用。丰富的胶原蛋白还有助于防止癌细胞的扩散。维生素 C 使三价铁还原成易被机体吸收的二价铁，促进铁的吸收。此外，维生素 C 作为胆固醇 7α-羟化酶的辅酶，促进胆固醇的转化与排泄，防止动脉硬化。维生素 C 还能参与体内氧化还原反应。维生素 C 作为还原剂，可抗氧化并防止自由基的产生，有保护细胞和抗衰老作用，还可提高人体的免疫力。机体缺乏维生素 C，易引发坏血病。而长期摄入过量维生素 C 则会降低机体白细胞的吞噬功能，降低免疫力。

二、主要维生素的检测方法

临床检测常规维生素，有助于诊断原发性或继发性维生素缺乏或过量引起的疾病，也有助于维持维生素的正常范围，避免无效或过度治疗，实现维生素治疗的个体化，正确评估维生素合理应用，避免缺乏或滥用，从而提高维生素治疗的有效性和安全性。

传统的检测方法主要有微生物法和荧光分析法。微生物法利用微生物对某种营养的特异性，在一定条件下，微生物的生长速度与溶液中的维生素含量成正比关系，利用比色、比浊、滴定等方法检测维生素含量。其测定耗时长，特异性和敏感性低，现已被取代。荧光分析法仅适用于自身及其衍生物能产生荧光的维生素，适用范围较小。因此微生物法和荧光分析法目前很难在临床推广。

目前，维生素的检测方法按照检测原理主要分为免疫法和色谱法。免疫法主要包括化学发光免疫测定法、电化学发光免疫测定法、放射免疫法、酶联免疫吸附法等。

放射免疫法（radioimmunoassay，RIA）是经典的检测方法，曾广泛用于血清 25-(OH)-D_3 的检测。目前多数检测试剂盒采用 ^{125}I-25-(OH)-D_3 作为示踪物，与 25-(OH)-D_3 竞争性结合抗体，经过抗原抗体沉淀反应后，检测沉淀中的 ^{125}I，计算样品中的 25-(OH)-D_3 含量。该方法操作简单、灵敏度高、特异性

NOTE

好、仪器费用低，适合基层单位使用，但是由于所用的试剂具有放射性，存在污染问题，现在多使用酶联免疫吸附法。

酶联免疫吸附法(enzyme linked immunosorbent assay，ELISA)是将可溶性的抗原或抗体结合到固相载体上，利用抗原抗体结合专一性进行免疫反应的定性与定量检测方法。临床上检测 25-(OH)-D_3、维生素 B_{12}、叶酸(维生素 B_9)等常使用 ELISA 方法。ELISA 具有设备和操作简单，无污染等优点，但是灵敏度和特异性尚不够理想，提高 ELISA 试剂盒的质量是保证检测结果可靠性的重要保障。

化学发光免疫测定法(chemiluminescence immunoassay，CLA)，临床常用于检测血清 25-(OH)-D_3 的总量。罗氏全自动分析仪采用电化学发光免疫分析法检测维生素 D，其原理是利用维生素 D 结合蛋白 VDBP 作为捕获蛋白，结合维生素 D_3 和维生素 D_2，其优点是线性良好，准确度高，精密度好，但是免疫分析法可测定 25-(OH)-D_3 的总量，无法区别维生素 D_2 和维生素 D_3 的含量。

电化学分析法是近年来发展的临床维生素常规检测的技术，利用电化学法，将被测物质沉积于传感器表面，加上电压，使富集在传感器的物质溶出，根据溶出过程中溶液的电阻、电位、电流、电压等参数与被测物质浓度之间的关系进行定量或定性分析。灵敏度高、操作简单，在临床的常规检测中应用广泛，其缺点是方法受电极、介质、温度等影响较大，需进一步提高临床认可度。

色谱分析法主要包括高效液相色谱法(high performance liquid chromatography，HPLC)、气相色谱-质谱联用(gas chromatography-mass spectrometry，GC-MS)和液相色谱-质谱联用(liquid chromatography-mass spectrometry，LC-MS)等。

HPLC 采用液液萃取或固相萃取等方法提取、净化、浓缩样品中的维生素，经过色谱柱分离，光化学或电化学检测器检测。速度快、灵敏度高、准确度高，但是由于受样品、色谱条件等干扰，维生素的检测特异性受到较大影响，因而限制了其临床普及程度。超高液相色谱 UPLC 是以超高速、超高灵敏度、超高分离度为特点的液相色谱，采用超高效液相色谱仪对血浆进行检测，分离效果好，方法简便、准确，临床可用于维生素 E 等的测定。

LC-MS 显示出极高的优越性和应用前景，其分析时间短，灵敏度高，可实现混合物检测，但是仪器昂贵，结构复杂及对实验人员的技术要求等限制了其临床普及。色谱法通过液液萃取或固相萃取以减少干扰和基质效应，有很高的准确度。缺点是需要专业工作人员，方法比较烦琐，样本处理量低，相比免疫分析法有较长的周转时间，不适用于临床实验室大规模应用。

(一) 维生素 A

测定方法有分光光度法(比色法)、高效液相色谱法(HPLC)、荧光法。

临床常用比色法，其原理是应用维生素 A 在三氯甲烷中与三氯化锑发生化学作用，产生蓝色物质，其深浅与溶液中所含维生素 A 的含量成正比。血清维生素 A 含量小于 20 μg/L 为缺乏，20～30 μg/L 为可疑缺乏。比色法适用于含维生素 A 高的样品，快速、方法简便、结果准确、样品用量少，最低检出量为 0.8 ng。

(二) 维生素 B_2

常用荧光测定法检测血清维生素 B_2 含量，由于维生素 B_2 具有绿黄色荧光，其荧光强度与浓度成正比。

血清维生素 B_2 含量小于 140 μg/L 为缺乏，大于 200 μg/L 为良好。分子荧光光谱法具有灵敏度高和选择性好的特性。其检测下限通常可达 0.001 μg/mL。

(三) 维生素 E

临床常用荧光测定法检测血清标本维生素 E 含量。其原理是维生素 E 具有共轭双键体系，在一定波长光照射下可产生荧光，其荧光强度与浓度成正比。成人血清维生素 E 含量为(26.30±5.15) μmol/L。

荧光测定法操作简单、灵敏度高、结果准确，是血清维生素 E 检测较为理想的方法。维生素 E 含量在 46.4 μmol/L 以下时，校正曲线线性良好，$\gamma=0.9999$，平均回收率为 103.6%，批内 CV 为 2.22%，批间 CV 为 4.38%。

(杨贞)

NOTE

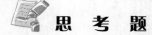

思考题

（1）通常哪种维生素缺乏会造成章首病例中的症状？为什么会同时出现在初春？如何通过膳食来补充维生素？

（2）人体的主要微量元素有哪些？缺乏症是什么？

（3）人体的主要维生素有哪些？其功能和缺乏症是什么？

（4）临床常用的维生素和微量元素检测样本有哪些？如何合理取样？

（5）临床常用的维生素和微量元素检测方法有哪些？

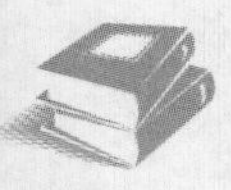
NOTE

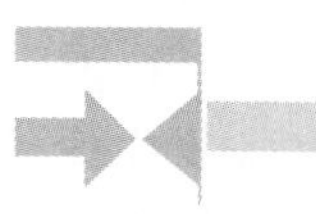

第十三章　肝胆疾病的生物化学检验

扫码看 PPT

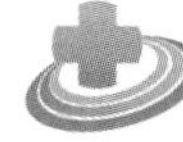

学习目标

掌握：肝胆疾病的生物化学检验项目、胆红素、胆汁酸检测的方法；各型黄疸的代谢特点及其实验室鉴别诊断；肝功能实验项目的选择与组合原则。

熟悉：肝脏的生物转化作用；黄疸的发生机制；常用酶类测定在肝胆疾病诊断和鉴别诊断中的临床应用价值；胆汁酸的组成、代谢与功能。

了解：肝脏的合成功能；糖、脂类物质在肝细胞损伤时的代谢变化。

病例导入

患者，男，16岁，发热、食欲减退、恶心2周，皮肤黄染1周来诊。患者2周前无明显诱因发热达38.2℃，无发冷和寒战，不咳嗽，但感全身不适、乏力、食欲减退、恶心、右上腹部不适，偶尔呕吐，曾按上呼吸道感染和胃病治疗无好转。1周前皮肤出现黄染，尿色较黄，无皮肤瘙痒，大便正常，睡眠稍差，体重无明显变化。既往体健，否认肝炎和胆石症史，否认药物过敏史，否认输血史，否认疫区接触史。

查体：T 37.8℃，P 80次/分，R 19次/分，Bp 118/76 mmHg，皮肤略黄，无出血点，浅表淋巴结未触及，巩膜黄染，咽(－)，心肺(－)，腹平软，肝肋下2 cm，质软，轻压痛和叩击痛，脾侧位刚触及，腹腔积液征(－)，下肢不肿。

实验室检查：血 Hb 126 g/L，WBC 5.2×10^9/L，N 65%，L 30%，M 5%，PLT 200×10^9/L，网织红细胞1.0%，尿蛋白(－)，尿胆红素(＋)，尿胆原(＋)，大便颜色加深，隐血(－)，ALT 289 U/L，AST 195 U/L，ALP 135 U/L，总胆红素52.6 μmol/L，直接胆红素29.5 μmol/L，间接胆红素23.1 μmol/L，总蛋白67 g/L，清蛋白35 g/L，球蛋白32 g/L。

肝脏是体内最大的多功能实质性器官，几乎参与人体内的所有物质代谢。正常情况下肝脏各种代谢反应相互配合，有条不紊地进行。当肝脏受到体内外各种致病因子侵犯时，其结构和功能将受到不同程度的损害，导致血液中某些生物化学成分的改变。临床实验室通过检测相应生物化学指标评价肝脏的生理或病理状况，这些指标的检测对于肝胆疾病的诊断、鉴别诊断、治疗决策及预后评估等都具有重要的价值。

第一节　概　　述

肝脏在消化、吸收、排泄、生物转化以及各类物质的代谢中均起着重要的作用，被誉为机体的“化学加工厂”。

一、肝脏的主要生物化学功能

肝脏在糖类、脂类、蛋白质、维生素及激素等物质代谢中起重要作用。肝脏还具有分泌、排泄和生物转化等重要功能。

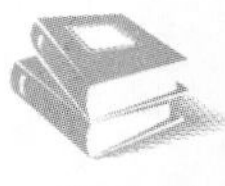

NOTE

(一) 物质代谢功能

肝脏通过糖原合成、糖原分解和糖异生作用来维持血糖水平的相对恒定，肝脏出现疾病时机体的糖代谢发生变化，表现在磷酸戊糖途径和糖酵解相对增强。

肝脏在脂类的消化和吸收、合成和分解、运输和排泄等代谢中亦有重要作用。肝脏是甘油三酯、磷脂、胆固醇和脂蛋白等脂类物质合成和分解代谢场所，产生酮体。肝胆疾病时机体脂类代谢障碍，脂肪氧化分解降低等。

肝脏是蛋白质代谢极为活跃的器官，可以合成与分泌除 γ-球蛋白外的血浆蛋白、清除血浆蛋白（除白蛋白），分解苯丙氨酸、酪氨酸和色氨酸等芳香族氨基酸，合成尿素。

肝脏是维生素 A，维生素 E，维生素 K 和维生素 B_{12} 的主要储存场所，维生素 K 参与肝细胞内凝血酶原和凝血因子的合成，将维生素 D_3 转化成 25-(OH)-D_3。肝脏也是多种激素（如甲状腺素、类固醇激素等）在发挥调节作用后降解的主要部位，借此可以调节血浆激素水平，这一过程称为激素的灭活。

(二) 肝脏的生物转化功能

1. 肝脏的生物转化 在人体整个生命活动过程中，经常伴有各种外界异物（如毒物、药物、致癌物等）或机体自身代谢产生的物质（如胆红素、氨等）进入体内。这些物质既不能作为能源物质，又不能作为构建组织细胞的成分，将这些物质称为非营养物质。机体在排出这些非营养物质之前，需要对它们进行代谢转变。我们把机体将非营养物质进行生物化学转变，增加其水溶性或极性，改变其生物学活性，使其易随胆汁或尿液排出体外的过程称为生物转化（biotransformation）。肝脏是生物转化最重要的器官，皮肤、肺、肾等亦有一定的生物转化作用。生物转化的内源性非营养物质包括体内代谢过程生成的氢、胺、胆色素及发挥生理作用后有待灭活的各种生物活性物质（如激素、神经递质等）物质。外源性非营养物质包括摄入体内的药物、毒物、色素、食品防腐剂、有机农药、环境化学污染物等和从肠道吸收的腐败产物。大约超过 20 万种环境化学物存在，除个别因本身是水溶性可直接由胆汁或尿排出体外，绝大部分因是脂溶性物质，需经生物转化作用才能排出体外。

2. 肝的生物转化包括两相反应 肝的生物转化涉及多种酶促反应，可分为两相反应。第一相反应包括氧化、还原和水解。许多物质通过第一相反应，其分子中的某些非极性基团转变为极性基团，水溶性增加，即可排出体外。但有些物质经过第一相反应后水溶性和极性改变不明显，还需要结合极性更强的物质或基团，以进一步增加其水溶性而促进排泄，这些结合反应属于第二相反应。实际上，许多物质的生物转化过程非常复杂。一种物质有时需要进行几种反应类型才能实现生物转化的目的，这反映了生物转化的连续性特点。如阿司匹林常先水解成水杨酸后再经与葡萄糖醛酸的结合反应才能排出体外。此外同一种物质可以进行不同类型的生物转化反应，产生不同的转化产物，这体现了肝脏生物转化反应类型的多样性特点。例如，阿司匹林水解生成的水杨酸，既可与葡萄糖醛酸结合转化成 β-葡萄糖醛酸苷，又可与甘氨酸结合成水杨酰甘氨酸，还可先氧化成羟基水杨酸，再进行多种结合反应。有些非营养物质经过生物转化后失去其致癌作用，如存在于食品防腐剂中的硝基苯在硝基还原酶作用下生成苯胺，后者再在单胺氧化酶的作用下，生成相应的酸；有些非营养物质经过生物转化后反而变得有活性，如百浪多息（磺胺类抗菌药）是无活性的药物前体，经还原生成具有抗菌活性的氨苯磺胺，因此生物转化具有失活与活化（解毒与致毒）的双重性。

3. 生物转化的生理意义 肝脏通过生物转化对非营养物质进行代谢处理，一方面改变其生物活性或毒性，另一方面通过生物转化可增加这些物质的水溶性和极性，从而易于从胆汁或尿液排出体外。应该指出的是，有些物质经过肝的生物转化后，虽然溶解性增加，但其毒性反而增强；有的溶解性还可能下降，不易排出体外，如香烟中 3,4-苯并芘本身并无直接致癌作用，但经生物转化后反而成为很强的致癌性物质。因此，不能将肝脏的生物转化简单地理解为“解毒作用”。

(三) 分泌与排泄功能

胆汁酸和胆红素均在肝脏进行代谢、转化并随胆汁输送至十二指肠。

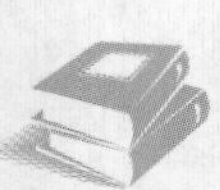

NOTE

1. 胆汁酸代谢 胆汁酸（bile acid）是胆固醇在肝细胞内降解而成的，是清除胆固醇的主要方式，随胆汁分泌到肠道，协助脂类物质的消化与吸收。胆汁酸按来源分为初级胆汁酸和次级胆汁酸。在肝细胞内以胆固醇为原料合成的胆汁酸称为初级胆汁酸(primary bile acid)，包括胆酸(cholic acid，CA)和鹅脱氧胆酸(chenodeoxycholic acid，CDCA)；初级胆汁酸在肠道中经肠菌酶作用生成次级胆汁酸(secondary bile acid)，包括脱氧胆酸(deoxycholic acid，DCA)、石胆酸(lithocholic acid，LCA)等。在胆汁中，初级胆汁酸和次级胆汁酸均以钠盐或钾盐的形式存在，即为胆汁酸盐(bile salts)。上述胆汁酸又称为游离型胆汁酸，在与甘氨酸或牛磺酸结合后，被称为结合型胆汁酸。人胆汁中的胆汁酸以结合型为主。目前临床上反映肝胆疾病的最常用指标是甘氨胆酸。无论游离型或结合型胆汁酸，其分子内部都是既含亲水基团(羟基、羧基、磺酰基)，又含疏水基团(甲基及烃基)。它能降低脂、水两相之间的表面张力，促进脂类形成混合微团，这对脂类物质的消化吸收以及维持胆汁中胆固醇的溶解起着重要作用。

正常情况下人体每日合成胆固醇 1.0～1.5 g，其中约 40%在肝内转化为胆汁酸。肝细胞利用胆固醇为原料首先合成初级胆汁酸及结合型初级胆汁酸。分泌到胆汁中的天然胆汁酸 99%为结合胆汁酸。它们随胆汁进入肠道，在帮助肠道内脂类物质消化吸收的同时，在肠道细菌的作用下转变成次级胆汁酸。进入肠道的各种胆汁酸 95%以上被重吸收经门静脉入肝。其中结合胆汁酸主要在回肠部主动吸收，游离胆汁酸则在肠道各部被动吸收。重吸收回肝脏的胆汁酸经肝细胞加工转化为结合胆汁酸，连同新合成的初级结合型胆汁酸一起再随胆汁排入小肠，构成胆汁酸的肠肝循环(图 13-1)。最大限度地发挥其生理作用，促进脂类的消化吸收。

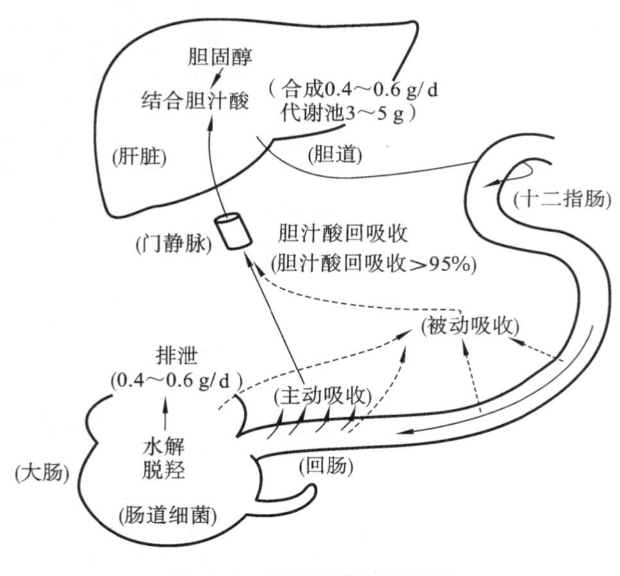

图 13-1　胆汁酸的肠肝循环

2. 胆红素的代谢　胆红素(bilirubin，Bil)是胆汁中的主要成分之一，是胆汁中的主要色素，肝脏是胆红素代谢的重要器官。当肝脏发生病变时，胆红素代谢发生障碍，血清中胆红素成分可出现一系列的变化。

胆红素的来源：①正常成人胆红素约 80%来源于衰老红细胞在破坏后释放的血红素；②约 20%来源于肌红蛋白、细胞色素的分解；③无效红细胞生成。

胆红素是血红素的主要代谢产物。在脾脏巨噬细胞中，血红蛋白被裂解为游离的珠蛋白和血红素，血红素被微粒体血红素氧化酶氧化产生胆绿素，进而被胆绿素还原酶还原成胆红素。新合成的胆红素呈游离态，被称为游离胆红素。游离胆红素分子量很小，很容易透过细胞膜，对细胞产生毒性作用。

生成的胆红素释放入血，在血液中几乎全部与白蛋白结合，被称为未结合胆红素，因为白蛋白呈水溶性且分子量大，有利于游离胆红素的运输，又限制了游离胆红素透过细胞膜的能力。与白蛋白结合的胆红素经门脉系统运输到肝脏，以共价键与白蛋白结合的胆红素被称为 δ-胆红素(delta bilirubin)。

胆红素在肝脏代谢要经历肝细胞的摄取、结合及排泌三个阶段。①胆红素经血浆白蛋白运输作用循环至肝脏，在肝血窦与白蛋白分离，即可被肝细胞迅速摄取。在胞液中胆红素与两种受体蛋白 Y 和/

NOTE

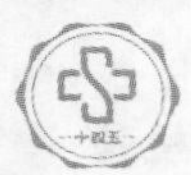

或 Z 结合，并被转运至内质网进一步代谢。②胆红素在滑面内质网中通过葡萄糖醛酸转移酶的催化，与葡萄糖醛酸结合成胆红素葡萄糖醛酸单酯(15%)和胆红素葡萄糖醛酸双酯(85%)，被称为结合胆红素(conjugated bilirubin，CB)。③经肝细胞转化生成的结合胆红素被排泌至毛细胆管，随胆汁排泄。

结合胆红素随胆汁排入肠道后，在小肠细菌的作用下，脱去葡萄糖醛酸基，逐步还原成为胆素原。无色的胆素原在肠道下段接触空气后被氧化为棕黄色粪胆素，为粪便的主要颜色并随粪便排出。在小肠下段有 10%～20%的胆素原被肠黏膜细胞重吸收，经门静脉入肝，其中大部分以原形再排入胆道，构成“胆素原的肠肝循环”，少部分经血液出现于尿中，与空气接触后氧化为尿胆素，成为尿的主要色素(图 13-2)。

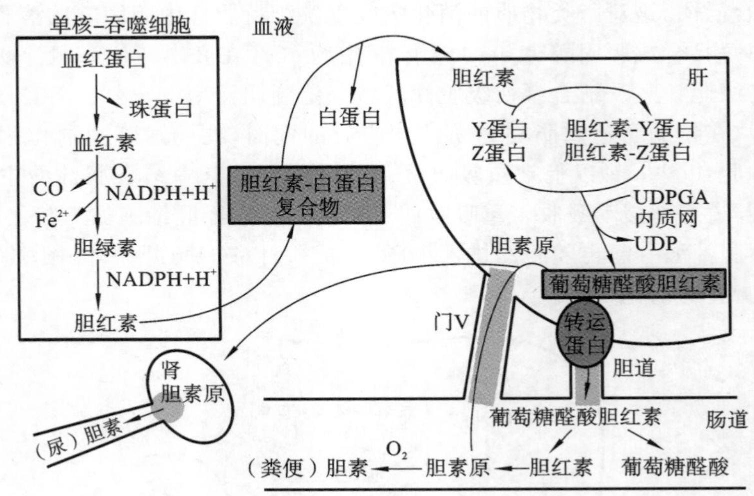

图 13-2　正常胆红素代谢示意图

正常情况下，胆红素的来源和去路保持动态平衡，当某个环节发生故障时，血清中胆红素含量可增高，临床上出现程度不等的高胆红素血症。

二、肝胆疾病的代谢紊乱

肝胆疾病的代谢紊乱包括蛋白质代谢紊乱、糖代谢紊乱、脂质代谢紊乱、胆红素代谢紊乱及胆汁酸酸代谢紊乱等。

(一) 蛋白质代谢紊乱

蛋白质代谢发生紊乱，主要表现为血浆总蛋白和白蛋白的水平下降。下降程度取决于肝损害的类型、严重程度和持续的时间。在急性肝损伤时，由于肝脏的储备能力很强和多数蛋白质的半衰期较长，故血浆总蛋白与白蛋白浓度变化不大。在慢性肝病时，血浆中白蛋白降低，而 γ-球蛋白升高，出现白蛋白与球蛋白(A/G)的比值降低，甚至倒置。肝硬化的患者，门脉高压减少了氨基酸向肝脏的运输，白蛋白合成不足致使血浆胶体渗透压降低，可造成患者出现水肿和腹腔积液。重症肝炎及急性黄色肝萎缩时，α、β、γ 球蛋白均降低。

肝脏可合成除血管性血友病因子外的其他凝血因子(如维生素 K 依赖的凝血因子Ⅱ、Ⅶ、Ⅸ、Ⅹ)；合成包括抗凝血酶Ⅲ、α_2-巨球蛋白及 α_1-抗胰蛋白酶等抗凝物质和抑酶物质。肝细胞严重损害时，部分凝血因子合成减少，血液凝固功能降低，患者呈现出血倾向。

严重肝病时，由于肝脏合成尿素以清除氨的能力下降，引起血浆尿素水平呈低值，氨呈高值，是肝性脑病(肝昏迷)的诱因。大多数氨基酸如芳香族氨基酸、丙氨酸主要在肝脏降解，而支链氨基酸(即异亮氨酸、亮氨酸、缬氨酸)主要在肌肉、肾及脑中降解。肝功能衰竭时芳香族氨基酸在肝中的降解减少，引起血浆芳香族氨基酸含量增高；肝功能严重受损时，降解胰岛素能力下降，血浆胰岛素水平增高，促使支链氨基酸进入肌肉而降解增多、血浆支链氨基酸浓度降低及支链氨基酸/芳香族氨基酸的值下降。

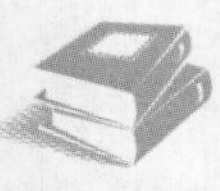

NOTE

(二) 糖代谢紊乱

肝脏是维持血糖浓度恒定的主要器官。轻度肝损伤不易出现糖代谢紊乱。当发生严重肝损伤时，糖耐量异常。原因：肝糖原合成障碍，进食后不能及时地把摄入的葡萄糖合成肝糖原，因而引发血糖升高。而空腹时因储存的肝糖原较少，导致血糖降低。此外，严重肝病时磷酸戊糖途径和糖酵解途径相对增强，糖有氧氧化及三羧酸循环运转不佳，血中丙酮酸和乳酸水平显著上升。

(三) 脂质代谢紊乱

肝脏在脂类的消化、吸收、运输、合成与分解、脂蛋白合成与内部转化等过程中都有重要作用。肝细胞损伤时，胆汁酸代谢紊乱，引起胆汁中胆汁酸含量下降及分泌量减少，出现脂质消化吸收不良症状，如恶心、厌油腻和水性腹泻或者脂肪泻。在肝功能障碍时，胆固醇的形成、酯化、排泄发生障碍，不仅引起血浆胆固醇含量的变化，而且胆固醇生成也减少，出现血浆胆固醇酯/胆固醇的值下降。肝细胞损伤时，肝内脂肪氧化分解降低或脂肪合成增多或磷脂合成障碍，不能有效地将脂肪输出，过多的脂肪在肝细胞内沉积而形成脂肪肝。在肝功能严重障碍时，肝合成胆固醇和 HDL 减少，VLDL 输出减少，由此可引起血浆中 TC、TG、LDL 及 HDL 减少，尤其以 HDL 下降最明显。慢性肝内外胆汁淤积患者，血浆胆固醇和磷脂明显增高，出现异常的脂蛋白 X(lipoprotein-x，LP-X)。酒精导致载脂蛋白 AⅠ(Apolipoprotein AⅠ，ApoAⅠ)的表达增加，HDL 特别是 HDL_3 可能升高。

(四) 胆红素代谢紊乱

肝脏发生病变时，胆红素代谢紊乱，血清中各种胆红素成分可出现一系列的变化。因此，血清胆红素测定对各种肝病诊断有重要价值，是临床上常用的肝功能检查项目之一。

1. 黄疸 凡引起胆红素生成过多或肝细胞对胆红素的摄取、结合和排泄过程发生障碍的因素均可使血中胆红素升高而出现高胆红素血症(hyperbilirubinemia)。当血清中胆红素浓度超过 34.2 μmol/L 时，可出现巩膜、皮肤及黏膜黄染，临床上称其为黄疸(jaundice)。若血清胆红素浓度超过参考值(17.1 μmol/L)，但未超过 34.2 μmol/L，肉眼未见组织黄染，临床上称其为隐性黄疸。黄疸的程度与血浆胆红素浓度有关。黄疸的发生大多是由于机体胆红素代谢紊乱所致(新生儿生理性黄疸除外)。临床上常用的黄疸分类方法：根据胆红素的来源将其分为溶血性黄疸、肝细胞性黄疸和胆汁淤积性黄疸；根据病变部位将其分为肝前性黄疸、肝性黄疸和肝后性黄疸；根据血中升高的胆红素的类型分为高未结合胆红素性黄疸和高结合胆红素性黄疸或两者并存。

2. 黄疸的发病机制

(1) 溶血性黄疸：溶血性黄疸是由于多种原因导致红细胞大量被破坏，因而胆红素生成增加，超过了肝脏的处理能力，引起患者出现高未结合胆红素血症。实验室检查可发现血中未结合胆红素明显增加，结合胆红素浓度也偶有轻度增加，尿胆红素阴性，尿胆素原增多等现象。输血不当、药物、某些疾病(如恶性疟疾、过敏等)均可引起溶血性黄疸发生。

(2) 肝细胞性黄疸：由于肝细胞被破坏，致使肝细胞对血液中未结合胆红素的摄取、结合能力出现障碍，故血中未结合胆红素增多；而部分未受损的肝细胞仍能继续摄取、结合未结合胆红素，使其转变为结合胆红素，但其中一部分结合胆红素由于肝细胞肿胀，毛细胆管阻塞或毛细胆管与肝血窦直接相通，反流进入血液，使血液中结合胆红素浓度升高，尿中胆红素呈阳性。肠道重吸收的胆素原通过受损的肝脏进入体循环，从而尿胆素原排出增多。

(3) 阻塞性黄疸：各种原因引起的胆汁排泄障碍，胆小管和毛细胆管内的压力增大而破裂，导致结合胆红素逆流进入血液，造成血液结合胆红素升高，而从肾脏排出体外，尿胆红素呈现阳性；由于胆管阻塞，肠道胆素原生成减少，尿胆素原水平降低。见于胆管炎症、肿瘤、结石、寄生虫等引起的胆道梗阻以及先天性胆管闭锁等疾病。

新生儿黄疸是新生儿期的常见症状，血清中未结合胆红素浓度增高。其原因有：①新生儿体内红细胞数量相对较多，寿命较短，破坏增多，引起胆红素产生过多；②肝细胞内葡萄糖醛酸基转移酶活性不高；③新生儿肝细胞内缺乏 Y 蛋白，胆红素的摄取能力不及成人；④母乳中含有孕二醇，对 UDP-葡萄糖

NOTE

醛酸基转移酶有抑制作用；⑤无效红细胞生成以及肝细胞分泌胆汁能力有限等。一般而言，生理性黄疸对机体不构成损害。

(五) 胆汁酸代谢紊乱

人体每天合成胆汁酸0.4～0.6 g，胆汁酸池含胆汁酸3～5 g，胆汁酸通过每日6～12次的肠肝循环使有限的胆汁酸发挥最大限度的作用。正常人体内胆汁酸代谢处于动态平衡。肝细胞合成、摄取和分泌胆汁酸的功能以及胆道、门脉系统和肠道的功能状况都是影响胆汁酸代谢的重要因素。因此血清胆汁酸测定对诊断肝胆系统和肠道疾病具有重要价值。

1. 先天性疾病 如脑腱黄瘤病、Zellweger 脑肝肾综合征和特发性新生儿肝炎等，因胆汁酸特殊酶的活性改变，使胆汁酸合成代谢中的某些中间代谢产物堆积，而胆汁酸合成减少。分泌至胆汁、尿和粪便中，使胆汁、尿中及粪便中发现有高水平的异常胆汁酸。

2. 肝胆疾病

(1) 急性肝炎：肝细胞摄取胆汁酸减少、合成胆汁酸下降，导致胆汁中的胆汁酸浓度降低而血清中的胆汁酸浓度急剧升高。在急性病毒性肝炎康复期，餐后血清胆汁酸浓度持续升高，说明病毒性肝炎正在向慢性转化；在急性肝炎康复期，血清胆汁酸水平长期升高，则表明有可能发生了严重的肝损伤。

(2) 慢性肝炎：肝细胞摄取胆汁酸障碍和肝内胆汁淤积，导致血清胆汁酸浓度升高。血清胆汁酸水平可作为检测慢性肝炎中肝损伤的一个敏感指标，用来区分活动性与非活动性肝炎。血清胆汁酸测定还有助于对慢性肝炎的治疗监控。

(3) 肝硬化：肝硬化时，肝细胞受损、肝实质细胞数量减少以及门静脉系统分流等因素，导致尽管胆汁酸合成总量有所下降，但是血清胆汁酸水平仍然升高(血清总胆汁酸＞30 μmol/L)，以肝硬化后期最为明显。此外，当肝硬化活动性较低，其他常规肝功能检查正常时，血清胆汁酸浓度仍然可见持续升高。

(4) 胆汁淤积：在肝内胆汁淤积和肝外胆道梗阻导致胆汁淤积时，胆汁分泌下降，胆汁酸的分布改变，使得血清和尿液中的胆汁酸浓度显著升高，并在此后长期的阻塞过程中基本保持不变。血清中升高的胆汁酸为胆酸(CA)和鹅脱氧胆酸(CDCA)，但以CA为主，CA/CDCA的值大于1。

3. 肠道疾病 在小肠疾病时，如回肠切除、炎症或造瘘等，引起胆汁酸重吸收障碍及腹泻，大便胆汁酸排出量升高，返回肝脏的胆汁酸总量减少，血清胆汁酸水平下降，血清胆汁酸异常的程度常随小肠病变程度的不同而改变。由于胆汁酸返回肝脏的量减少，胆汁酸的合成加速，导致血清胆固醇水平降低。因此，餐后血清胆汁酸水平检测可以作为回肠吸收功能状况的一个指标。相反在小肠细菌过度繁殖所引起的腹泻、脂肪痢、维生素 B_{12} 吸收障碍等疾病中，由于肠道内胆汁酸的降解率明显升高，血清胆汁酸中的游离胆汁酸水平升高。

4. 高脂血症 胆汁酸代谢与体内胆固醇的平衡密切相关。原因是：①合成胆汁酸是内源性胆固醇清除的重要代谢途径，在肝细胞内的胆汁酸合成过程中存在负反馈调控；②胆固醇可以被胆汁酸乳化并且随胆汁排出，因此胆汁酸合成、分泌的质和量都对胆固醇的排泄有影响；③食物胆固醇的吸收需要肠道中胆汁酸的协助，同时，吸收的胆固醇可直接调控肠壁细胞及肝细胞内胆固醇的合成。因此，高脂蛋白血症时的代谢紊乱必然涉及胆汁酸代谢异常。

第二节　肝胆疾病的生物化学检验项目与检测方法

反映肝胆疾病的生物化学检验项目与检测方法有很多，新的检测方法亦不断地发展和建立。本节仅介绍一些临床上常用的生物化学检验项目与检测方法。

一、相关酶及同工酶

肝脏是体内含酶最丰富的器官，体内几乎所有的酶都含量不等的存在于肝细胞中，其中有些酶则仅分布或绝大部分分布于肝内。肝胆疾病时多种血清酶水平会发生明显变化，反映肝胆疾病常用的酶有：

NOTE

丙氨酸氨基转移酶(alanine aminotransferase,ALT)、天冬氨酸氨基转移酶(aspartate aminotransferase,AST)、γ-谷氨酰基转移酶(γ-glutamyl transpeptidase,GGT)、碱性磷酸酶(alkaline phosphatase,ALP)、乳酸脱氢酶(lactic dehydrogenase,LD)、5′-核苷酸酶(5′-nucleotidase,5′-NT)、腺苷脱氨酶(adenosine deaminase,ADA)等,这些酶都能较为准确地反映肝胆系统的炎症或坏死性病变。此外,胆碱酯酶(cholinesterase,ChE)和卵磷脂胆固醇酯酰转移酶(lecithin cholesterol acyltransferase,LACT)可以反映肝细胞合成酶和蛋白质的能力。

肝胆疾病时血清酶学检查按临床用途分为四类:①反映肝实质细胞损害为主的酶类有 ALT、AST、ADA 和 LD 等。这类酶为细胞内酶,当肝细胞膜通透性改变或肝细胞坏死时,细胞内酶逸出至血液内,导致血清中酶活性增加,是肝细胞损伤的标志酶。②反映胆汁淤积为主的酶类主要有 GGT、ALP 和 5′-NT 等。③反映肝纤维化为主的酶类主要有单胺氧化酶(monoamine oxidase,MAO)和脯氨酰羟化酶(prolyl hydroxylase,PH)等。④反映肝脏合成能力的酶主要有 ChE 和 LCAT 等。

(一) 反映肝实质细胞损害为主的酶类

1. 血清转氨酶

血清转氨酶主要有 ALT 和 AST。转氨酶主要存在于肝细胞内,细胞内/外酶活性为 5000/1,只要有 1% 的肝细胞被破坏,其所释放入血的转氨酶即足以使血清中转氨酶水平升高 1 倍。当肝细胞变性坏死时,只要有 1/1000 肝细胞中的 ALT 进入血液就足以使血中 ALT 升高 1 倍。因此,血清转氨酶被认为是反映肝细胞损伤的灵敏指标。

【测定方法】 连续监测方法测定血清 ALT 和 AST,见本书第七章相关内容。

【参考区间】 ALT:试剂中不含磷酸吡哆醛时,成年男性 9~50 U/L,成年女性 7~40 U/L;试剂中含磷酸吡哆醛时,成年男性 9~60 U/L,成年女性 7~45 U/L。AST:试剂中不含磷酸吡哆醛时,成年男性 15~40 U/L,成年女性 13~35 U/L;试剂中含磷酸吡哆醛时,成年男性 15~45 U/L,成年女性 13~40 U/L。

【临床意义】 急性肝损伤时(如各种急性病毒性肝炎、药物或酒精中毒性肝炎),血 ALT 水平在黄疸等临床症状出现前就会急剧升高,并且以细胞质中的 ALT 为主。一般情况下,急性肝炎血清中 ALT 水平与临床病情严重程度相关,往往是恢复期后才降至正常水平,是判断急性肝炎恢复程度的良好指标。

AST/ALT 的值对于急慢性肝炎的诊断、鉴别诊断以及判断疾病转归亦很有价值。患有急性肝炎时,血清 AST/ALT 的值小于 1;患有肝纤维化时,血清 AST/ALT 的值大于或等于 2;对于肝癌患者,血清 AST/ALT 的值大于或等于 3;重症肝炎患者由于大量肝细胞坏死,血中 ALT 逐渐下降,而胆红素却进行性升高,出现"酶胆分离"现象,这种现象是肝细胞坏死的前兆。

其他肝胆系统疾病,如胆石症、胆囊炎、肝癌和肝淤血时,部分 ALT 通过肝细胞膜进入血液,致使 ALT 中度升高。一般情况下,AST 升高幅度多低于参考范围上限 10 倍,即低于 400 U/L。若超过 400 U/L,大多数可能为肝炎患者。

血中 AST 升高,多来自心肌或肝脏损伤。肾或胰腺损伤时,AST 也有可能升高。

慢性肝炎特别是肝纤维化时,AST 升高程度超过 ALT。

【方法学评价】 见本书第七章相关内容。

【应用评价】 ALT 和 AST 是两种最常用的反映肝细胞损伤和判断损伤程度的酶,一直被认为是肝细胞损伤的标准实验。进一步检测 ALT 和 AST 同工酶及其比值,可提高肝胆疾病的诊断和鉴别诊断。ALT 缺乏特异性,存在于多种组织,并且有多种原因(疲劳、饮酒、感冒甚至情绪因素)能造成肝细胞膜通透性的改变,导致 ALT 在血清中增加。ALT 活性变化与肝脏病理组织改变并不完全一致,严重肝损伤患者 ALT 并不升高。因此需要综合其他情况来判断肝功能。

2. 乳酸脱氢酶

LD 几乎存在于所有体细胞中,而且在人体组织中的活性普遍很高。LD 在组织中的分布特点是肝以 LD_5 为主,LD_4 次之;心、肾以 LD_1 为主,LD_2 次之;肺以 LD_3、LD_4 为主;骨骼肌以 LD_5 为主。成人血清

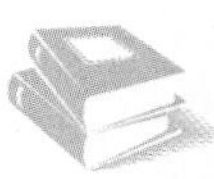
NOTE

中 LD 含量的顺序是 $LD_2>LD_1>LD_3>LD_4>LD_5$。

【测定方法】 连续监测法为主，有两种，分别利用乳酸氧化为丙酮酸的反应（LP 法）和其逆反应（PL 法），其中 LP 法为推荐方法，详见本书第七章相关内容。

【参考区间】 LP 法：成人 120～250 U/L。

【临床意义】 LD 同工酶的测定用于肝病的诊断。LD 共有 5 种同工酶。LD_5 主要存在于横纹肌和肝脏内。正常人血清中水平依次为 $LD_2>LD_1>LD_3>LD_4>LD_5$，肝病时 LD_5 水平升高，$LD_5>LD_4$。见本书第七章相关内容。

【应用评价】 肝病时血清中乳酸脱氢酶虽然升高，但其敏感性远不及转氨酶，许多肝外疾病如心肌梗死、肺梗死、溶血时也会升高。故 LD 的检测对肝病的诊断缺乏特异性。

3. 腺苷脱氨酶

ADA 催化腺苷的脱氨反应，使腺苷降解为次黄嘌呤核苷，是嘌呤核苷酸分解代谢的关键酶之一。ADA 广泛分布于人体组织和细胞。血清 ADA 测定方法有多种，目前较常用的是紫外速率法和过氧化物酶反应的连续监测法。

【测定方法】

(1) 紫外速率法：血清 ADA 催化腺嘌呤核苷脱氨，产生次黄嘌呤核苷和氨，在谷氨酸脱氢酶（GLDH）催化下，氨与 α-酮戊二酸及 NADH 反应，生成谷氨酸及 NAD^+，通过在 340 nm 处监测 NADH 吸光度的下降速率可测定 ADA 活性。

(2) 酶偶联显色比色法：血清 ADA 催化腺苷脱氨，生成次黄苷，次黄苷在嘌呤核苷磷酸化酶作用下分解为次黄嘌呤，次黄嘌呤在黄嘌呤氧化酶作用下被氧化，产生过氧化氢，过氧化氢在过氧化物酶作用下使色素原物质缩合产生有色物质（Trinder 反应），可通过比色法测定。

【参考区间】 成人血清：0～20 U/L。胸腹腔积液：0～35 U/L。脑脊髓：0～5 U/L。

不同方法测定结果可能有一定差异，各实验室应验证所引用参考区间或建立本实验室的适宜参考区间。

【临床意义】

(1) 肝脏疾病时可见血清 ADA 升高，阻塞性黄疸时血清 ADA 一般正常，故与其他肝功能指标联合应用可能有助于鉴别黄疸。

(2) 获得性免疫缺陷综合征（AIDS）患者红细胞 ADA 活性特别高，血清中 ADA 活性也较高，HIV 感染早期血清 ADA 活性即增加，且与 AIDS 相关逆转录病毒抗体的存在相关。

【评价】 血红蛋白<5.0 g/L、胆红素<850 μmol/L、三酯酰甘油<22.6 mmol/L、抗坏血酸<2.84 mmol/L、乳酸<24 mmol/L、乳酸脱氢酶<10000 U/L，对酶偶联显色比色法测定线性范围内的结果无明显影响。

（二）反映胆汁淤积为主的酶类

1. γ-谷氨酰基转移酶

GGT 在人体细胞的微粒体中合成，主要功能是参与体内蛋白质代谢。GGT 广泛存在于人体各组织及器官中，以肾脏最为丰富，其次是胰、肝等处。GGT 在肝脏主要存在于肝细胞质和胆管上皮细胞中。某些药物和酒精可使其合成增加。正常成人血清中 GGT 活性很低，主要来源于肝脏。

【测定方法】 连续监测法：血清 GGT 催化 L-γ-谷氨酰-3-羧基-对硝基苯胺向甘氨酰甘氨酸（绝大部分）和 L-γ-谷氨酰-3-羧基-对硝基苯胺本身（约 1%）的 L-γ-谷氨酰基转移反应，释放 5-氨基-2-硝基苯甲酸。5-氨基-2-硝基苯甲酸在 410 nm 波长处有较强吸收。在底物过剩的情况下，5-氨基-2-硝基苯甲酸的生成速率与血清 GGT 浓度成正比，因而可通过监测 5-氨基-2-硝基苯甲酸生成速率测定血清 GGT 活性浓度。GGT 活性测定的反应式如下。

$$\text{L-γ-谷氨酰-3-羧基-对硝基苯胺＋甘氨酰甘氨酸} \xrightarrow{GGT}$$
$$\text{L-γ-谷氨酰-甘氨酰甘氨酸＋5-氨基-2-硝基苯甲酸}$$

NOTE

【参考区间】 成人血清 GGT，男性 10～60 U/L，女性 7～45 U/L。

【临床意义】 急性肝炎时，GGT 呈现中等程度升高。慢性肝炎、肝纤维化的非活动期，GGT 在正常区间。如果 GGT 持续升高，则表示病情可能恶化。

嗜酒者血清中 GGT 常升高，酒精性肝炎、酒精性肝纤维化者也几乎都上升。酒精性中毒患者如果不伴有肝病，戒酒后 GGT 迅速下降；如果有肝病存在，即使戒酒后 GGT 仍持续升高。

胆道阻塞性疾病时 GGT 活性亦升高。肝内阻塞诱使肝细胞产生大量的 GGT，甚至达到参考区间上限 10 倍以上。

脂肪肝、胰腺炎、胰腺肿瘤及前列腺肿瘤等疾病可以导致 GGT 轻度增高。

服用某些药物如安替比林、苯巴比妥及苯妥英钠等，血清 GGT 活性亦常升高。过度食用高蛋白补品将会增加肝脏负担，导致 GGT 活性升高。

【方法学评价】 血清 GGT 测定有比色法、连续监测法等，比色法现已少用。连续监测法早期曾使用 L-γ-谷氨酰-对硝基苯胺为底物。但该底物的溶解度较小，很难达到饱和底物浓度，不能显示 GGT 的最大活性，后来的方法多以水溶性良好的 L-γ-谷氨酰-3-羧基-对硝基苯胺为底物。1983 年 IFCC 提出 GGT 测定推荐方法，2002 年 IFCC 在推荐方法基础上提出 GGT 测定参考方法，用于血清 GGT 测定标准化。

【应用评价】 原发性肝癌时，血清 GGT 活性显著升高，大于正常范围的几倍到几十倍，而其他系统发生肿瘤时多为正常。特别是在诊断患者有无肝转移和肝癌术后有无复发时，GGT 的阳性率可以达 90%。

胆汁淤积可以诱导 GGT 的合成，胆汁可以使 GGT 从膜结合部位溶解释出，导致 GGT 极度升高。其上升程度与血清胆红素、ALP 一致，且 GGT 的检测比 ALP 更敏感，阳性率更高。与 ALP 相比，GGT 不受骨骼疾病和妊娠等的影响。

2. 碱性磷酸酶

ALP 广泛分布于人体肝脏、骨骼、肠、肾和胎盘等组织。ALP 能水解磷酸单酯类化合物；同时 ALP 也能催化核酸分子脱掉 5′磷酸基团，从而使 DNA 或 RNA 片段的 5′-P 末端转换成 5′-OH 末端。目前已发现有 ALP_1、ALP_2、ALP_3、ALP_4、ALP_5 与 ALP_6 六种同工酶，其中 ALP_1、ALP_2、ALP_6 均来自肝脏，ALP_3 来自骨细胞，ALP_4 产生于胎盘及癌细胞，ALP_5 来自小肠绒毛上皮与成纤维细胞。

【测定方法】 临床上采用连续检测法测定血清中 ALP 活性，见本书第七章相关内容。

【参考区间】 女性：1～12 岁<500 U/L；>15 岁，40～150 U/L。男性：1～12 岁<500 U/L；12～15 岁<750 U/L；>25 岁，40～150 U/L。

【临床意义】 生理性增高见于儿童生理性的骨骼发育期，碱性磷酸酶活性可比正常人高 1～2 倍。处于生长期的青少年，以及妊娠妇女和进食脂肪含量高的食物后均可以升高。

病理性升高见于骨骼疾病如佝偻病、软骨病、骨恶性肿瘤、恶性肿瘤骨转移等；肝胆疾病如肝外胆道阻塞、肝癌、肝纤维化、毛细胆管性肝炎等；其他疾病如甲状旁腺功能亢进。

病理性降低见于重症慢性肾炎、儿童甲状腺功能不全及贫血等。

【应用评价】 临床上测定 ALP 主要用于骨骼、肝胆系统疾病的诊断和鉴别诊断，尤其是黄疸的鉴别诊断。对于不明原因的高 ALP 血清水平，可测定同工酶以协助明确其器官来源。

3. 5′-核苷酸酶

5′-NT 是一种核苷酸水解酶，广泛存在于人体组织。

【测定方法】 血清 5′-NT 催化次黄嘌呤核苷酸的水解反应，生成次黄嘌呤核苷，次黄嘌呤核苷在次黄嘌呤核苷磷酸化酶作用下分解为次黄嘌呤，次黄嘌呤在次黄嘌呤氧化酶作用下被氧化，产生过氧化氢，过氧化氢在过氧化物酶作用下使色素原物质缩合产生有色物质（Trinder 反应），可通过比色法测定。

【参考区间】 成人血清 5′-NT 一般为<10 U/L。不同方法测定结果可能有一定差异，各实验室应验证所引用参考区间或建立本实验室的适宜参考区间。

【临床意义】 血清中 5′-NT 增高主要见于肝胆系统疾病，如阻塞性黄疸、原发及继发性肝癌等。血清 5′-NT 变化通常与 ALP 相平行，但和骨骼系统疾病无关。

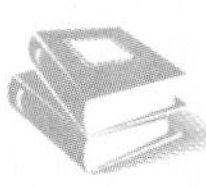
NOTE

（三）反映肝纤维化为主的酶类

1. 单胺氧化酶

MAO 可分为两类：一类存在于肝、肾等组织的线粒体中，以 FAD 为辅酶，参与儿茶酚胺的分解代谢。另一类存在于结缔组织，是一种细胞外酶，无 FAD 而含有磷酸吡哆醛，催化胶原分子中赖氨酰或羟赖氨酰残基的末端氧化成醛基。血清中 MAO 和结缔组织中的 MAO 性质相似，能促进结缔组织的成熟。在胶原形成过程中，参与胶原成熟的最后阶段架桥的形成，使胶原和弹性硬蛋白相结合。

【测定方法】 MAO 测定方法有比色法和连续监测法。

（1）苄醛偶氮萘酚比色法测定血清 MAO 活性：MAO 催化苄胺偶氮-β-萘酚氧化生成苄醛偶氮-β-萘酚、氨和过氧化氢，经环己烷提取苄醛偶氮-β-萘酚，在 500 nm 处比色，与已知量的苄醛偶氮-β-萘酚相比即可求出 MAO 的活性。

$$\text{苄胺偶氮-β-萘酚} + O_2 + H_2O \xrightarrow{MAO} \text{苄醛偶氮-β-萘酚} + \text{氨} + H_2O_2$$

（2）连续监测法测定血清 MAO 活性：血清 MAO 催化苄胺的氧化反应，生成苄醛、过氧化氢和氨，氨在谷氨酸脱氢酶(GLDH)的作用下与 α-酮戊二酸反应生成谷氨酸，同时转化 NADH 为 NAD^+，通过监测 340 nm 波长处 NADH 吸光度的下降速率测定 MAO 活性。

$$\text{苄胺} + O_2 + H_2O \xrightarrow{MAO} \text{苄醛} + \text{氨} + H_2O_2$$

$$\text{氨} + \alpha\text{-酮戊二酸} + NADH + H^+ \xrightarrow{GLDH} \text{谷氨酸} + NAD^+$$

【参考区间】 不同方法测定结果可能有一定差异，各实验室应验证所引用参考区间或建立本实验室的适宜参考区间。

【临床意义】 血清单胺氧化酶的活性高低能反映肝脏纤维化的程度，是诊断肝纤维化的重要指标。肝纤维化患者血清单胺氧化酶活性升高的阳性率可在 80%以上，最高值可以超过参考范围的两倍。血清单胺氧化酶活性升高与肝表面结节形成的进程相平行。

各型肝炎急性期患者血清单胺氧化酶活性不增高。但在暴发性重症肝炎或急性肝炎中有肝坏死时，由于线粒体被破坏，血清单胺氧化酶活性可升高。

严重脂肪肝患者 MAO 亦升高。

如果肝癌患者 MAO 增高，表明该患者同时伴有肝纤维化。

单胺氧化酶活性升高还见于甲状腺功能亢进、糖尿病合并脂肪肝、充血性心力衰竭及肢端肥大症等疾病。

【方法学评价】 比色法检测 MAO 所采用的底物有苄胺偶氮-β-萘酚、苄胺和正丁胺等。用苄胺偶氮-β-萘酚作为底物，所测得的 MAO 活性较其他底物更高。

比色法检测 MAO 需要用环己烷抽提，操作较烦琐，不适用于全自动生化仪分析。连续监测法测定血清 MAO 活性适用于全自动生化仪分析，应用较广泛。

由于生物个体血清单胺氧化酶活性易波动，应多次测定以防偏差。

【应用评价】 MAO 主要来自线粒体，其活性增高与体内结缔组织增生密切相关。MAO 是较早用于肝纤维化诊断的项目，80%肝纤维化患者 MAO 增高。

2. 脯氨酰羟化酶

PH 是胶原纤维合成酶，能将胶原 α-肽链上的脯氨酸羟化为羟脯氨酸。有脏器发生纤维化时，PH 在该器官组织内的活性增加，当肝纤维化时，肝脏胶原纤维合成亢进，血清中 PH 增高，因此测定血中 PH 活性可作为肝纤维化的指标。

【测定方法】 放射免疫法(RIA)。

【参考区间】 20.8～58.2 μg/L。

NOTE

【临床意义】 ①肝脏纤维化的诊断：肝硬化及血吸虫性肝纤维化，PH 活性明显增高；原发性肝癌因大多伴有肝硬化，PH 活性亦增高；而转移性肝癌、急性肝炎、轻型慢性肝炎，PH 大多正常；当肝细胞坏死加重伴胶原纤维合成亢进时，PH 活性增加；慢性中、重度肝炎因伴有明显肝细胞坏死及假小叶形成，PH 活性增高。②肝脏病变随访及预后诊断：慢性肝炎、肝硬化患者，其 PH 活性进行性增高，提示肝细胞坏死及纤维化状态加重；若治疗后 PH 活性逐渐下降，提示治疗有效，疾病在康复过程中。

二、蛋白质合成功能

反映肝细胞蛋白合成功能的生物化学指标有总蛋白（total protein，TP）、白蛋白（albumin，Alb）、前白蛋白（prealbumin，PA）、ChE 等。它们都是由肝细胞合成的，当肝细胞合成功能下降时，以上指标在血液中浓度也降低，其降低程度与肝细胞合成功能损害程度呈正相关。

（一）血清总蛋白和白蛋白

白蛋白又称清蛋白，由肝实质细胞合成，是血浆中含量最多的蛋白质，占血浆蛋白总量的 40%～60%，分子质量为 66.458 kDa，在血浆中的半衰期为 15～19 天。

【测定方法】 血清总蛋白及白蛋白的测定见本书第八章相关内容。

【参考区间】 血清总蛋白（双缩脲法）：65～85 g/L；白蛋白（溴甲酚绿法）：40～55 g/L。

此外，根据测定的血清 TP 及 Alb 浓度，可按血清球蛋白＝血清总蛋白－白蛋白，计算出血清球蛋白（globulin，Glo）和白蛋白/球蛋白的值（A/G）：成人血清球蛋白浓度为 20～40 g/L，A/G 为（1.2～2.4）/1。

【临床意义】

（1）当肝脏发生病变时，白蛋白的合成降低。因此，持续测定总蛋白中的白蛋白、球蛋白，可以了解肝脏病情、病程的变化，为肝病的诊断及治疗提供重要信息。

（2）在急性肝炎时，由于白蛋白半衰期相对较长，不能及时反映肝细胞合成蛋白的能力，单纯检测 A/G 的值亦无特异性。因为当肝脏发生病变时，白蛋白和球蛋白的含量可同时发生改变，其比值可能在正常范围内。

（3）在慢性肝炎、肝脏占位性病变和肝纤维化时，由于病程较长，肝脏合成白蛋白能力降低。α_1 球蛋白、α_2 球蛋白和 β 球蛋白在肝脏内皮系统、肺、肠、骨髓合成；γ 球蛋白在淋巴系统产生，当细菌或病毒侵入时，机体免疫系统产生更多的球蛋白，因此白蛋白合成减少，球蛋白合成增加。所以，在慢性肝炎、肝脏有占位性病变和肝纤维化时，A/G 的值发生变化。

（4）测定 A/G 的值的改变，对慢性肝炎、肝脏有占位性病变和肝纤维化的疗效评价具有重要意义。慢性肝病白蛋白合成率降低，如 Alb 低于 30 g/L 则预后不良；如高于 30 g/L，球蛋白虽有增高趋势，但预后较佳。

（5）阻塞性黄疸时，A/G 的值虽有变化，但不倒置；门脉性肝纤维化时，A/G 的值明显倒置，提示预后不佳。A/G 的值对长期阻塞性黄疸、慢性活动性肝炎所导致的肝纤维化、门脉高压、腹腔积液、肝功能代偿是否良好等具有诊断的参考价值，并且对此类患者治疗后的效果有追踪评估的价值。

【评价】 白蛋白由肝细胞合成，当肝细胞蛋白合成功能下降时，在血液中浓度也降低。因此，在临床上是判断肝细胞合成功能损害程度的良好指标。

（二）血清前白蛋白

前白蛋白又称前清蛋白，分子质量约 55 kDa，血浆半衰期为 1.9 天，为肝脏细胞合成的糖蛋白，因电泳时迁移在白蛋白之前而得名。PA 的生理功能为组织修补材料和运载蛋白。PA 可结合大约 10% 的 T_4 和 T_3，对 T_3 亲和力更大；此外，脂溶性维生素 A 以视黄醇形式存在于血浆中，先与视黄醇结合蛋白（RBP）形成复合物，再与 PA 以非共价键形成视黄醇-RBP-PA 复合物运输，该复合物一方面可避免视黄醇氧化，另一方面可防止小分子的视黄醇-RBP 复合物从肾丢失。

【测定方法】 免疫浊度法：抗人 PA 抗体加入样本血清中，通过抗原-抗体反应与血清中 PA 特异性结合，形成 PA-抗 PA 抗体复合物微粒，导致浊度增加。在一定的条件下，如合适的抗原、抗体浓度，一定的免疫复合物微粒径/入射光波长的值等，浊度的增加与免疫复合物微粒数即 PA 数相关，得以定量检测 PA 的浓度。免疫浊度法对浊度改变的检测包括散射浊度法和透射浊度法两类方法。透射浊度法在多数自动生化分析仪上即可完成，较多使用。

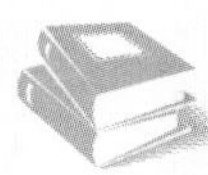
NOTE

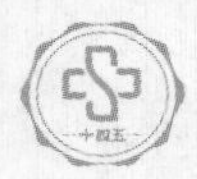

【参考区间】 成人血清 PA 浓度(透射浊度法)为 250～400 mg/L(4.55～7.28 μmol/L),儿童约为成人水平的一半,青春期急剧增加达成人水平。

【临床意义】 PA 的检测可特异性的反映肝损伤,是药物中毒引起肝损害的敏感指标,其特异性与敏感性高于其他肝功能检测。在病毒性肝炎中,有 30%患者血清 Alb 正常而 PA 降低,多数患者血清 PA 下降超过 50%。在肝细胞损害较轻,预后良好的病例中,随着病情的好转,血清 PA 迅速恢复正常。在肝细胞损害严重的病例中 PA 始终处于低值。肝脏有疾病时血清 PA 的变化较 Alb 的变化更为敏感。除了作为一种灵敏的营养蛋白质指标,PA 在急性炎症、恶性肿瘤、肝纤维化或肾炎时其血浓度下降。

【方法学评价】 血清 PA 可用电泳和免疫学方法测定。电泳法操作较繁杂耗时,准确性和重复性差,不适合常规临床检验。测定 PA 的免疫学方法包括免疫电泳、放射免疫、酶联免疫吸附试验、化学或电化学发光免疫法、荧光免疫法和免疫浊度法等。目前临床检验测定 PA 多用免疫浊度法。

免疫浊度法的人血清 PA 最低检测限为 15 mg/L,可报告范围为 30～800 mg/L,批内及批间 CV 均≤2.0%。超过报告范围上限的样本需用生理盐水稀释血清后,重新测定,结果乘以稀释倍数。黄疸、中度溶血及类风湿因子＜100 IU/mL 标本对本法无显著干扰,但脂浊及高甘油三酯血清对本法有负干扰。

【应用评价】 前白蛋白分子量小,半衰期短,升高和降低更为明显,可作为早期肝功能损伤的指标,比白蛋白具有更高敏感性。前白蛋白的检测同时可用于判断患者的营养状况,而白蛋白经常用于检测肝脏疾病或者肾脏疾病。前白蛋白可作为实体瘤患者化疗后肝功能损害的预见性指标。

(三) 血清胆碱酯酶

胆碱酯酶(ChE)是一类催化酰基胆碱水解的酶类,又称酰基胆碱水解酶。该酶分为两种,一种存在于红细胞、肺、脾、神经末梢、大脑灰质等细胞或组织,主要作用于乙酰胆碱,称为乙酰胆碱酯酶(acetylcholinesterase,AChE),又称真胆碱酯酶或胆碱酯酶Ⅰ;另一种存在于肝、胰、心脏、脑白质和血清等组织或体液,称为拟(假)乙酰胆碱酯酶(pseudocholinesterase,PChE),又称丁酰胆碱酯酶或胆碱酯酶Ⅱ。两种 ChE 有一定底物特异性差异,血清中 AChE 含量甚微,而主要含 PChE,故临床上测定的是后者。一般情况下,肝脏疾病患者都会发生不同程度的肝细胞变性、坏死和(或)纤维化。病变程度越重,肝细胞合成 ChE 越少,ChE 活性下降亦越明显。

【测定方法】 丁酰硫代胆碱法:血清 ChE 催化丁酰硫代胆碱水解,产生丁酸与硫代胆碱,硫代胆碱与无色的 5,5′-二硫代双(2-硝基苯甲酸)(DTNB)反应,形成黄色的 5-硫代-2-硝基苯甲酸(MNBA),通过检测波长 410 nm 处吸光度上升速率测定 ChE 活性;或硫代胆碱与黄色的铁氧化钾反应,使铁氧化钾还原为无色的亚铁氧化钾,通过检测波长 405 nm 处的吸光度下降速率测定 ChE 活性。

【参考区间】 成人血清 ChE:5000～12000 U/L。不同方法测定结果可能有一定差异,各实验室应验证所引用参考区间或建立本实验室的适宜参考区间。

【临床意义】

(1) 急性病毒性肝炎:患者血清胆碱酯酶降低与病情严重程度有关,与黄疸程度不一定平行,若活力持续降低,常提示预后不良。

(2) 慢性肝炎:慢性迁延型肝炎患者此酶活性变化不大,慢性活动型肝炎患者此酶活性与急性肝炎患者相似。

(3) 肝纤维化:若处于代偿期,血清胆碱酯酶多为正常,若处于失代偿期,则此酶活性明显下降。

(4) 亚急性重型肝炎患者特别是肝性脑病患者,血清胆碱酯酶明显降低,且多呈持久性降低。

(5) 肝外胆道梗阻性黄疸患者,血清胆碱酯酶正常,若伴有胆汁性肝纤维化,则此酶活性下降。

【评价】 近年血清 ChE 测定所用底物均为酰基硫代胆碱,包括乙酰、丙酰、丁酰、苯甲酰、琥珀酰硫代胆碱等,目前方法常用丁酰硫代胆碱。硫代胆碱的指示反应过去常用 DTNB 还原反应,但此反应灵敏度有时太高,需稀释样品,故目前较多方法用铁氰化钾还原反应。

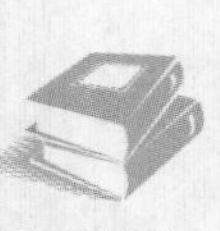

NOTE

血清 ChE 活性增加主要见于肾病综合征。有机磷农药是胆碱酯酶的强烈抑制剂,测定血清 ChE

可以协助有机磷中毒的诊断。血清 ChE 是肝脏合成功能的灵敏指标，各种慢性肝脏疾病时多见血清 ChE 降低。血清 ChE 活性过低者(遗传等因素)手术时慎用琥珀酰胆碱等肌松药。

三、血清胆汁酸

胆汁酸的生成和代谢与肝脏有十分密切的关系。当肝细胞发生病变时，血清总胆汁酸(total bile acid，TBA)升高，因而血清 TBA 水平是反映肝实质损伤的一项重要指标。

【测定方法】

(1) 酶比色法：3α-羟类固醇脱氢酶(3α-HSD)催化胆汁酸 C3 上 α 位的烃基(3α-OH)脱氢形成羰基(3α=O)，同时将 NAD^+ 还原成 NADH。NADH 上的氢由黄递酶催化转移给碘化硝基四氮唑，产生红色的甲臜，其吸收峰在 500 nm，甲臜的生成量与血清总胆汁酸含量成正比。

$$3\alpha\text{-羟基胆酸} + NAD^+ \xrightarrow{3\alpha\text{-HSD}} 3\text{-氧代胆酸} + NADH + H^+$$

$$NADH + H^+ + \text{碘化硝基四氮唑} \xrightarrow{\text{黄递酶}} NAD^+ + \text{甲臜(红色)}$$

(2) 酶循环法：血清中的胆汁酸(3α-羟类固醇)被 3α-羟类固醇脱氢酶(3α-HSD)及 β-硫代烟酰胺嘌呤二核苷酸氧化型(硫代-NAD^+，硫代氧化型辅酶 I)特异性地氧化，生成 3-酮类固醇及 β-硫代烟酰胺嘌呤二核苷酸还原型(硫代-NADH)。而生成的 3-酮类固醇在 3α-HSD 及 NADH 作用下，生成胆汁酸及 NAD^+。如此，血清中微量的胆汁酸在多次酶循环过程中被放大，同时可使生成的硫代-NADH 扩增。在波长 405 nm 处测定硫代-NADH 吸光度的变化值，与标准液比较，可计算出血清中胆汁酸的含量。

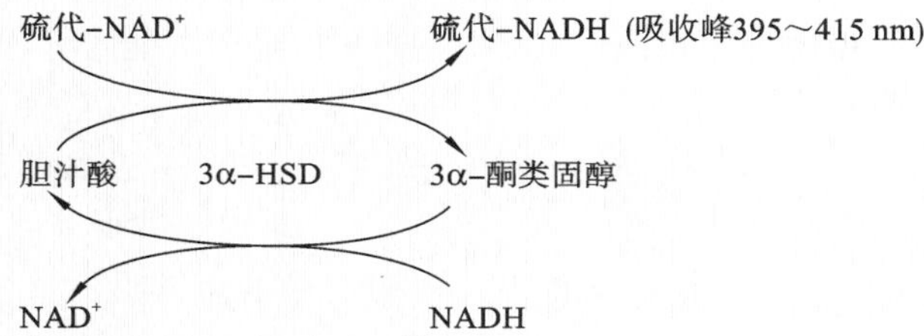

【参考区间】

(1) 酶比色法：健康成人的空腹血清 TBA 浓度为(4.9±2.38) μmol/L，浓度范围在 0.14～9.66 μmol/L；中餐后 2 h TBA 为(8.22±2.91) μmol/L，浓度范围在 0.14～9.66 μmol/L。

(2) 酶循环法：成人空腹血清 TBA 浓度为(3.71±2.98) μmol/L，范围为 0～6.71 μmol/L，>10.00 μmol/L 为增高。

【临床意义】

(1) 急性肝炎　急性肝炎时血清 TBA 显著增高，可达正常人水平的 10～100 倍，甚至更高。急性肝炎初愈患者血清 TBA 由最初的高值几乎与 ALT、AST 在同一时间降至正常水平，若持续不降或反而上升者则有发展为慢性的可能。

(2) 慢性肝炎　慢性肝炎分为轻度、中度和重度三个类型，空腹总胆汁酸(F-TBA)和餐后 2 h 总胆汁酸(P-TBA)测定对慢性肝炎的分型、监测、预后及疗效有着重要意义。

(3) 肝硬化　肝硬化时，肝脏对胆汁酸的代谢能力减低，血清 TBA 在肝硬化的不同阶段均增高，增高幅度一般高于慢性活动性肝炎。即使在肝硬化晚期亦如此。当肝病活动降至最低时，胆红素、转氨酶及碱性磷酸酶等指标转为正常，血清 TBA 仍维持在较高水平。

(4) 乙醇性肝病　乙醇性肝病血清 TBA 可增高，当乙醇性肝病(包括肝硬化)发生严重的肝损伤时，血清 TBA 明显增高，而轻、中度损伤增高不明显。有报道认为，血清 TBA 测定对乙醇性肝病肝细胞损伤诊断的可信度和灵敏度优于各种酶学检查和半乳糖耐量试验等指标，甚至建议将血清 TBA 加上 β-氨基己糖苷酶作为乙醇性肝病的诊断指标。也有人认为，餐后 60 min-TBA 测定对乙醇性肝病诊断更有意义。

(5) 中毒性肝病　在中毒性肝病时血清 TBA 水平异常。

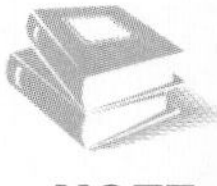
NOTE

(6) 胆汁淤积　血清 TBA 测定对胆汁淤积的诊断有较高灵敏度和特异性。肝外胆管阻塞及肝内胆汁淤积包括急性肝炎、初期胆管性肝硬化、新生儿胆汁淤积、妊娠性胆汁淤积等均可引起 TBA 增高。在胆管阻塞的初期，胆汁分泌减少，使血清中的 TBA 显著增高，且在阻塞的不同阶段几乎保持不变；而血清胆红素水平则随不同阶段而变化。胆汁淤积患者肝组织中的胆汁酸含量明显高于正常人。肝外阻塞经引流缓解后，血清 TBA 水平迅速下降，而其他指标则缓慢恢复。

所有肝病中，餐后血清 TBA 水平及异常率均比空腹时测定更灵敏，有人甚至认为餐后测定 TBA 对各种肝病的诊断灵敏度和特异性高达 100%，而同时测定空腹血清胆汁酸有 40%的患者在正常范围。急性肝炎是否转为慢性，连续监测餐后血清 TBA 可以观察慢性过程；慢性活动性肝炎是否发生纤维化改变，连续监测餐后血清 TBA 可以了解纤维化过程，不做肝活检即可获得肝损伤的程度。

【方法学评价】　血清 TBA 测定有高效液相色谱法、气相色谱-质谱法、液相色谱-质谱法、放射免疫法和酶法等。由于色谱法、放射免疫法、酶荧光法都需要特殊的仪器设备，检测的效率较低，不适合于临床应用。酶法又可分酶荧光法、酶比色法和酶循环法。其中酶比色法可用手工操作，亦可用自动分析，应用较广；近年发展的酶循环法灵敏度高、特异性好，成为目前推荐的血清总胆汁酸检测方法。

酶比色法测定 TBA 的线性可达 300 μmol/L；手工和自动分析的批内 CV 分别为 2.71%和 1.16%，总 CV 分别为 5.46%和 2.79%。

酶循环法测定 TBA 的线性达 180 μmol/L；手工操作的批内 CV <2.0%，总 CV <4.0%，自动分析仪的批内 CV <1.5%。本法与比色法比较相关性良好。

【应用评价】　各类肝胆疾病的 TBA 升高：急性肝炎与肝癌均为 100%，肝纤维化为 87.5%，慢性肝炎、胆道疾病也达 65%以上。说明肝胆疾病中 TBA 测定比传统肝功能指标任何一项都敏感。

由于肝脏对 TBA 代谢功能下降，血清 TBA 在不同阶段都增高。肝癌患者 TBA 阳性率为 100%，肝纤维化 TBA 阳性率为 87.5%，亦高于其他指标。当转氨酶、胆红素及碱性磷酸酶等指标转为正常情况时，血清中 TBA 水平仍很高，可能是肝细胞功能失调，肝实质细胞减少等原因。

胆汁酸不但参与脂质的消化吸收，而且维持胆汁中胆固醇的可溶性状态。当胆汁酸代谢异常导致胆固醇性胆石形成，胆石形成阻塞加重胆汁酸的代谢异常，其阳性率亦明显高于其他肝功能指标。因此，TBA 测定是一个良好的肝功能指标，能反映肝实质损伤的一项重要指征。

四、血清胆红素

胆红素是临床上判定黄疸的重要依据，也是肝功能的重要指标。

【测定方法】

(1) 改良 J-G 法测定总胆红素和结合胆红素：血清中结合胆红素可直接与重氮试剂反应，产生偶氮胆红素；非结合胆红素在加速剂咖啡因-苯甲酸钠-醋酸钠作用下，其分子内氢键破坏后才能与重氮试剂反应，产生偶氮胆红素。本法重氮反应 pH 6.5，最后加入碱性酒石酸钠使红色偶氮胆红素(吸收峰 530 nm)转变成蓝绿色偶氮胆红素(600 nm)。颜色深浅与胆红素浓度成正比关系，在 600 nm 波长处比色测定。

(2) 胆红素氧化酶法测定血清总胆红素和结合胆红素：胆红素呈橙黄色，在波长 450 nm 附近有最大吸收峰。胆红素氧化酶(bilirubin oxidase，BOD)催化胆红素氧化，引起 450 nm 波长处吸光度下降，下降程度与胆红素被氧化的量相关。在 pH 8.2 条件下，非结合胆红素及结合胆红素均被氧化，因而检测 450 nm 波长处吸光度的下降值可反映总胆红素含量；加入 SDS 及胆酸钠等阴离子表面活性剂可促进其氧化。

在邻苯二甲酸盐缓冲液(pH 5.5)中，当有氟化钠(NaF)，N-乙酰半胱氨酸(NAC)和对甲苯磺酸盐(p-toluenesulfonate，TPS)存在时，胆红素氧化酶(BOD)选择性地氧化结合胆红素，生成无色的物质，引起 450 nm 波长处吸光度的下降。其吸光度下降值与结合胆红素浓度成正比。

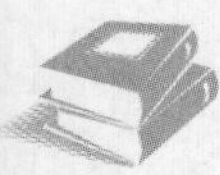

NOTE

【参考区间】　健康成人血清(血浆)总胆红素浓度：3.4～17.1 μmol/L(0.2～1.0 mg/dL)。健康成人血清(血浆)结合胆红素浓度：0～3.4 μmol/L(0～0.2 mg/dL)。

【临床意义】 胆红素测定主要用于黄疸的诊断及黄疸类型的鉴别：

(1) 判断黄疸有无及程度：总胆红素(total bilirubin，TB)浓度达到 17.1～34.2 μmol/L 时为隐性黄疸或亚临床黄疸；TB＞34.2 μmol/L 为临床肉眼可见的显性黄疸。TB 在 34.2～171 μmol/L 为轻度黄疸，TB 在 171～342 μmol/L 为中度黄疸，TB＞342 μmol/L 为重度黄疸。

(2) 分析黄疸原因：①溶血性黄疸通常为轻度黄疸，TB＜85.5 μmol/L，UCB(未结合胆红素)增高较肝细胞性黄疸及梗阻性黄疸明显，见于各种溶血及溶血性疾病、输血反应、大面积烧伤、大血肿吸收等；②肝细胞性黄疸为轻、中度黄疸，TB 为 17.1～171 μmol/L，见于各种肝实质性损伤，如急、慢性肝炎，肝硬化，药物性、中毒性肝实质损伤等；③梗阻性黄疸通常为中、重度黄疸，TB 及 CB(结合胆红素)增高较前两者明显，见于肝内、外胆道阻塞性疾病和肝内胆汁淤积，如胆石症、胰头癌、胆道肿瘤、胆管炎、胆道闭锁，以及病毒性肝炎、原发性胆汁性肝硬化、肝内泥沙样结石和癌栓、华支睾吸虫病、肝细胞损害(特别是疾病后期)、Dubin-Johnson 综合征和 Rotor 综合征等。

(3) 判断黄疸类型：溶血性黄疸时以 UCB 增高明显；梗阻性黄疸时以 CB 增高明显；肝细胞性黄疸时 CB 及 UCB 均增加。

(4) 解释临床难以解释的现象：有时肝炎恢复期，出现血清 TB 及 CB 很高(高结合胆红素血症)，但尿胆红素阴性，是因为血清中出现了与白蛋白牢固结合、分子量大、半衰期长(同白蛋白，为 21 天)、代谢慢、不被肾小球滤过的 δ 胆红素。

三种不同类型的黄疸时 TB、CB 及 UCB 等有不同的表现。根据 TB 是否增高可判断有无黄疸；根据 TB 增高的程度并结合尿胆红素、尿胆原及粪便检查，可判断黄疸的程度、类型及原因，区别结合胆红素血症与非结合胆红素血症。溶血性黄疸、阻塞性黄疸及肝细胞性黄疸的诊断与鉴别诊断，见表 13-1。

表 13-1 三种类型黄疸的实验室鉴别诊断

类型	血清		尿液		粪便颜色
	结合胆红素	未结合胆红素	尿胆红素	尿胆原	
正常人	无或极微	有	(－)	少量	棕黄色
溶血性黄疸	↑	↑↑↑	(－)	↑↑↑	加深
肝细胞性黄疸	↑↑	↑↑	(＋)	↑	变浅
梗阻性黄疸	↑↑↑	↑	(＋＋)	减少或无	变浅或无

注：↑表示轻度增加，↑↑表示中度增加；↑↑↑表示明显增加；(－)表示阴性，(＋)表示阳性，(＋＋)表示强阳性。

【评价】 血清总胆红素及结合胆红素测定的常用方法有钒酸盐氧化法、重氮试剂改良 J-G 法和胆红素氧化酶法。

临床检测的参考方法为 NCCLS 推荐的改良 J-G 法，但自动化分析受限。胆红素氧化酶法测定血清胆红素是 20 世纪 80 年代中期发展起来的新方法，操作简单，反应速度快，特异性高，又能应用于自动分析仪。酶法测定结合胆红素时，需要使用各种抑制剂和不同的 pH，抑制胆红素氧化酶对游离胆红素的氧化，从而达到有选择性地氧化结合胆红素。该法需要用结合胆红素配制的标准液。但从方法学特异性等方面的评价，已报道的酶法测定结合胆红素的各种方法，在临床应用上还不够满意。

标本中胆红素为 17.1 μmol/L 时的吸光度约 0.08(血清用量 0.2 mL)，正常或病理血清总胆红素＜17.1 μmol/L 时，手工法测定灵敏度较低。分析仪检测灵敏度较高，最低吸光度可检测至 0.02，线性上限可达 342 μmol/L。

第三节 临床生化化学检验项目在肝胆疾病诊治中的应用

肝脏是人体重要器官之一，具有多种多样的物质代谢功能，再生和代偿能力很强，实验项目繁多，加之肝功能试验的结果亦受实验技术、实验设备、试剂质量等多种因素的影响，其表现的结果也存在差异。

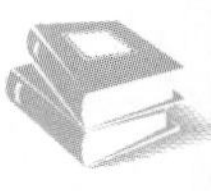
NOTE

目前尚无一种理想的肝功能检查方法能够完整和特异的反映肝功能全貌。因此常常需要根据诊疗的目的合理地筛选和运用实验室指标。

一、肝功能检查的目的与应用

肝脏功能检查的目的主要是了解肝脏损伤程度、判断肝脏功能状态、寻找肝胆疾病的病因和病原、观察病情、监测疗效和评估预后以及健康检查。其主要应用见表 13-2。

表 13-2　肝功能实验的应用

应用类型	内　容
疾病诊断	识别肝病存在与否
	鉴别诊断肝肿大、黄疸、腹腔积液、胃肠道出血
	检测药物或工业物质对肝脏的毒性
病情监测与评估	识别非肝胆疾病
	病情监测(肝炎、肝硬化等)
	手术耐受性评估

二、肝功能试验的组合原则

理想的肝脏功能的实验室指标要求:敏感性高,特异性强,对不同疾病的选择鉴别较好。任何单项检查项目都很难同时满足上述要求,因此需要合理地进行选择。选择时应遵循以下原则:①根据检查指标本身的应用价值应尽可能选用相对灵敏和特异的实验项目。②根据肝脏疾病检查的目的选择合理的项目,包括是否存在肝病、肝病的类型、严重程度、治疗监测、预后判断等。③常规检查应选用几项诊断价值高、操作简便、结果可靠、易于标准化和检查结果在不同医院互认、费用低廉的指标进行组合以反映不同方面的功能(表 13-3)。

表 13-3　肝功能实验基础

类　型	内　容
反映肝脏合成功能	前白蛋白、白蛋白、胆碱酯酶、凝血因子
反映肝细胞损伤状况	AST、ALT、ALP、GGT、MAO、LD、LAP、GLD、5′-NT 等
反映肝脏排泄能力	内源性:如胆汁酸、胆红素、氨等;外源性:如吲哚绿、半乳糖、BSP 等
反映肝脏代谢状况	药物、异源性物质、胆固醇、三酯酰甘油等

三、临床生物化学检验项目在肝胆疾病诊治中的应用

(一) 急性肝炎

急性肝炎(acute hepatitis)是指因各种致病因素侵害肝脏,导致肝细胞受损,肝功能异常,进而出现一系列临床症状,如乏力、厌油等非特异性表现以及不同程度的黄疸等。急性肝炎病程不超过半年,根据病因可分为急性病毒性肝炎、急性酒精性肝炎、急性药物性肝炎、急性中毒性肝炎。肝功能主要改变见表 13-4。

表 13-4　急性肝炎的肝功能指标变化

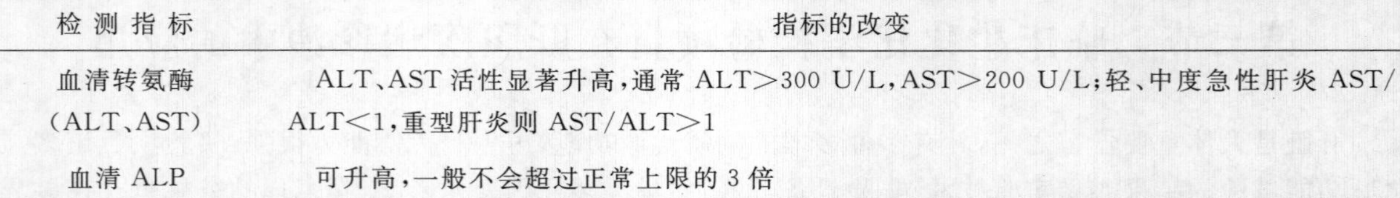

检测指标	指标的改变
血清转氨酶(ALT、AST)	ALT、AST 活性显著升高,通常 ALT＞300 U/L,AST＞200 U/L;轻、中度急性肝炎 AST/ALT＜1,重型肝炎则 AST/ALT＞1
血清 ALP	可升高,一般不会超过正常上限的 3 倍

NOTE

续表

检测指标	指标的改变
血清胆红素	成人患者中70%的急性甲型肝炎、33%～50%的急性乙型肝炎、20%～33%的急性丙型肝炎均出现黄疸，但儿童急性病毒性肝炎极少发生黄疸；黄疸型肝炎直接胆红素和间接胆红素均升高，尿胆红素和尿胆原也增加
血清白蛋白	在正常参考区间内
血浆 PT	急性病毒性肝炎患者，若血清总胆红素＞257 μmol/L，PTA＜40%，预示有严重肝损伤，有死亡的危险性

（二）慢性肝病

慢性肝病是指各种病因引起的肝细胞发生持续性损伤，病程至少持续6个月以上的肝脏坏死和炎症，主要包括慢性病毒性肝炎、酒精性肝炎、原发性硬化性胆管炎、原发性胆汁性肝硬化、自身免疫性肝病等。

慢性肝炎根据临床表现和病理变化分为慢性活动性肝炎和慢性持续性肝炎两种。两种慢性肝炎的治疗方案不同，预后不同。慢性活动性肝炎多有炎症及进行性肝坏死，常伴有肝纤维化，可以发展为肝硬化和肝细胞癌。

肝纤维化是一种常见的慢性肝损伤性改变，由一种或多种病因长期或反复作用引起，肝脏内弥漫性细胞外基质（尤其是胶原）过度沉积，病理表现为肝细胞弥漫性坏死变性，继而出现纤维组织增生和肝细胞结节状再生，肝脏逐渐变形、变硬，进一步发展为肝硬化。

慢性肝病的主要的生物化学指标变化见表13-5。

表13-5 慢性肝病的主要生物化学指标变化

检测指标	指标的改变
血清转氨酶（ALT、AST）	大多数慢性肝病转氨酶活性轻度上升，若转氨酶超过正常值上限的2倍，AST/ALT＞1，提示慢性肝炎可能进入活动期 饮酒史＋AST/ALT＞2，可确诊酒精性肝炎
血清 GGT	反映慢性肝损伤及其病变活动时较转氨酶敏感；慢性持续性肝炎 GGT 轻度升高；慢性活动性肝炎 GGT 明显升高；肝硬化时 GGT 因合成减少而降低
血清胆红素	慢性肝炎血清直接胆红素和间接胆红素均不同程度升高；慢性重症肝炎可出现 ALT 快速下降、黄疸进行性加深、胆红素不断升高的"酶胆分离"现象
血清蛋白	血清 Alb 明显下降，球蛋白明显增加，A/G 的值倒置，是慢性肝炎的重要特征；肝硬化时，因γ-球蛋白明显增加，血清蛋白电泳图常出现β-γ桥
血糖	50%～80%肝硬化患者的糖耐量试验异常，15%～30%可出现肝原性糖尿病，在肝硬化晚期，肝功能衰竭患者的血糖则进行性下降，并难以纠正
血脂	由于肝细胞功能减退引起胆固醇酯比例下降；原发性胆汁性肝硬化患者血清中胆固醇和甘油三酯明显升高
肝纤维化检查	肝纤四项（PCⅢ、Ⅳ-C、LN 和 HA）及纤维增生相关酶 MAO 和 pH 升高
其他	尿胆红素、尿胆原阳性；血氨升高；电解质紊乱；肾小球滤过率下降等

（三）肝癌

肝脏恶性肿瘤可分为原发性和继发性两大类。原发性肝脏恶性肿瘤起源于肝脏的上皮或间叶组织，前者称为原发性肝癌，是我国高发的、危害极大的恶性肿瘤；后者称为肉瘤，与原发性肝癌相比较为少见。继发性或称转移性肝癌系指全身多个器官起源的恶性肿瘤侵犯至肝脏。一般多见于胃、胆道、胰

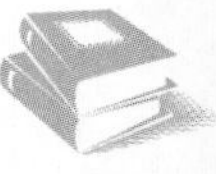

NOTE

腺、结直肠、卵巢、子宫、肺、乳腺等器官恶性肿瘤的肝转移。

对原发性肝癌有肯定诊断价值的指标有：AFP、GGT-Ⅱ和异常凝血酶原（decarboxylation prothrombin，DCP）等；对肝癌诊断有一定价值，但其特异性不高，如 α-L-岩藻糖苷酶（α-L-fucosidase，AFU）、AAT 等；对肝癌的诊断有提示作用的指标有：5-核苷磷酸二酯酶、醛缩酶同工酶及 H 型铁蛋白（isoferritin，IF）等，见表 13-6。

表 13-6 常用肝癌的生化检验项目及临床意义

检验项目	临床意义
AFP	在排除妊娠和生殖腺胚胎瘤的基础上，AFP＞400 μg/L 为诊断肝癌的条件之一；对 AFP 逐渐升高不降或＞200 μg/L 持续 2 个月，应结合影像学及肝功能变化作综合分析或动态观察；约 30% 的肝癌患者 AFP 水平正常
AFP 异质体	有助于检测小肝癌及 AFP 低浓度增高的原发性肝癌；有助于鉴别原发性肝癌和良性肝病
AFU	AFU 可作为原发性肝癌早期诊断的参考指标；肺癌、乳腺癌、子宫癌、肝纤维化及糖尿病患者血清 AFU 水平也升高；妊娠期间血清 AFU 升高，分娩后迅速下降
DCP	作为临床诊断及监测原发性肝癌的参考指标，尤其对 AFP 阴性或低浓度的原发性肝癌患者更有意义
IF	IF 具有肝脏型（L 型）和心脏型（H 型）两种亚型，胎儿组织中以 H 亚型占优势，一些恶性肿瘤组织中 H 亚型亦增多，H 型 IF 增多，对肝癌诊断有一定意义

（四）肝性脑病

肝性脑病又称肝性昏迷，是严重肝病引起的、以代谢紊乱为基础的中枢神经系统功能失调的综合病征，其主要临床表现是意识障碍、行为失常和昏迷。有急性与慢性脑病之分。肝性脑病的临床生物化学检验项目有：①肝功能严重受损的指标：如 AST 及 ALT 由高值转为低值、血清胆红素显著增高、血清白蛋白减少、血糖降低、凝血酶原时间延长等。②血氨：血氨增高，但急性肝性脑病患者血氨可以正常。③血浆氨基酸：血浆支链氨基酸浓度减少，芳香族氨基酸增多，支链氨基酸与芳香族氨基酸的比值小于 1；血清色氨酸浓度增高，游离色氨酸对肝性脑病诊断有特异性。④其他：血液 pH 增高、PCO_2 降低等。

（五）急性肝衰竭

急性肝衰竭多是由药物、肝毒性物质、病毒、酒精等因素诱发的一组临床综合征，患者肝功能急剧恶化，表现为意识障碍和凝血功能紊乱等，多见于中青年人，发病迅速，病死率高。急性肝衰竭会导致机体多种生化指标改变：①ALT 和 AST 升高，但发生弥漫的肝坏死时可不增高。②胆红素迅速并明显升高。早期以结合胆红素为主，随后结合胆红素及非结合胆红素增高。③血肌酐升高，标志着肾病综合征的出现及合并肾功能衰竭。④酸碱平衡失调及以低钾、低钠血症为主的电解质紊乱。

（武文娟）

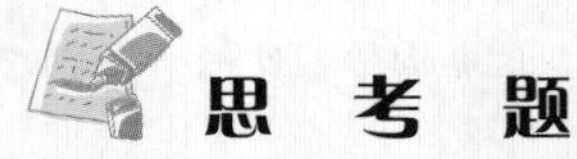

思考题

(1) 本章首病例的初步诊断是什么？诊断依据是什么？
(2) 请运用你所学过的知识解释每项实验室检查的意义。
(3) 什么是黄疸？黄疸的形成机制有哪些？
(4) 试述生物转化的类型及特点。
(5) 血清胆汁酸测定有什么临床意义？
(6) 肝胆疾病的常用生化检验项目有哪些？

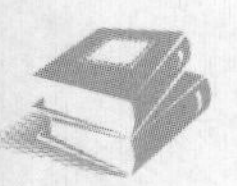

NOTE

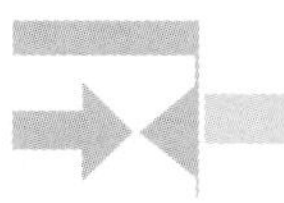

第十四章　肾脏疾病的生物化学检验

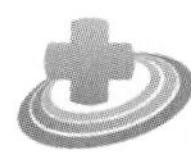

学习目标

掌握：肾小球功能、肾近端小管功能、肾远端小管功能检测项目的测定方法与临床意义；肾功能检测指标的分类与评估。

熟悉：肾脏疾病的生物化学代谢变化；常见肾脏疾病的生物化学诊断。

了解：肾脏的结构和功能。

病例导入

患者，女，52岁。发现蛋白尿10年，间断水肿6年，乏力9个月。

现病史：患者于10年前体检时发现尿中蛋白2+，无乏力、水肿等，未正规诊治。6年前患者无诱因间断出现双下肢水肿，呈对称性指凹性，间断用中药治疗，未监测肾功能。9个月前患者出现乏力，伴双下肢水肿加重，尿量正常，就诊于当地医院，测血压160/105 mmHg，化验尿蛋白2+、血肌酐约200 μmol/L，予以降压、排毒、对症治疗1个月，病情好转。3个月前患者出现恶心、呕吐，吐物为内容物，复查血肌酐约900 μmol/L，为进一步诊治入院。既往史体健，否认高血压、糖尿病、冠心病病史，无肝炎、结核等病史。

体格检查：T 36.6 ℃，P 76次/分，R16次/分，BP 187/105 mmHg。中度贫血貌，眼睑无水肿，双肺未闻及干湿音，心率76次/分，律齐，腹软，无压痛，肝脾未触及，各输尿管点无压痛，双肾区无叩击痛，双下肢轻度指凹性水肿。

实验室检查：血常规 WBC 7.0×10^{9}/L、RBC 2.01×10^{12}/L、HGB 82 g/L、PLT 150.0×10^{9}/L；尿常规 PRO 3+、BLD 2+。肾功能 CRE 910 μmol/L、BUN 30.1 mmol/L、UA 650.3 μmol/L、CO_2CP 12.5 mmol/L；血钙 1.97 mmol/L。

肾脏是维持人体内环境稳定的重要器官之一。肾脏疾病是临床常见病、多发病，可造成机体代谢紊乱，导致体液生物化学指标的改变。因此，生物化学检验对肾脏的功能评估以及肾脏疾病的诊断和疗效观察等具有重要价值。

第一节　概　　述

肾脏的基本功能是泌尿功能，包括肾小球的滤过作用以及肾小管和集合管的重吸收和分泌作用。本节主要介绍与肾脏泌尿相关的结构与功能以及肾脏疾病时生物化学代谢的变化。

一、肾脏的结构和功能

（一）肾脏的结构

肾脏位于腹后壁，形似蚕豆，左右各一。

肾实质可分为表层的肾皮质和深层的肾髓质。肾皮质中含肾小体和肾小管，肾小体由肾小球和肾小囊组成。肾髓质中含髓袢、集合管和乳头管。

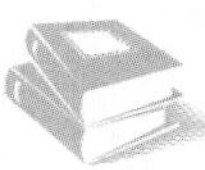

肾脏的基本功能单位是肾单位。

1. 肾单位 肾单位包括肾小体和肾小管两部分(图 14-1)。

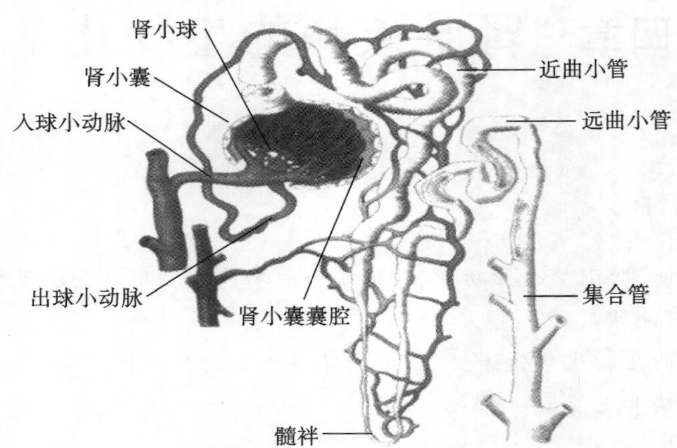

图 14-1 肾单位结构示意图

肾小体由肾小球和包绕其外的肾小囊组成。肾小球是入球小动脉反复分支形成的盘曲的毛细血管网。肾小囊有两层上皮细胞,内层(脏层)紧贴毛细血管壁,外层(壁层)与肾小管壁相连,两层上皮之间的腔隙为囊腔,与肾小管官腔相通。

肾小管包括近球小管、髓袢和远球小管。近球小管由近曲小管和髓袢降支粗段组成;髓袢由降支(包括降支粗段和降支细段)和升支(包括升降支细段和升支粗段)组成;远球小管由髓袢升支粗段和远曲小管组成。远曲小管末端与集合管相连,集合管虽不包含在肾单位中,但在尿液浓缩过程中发挥着重要作用。多支集合管汇入乳头管,形成的尿液经肾盏、肾盂进入输尿管。

2. 肾小球滤过膜 肾小球滤过作用的结构基础是肾小球滤过膜,滤过膜由肾小球毛细血管内皮细胞层、非细胞基膜层和肾小囊脏层上皮细胞层构成(图 14-2),流经肾小体的血液首先通过滤过膜的滤过形成原尿,再经肾小管的重吸收和排泌作用形成终尿。滤过膜形成的滤过屏障包括孔径屏障(size barrier)和电荷屏障(charge barrier)。

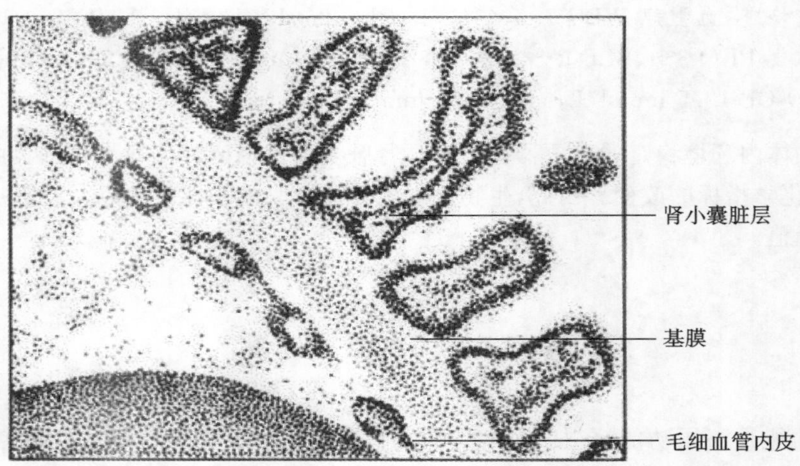

图 14-2 肾小球滤过膜

孔径屏障指滤过膜三层结构上的裂孔构成的屏障。内层的肾小球毛细血管内皮细胞上有许多直径为 50～100 nm 的窗孔,可阻止血细胞通过,但对血浆蛋白质不起阻挡作用;中间的非细胞基膜层,其微纤维网结构的网孔直径为 4～8 nm,可允许水和部分小分子溶质通过,是主要的滤过屏障;外层的肾小囊脏层上皮细胞具有足突,足突之间的裂隙上覆有滤过裂隙膜,膜上有直径为 4～14 nm 的孔,这是滤过的最后一道屏障。孔径屏障与滤过膜上的孔径大小以及物质分子的大小、构型和变形能力等有关。一

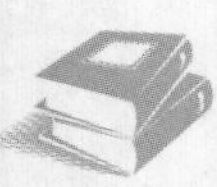

NOTE

般来说，有效半径小于 1.8 nm 的物质，可以被完全滤过；有效半径大于 3.6 nm 的大分子物质，如血浆白蛋白则几乎完全不能滤过。

电荷屏障指肾小球滤过膜各层含许多带负电荷的物质，主要是糖蛋白，这些带负电荷的物质可阻止带负电荷较多的大分子物质的滤过，而带正电荷的物质较易通过。在某些病理情况下，滤过膜上带负电荷的糖蛋白减少或消失，将会导致带负电荷的血浆蛋白可以滤过，出现蛋白尿。

3. 肾脏的血液供应 肾脏的血液供应主要来自由腹主动脉垂直分出的肾动脉，肾动脉经叶间动脉等分支成入球小动脉，入球小动脉进入肾小体后分支成肾小球毛细血管网，其远端汇集成出球小动脉离开肾小体。出球小动脉再分成毛细血管网，缠绕在肾小管和集合管的周围，然后汇合成静脉。可见肾脏血液要经两次毛细血管网后才汇合成静脉，其中肾小球毛细血管网是其滤过功能的结构基础，而球后毛细血管网内血压较低，有利于肾小管的重吸收作用。

（二）肾脏的功能

肾脏最重要的功能是泌尿功能。肾脏通过生成尿液来排泄机体代谢终产物（如尿素、尿酸、肌酐等）、摄入量超过机体需要的物质（水、电解质等）和进入体内的外源性物质（药物、毒物等）及其代谢产物，可精确调节水、电解质、酸碱和渗透压平衡，维持机体内环境的相对稳定。肾脏还可分泌肾素、前列腺素、促红细胞生成素等，参与血压调节和造血。此外，肾脏还是一些肽类激素及生物活性物质（如胰高血糖素、胰岛素、甲状旁腺素、生长激素、泌乳素、促胃液素等）的降解场所。本节主要介绍肾脏的泌尿功能，为理解肾脏疾病的生物化学检验奠定基础。

肾脏的泌尿功能包括肾小球的滤过作用以及肾小管和集合管的转运作用。

1. 肾小球的滤过作用 肾小球滤过是一种超滤过程，是指当血液流经肾小球毛细血管网时，血浆中的水和小分子溶质（包括分子量较小的血浆蛋白质）通过肾小球滤过膜滤入肾小囊腔形成原尿的过程。形成的原尿中不含血细胞和中、大分子血浆蛋白质，其余成分均与血浆相同。

决定肾小球滤过作用的因素有滤过膜的滤过面积和通透性、有效滤过压及肾血流量。

滤过膜滤过面积和通透性是肾小球滤过作用的结构基础。人体两侧肾脏的总滤过面积约为 1.6 m^2，非常有利于滤过。滤过膜通透性的大小主要由其结构决定。

肾小球有效滤过压＝肾小球毛细血管压－（血浆胶体渗透压＋囊内压），有效滤过压（EFP）是肾小球滤过作用的动力基础。

肾血流量（renal blood flow，RBF）是肾小球滤过作用的物质基础。肾脏的血液供应十分丰富，肾血流量占心输出量的 1/5～1/4，其中约 94%分布在肾皮质，这也是与肾小球的滤过功能相适应的，所以通常肾血流量主要是指肾皮质血流量。肾血流量中的血浆部分又称肾血浆流量（renal plasma flow，RPF）。

2. 肾小管和集合管的转运作用 肾小球滤过生成的原尿流入肾小管后称为小管液，小管液还需经过肾小管和集合管的转运作用，包括重吸收和分泌，才能形成终尿。终尿与小管液相比，在质和量上都发生了很大变化。

(1) 重吸收：小管液中的物质，通过肾小管上皮细胞重新转运进入管周毛细血管血液的过程称为重吸收。

重吸收的方式有主动重吸收和被动重吸收。主动重吸收是指肾小管上皮细胞逆浓度梯度或/和电位梯度进行的重吸收，需要消耗能量。一般对机体有用的物质，如葡萄糖、氨基酸、Cl^-、Na^+、K^+、Ca^{2+}等都通过主动重吸收回到血液。被动重吸收是指小管液中的物质顺浓度差、电位差或渗透压差被重吸收，此过程不需要消耗能量。如尿素和水的重吸收。

重吸收是有选择性的。原尿中葡萄糖、氨基酸和少量蛋白质几乎全部被肾小管重吸收，水和电解质大部分被吸收，尿素只有部分被重吸收，肌酐则完全不被重吸收。

肾小管对许多物质的重吸收作用是有一定限度的，当某物质在血浆中的浓度过高，超过肾小管的重吸收能力时，这种物质就会出现在尿中，此时物质的血浆浓度界限称为肾阈。如肾糖阈为 8.9～10.0 mmol/L。正常情况下滤过到原尿中的葡萄糖可被肾小管全部重吸收，所以尿中无葡萄糖。如果血糖水

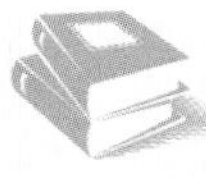
NOTE

平超过了肾糖阈，尿中就会出现葡萄糖。

肾小管各段和集合管都具有重吸收功能，其中近球小管的重吸收能力最强，是重吸收的主要部位。几乎全部的营养物质（葡萄糖、氨基酸、维生素、微量蛋白质等）、绝大部分水和无机盐（Na^+、K^+、Cl^-、HCO_3^-）都在近球小管被重吸收。如：小管液中的水约99%被重吸收，其中65%～70%在近曲小管被重吸收。滤过到原尿中的Na^+ 99%以上被重吸收，其中近端小管Na^+的重吸收量占滤出量的65%～70%，其余的Na^+分别在髓袢升支、远曲小管和集合管被重吸收。小管液中的HCO_3^-和Cl^-也大部分在近端小管被重吸收。小管液中的K^+ 65%～70%在近端小管被主动重吸收，尿液中排出的K^+主要来自远曲小管和集合管的分泌。小管液中HCO_3^-以CO_2的形式被重吸收，滤过的HCO_3^-约80%在近球小管被重吸收。滤过的葡萄糖在肾小管被全部重吸收，葡萄糖的重吸收伴随着Na^+的主动重吸收而继发主动转运，部位仅限于近曲小管。

髓袢可重吸收部分水和氯化钠，在尿液的浓缩稀释功能中发挥重要作用。远曲小管和集合管可继续重吸收部分水和钠，主要参与机体对体液和酸碱平衡的调节。

(2) 分泌：肾小管和集合管的上皮细胞将自身代谢所产生的物质或血液中的某些物质转运至小管腔的过程称为肾小管和集合管的分泌或排泌。

①H^+的分泌：近端小管、远端小管和集合管都能分泌H^+，泌H^+能力最强的是近球小管。近球小管通过H^+-Na^+交换实现分泌H^+，每分泌一个H^+，就有一个Na^+、HCO_3^-重吸收回血，以此实现排酸保碱，对维持机体酸碱平衡有重要意义。

②K^+的分泌：小管液中的K^+大部分在近端小管被重吸收，尿液中的K^+主要是由远曲小管和集合管分泌的。K^+的分泌与Na^+的重吸收相偶联，通过K^+-Na^+交换来实现。

K^+分泌的特点是多吃多排、少吃少排、不吃也排，所以大量使用利尿药时，要注意适当补钾，以防止低钾血症的发生。

③NH_3的分泌：NH_3是小管上皮细胞代谢产生的脂溶性产物，可通过细胞膜向管周组织液和小管液自由扩散。扩散的量取决于两种液体的pH，如果小管液中H^+浓度高，pH低，则NH_3易向小管液扩散。NH_3的分泌与H^+的分泌密切相关。一方面H^+的分泌使小管液的pH降低，利于NH_3的分泌；另一方面小管液中的NH_3与H^+结合成NH_4^+，以铵盐的形式随尿液排出，可使小管液中H^+浓度降低，又能加速H^+的分泌。

机体某些代谢产物，如肌酐、对氨基马尿酸等，可从肾小球滤过，也可从肾小管、集合管分泌。有些进入体内的外源物质，如霉素、酚红等也可以通过肾小管、集合管分泌到尿中。

二、肾脏疾病的生物化学代谢变化

各种肾脏疾病影响其泌尿功能时，会导致体内代谢废物的潴留，引起水、电解质、酸碱平衡紊乱，还会引起肾脏内分泌功能失调等。

（一）蛋白质及其代谢产物异常

1. 氮质血症　氮质血症(azotemia)是指血液中尿素、肌酐、尿酸等非蛋白含氮物质含量显著升高，是多种肾脏疾病中常见的代谢改变。主要见于以下几种。

(1) 各种原因引起的肾脏泌尿功能障碍体内蛋白质代谢产物的排泄障碍可导致氮质血症。常见病因：①肾前性：常继发于肾灌注不足引起的尿液生成减少，如严重脱水、大出血、烧伤、心力衰竭、使用血管收缩药等。②肾性：见于各种肾脏疾病，如药物性肾损伤、肾脏感染、肾脏血管损伤等。③肾后性：主要由尿路梗阻所致，如结石、前列腺增生、肿瘤等。

(2) 体内蛋白质分解增加主要见于慢性消耗性疾病，如慢性感染、恶性肿瘤等。

2. 蛋白尿　正常情况下，由于肾小球滤过膜对蛋白质滤过的选择性，滤液中可出现少量小分子蛋白，但可被肾小管几乎全部重吸收。健康成人尿中蛋白质为40～80 mg/24 h，最多不超过150 mg/24 h，常规尿蛋白定性实验阴性。若尿蛋白含量持续>100 mg/L或>150 mg/24 h，尿蛋白定性试验呈阳性反应称为蛋白尿(proteinuria)。蛋白尿分为肾小球性蛋白尿、肾小管性蛋白尿、混合性蛋白尿、溢出

NOTE

性蛋白尿、组织蛋白尿、体位性蛋白尿等。

肾小球性蛋白尿是病理情况下最常见的。在炎症、毒素等因素作用下，肾小球滤过膜滤过屏障异常，通透性增加，较多中大分子量血浆蛋白质滤出，超过肾小管的重吸收能力就会形成蛋白尿。滤膜损伤不严重时，尿中仅含少量大分子蛋白质，以清蛋白为主，为选择性蛋白尿；肾小球损害严重时，尿中有大量大分子蛋白质排出，为非选择性蛋白尿。

肾小管性蛋白尿是由于近曲小管功能受损，对正常滤过的蛋白质重吸收能力下降，导致尿中低分子量蛋白质排泄增加。低分子量蛋白质主要有 α_1 微球蛋白、β_2 微球蛋白、视黄醇结合蛋白等。此类蛋白尿的尿蛋白量比肾小球性蛋白尿少。

3. 低蛋白血症 血浆总蛋白低于 60 g/L，或白蛋白低于 30 g/L 即为低蛋白血症(hypoproteinemia)。

肾脏疾病时由于长期大量蛋白质丢失(如肾病综合征、狼疮性肾炎、糖尿病性肾病等)可导致低蛋白血症。另外，肾脏疾病(如尿毒症等)时蛋白摄入不足或吸收不良、蛋白质合成障碍、分解加速也是引起低蛋白血症的重要原因。

(二) 凝血因子异常

在不同病因引起的肾功能损害的不同阶段，凝血因子的异常也可不同，可表现为高凝状态和出血倾向。

1. 高凝状态 肾病综合征时多种血浆蛋白成分发生变化，促进了高凝状态的发生。其主要机制：①肾病综合征时，血浆中一些分子量较大的凝血因子(如纤维蛋白原、凝血因子Ⅴ、Ⅶ、Ⅷ、Ⅹ等)不能从肾小球滤过，但其在体内的合成会代偿性增加，故其在血浆中浓度明显升高；②抗凝血酶Ⅲ是血浆中的主要抗凝因子，其分子量与白蛋白相近，肾病综合征时可从尿中大量丢失，这也是高凝状态形成的重要原因；③高脂血症可改变血小板膜，血小板聚集力与白蛋白浓度呈负相关，所以肾病综合征患者的高脂血症和低蛋白血症会使其血小板聚集力增高。④聚集的血小板可释放 β-血栓球蛋白，通过抑制前列腺素分解而加重高凝状态。总之，肾病综合征时血中凝血因子增加，抗凝机制受损，血浆黏滞度增加，当血管内皮受损时，易出现自发性血栓形成。

2. 出血倾向 肾功能衰竭患者可有明显的出血倾向，临床表现为牙龈出血、鼻衄、皮下淤斑、消化道出血、月经过多等。这可能与肾功能衰竭时体内蓄积的毒性物质抑制了骨髓造血功能，使血小板生成减少、功能下降有关；肾功能衰竭导致酸中毒时毛细血管脆性增加也会加重其出血倾向。

(三) 血脂异常

肾病综合征、糖尿病肾病、尿毒症等肾脏疾病常伴有血脂异常。高脂血症是肾病综合征的四大临床特征之一。

(四) 水平衡紊乱

肾脏疾病时的水平衡紊乱表现为尿量异常和水肿。

1. 尿量异常

(1) 少尿(oliguria)、无尿(anuria)：少尿是指尿量少于 400 mL/24 h，或尿量少于 17 mL/h；尿量少于 100 mL/24 h，称为无尿。

多种肾脏疾病影响泌尿功能都会导致少尿或无尿。

(2) 多尿(polyuria)：在不用任何药物的情况下，尿量超过 2500 mL/24 h 称为多尿。

除精神神经性因素、内分泌疾病外，肾脏疾病是引起多尿的常见原因。肾小管对某些溶质的重吸收功能障碍、浓缩功能障碍或对抗利尿激素的反应性降低等均可导致多尿。

(3) 夜尿(nocturia)增多：夜尿是指 18 时至次日 6 时的尿量。夜尿量超过全天总尿量的 1/2(或多于 750 mL)，称为夜尿增多。夜尿增多是肾小管功能不全的早期症状。

2. 水肿(edema) 组织间隙过量的体液潴留称为水肿。水肿可分为全身性水肿和局部性水肿，肾功能障碍导致的肾源性水肿，是一种常见的全身性水肿。肾源性水肿依据其产生的机制不同又可分为肾炎性水肿和肾病性水肿。

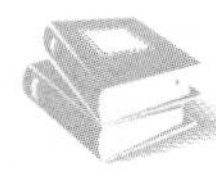

NOTE

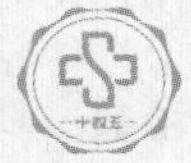

(1) 肾炎性水肿：肾小球滤过率明显下降是其主要原因。肾炎时，肾小球滤过率下降，而肾小管对水钠的重吸收正常。肾炎还常伴有全身毛细血管通透性增加，因此导致组织间隙水钠潴留。

(2) 肾病性水肿：低蛋白血症是其主要原因，且水肿的严重程度与低蛋白血症的程度呈正相关。肾病时蛋白尿导致低蛋白血症，血浆白蛋白降低引起血浆胶体渗透压下降，进而导致水肿和血容量下降；血容量下降又使交感神经兴奋，肾素-血管紧张素-醛固酮系统活性增加，抗利尿激素分泌增多，进一步加剧水钠潴留，加重水肿。

(五) 电解质平衡紊乱

肾脏可通过泌尿功能精确调节电解质平衡，所以肾脏疾病时机体会出现电解质平衡紊乱。

1. 低钠血症　肾功能衰竭时常会出现低钠血症。主要是由于水摄入过多引起的稀释性低钠血症。如果在急性肾功能衰竭前发生了呕吐、腹泻、大面积烧伤等情况，或急性肾功能衰竭引发了多尿，都会导致钠大量丢失，从而引起缺钠性低钠血症。

2. 高钾血症　高钾血症是肾功能衰竭最严重的并发症。肾功能衰竭时，一方面，尿钾排出减少引起钾在体内蓄积；另一方面，细胞分解代谢增强、代谢性酸中毒和缺氧等促使钾向细胞外转移，因而导致高钾血症。摄入含钾食物、大量输入库存血或使用保钾利尿剂等还会加重高钾血症。

3. 低钾血症　低钾血症可发生于急性肾功能衰竭多尿期。此时尿量明显增加，而肾小管对钾的重吸收功能尚未健全，大量钾随尿液排出，若补充不足，易发生低钾血症。慢性肾功能衰竭时低钾血症较少见。

4. 高磷血症　肾功能衰竭时磷酸盐排泄障碍可导致高磷血症。高磷血症可进一步加重低钙血症。

5. 低钙血症　肾脏疾病时可伴发低钙血症，其机制与钙吸收减少(磷从肾脏排泄障碍，因此从肠道排泄增加，磷在肠道与钙结合成磷酸盐排泄，导致钙不易被吸收)、蛋白结合钙随尿丢失、活性维生素 D 减少(肾功能不全时维生素 D 二次羟化障碍)等有关。

(六) 酸碱平衡紊乱

肾脏疾病可引起肾脏排酸保碱功能障碍，导致肾性代谢性酸中毒。

肾小球性肾功能衰竭时，肾小球滤过功能受损，血浆中酸性物质(如 HPO_4^{2-}、SO_4^{2-}、有机酸等)滤过障碍在体内潴留，导致代谢性酸中毒。

各种原因引起的肾小管酸化尿液功能障碍可引起肾小管性酸中毒。

第二节　肾脏疾病的生物化学检验项目与检测方法

肾脏具有强大的代偿能力，肾脏疾病患者早期可无明显临床症状，但一些实验室检查可在早期提示肾功能的减退。因此临床生物化学检验在肾脏疾病的早期诊断、疗效及预后判断等方面可发挥重要作用。

肾脏疾病的临床实验室检查包括尿液检查(一般性状检查、生物化学检查、尿沉渣显微镜检、尿液细菌学检查)、肾功能检查(肾脏泌尿功能检查和肾脏内分泌功能检查)、尿蛋白和尿酶检查以及肾脏免疫学检查等。本节主要介绍肾脏泌尿功能检查，其他的相关检查将在临床检验基础、免疫学检验等课程中讲述。

一、肾小球功能检查

肾小球功能检查包括肾小球滤过功能检查和肾小球屏障功能检查。肾小球屏障功能主要检查尿中大分子蛋白质，肾小球滤过功能可检查肾小球滤过率、血液中小分子代谢产物(如尿素、肌酐等)和血液中小分子蛋白质(如胱抑素 C)等。

NOTE

肾小球滤过率(glomerular filtration rate，GFR)指的是单位时间内两肾滤过的血浆体积(mL)，目前还不能直接测定，临床主要应用肾清除试验原理，通过测定某种标志物清除率(如肌酐清除率)间接反映 GFR,或以血肌酐测定为基础估算 GFR。

(一) 肾清除试验

血液流经肾脏时,血浆中的某些物质通过肾小球滤过或肾小管转运排出体外的过程称为肾脏对该物质的清除或廓清。肾清除试验可用来衡量肾脏的清除能力,其大小用肾清除率(C_x)表示,主要与肾小球功能、肾小管功能和肾血流量有关。

【测定方法】 肾清除率指单位时间内(min)肾脏将某物质(x)从血浆中全部清除并由尿排出时所处理的血浆量(mL)。

由于单位时间某物质从血浆中被清除的总量=单位时间某物质从尿中排出的总量,肾清除率可用如下公式表示:

$$C_x = (U_x \times V)/P_x$$

式中:C_x 为某物质清除率(mL/min),V 为每分钟尿量(mL/min),U_x 为尿中某物质的浓度(mmol/L),P_x 为血浆(清)中某物质的浓度(mmol/L)。

由于肾脏的大小大致与人体体表面积成正比,个体的高矮、胖瘦等均可影响肾清除率(C_x)的判断,所以应将其计算结果以标准体表面积 1.73 m^2(国人为 1.61 m^2)进行标准化。

标准化的肾清除率:$C_x' = [(U_x \times V)/P_x] \times (1.73/A)$

式中 A 为个体体表面积,$\lg A(m^2)=0.425\lg[体重(kg)]+0.725\lg[身高(cm)]-2.144$

【临床意义】 肾清除试验是反映肾脏泌尿功能最直接、最敏感的试验。根据肾脏对不同物质的排泄特点,应用不同物质进行肾清除试验,可测定肾小球滤过率、肾小管对各物质的重吸收和排泌量、肾血流量等。不同物质的肾清除试验及其临床意义见表 14-1。

表 14-1 肾清除试验类型及其临床意义

物质	肾脏对物质的清除方式			清除率值临床意义
	肾小球滤过	肾小管重吸收	肾小管排泌	
菊粉	全部	否	否	反映肾小球滤过功能的"金标准"
肌酐	全部	否	极少	反映肾小球滤过功能
葡萄糖	全部	全部	否	清除率为 0,接近肾糖阈时可反映肾小管重吸收功能
IgG、Alb	疾病	部分	否	计算过筛系数或选择指数,反映肾小球屏障功能
β 微球蛋白	全部	全部	否	清除率为 0,反映肾小管重吸收功能
Na^+	全部	大部分	否	清除率低,滤过钠排泄分数反映肾小管重吸收功能
HCO_3^-	全部	大部分	否	清除率低,HCO_3^- 排泄分数反映肾小管酸化尿液功能
对氨基马尿酸	部分	否	部分	反映肾血流量,接近阈值时反映肾小管排泌功能

(二) 肾小球滤过功能检查

1. 肾小球滤过率 理想的可用于检测 GFR 的物质应具备以下条件:分子量小,不与蛋白结合,能自由从肾小球滤过,不被肾小管重吸收和排泌。检测 GFR 的标志物有外源性标志物和内源性标志物。外源性标志物包括多糖类(如菊粉)、放射性核素标记物(如^{99m}Tc-二乙烯三胺五醋酸)、非放射性标记的造影剂(如碘海醇)。内源性标志物指的是机体内存在的物质,如肌酐、尿素、胱抑素 C 等。临床上多以内生肌酐清除率作为检测 GFR 的指标。

(1) 内生肌酐清除率(endogenous creatinine clearance rate,C_{Cr}):内生肌酐清除率指单位时间内(min)肾脏将内源性肌酐从一定量血浆中全部清除并由尿排出时所处理的血浆量(mL)。

肌酐(creatinine,Cr)是肌酸和磷酸肌酸的代谢产物。人体内肌酐包括外源性肌酐和内源性肌酐,外源性肌酐来自食物,内源性肌酐由肌肉组织代谢生成。在严格控制外源性肌酐饮食,保持肌肉活动相

NOTE

对稳定的情况下，内生肌酐的生成量相对恒定。血液中肌酐在肾脏随尿液排出，每天尿肌酐的排出量等于其生成量。肌酐主要从肾小球滤过，不被肾小管重吸收，仅少量由肾小管排泌。所以内生肌酐清除率可反映肾小球的滤过功能。

【测定方法】 严格控制外源性肌酐的摄入(如素食 3 天)后收集 24 h 尿液并计算每分钟尿量，同时测定血清和尿液中肌酐浓度，按肾清除率公式计算 C_{Cr} 并进行标准化。

C_{Cr}(mL/min)=[尿肌酐浓度(μmol/L)×每分钟尿量(mL/min)]/血肌酐浓度(μmol/L)标准化 C_{Cr}[mL/(min·1.73 m²)]=C_{Cr}×标准体表面积(1.73 m²)/个体体表面积(A)

【参考区间】 成年男性标准化 C_{Cr}：85～125 mL/(min·1.73 m²)；

成年女性标准化 C_{Cr}：75～115 mL/(min·1.73 m²)

【临床意义】 临床上常用 C_{Cr} 来估计 GFR，GFR 是评价肾脏功能的重要指标。

①评估肾小球滤过功能：C_{Cr} 降低能较早地准确反映肾小球滤过功能损伤及其损伤程度。C_{Cr}＜80 mL/(min·1.73 m²)时，即提示有肾功能损伤：C_{Cr} 50～80 mL/(min·1.73 m²)提示为肾功能不全代偿期；C_{Cr} 25～50 mL/(min·1.73 m²)提示为肾功能不全失代偿期；C_{Cr}＜25 mL/(min·1.73 m²)提示为肾功能衰竭期(尿毒症期)；C_{Cr}≤10 mL/(min·1.73 m²)提示为尿毒症终末期。

②指导临床治疗：临床上常根据 C_{Cr} 测定结果制定或及时调整治疗方案，如当 C_{Cr} 出现异常时，应尽量避免使用由肾脏代谢的药物或主要由肾脏排出的药物。

【评价】 内生肌酐清除率测定简便易行，是目前临床上最常用的检测 GFR 的指标。

①蛋白质负荷试验在负荷后做 C_{Cr} 来确定其储备能力，有助于早期诊断肾功能减退。方法是清晨顿服大量(0.8 g/kg 体重)鸡蛋清蛋白后测定 C_{Cr}，正常人 GFR 可升高 20%～30%，如 C_{Cr} 正常而蛋白质负荷后 C_{Cr} 上升不明显，提示其肾脏储备功能有所下降。

②测定 C_{Cr} 比测定血尿素、血肌酐浓度更灵敏可靠。由于肾脏有强大的储备能力，GFR 下降到正常人的 50%以下时，才能检测到血尿素、血肌酐浓度的升高。

③测定肾小球滤过分数可排除肾血流量对 GFR 测定的影响。肾小球滤过分数(filtration fraction, FF)指肾小球滤过率占流经肾小球的血流量的比例，正常为 0.18～0.22。

(2) 估算肾小球滤过率：

【测定方法】 以血肌酐值为基础，采用公式计算肾小球滤过率估算值(estimated glomerular filtration rate，eGFR)。

常用于成人估算 GFR 的计算公式有：

①MDRD 简化方程：GFR[mL/(min·1.73 m²)]=186×血肌酐(μmol/L)$^{-1.154}$×年龄(岁)$^{-0.203}$×0.742(女性)×1.233(中国)

②Cockcroft-Gault 公式(CG 公式)：C_{Cr}[mL/(min·1.73 m²)]=(140－年龄)×体重(kg)×72^{-1}×血肌酐(μmol/L)$^{-1}$×0.85(女性)

常用于儿童估算 GFR 的计算公式有：

①Connhan-Banatp 公式：GFR [mL/(min·1.73 m²)]=0.43×身高(cm)×血肌酐(μmol/L)$^{-1}$

②Schwonty 公式：C_{Cr}[mL/(min·1.73 m²)]=0.55 ×身高(cm)×血肌酐(μmol/L)$^{-1}$

【参考区间】 参见内生肌酐清除率。

【临床意义】 eGFR 主要用于评价肾功能相对稳定的慢性肾功能衰竭患者的肾脏功能，评定慢性肾脏病分期。

【评价】

①C_{Cr} 是临床评价 GFR 的常规试验，但其需收集 24 h 尿液，耗时长，患者依从性差，且全天 C_{Cr} 波动较大，易产生误差。eGFR 敏感性优于血肌酐，准确性与 C_{Cr} 相当，且不需收集尿标本，简单经济，可重复性好。既可应用于临床，也可用于大规模人群调查。

NOTE

②应用 eGFR 和 C_{Cr} 的前提是机体处于稳态，若 GFR 快速变化，则 eGFR 不可靠。

③MDRD 公式计算简便，不需要体重、体表面积等资料，且 GFR＜60 mL/(min·1.73 m²)时比 CG

公式更精确。

2. 血肌酐(serum creatinine，Scr)

【测定方法】 血肌酐的测定方法主要有Jaffe速率法、酶法、高效液相色谱法。

(1) Jaffe速率法(苦味酸法)：血清中肌酐与碱性苦味酸发生Jaffe反应，生成橘红色的苦味酸肌酐复合物，在波长510 nm处的吸光度与血肌酐含量成正比。此法是目前测定血肌酐的常用方法。

(2) 酶法：主要有3种方法。

①肌酐氨基水解酶法：血清中肌酐在肌酐水合酶催化下生成肌酸，肌酸在肌酸激酶、丙酮酸激酶、乳酸脱氢酶偶联反应作用下，使NADH氧化为NAD^+，在波长340 nm处吸光度降低，其降低程度与血、尿中肌酐含量成正比。

②肌氨酸氧化酶法：肌酐在肌酸酐酶催化下生成肌酸，肌酸在肌酸酶催化下生成肌氨酸，肌氨酸氧化酶进一步催化肌氨酸生成甲醛和过氧化氢，通过偶联Trinder反应，比色测定肌酐含量。

③肌酐脱氨酶法：肌酐在肌酐脱氨酶催化下脱氨基，生成N-甲基乙内酰脲，随后在L-甲基乙内酰脲酶、L-氨基甲酰基肌氨酸氨基水解酶、肌氨酸氧化酶的依次催化下生成过氧化氢，偶联Trinder反应，比色测定肌酐含量。

【参考区间】 血肌酐(Scr)Jaffe速率法：成年男性62～115 μmol/L；成年女性53～97 μmol/L。

肌氨酸氧化酶法：成年男性59～104 μmol/L；成年女性45～84 μmol/L。

尿肌酐(UCr)：8.84～13.26 mmol/24 h(1.0～1.5 g/24 h)。

【临床意义】 在控制外源性肌酐来源、无剧烈运动等情况下，血肌酐浓度主要取决于GFR，能反映肾小球的功能。

(1) 血肌酐增高：可见于各种肾病、肾功能衰竭、肌肉损伤、心肌炎等。肾功能不全代偿期肌酐可不升高或仅轻度升高；肾功能衰竭失代偿期肌酐可中度增高(达442.0 μmol/L)；尿毒症时肌酐可高达1.8 mmol/L，可作为尿毒症的诊断指标之一。

(2) 血肌酐降低：可见于白血病、贫血、进行性肌肉萎缩、肝功能障碍、妊娠等。

(3) 通过测定指甲肌酐可了解3个月前血肌酐水平和肾功能状态，有助于鉴别急、慢性肾功能衰竭。

【评价】

(1) 血肌酐浓度在肾脏病变较为严重(GFR下降至正常的50%以下)时才会升高，虽然敏感性和特异性不是很高，但检测简便，是临床常用的肾功能指标。

(2) 血肌酐水平比较稳定，日内生理变动幅度小于10%，所以测定血肌酐浓度比血尿素浓度更能准确反映肾小球的功能。

(3) 血肌酐水平与个体肌肉量有关。肌肉发达者与消瘦者(尤其是肌肉萎缩者)Scr浓度可有明显差异，老年人、肌肉少者，血肌酐水平偏低。

(4) 因生理原因孕妇GFR可上升，由于肌酐生成速度不变，Scr可比正常人偏低，多为35.2～52.8 μmol/L。若孕妇Scr＞70.4 μmol/L则视为有升高倾向。

(5) 目前测定肌酐的三大类方法(化学法、酶法、高效液相色谱法)中，化学法主要是Jaffe反应，假肌酐的非特异性干扰大；酶法特异性好，结果准确，成本较高，适用于自动分析仪；高效液相色谱法特异性好，准确度高，但操作复杂，是肌酐测定的参考方法。在临床实验室碱性苦味酸比色法和肌氨酸氧化酶法是测定血肌酐的常规方法。

(6) 血肌酐在4～6 ℃可稳定7天，冷冻状态下可长期保存，明显溶血标本肌酐水平升高。尿液标本在室温下可稳定3天，4～6 ℃可保存5天以上。如有需要，可加入麝香草酚或甲苯防腐。

3. 血尿素(serum urea，Urea) 尿素是蛋白质代谢的终产物，分子量小，可自由通过肾小球滤过膜滤入原尿，约50%被肾小管重吸收。血尿素浓度取决于食物中蛋白质摄入量、机体蛋白质的分解代谢速度及肾脏的排泄能力。在食物摄入和体内分解代谢稳定的情况下，血尿素浓度取决于肾排泄能力，可在一定程度上反映肾小球滤过功能。

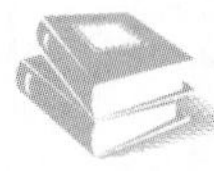
NOTE

【测定方法】 血尿素测定的方法有两大类，一类是酶学方法，尿素在尿素酶的催化下水解生成氨，氨可用纳氏试剂、酚-次氯酸盐或酶偶联反应显色测定，也称为间接测定法；另一类是化学法，尿素和特定试剂作用，直接测定其产物，也称为直接测定法，如二乙酰一肟法。

(1) 酶偶联速率法：血液中尿素被尿素酶水解产生氨，氨在谷氨酸脱氢酶的作用下使 NADH 氧化为 NAD^+，波长 340 nm 处吸光度的下降值与标本中尿素的含量成正比。此方法灵敏、特异，是目前常用的测定方法。

(2) 酚-次氯酸盐显色法(波氏法)：尿素酶水解血清中尿素生成氨，氨和酚、次氯酸盐在碱性环境中作用生成对醌氯亚胺；对醌氯亚胺与另一分子酚作用，生成吲哚酚，它在碱性溶液中产生蓝色的解离型吲哚酚。

(3) 二乙酰一肟法：二乙酰一肟在酸性条件下水解为二乙酰，二乙酰与尿素在强酸、加热的条件下反应，生成粉红色的二嗪化合物(Fearon 反应)，在波长 540 nm 处有吸收峰，其红色深浅与标本中尿素含量成正比。

【参考区间】 血尿素 1.8～6.8 mmol/L。

【临床意义】 血尿素测定方法简便，是临床常用的肾功能指标。

(1) 血尿素增高可见于器质性肾功能损伤：如原发性肾小球肾炎、肾盂肾炎、间质性肾炎、多囊肾、肾肿瘤等所致的慢性肾功能衰竭。

血尿素虽不能作为早期肾功能指标，但对慢性肾功能衰竭，尤其尿毒症患者，血尿素增高程度可用来判断疾病的严重程度。肾功能不全代偿期尿素仅轻度升高(＞7.0 mmol/L)；肾功能衰竭失代偿期尿素呈中度升高(17.9～21.4 mmol/L)；尿素＞21.4 mmol/L 可作为尿毒症的诊断指标之一。

(2) 肾前性和肾后性因素也可引起血尿素增高。肾前性因素见于多种原因(如严重脱水、大量腹腔积液、心脏循环功能衰竭、肝肾综合征等)引起的血容量不足，肾血流量减少导致的少尿，血尿素升高，称为肾前性氮质血症。肾后性因素如输尿管结石等疾病引起的尿路阻塞也可引起血尿素增高。

(3) 血尿素可作为肾功能衰竭透析充分性的判断指标。

【评价】

(1) 血尿素浓度除与肾功能有关外，还会受蛋白质摄入或蛋白质在体内分解代谢情况的影响。在高蛋白饮食、急性传染病、高热、上消化道大出血、大面积烧伤、严重创伤、手术后及甲状腺功能亢进、口服类固醇激素等情况下，血尿素浓度均可增高。相比于血肌酐水平的稳定，在反映肾小球功能方面血尿素不如血肌酐准确。

(2) 氨基甲酰血红蛋白：血液中尿素易进入红细胞内被分解成铵和氰酸盐，Hb 与氰酸盐作用可形成氨基甲酰血红蛋白(carbaminohemoglobin，CarHb)。血液 CarHb 浓度与血尿素浓度有关，但它反映的不是即刻的尿素浓度，而是患者近四周内尿素的平均水平。在鉴别急、慢性肾功能衰竭和评估血透析疗效上较单次血尿素测定更有价值。

(3) 酶偶联速率法准确度和灵敏度较高，多用于自动分析系统，在临床上应用广泛。酚-次氯酸盐显色法灵敏度高，实验条件要求不高，一般用于手工操作测定，适用于基层单位。二乙酰一肟法灵敏度高，操作较为简便，但特异性不高，试剂腐蚀性较强，加热时有异味。

(4) 在测定过程中，各种器材和蒸馏水应无氨离子污染，否则测定结果偏高。血氨升高，可使尿素测定结果偏高。

4. 尿酸(uric acid，UA) 尿酸是嘌呤分解代谢的终产物，主要在肝脏中生成，小部分尿酸可经肝脏随胆汁排泄，大部分通过肾脏排泄。UA 分子量小，不与血浆蛋白质结合，可自由通过肾小球滤过膜，90%被肾小管重吸收，也可经近端肾小管排泌。因此，在排除外源性尿酸干扰的情况下，血尿酸可以反映肾小球滤过功能和肾小管重吸收功能。

【测定方法】 尿酸测定的方法主要有：磷钨酸还原法、尿酸酶法和高效液相色谱法。

(1) 磷钨酸还原法：在去蛋白的碱性溶液中，尿酸使磷钨酸还原，生成蓝色的钨蓝，在波长 650～700 nm 处比色测定。

NOTE

(2) 尿酸酶法：在尿酸酶的作用下，尿酸氧化生成尿囊素、CO_2 和 H_2O_2。根据具体检测技术可分为以下 3 种。

①紫外分光法：尿酸在波长 282～292 nm 处有特异吸收峰。检测尿酸酶作用前后吸光度之差，计算尿酸含量。

②酶联比色法：产物 H_2O_2 通过偶联 Trinder 反应，生成红色醌亚胺类化合物，在波长 500 nm 处有最大吸收峰，吸光度的增加与标本中尿酸含量成正比。

③酶联-紫外分光法：产物 H_2O_2 在过氧化物酶的催化下同乙醇作用生成乙醛，醛脱氢酶(ALDH)进一步氧化乙醛生成乙酸，同时 NAD^+ 转变为 NADH，在波长 340 nm 处检测吸光度的增加，间接计算尿酸含量。

(3) 高效液相色谱法：酸性溶液抽提血液、尿液标本，在高效液相色谱仪中分离，在波长 280 nm 处测定。

【参考区间】 酶法：男性 208～428 μmol/L；女性 155～357 μmol/L。

【临床意义】

(1) 血尿酸升高见于：①肾功能减退。因血尿酸浓度受肾外因素影响较多，其浓度变化不一定与肾损伤平行，所以临床上不把血尿酸作为肾功能指标。②可作为痛风诊断指标。③白血病、多发性骨髓瘤、恶性肿瘤等疾病时核酸分解代谢增强。

(2) 血尿酸降低见于：①各种原因引起的肾小管重吸收功能损伤。②肝功能严重受损(如急性肝坏死等)，尿酸合成减少。③使用大剂量糖皮质激素等药物后，慢性镉中毒等，抑制嘌呤合成。

【评价】

(1) 磷钨酸还原法价格低廉，但灵敏度和特异性均不高，现已较少使用。高效液相色谱法为参考方法，尿酸酶-过氧化物酶偶联法为国家卫生健康委临床检验中心推荐方法。

(2) 血清、血浆和尿液标本均可用于尿酸的测定。测定血尿酸同时测定尿液中尿酸更具诊断价值。

(3) 食物中嘌呤含量等分析前因素对测定结果影响较大，所以须严禁食用富含嘌呤类食物(如动物肝脏、海产品等)3 天以上再测定。

5. 血清胱抑素 C(Cystatin C,CysC) 胱抑素 C 即半胱氨酸蛋白酶抑制蛋白 C，是一种带正电荷的小分子蛋白质。胱抑素 C 基因属“管家基因”，可在几乎所有的有核细胞中表达，体内胱抑素 C 产生率十分恒定。胱抑素 C 通过肾脏清除，可自由通过肾小球滤过膜，在近曲小管中被全部重吸收并迅速降解；胱抑素 C 不和其他蛋白质形成复合物，其血清浓度不受感染、肿瘤、肝功能等因素的影响，与年龄、性别、饮食、营养状况、体表面积、肌肉量等因素无关，所以血清胱抑素 C 浓度主要由 GFR 决定，更易反映肾小球滤过屏障通透性的早期变化，是一种理想的反映 GFR 的内源性标志物。

【测定方法】 血清胱抑素 C 浓度较低，测定方法需要较高的灵敏度和特异性。目前临床多采用胶乳颗粒增强免疫比浊法测定。血清胱抑素 C 与超敏化抗体胶乳颗粒产生凝集反应，溶液浊度增加，且与血清胱抑素 C 浓度成正比，在 570 nm 波长处测定吸光度的增加速率，与校准品比较，计算血清胱抑素 C 的浓度。

【参考区间】 成人血清 CysC 为 0.6～2.5 mg/L。

【临床意义】 血清 CysC 浓度与肾功能损害程度密切相关，可准确反映 GFR 的变化。血清 CysC 可用于糖尿病肾病肾小球滤过功能早期损伤的评价、高血压肾功能损伤的早期诊断、肾移植患者肾功能恢复情况的评估、血液透析患者肾功能改变的监测、老年人肾功能评价、儿科肾病的诊断、肿瘤化疗中肾功能的监测等。

【评价】

(1) CysC 是低分子量蛋白质中与 GFR 最相关的内源性标志物，血清 CysC 浓度与 GFR 呈良好的线性关系，其线性关系显著优于血肌酐，所以能更精确反映 GFR，特别是在肾功能仅轻度减退时，血清 CysC 的敏感性高于血肌酐。

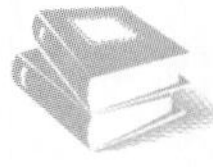
NOTE

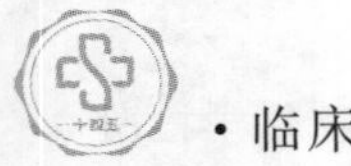

(2) 胶乳颗粒增强免疫比浊法可快速检测血清 CysC 的浓度，检测的灵敏度高，重复性好，变异系数<3%，不受胆红素或溶血、脂血样本干扰，易于自动化，是目前广泛使用的检测方法。

(3) 胱抑素 C 在血清或血浆中较稳定，血标本可低温储存数星期乃至数月。胱抑素 C 在脑脊液、精液、乳液中含量显著高于其血清中浓度。

(三) 肾小球屏障功能检查

由于肾小球滤过屏障损伤而产生的蛋白尿称为肾小球性蛋白尿，尿中出现中大分子量蛋白质，如白蛋白、转铁蛋白(transferrin，Tf)、IgG、IgA、IgM、C3、α_2巨球蛋白等。这些蛋白质在尿中出现或增多，对各类肾小球病变具有特异性的鉴别诊断价值。

1. 尿总蛋白(urine total protein，UTP) 正常情况下，滤入原尿中的蛋白质95%以上可被肾小管重吸收回血液，加上肾小管分泌的蛋白质，每日仅有微量蛋白质随尿液排出。

尿蛋白检查可以作为肾脏疾病的初筛试验。

【测定方法】 尿总蛋白测定包括尿总蛋白的定性和定量检查。

(1) 尿蛋白定性：目前临床上主要用试带法(干化学法)，可根据阳性程度不同大致估算蛋白质的含量。当尿液中蛋白质含量大于 0.1 g/L 时，定性试验可呈阳性。

(2) 24 h 尿蛋白定量：目前主要采用双缩脲比色法、邻苯三酚红钼络合显色法进行定量测定。

(3) 随机尿蛋白/肌酐的值。

【参考区间】 尿蛋白定性：阴性。24 h 尿蛋白定量：<0.15 g/24 h 或<0.10 g/L。随机尿蛋白/肌酐的值：<0.045 g/mmol 或<200 mg/g。

【临床意义】

(1) 尿蛋白阳性或增高：可见于肾小球性蛋白尿、肾小管性蛋白尿、溢出性蛋白尿、组织性蛋白尿、混合性蛋白尿等病理性蛋白尿；也可见于体位性蛋白尿、运动性蛋白尿、发热、情绪激动以及气候过冷过热等生理性蛋白尿。

(2) 通过定量可将蛋白尿分为：轻度蛋白尿(<1 g/d)、中度蛋白尿(1～3.5 g/d)和重度蛋白尿(>3.5 g/d)。

【评价】

(1) 试带法检测尿蛋白，快速、简便，是诊断肾脏疾病常用的粗筛试验。但其敏感性低(115～130 mg/L)，尤其是尿试纸条对球蛋白的敏感性更低，仅为白蛋白的 1/100～1/50，可漏检本周蛋白。

(2) 24 h 尿蛋白定量可更准确地反映每天排泄的尿蛋白量，有助于肾脏疾病的诊断、治疗和疗效观察。若收集 24 h 尿存在困难，可用随机尿样的尿蛋白/肌酐的值替代 24 h 尿蛋白定量检测，两者相关性较好，且采用随机尿样方便易行。

(3) 双缩脲比色法显色稳定、重复性好，但灵敏度低，是目前首先推荐的蛋白质定量方法。邻苯三酚红钼络合显色法灵敏度高，显色稳定，但易受表面活性剂干扰。

2. 尿微量白蛋白(microalbumin，mAlb) 尿微量白蛋白是指尿蛋白总量虽在参考区间之内，但用敏感的免疫学测定法可检出白蛋白排泄量增加。

【测定方法】 尿 mAlb 检测可采用胶乳免疫浊度法。

【参考区间】 尿 mAlb 排出量<30 mg/L 或 300 mg/24 h；随机尿 mAlb/肌酐<300 mg/g。

【临床意义】 mAlb 检测有助于肾小球病变的早期诊断。在肾脏病早期，尿常规阴性时，尿 mAlb 含量可发生变化。微量白蛋白尿(MAU)是肾脏病预后及死亡的独立预测因子。

(1) 生理性蛋白尿：剧烈运动、发热、体位改变、寒冷等因素可引起暂时的生理性蛋白尿。

(2) 糖尿病肾病：尿微量白蛋白是糖尿病患者发生肾小球微血管病变的早期指标之一，若早期干预，可减缓糖尿病肾病的发生。

(3) 高血压肾病：尿微量白蛋白是高血压并发肾损伤的指征之一，血压得到控制后微量白蛋白尿程度可减轻。

(4) 其他疾病：狼疮性肾病、泌尿系统感染、心力衰竭、隐匿性肾炎等也可出现微量白蛋白尿。

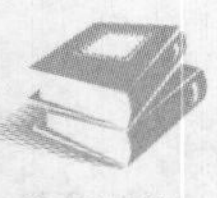

NOTE

【评价】

(1) Alb 与转铁蛋白(Tf)的分子量、分子直径均相近,但 Tf 的负电荷比 Alb 少,所以在肾小球滤过膜电荷屏障发生早期损害时,Tf 比 Alb 更容易漏出。Tf 对糖尿病肾病等肾小球性疾病的早期诊断比尿微量白蛋白测定更敏感,对判断肾小球疾病损伤程度也有一定参考价值。但 Tf 在尿中的含量比白蛋白更低,检测难度更大,现多用免疫散射比浊法、胶乳增强免疫透射比浊法测定。

(2) 同时检测尿 Tf、IgG、IgA、IgM 等,可推测肾小球病变的严重性:肾小球轻度病变时,尿 mAlb 和尿 Tf 增高;肾小球进一步受损时,尿 IgG 及 IgA 增高;肾小球严重病变时,尿中 IgM 增高。尿中 Alb 及 IgG 出现,提示病变向慢性过渡,尿中 IgM 出现对预测肾功能衰竭有重要价值。

3. 尿蛋白选择性指数(selective proteinuria index,SPI) 正常情况下,肾小球滤过膜对血浆蛋白质的通过具有一定的选择性。当肾脏疾病较轻时,尿中仅有少量中大分子蛋白质,以带负电荷的白蛋白为主,称为选择性蛋白尿。当肾脏疾病较重时,除白蛋白外,尿中还出现大量大分子蛋白质如免疫球蛋白(Ig)等,称为非选择性蛋白尿。测定尿蛋白选择性指数(SPI)可用来了解肾小球滤过膜电荷屏障与分子屏障的状况,判断肾小球损伤的严重程度。

【测定方法】 临床上多用尿 IgG(分子质量为 150 kDa)和尿 Tf(分子质量为 79 kDa)的清除率的比值作为尿蛋白选择性指数。计算公式:SPI=(尿 IgG/血 IgG)/(尿 Tf/血 Tf)。

【参考区间】 SPI≤0.1,高度选择性蛋白尿;SPI>0.2,非选择性蛋白尿。

【临床意义】 蛋白尿的选择性可反映肾小球滤过膜的通透性,与肾小球疾病的病理组织学改变有一定关系,可用来预测治疗反应、估计预后。SPI <0.1,表明肾小球损害较轻,治疗反应和预后大多较好,可见于肾病综合征、肾小球肾炎早期等;SPI>0.2,表明肾小球损害较重,预后大多不良,如急性肾炎、糖尿病肾病等。

【评价】

(1) IgG 和 Tf 均为内源性蛋白,肾小球滤过增加时肾小管的重吸收和分解也明显增加;另外,血 IgG 和 Tf 浓度在不同个体或不同病因之间差异较大,这些都会影响 SPI 的精确性。

(2) 由于 IgG 和 Tf 在血液中所带的电荷量不同,所以 SPI 增高时无法鉴别是因滤过膜孔径增大还是因负电荷的丢失所引起。可进一步做分子大小和电荷选择性测定:

①采用外源性不带电荷,且不被肾小管重吸收的非蛋白聚合物,如不同分子量(直径 2.4~6 nm)的右旋糖酐,做 SPI 的测定,可排除电荷的影响,完全反映滤过膜孔径大小。

②采用分子大小相同(约 2.9 nm),而所带电荷不同的尿唾液淀粉酶(带较多负电荷)与尿胰淀粉酶清除率的比值做 SPI 的测定,可判断肾小球滤过膜的电荷选择性。

(3) 尿蛋白 SDS-聚丙烯酰胺凝胶电泳(SDS-PAGE)可按分子量大小分离尿中蛋白质,能较好地区分生理性、肾小球性、肾小管性及混合性蛋白尿。部分肾病实验室已常规应用于临床。

二、肾近端小管功能检查

肾近端小管功能包括重吸收和排泌功能。近端肾小管是重吸收的主要部位,主要重吸收原尿中的氨基酸、葡萄糖等有机物以及水、钾、钠、钙、氯化物、磷酸盐、重碳酸盐等无机物。评价肾小管重吸收功能的方法主要有尿中某物质排出量测定(如小分子尿蛋白等)、重吸收率测定或排泄分数测定和最大重吸收量测定(如葡萄糖等)等。评价肾小管排泌功能的方法主要是酚红和对氨基马尿酸排泄试验。此外,肾小管损伤时,还可出现尿酶的变化。

(一) 肾近端小管重吸收功能检查

1. β_2微球蛋白(β_2-MG) β_2微球蛋白是一种小分子球蛋白,人体除红细胞和胎盘滋养层细胞外,几乎所有的有核细胞(特别是淋巴细胞和肿瘤细胞)均可产生,分子质量仅为 11.8 kDa。β_2-MG 可经肾小球自由滤过,约 99.9%被近端肾小管重吸收并分解破坏,所以正常情况下尿中 β_2-MG 排出量极低。

【测定方法】 血清和尿液 β_2-MG 目前可采用免疫比浊法、ELISA 法测定。

【参考区间】 成人尿 β_2-MG <0.3 mg/L,或尿肌酐校正<0.2 mg/g;$C_{\beta 2\text{-}MG}$ 为 23~62 mL/min;

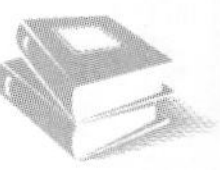

NOTE

$C_{\beta_2\text{-MG}}/C_{ALB}$的值为100～300；血 β_2-MG 为1.28～1.95 mg/L。

【临床意义】

(1) 尿液 β_2-MG 测定主要用于监测近端肾小管的功能，是反映近端小管受损的非常灵敏、特异的指标。急性肾小管损伤或坏死、慢性间质性肾炎、慢性肾功能衰竭、肾移植排斥反应期、尿路感染等，可使尿中 β_2-MG 含量增加。

(2) β_2-MG 清除率($C_{\beta_2\text{-MG}}$)是鉴别轻度肾小管损伤的良好指标。肾小管损伤时，其重吸收率减少10%，尿中 β_2-MG 排泄量就可增加30倍左右，因而 $C_{\beta_2\text{-MG}}$ 升高；无肾小管损伤时，$C_{\beta_2\text{-MG}}$ 多在参考区间内。

$C_{\beta_2\text{-MG}}/C_{ALB}$的值可用于鉴别肾小管或肾小球损伤。肾小管损伤时，$C_{\beta_2\text{-MG}}/C_{ALB}$的值明显升高；肾小球损伤时，$C_{\beta_2\text{-MG}}/C_{ALB}$的值明显降低。

(3) 血清 β_2-MG 可反映肾小球滤过功能。GFR 和肾血流量下降时，血清 β_2-MG 升高且与 GFR 呈直线负相关。血 β_2-MG 与血肌酐呈明显正相关，但较血肌酐浓度升高更早、更显著。

(4) 系统性红斑狼疮活动期，造血系统恶性肿瘤(如慢性淋巴细胞性白血病)时，β_2-MG 生成明显增多，血、尿 β_2-MG 均升高。

【评价】 肾小管性蛋白尿多为轻度蛋白尿，以小分子蛋白质为主，如 α_1 微球蛋白、β_2 微球蛋白、视黄醇结合蛋白和尿蛋白-1等，是早期肾小管损伤的标志性指标。

2. α_1 微球蛋白(α_1 microglobulin，α_1-MG) α_1 微球蛋白是由肝细胞和淋巴细胞产生的一种糖蛋白，分子质量为26～33 kDa。α_1-MG 有游离型和结合型，结合型是与免疫球蛋白、白蛋白结合，不能通过肾小球滤过膜；游离型可自由通过肾小球滤过膜，原尿中 α_1-MG 绝大部分被肾小管重吸收降解，故尿中含量极微。

【测定方法】 血清和尿液 α_1-MG 测定目前可采用免疫比浊法。

【参考区间】 成人尿 α_1-MG/肌酐＜20 mg/g；血清游离 α_1-MG 为10～30 mg/L。

【临床意义】

(1) 尿 α_1-MG 增高见于各种原因所致的肾小管功能损伤，是肾近端小管损伤的标志性蛋白。肾小管对 α_1-MG 重吸收障碍先于 β_2-MG，所以尿 α_1-MG 比 β_2-MG 更能反映肾脏早期病变。

(2) 血 α_1-MG 增高可见于肾小球滤过率下降，如肾小球肾炎、间质性肾炎等，血 α_1-MG 与血肌酐呈明显正相关。

(3) 血 α_1-MG 降低见于肝炎、肝硬化等肝实质性疾病。

【评价】

(1) 尿液标本要新鲜。标本中的混浊和颗粒可能干扰测定结果，尿液标本在测定前要离心，分离上清液。标本在2～8 ℃储存不超过8天。标本不能冷冻，否则 α_1-MG 浓度显著下降。

(2) α_1-MG 在弱酸性尿液中稳定性较好，其稳定性优于 β_2-MG 和视黄醇结合蛋白。

3. 视黄醇结合蛋白(retinol-binding protein，RBP) 视黄醇结合蛋白是由肝脏合成并分泌到血液中的一种低分子量蛋白，分子质量约为22 kDa。游离 RBP 可被肾小球滤过，在近曲小管几乎全部被重吸收分解，正常人尿中 RBP 排出量极少。

【测定方法】 血清和尿液 RBP 目前可采用免疫学方法测定。

【参考区间】 成人尿 RBP 为0.04～0.18 mg/L；RBP/Scr＜26.2 μg/mmol。

【临床意义】 肾小管损伤会影响 RBP 的重吸收和降解，导致尿中 RBP 排泄增多。尿 RBP 排出量与小管间质损害程度明显相关，可作为近端肾小管损伤时监测病程、指导治疗、判断预后的一项灵敏的指标。

【评价】 RBP 的产生相对恒定，不受性别、体位、尿液 pH 变化及昼夜差异的影响，是诊断肾小管损伤及功能障碍的一项比较准确、可靠的指标。

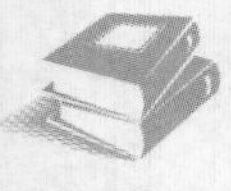

NOTE

4. 尿钠和滤过钠排泄分数(filtration sodium excretion fraction，FENa) 排泄分数(excretion fraction，Fe)是指某种物质随尿排出部分(未被重吸收部分)占肾小球滤过总量的比率，排泄分数＝1－重吸收率。

通常测定钠的排泄分数。FENa 指尿钠排出部分占肾小球滤过钠总量的比率。尿钠排泄量取决于钠的细胞外液量及肾小管重吸收的变化。

【测定方法】 分别测定血清钠、血肌酐和尿钠、尿肌酐浓度，按以下公式计算 FENa：FENa(%)=尿钠排出量/滤过钠总量=[(尿钠/血钠)/(尿肌酐/血肌酐)]×100%

式中尿钠和血钠的单位为 mmol/L，尿肌酐和血肌酐的单位为 μmol/L

【参考区间】 尿钠浓度<20 mmol/L；FENa(%)：1～2。

【临床意义】

(1) FENa 可用于估计肾小管坏死程度：急性肾功能衰竭时，肾小管功能受损，不能很好地重吸收钠，故尿钠浓度>40 mmol/L，FENa(%)>2。

(2) 鉴别急性肾功能衰竭和肾前性氮质血症：肾前性氮质血症时，肾小管功能没有受损。只是由于血容量不足，钠滤过量减少。为维持血容量，肾小管最大限度地重吸收钠，所以尿钠浓度<20 mmol/L，FENa(%)<1。

(3) 判断预后：由于肾血流量灌注不足引起的肾前性氮质血症，若缺血严重或持续时间过长(超过 2 h)，则可引起急性肾小管坏死，是急性肾功能衰竭的前奏。若尿钠在 20～40 mmol/L 之间，表明患者正在由肾前性氮质血症向急性肾功能衰竭发展。

【评价】 由于尿钠浓度与自由水清除值成反比，而醛固酮和抗利尿激素可使尿钠浓度向相反方向转变，所以尿钠浓度对肾小管功能只有参考价值。而 FENa 则不受上述因素的影响，能正确反映肾小管的功能。

5. 肾小管葡萄糖最大重吸收量(tubular maximum reabsorption of glucose，TmG) 正常情况下，血中葡萄糖从肾小球滤出后，在近端小管全部被主动重吸收，尿中无葡萄糖排出，尿糖定性为阴性。当肾小球滤出的葡萄糖量超过肾糖阈时，尿中出现葡萄糖。此时的葡萄糖重吸收量即为 TmG。肾小管受损时，其葡萄糖的最大重吸收量会减少。所以，TmG 可作为近端肾小管重吸收功能的监测指标。

【测定方法】 静脉注射葡萄糖，使滤入原尿中的葡萄糖超过其重吸收阈值。分别检测血浆葡萄糖(P_G)和尿葡萄糖(U_G)浓度、尿量(V)及菊粉清除率(C_{In})，以单位时间内肾小球滤出的葡萄糖减去该时间内尿中排出的葡萄糖，即为 TmG。

$$\text{TmG}=\text{肾小球滤液中葡萄糖总量}-\text{尿液中葡萄糖总量}=(P_G\times C_{In})-(U_G\times V)$$

【参考区间】 成人 TmG 男性为 300～450 mg/min，女性为 250～350 mg/min。

【临床意义】 TmG 可反映近端小管的重吸收功能。TmG 低于正常可见于各种原因引起的肾小管上皮细胞损伤，葡萄糖重吸收功能下降，以及先天性肾发育不全等疾病。

【评价】 此方法操作烦琐，临床上多不采用，仅用于研究。

(二) 肾近端小管排泌功能检查

评价肾小管排泌功能的试验主要有酚红排泄试验(phenolsulfon phthalein excretion test，PSP)和对氨基马尿酸最大排泄率试验(tubular maximal PAH excretory capacity，TmPAH)。

1. 酚红排泄试验(PSP) 酚红又名酚磺酞，是一种对人体无害的染料和常用酸碱指示剂。酚红注入体内后，与血中白蛋白结合，只有少量可从肾小球滤过，绝大部分(约 94%)在近端小管与血浆白蛋白解离，并被近端小管上皮细胞主动排泌，从尿液排出。因此尿液中的酚红排出量可作为判断近端小管排泌功能的指标。

【测定方法】 静脉注射 6 g/L 的酚红 1 mL，测定 2 h 内尿酚红排泄量，计算酚红排泄率。

【参考区间】 成人酚红排泄率(静脉法)：15 min>25%，平均 35%；120 min>55%，平均 70%；儿童排泄率(静脉法)：15 min 为 25%～45%；120 min 为 60%～75%(2～8 岁)；120 min 为 50%～75%(8～14 岁)。

【临床意义】

(1) PSP 排泌量减少：可见于各种肾前性(休克、心力衰竭)、肾后性(尿路梗阻或膀胱功能障碍)和肾性因素。肾性因素时，如肾炎、肾盂肾炎、近端肾小管病(如 Fanconi 综合征)等，提示近曲小管功能

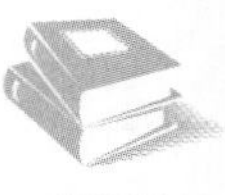
NOTE

受损。

若 120 min 排出率降低，表明肾小管排泌功能损害：40%～50%为轻度损害，25%～39%为中度损害，10%～24%为重度损害，<10%为严重损害。

(2) PSP 排泌量增加：可见于①低白蛋白血症时，酚红与血浆白蛋白结合减少，其排出速度增快；②肝胆疾病时，排泌酚红功能障碍，从尿中排出量增多；③甲状腺功能亢进时，血液循环加快，酚红排泌量增加。

【评价】

(1) PSP 操作和测定简便，是临床常规判断近端小管排泌功能的粗略指标。主要由于 PSP 受肾血流量和其他肾外因素影响较大，因此对肾小管功能敏感性低。

经肾小球滤过的酚红仅为总排泄量的 6%，所以本试验不反映肾小球滤过功能。

(2) 因青霉素、阿司匹林、利尿剂、各种血管造影剂等在近端小管与 PSP 争夺共同转运通路，影响 PSP 排出，所以试验当天不能使用这些药物。

2. 对氨基马尿酸最大排泌量(tubular maximal PAH excretory, TmPAH)试验 对氨基马尿酸(PAH)注入体内后不分解，不进入细胞内，很少与血浆蛋白质结合。PAH 约 20%以原形从肾小球滤过，不被肾小管重吸收，80%由近端小管排泌，排泌量与血浆 PAH 水平呈正相关。当 PAH 血浆浓度达到约 200 mg/L 时，肾小管对其排泌量达到最大限度，此时即使再增加其血浆浓度，尿中 PAH 排出量也不再增加，即为 TmPAH。

【测定方法】 患者在试验当日不饮食，不吸烟，卧床休息。7:50 自然排尿。8:00 首次静脉注射 40%PAH 溶液 50 mL，以后用 10%PAH 溶液以 10 mL/min 速度静滴，使血中 PAH 浓度逐步达到 600 mg/L，肾脏清除 PAH 能力达到最大限度。其他操作同菊粉清除率。

$$\text{TmPAH}=\text{尿 PAH 总量}-\text{肾小球滤液 PAH 总量}=U_{\text{PAH}}V-P_{\text{PAH}}C_{\text{In}}$$

【参考区间】 成人 60～90 mg/(min·1.73 m^2)。

【临床意义】 TmPAH 试验可反映有功能肾小管的数量和质量，是反映肾小管排泌功能较好的指标。TmPAH 轻度降低见于轻型急性肾小球肾炎、心力衰竭等；中度降低见于高血压、肾动脉硬化症、肾盂肾炎等；显著降低见于慢性肾小球肾炎、慢性肾盂肾炎、间质性肾炎等。

【评价】 TmPAH 操作烦琐，不适合常规开展，仅用于研究试验中。

(三) 肾近端小管细胞损伤检查

肾近端小管细胞损伤时，除重吸收和排泌功能改变外，还可出现尿酶含量的变化。

尿液中的酶可来自肾实质、血液和泌尿生殖道，主要来源于肾小管，特别是近端小管细胞。正常人尿液中含酶量很少，在各种肾脏疾病，尤其是肾小管细胞受损时，某些酶排出量增加或在尿中出现，可检测到尿酶活性的改变。本节主要介绍 N-乙酰-β-D-氨基葡萄糖苷酶(N-acetyl-β-D-glucosaminidase, NAG)。

NAG 是一种溶酶体水解酶，广泛分布于哺乳动物各组织细胞中，在近曲小管上皮细胞中含量较高，与黏多糖类及糖蛋白代谢有关。NAG 分子质量约为 140 kDa，不能通过肾小球滤过，所以尿中 NAG 主要来自肾近曲小管上皮细胞。NAG 在尿中稳定，其活性可作为肾小管实质细胞损害的敏感标志物。

【测定方法】 NAG 测定主要有放射免疫分析法、荧光分析法和可见分光光度法。放射免疫分析法和荧光分析法需要昂贵的仪器，主要用于科研用途和作为参考方法。目前国内应用较多的是对硝基苯-N-乙酰-β-D-氨基葡萄糖苷(PNP-NAG)终点法。其原理是对硝基苯-N-乙酰-β-D-氨基葡萄糖苷在 NAG 的作用下，生成 N-乙酰-β-D-氨基葡萄糖和黄色的对硝基酚，对硝基酚在波长 400 nm 处比色，同时测定尿肌酐浓度，以 NAG/CR 表示其相对活性。

【参考区间】 成人尿 NAG<22 U/g。

【临床意义】

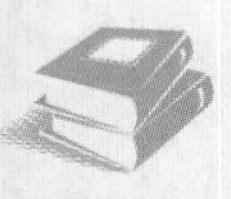

(1) 肾小管疾病：肾小管间质病变、先天性肾小管病变、急性肾功能衰竭、药物诱发肾小管毒性损伤、肾移植排异反应等，均可使尿 NAG 升高。

NOTE

氨基糖苷类抗生素、重金属、顺铂等抗癌药物引起的肾小管毒性损伤导致的NAG升高早于尿蛋白和管型的出现，故尿NAG测定可作为氨基糖苷类抗生素肾毒性的监测试验。

肾移植出现排异反应前1～3天，尿NAG即增高，有助于早期诊断排异反应。

(2) 肾小球病变：尿NAG活性升高也可见于肾小球肾炎、糖尿病肾炎等，且其升高与病变程度相关。糖尿病肾炎早期，滤过压增高，滤过膜负电荷减少，裂孔变化，血浆白蛋白滤出增加，但在近曲小管被重吸收后，尿白蛋白排泄量可不增加。但因细胞溶酶体激活，可导致尿NAG升高，且NAG/U_{Cr}的值增高，先于尿白蛋白排泄量的变化。联合检测尿液中的NAG、α_1-MG和mAlb有助于发现糖尿病、原发性高血压的早期肾损害。

(3) 泌尿系感染：泌尿系感染时尿NAG可显著增高，且上尿路感染高于下尿路感染，有助于感染的定位诊断。

【评价】

(1) NAG是诊断肾脏早期损害的无创性灵敏指标，测定方法简便。

(2) 肾小球病变时NAG也可升高，所以使用该指标诊断肾小管疾病时需先排除肾小球病变。尿NAG增高主要用于早期肾毒性损伤，尿α_1-MG和β_2-MG增高则主要见于肾小管重吸收功能损伤，彼此不能替代，联合检测更有价值。

(3) 在水负荷加重、剧烈运动后，尿NAG可一过性升高。尿中NAG异常时，要高度警惕肾小管病变或肾毒性损害。动态观测尿NAG变化，可监测病情的变化趋势。若NAG持续居高不下，提示预后不良。

(4) 尿液中NAG升高与损伤的部位、程度有关。肾小管损伤的早期，由于溶酶体膜和细胞膜的相互作用，尿液中NAG逐渐升高；随着酶的进一步分泌，细胞结构破坏，细胞坏死，尿NAG不再升高；若肾小管损伤的病因得以纠正，肾小管细胞功能逐渐恢复，则尿NAG下降。

三、肾远端小管功能检查

远端肾小管在神经内分泌因素的作用下，可参与尿液浓缩与稀释，调节水、电解质和酸碱平衡，维持机体内环境的稳定。

(一) 尿液浓缩稀释试验(urine concentration dilution test)

尿液浓缩稀释试验指在日常或特定饮食条件下观察患者尿量和尿比重等指标的变化。

1. 尿比重与尿渗量 尿比重指的是在4 ℃条件下，尿液与同体积纯水的重量之比。尿比重取决于尿中溶解物质的浓度，与尿中固体总量成正比。尿渗量(urine osmolality，Uosm)指溶解在尿液中具有渗透作用的全部溶质微粒的总数量(含分子和离子)。

尿比重和Uosm都能反映尿中溶质的含量，但尿比重易受溶质微粒大小和性质的影响，如蛋白质、葡萄糖等大分子微粒可使尿比重显著增高；而尿渗量与溶质分子量、微粒大小无关。因而测定Uosm比尿比重更能准确真实地反映肾浓缩和稀释能力。

【测定方法】 目前尿比重多采用化学试带法测定；Uosm多采用尿液冰点下降法测定，也可用蒸气压渗透压计算法测定。

尿液冰点下降法测定尿渗量的原理是1渗量的溶质颗粒可使1 kg水的冰点下降1 ℃。

$$渗量(mOsm/kg \cdot H_2O)=溶液冰点下降的温度/1.858$$

禁饮8 h后，取晨起第一次清洁尿送检，同时取肝素抗凝的静脉血测定血浆渗量(plasma osmolarity，Posm)。

【参考区间】 成人尿比重为1.015～1.025，晨尿常在1.020左右；成人Uosm为600～1000 mOsm/(kg・H_2O)，禁水8 h后晨尿Uosm>800 mOsm/(kg・H_2O)；成人Posm为275～305 mOsm/(kg・H_2O)；Uosm与Posm的比值为3∶1～4∶1。

【临床意义】

(1) 尿比重主要取决于肾脏的浓缩功能，也与饮水量有关。尿比重增高可见于急性肾炎、脱水、糖

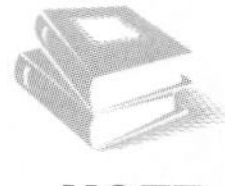
NOTE

尿病等;尿比重降低可见于慢性肾炎、尿崩症等。因此尿比重只可作为初筛试验。

(2) Uosm 可作为判断肾脏浓缩与稀释功能的指标且优于尿比重测定。Uosm 下降,说明肾小管浓缩功能减退。尿、血渗量比值(Uosm∶Posm)可直接反映尿中溶质浓缩的倍数,肾小管重吸收水的能力越强,Uosm∶Posm 越大;Uosm∶Posm 变小是肾功能紊乱的指征。

尿渗量在 300 mOsm/(kg · H_2O)左右时,与正常血浆渗量相等,称为等渗尿;尿渗量<300 mOsm/(kg · H_2O),称为低渗尿;若禁水 8 h 后尿渗量<600 mOsm/(kg · H_2O),Uosm∶Posm 值等于或小于1,表明肾浓缩功能障碍,可见于慢性肾盂肾炎、多囊肾、尿酸性肾病等慢性间质性病变,也见于慢性肾炎晚期,急慢性肾功能衰竭累及肾小管和间质。

(3) 鉴别肾前性少尿和肾性少尿:肾前性少尿时,未累及肾小管浓缩功能,故尿渗量较高,常大于450 mOsm/(kg · H_2O);肾小管坏死致肾性少尿时,尿渗量降低,常小于 300 mOsm/(kg · H_2O)。

【评价】

(1) 尿液标本如不能立即测定,则不能加防腐剂,而应将其置于 4 ℃冰箱中保存。标本放置冰箱后,如出现盐类沉淀,应升高温度使沉淀溶解后再测定。

(2) 标本不能稀释,否则将改变渗透浓度,影响检测结果。

(3) 尿渗量测定过程比较烦琐,不如尿比重临床应用广泛。

2. 渗量溶质清除率(osmotic clearance,Cosm) 渗量溶质清除率表示单位时间内(每分钟)肾脏能将多少毫升血浆中的渗透性溶质清除出去。

【测定方法】 依据肾清除试验原理,同时测定 Uosm、Posm 及每分钟尿量(V),按公式计算出渗量溶质清除率:Cosm=Uosm/Posm×V。

【参考区间】 空腹时为 2~3 mL/min。

【临床意义】 Cosm 表示肾脏维持水与溶质之间平衡的能力,即渗透压在狭窄范围内波动(280~300 mOsm/kg · H_2O)的能力。Cosm 降低,说明远端肾小管清除渗透性溶质的能力降低。

【评价】 正常情况下,尿液中溶质量相对稳定,故 Cosm 也相对稳定。Cosm 比尿渗量更能准确地反映肾脏浓缩功能。

3. 自由水清除率(free water clearance,C_{H_2O}) 自由水清除率指单位时间内从血浆中清除到尿中不含溶质的水量。任何尿液可视为等渗尿和纯水两个部分,即尿量=等渗尿尿量+C_{H_2O}。浓缩尿量等于等渗尿尿量减去被吸收的纯水量;稀释尿量等于等渗尿尿量加上血浆中清除的纯水量。正常人排出的均为含有溶质的浓缩尿,故 C_{H_2O}为负值。

【测定方法】 依据肾清除试验原理,同时测定 Uosm、Posm 及每分钟尿量(V),按公式计算出自由水清除率:C_{H_2O}=[1-(Uosm/Posm)]×V。

【参考区间】 正常人禁水 8 h 后晨尿 C_{H_2O}为-100~-25 mL/h。

【临床意义】 C_{H_2O}持续等于或接近于零,表示肾脏不能浓缩和稀释尿液,排出等渗尿,是肾功能严重损害的表现。C_{H_2O}常用于急性肾功能衰竭的早期诊断和病情观察。

【评价】 C_{H_2O}是判断远端肾小管浓缩与稀释功能的灵敏指标。

(二) 远端肾小管酸碱调节功能检查

肾脏是机体排泄过量的非挥发性酸,调节酸碱平衡的重要器官,主要通过近端肾小管对 HCO_3^- 的重吸收和远端肾小管对 H^+ 的排泌来维持体内酸碱平衡。

1. 尿液酸碱度测定 肾小管排酸方式有 3 种:①直接排 H^+:可用 pH 计进行测定。②H^+ 与磷酸根、硫酸根和其他有机化合物结合后排泄,这部分酸与游离 H^+ 可通过酸碱滴定进行测定,称为尿可滴定酸度(UTA)。③以 $NH_4{}^+$ 形式排 H^+:在肾小管腔中,H^+ 与 NH_3 结合为 $NH_4{}^+$,随尿排出。

【测定方法】 常用的有指示剂法、pH 试纸法和 pH 计法。

计算:尿 H^+ 总排泄量(UH)=UTA+$U_{NH_4^+}$-$U_{HCO_3^-}$

【参考区间】

(1) 尿[H^+]:126~316 μmol/L(pH 5.0~7.0)。

NOTE

(2) 尿 H^+ 总排泄量(UH):40～80 mmol/24 h。

(3) 尿可滴定酸度(UTA):14～35 μmol/min 或 20～50 mol/24 h。

(4) $[NH_4^+]$:21～35 μmol/min 或 30～50 mol/24 h。

【临床意义】 本试验为肾小管酸化功能检查。在患某些肾脏疾病时,肾小管排酸能力障碍,血液中磷酸盐、硫酸盐、有机酸滞留,引起肾小管性代谢性酸中毒。

【评价】 影响尿液酸碱度的因素除肾小管疾病外,还有药物、饮食、尿路感染、发热和脱水等。

2. 氯化铵负荷试验(酸负荷试验) 口服一定剂量的酸性药物(如氯化铵)后,机体产生急性代谢性酸中毒,增加远端肾小管排泌 H^+ 的负荷。若远端肾小管功能正常,可通过排泌 H^+ 酸化尿液。若远端肾小管功能障碍,酸性物质不能排出,则尿液酸化受损,出现血、尿 pH 分离现象。通过观察尿 pH 变化,可判断有无远端小管酸化功能障碍。

【测定方法】 受试者停用碱性药物 2 天后,按成人 0.1 g/kg 体重口服氯化铵,服药后第 3 h 起每小时收集尿液 1 次,共 5 次,分别测定服药前后每份尿样的 pH。

【参考区间】 服用氯化铵 2 h 后,尿 pH<5.5。

【临床意义】 正常人服药 2 h 后,尿液 pH 应低于 5.3,此时即可停止试验。若每次尿液(包括服药前)pH 均大于 5.5,有助于Ⅰ型酸中毒(远端肾小管性酸中毒)的诊断。

【评价】 酸负荷试验只适用于无全身性酸中毒表现的不典型或不完全的肾小管性酸中毒患者,对已有明显代谢性酸中毒者不宜做此试验,以免加重患者的酸中毒。肝功能不全者,不宜口服大量氯化铵,可改做氯化钙试验。

3. HCO_3^- 负荷(碱负荷)试验 正常情况下,原尿中的 HCO_3^- 85%～90%在近端肾小管被重吸收,其余 10%～15%在远端肾小管被重吸收,可有效地保留和维持机体的碱储备。服用一定量的碱性药物碳酸氢盐,可使尿液碱化,增加肾小管重吸收 HCO_3^- 的负荷。若近端小管受损,其重吸收 HCO_3^- 功能减退,则有较多的 HCO_3^- 自尿中排出。此时血液因碱性离子丢失而呈现酸中毒,而尿液中因 HCO_3^- 较多而呈碱性,出现血、尿 pH 分离。观察 HCO_3^- 的排泄分数,有助于近端小管酸中毒的诊断。

【测定方法】 受试者口服 $NaHCO_3$(1～2 mmol/d·kg 体重),连服 3 日。在此过程中监测血浆 $NaHCO_3$ 浓度,当其≥26 mmol/L 时留取尿液 20～30 mL,及时测定尿液 HCO_3^- 和尿肌酐(Ucr),同时测定血清 HCO_3^- 和血肌酐(Scr),按以下公式计算尿中 HCO_3^- 的排泄分数。

$$HCO_3^- \text{的排泄分数}=[(\text{尿 } HCO_3^-/\text{血 } HCO_3^-)/(\text{尿肌酐}/\text{血肌酐})]\times 100\%$$

【参考区间】 正常人尿液中几乎无 HCO_3^-,其排泄分数≤1%。

【临床意义】 Ⅱ型肾小管酸中毒>15%(近端肾小管受损);Ⅰ型肾小管酸中毒<5%(远端肾小管受损)。

【评价】 留取尿标本时,应避免接触空气。

(三) 尿肾小管组织蛋白检测

肾小管组织蛋白指肾小管代谢产生的蛋白和其组织破坏分解的蛋白,以及炎症或药物刺激泌尿系统分泌产生的蛋白。T-H 糖蛋白(Tamm-Horsfall glycoprotein,THP)是肾小管组织蛋白的主要成分。THP 是由肾小管髓袢升支后段和远曲小管上皮细胞合成分泌的一种大分子糖蛋白,可阻止水的重吸收,参与尿液的稀释,还参与尿液管型和尿路结石的形成。正常情况下,THP 只存在于上述细胞管腔面胞膜上,不暴露于免疫系统。在肾小管间质发生病变时,THP 可漏入组织间质引起免疫反应,产生抗 THP 抗体。

【测定方法】 目前多采用免疫比浊法、酶联免疫吸附法或放射免疫法(RIA)测定。

【参考区间】 RIA 法:12.4～61.6 mg/24 h。

【临床意义】 正常成人 24 h 尿 THP 排出量稳定。各种原因(如肾毒物、肾移植排异反应)导致的远端肾小管损伤均可使 THP 覆盖层受损,上皮细胞合成分泌 THP 增加,尿液中 THP 增加。尿 THP 检测可用于诊断、监测远端肾小管损伤。①尿 THP 升高可见于:肾盂肾炎、肾病综合征、蛋白尿酸中毒、肾小管损伤、脱水少尿、尿路结石等;②尿 THP 降低可见于:肝硬化、肾病、尿毒症、多囊肾、遗传性

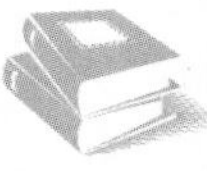

NOTE

运铁蛋白缺乏症、肾功能减退等；③THP分子量大，易聚合成多聚体，在具有高浓度电解质、酸性和浓缩尿的条件下，易聚集沉淀形成管型的基质或形成尿路结石。尿管型引起肾小管阻塞与急性肾功能衰竭的发生有关。

【评价】 尿THP测定不受尿液颜色的影响，且THP对肾小管的定位性、特异性均较好，是远端肾小管损伤的一个较好的标志物。

四、肾血流量检测

肾血流量(RBF)或肾血浆流量(RPF)是指单位时间内流经肾脏的全血或血浆量。目前多采用对氨基马尿酸(PAH)清除率试验和放射性核素法检测。

PAH是外源性物质，操作复杂，临床上较少采用，主要应用于科研。放射性核素肾图可测定每侧肾血流量，临床上已将其作为肾功能的常规检查。

第三节　临床生物化学检验项目在肾脏疾病诊治中的应用

肾脏疾病是临床常见病，且种类较多，病因、机制也各不相同。由于肾脏具有很强的储备能力，所以肾脏疾病的早期诊断尤为重要，而肾脏疾病的诊断和疗效评估等在很大程度上都依赖于实验室检查。因此充分了解肾脏疾病和肾功能检测指标的特性，有利于临床实验室检测指标的合理应用。

一、肾功能检测指标的分类与评估

(一) 肾功能检测指标的分类

临床实验室肾功能检测项目较多，可依据项目反映的部位和功能进行分类。肾功能检测指标的分类见表14-2。

表14-2　肾功能检测指标的分类

检查部位	检测功能	标准试验项目	临床首选项目	临床次选项目
肾小球	滤过功能	菊粉清除率	内生肌酐清除率 血清胱抑素C	血尿素、血肌酐 血尿素/血肌酐
	屏障功能		尿蛋白定性 24 h尿蛋白定量 尿蛋白电泳	尿微量白蛋白 尿蛋白选择性指数
近端小管	重吸收功能	TmG	尿钠、FENa	尿小分子蛋白质
	排泌功能	TmPAH		PSP
远端小管	水、电解质调节功能		尿比重、尿渗量	浓缩稀释试验 渗量溶质清除率 自由水清除率
	酸碱平衡功能	HCO_3^-排泄分数	尿pH 尿总酸测定	氨滴定测定 酸、碱负荷试验
肾血管	肾血流量	PAH清除率 碘锐特清除率		肾同位素扫描

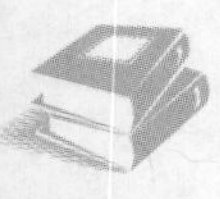

(二) 肾功能检测指标的评估

1. 尿常规检查 尿常规检查(如尿量、尿比重、尿蛋白定性等)，是临床上非常重要的初步检查，常

NOTE

是肾脏或尿路疾病发现的第一个指征，也可为揭示病理过程的本质提供重要线索。但其敏感性较低，不利于肾脏疾病的诊断，特别是肾小管损害的早期诊断。

2. 肾小球功能及损伤检查 肾小球功能检查一般以内生肌酐清除率作为常规首选指标，尿微量白蛋白作为协同指标，这两个指标联合检测有利于肾小球功能早期损伤的评估。血尿素、血肌酐测定仍为临床常用的评估肾小球滤过功能的标志物，但因其敏感性较低，仅对肾功能衰竭、晚期肾脏病有较大的临床意义。血清 CysC 是评估肾小球滤过功能的新标志物，其浓度与 GFR 呈良好的线性关系，其线性关系显著优于血肌酐。

3. 肾小管功能及损伤检查 肾小管间质性疾病的确诊依赖于肾组织活检的病理学检查。肾小管损伤标志物的实验室检查，由于其无创性，成为临床上常用的肾小管间质疾病诊断和监测手段。目前常规应用的肾小管损伤标志物有尿低分子蛋白质、尿液中肾小管组织抗原和尿酶。

低分子量蛋白质（α_1-MG、β_2-MG 和 RBP 等）在尿中出现和增加，可反映肾小管重吸收功能障碍。NAG 也可作为近端小管损伤的灵敏标志物，THP 为髓袢和远端小管损伤的标志物。

（三）肾功能检测指标的选择及应用注意事项

1. 肾功能检测指标选择的注意事项 临床选择肾功能检测指标时应注意：

（1）首先应明确检查的目的，是为了早期诊断、评估预后、观察病情，还是为了确定治疗方案。

（2）要了解各种诊断方法的设计原理、敏感性、特异性和诊断价值，了解同类方法各自在筛查、协助诊断和确证等方面的实际作用。

（3）根据要检查的肾脏病变部位，选择相应的功能试验，检测方法的选择应由简到精、由易到难；还要结合患者的病情、文化特点、经济情况和接受程度等合理选择有效、经济的检测项目。

（4）如需分别了解左、右肾的功能，需通过插入导尿管分别收集左、右肾尿液。

（5）必须结合患者的病情和其他临床资料全面分析评价检查结果，作出合理判断。

2. 肾功能检测指标应用的注意事项 临床应用肾功能指标评估肾脏功能时，应注意：

（1）肾脏功能的储备能力很强大，当实验室检测项目结果正常时，亦不能排除肾脏功能性或器质性损害。

（2）应注意肾外因素（如休克、心力衰竭、输尿管梗阻、水肿等）对检测结果的影响。

（3）对临床上有可能发生肾脏损害的各种情况（如糖尿病、高血压、感染、药物或化学毒性等），应及时选用有关肾脏早期损伤标志物进行检测，以实现早发现、早治疗。

（4）肾脏的损伤或病变可能是原发性的，也可能继发于全身性疾病，应依据患者的整体情况，综合分析检测结果，做出正确判断。

二、常见肾脏疾病的生物化学诊断

（一）急性肾小球肾炎

急性肾小球肾炎（acute glomerulonephritis）简称急性肾炎，是以血尿、蛋白尿、水肿、高血压、肾小球滤过率降低为主要表现的肾小球疾病。临床常急性起病，可伴有一过性氮质血症。多发生在急性链球菌感染 1～3 周后，是由变态反应引起的双侧肾弥漫性的肾小球损害。

1. 诊断依据

（1）有少尿、血尿、水肿、高血压等临床表现。

（2）伴有链球菌感染的证据，抗“O”（或 ASO）明显升高，2 周内血清补体 C3 下降。

2. 实验室标志物检查

（1）尿常规检查：尿量减少，尿渗量＞350 mOsm/(kg · H_2O)；肉眼可见血尿或镜下见血尿，血尿是急性肾炎的重要表现；尿蛋白定量常为 1～3 g/24 h，多属非选择性蛋白尿。

（2）血液生化检查：因肾小球滤过率降低，水、钠滞留，血容量增加，血液稀释，可致血浆白蛋白轻度下降；血清蛋白电泳多见白蛋白降低，γ-球蛋白增高；尿钠减少，可有轻度高钾血症。

（3）肾功能检查：急性期肾小球滤过功能一过性受损，而肾血流量多正常，C_{Cr}降低。肾小管功能相

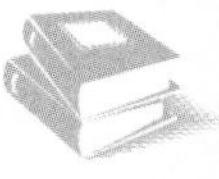
NOTE

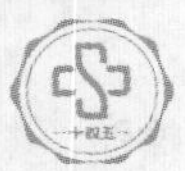

对良好，TmG 和 TmPAH 轻度下降或正常，肾浓缩功能多正常。

(4) 免疫学和其他检查：急性肾炎病程早期，血总补体及补体 C3 明显下降，可降至正常的 50%以下。其后逐渐恢复，6～8 周时恢复正常，这种动态变化是链球菌感染后急性肾炎的典型表现，是急性肾炎病情活动的指标。尿 FDP 的测定可正确反映肾血管内凝血。

3. 临床常规检查项目

(1) 血、便常规。

(2) 补体、ASO。

(3) 肝功能、电解质、血糖、凝血功能、ANA、CRP、ESR、尿红细胞位相。

(4) 腹部超声、胸片、心电图。

(二) 肾病综合征

肾病综合征(nephrotic syndrome，NS)是以大量蛋白尿、低白蛋白血症、严重水肿和高脂血症("三高一低")为特点的临床综合征。NS 是由于肾小球滤过膜通透性增加而产生的一组症状，可由多种病因引起，不是独立的疾病。

蛋白尿的主要成分为白蛋白，也可包括其他血浆蛋白成分，与尿蛋白的选择性有关。由于尿中大量丢失白蛋白，从而导致低白蛋白血症。水肿的出现及其严重程度与低蛋白血症的程度相一致。血浆中大部分脂蛋白(Ch、TG、PL、LDL、VLDL)成分增加，HDL 正常或稍降低，ApoB、ApoC、ApoE 升高，ApoAⅠ降低。脂质异常多为一过性，与蛋白尿和低蛋白血症的程度有关，高脂血症随蛋白尿消失、血浆白蛋白回升而恢复正常。高脂血症导致 NS 患者动脉硬化合并症较多，并与血栓形成及进行性肾小球硬化有关。NS 时常形成高凝状态，使凝血、血栓形成倾向更严重。

1. 诊断依据

(1) 大量蛋白尿：尿蛋白(+++)以上，尿蛋白定量>50 mg/(kg·d)或>3.5 g/d 或晨尿尿蛋白/尿肌酐>2。

(2) 血液生化检查：血清白蛋白含量<30 g/L，伴或不伴血清胆固醇含量>5.72 mmol/L。

(3) 眼睑、颜面及四肢全身凹陷性水肿。

(4) 如排除继发性疾病，则诊断为原发性肾病综合征。

2. 实验室标志物检查

(1) 尿蛋白测定：大量蛋白尿是肾病综合征最主要的实验室诊断依据，并通常为肾小球性蛋白尿。常规尿蛋白定性可作为蛋白尿的筛选检查，24 h 尿蛋白定量对于 NS 的诊断是必不可少的。测定 C_{IgG}/C_{Tf}可了解尿蛋白选择性，$C_{IgG}/C_{Tf} \leqslant 0.1$ 提示高选择性，病情较轻，预后较好；$C_{IgG}/C_{Tf} \geqslant 0.2$ 提示非选择性，病情较重，预后大多不好。尿蛋白电泳可粗略区分肾小球性、肾小管性或溢出性蛋白尿。

(2) 血液生化检查：血浆白蛋白和血脂浓度是诊断 NS 的必要依据。NS 时血浆总蛋白，特别是白蛋白显著下降；IgG 水平可显著下降，而 IgA、IgM 和 IgE 水平多正常或升高。血清蛋白电泳图出现两端下陷、中间增高的特征性改变(白蛋白下降至 50%以下，γ-球蛋白也相对减少，α_1-球蛋白可正常或降低，α_2-球蛋白和 β-球蛋白比例明显升高)。胆固醇或甘油三酯升高，VLDL 和 LDL 升高。

(3) 纤维蛋白原降解产物检测：高凝状态是 NS 的重要特征表现，因此抗凝治疗是重要的治疗措施，临床上多采用纤维蛋白原定量、凝血酶原时间和 FDP 作为监测指标，$C_{D\text{-}d}/C_{IgG}$ 是指导肾脏局部抗凝治疗更为理想的实验指标。

3. 临床常规检查项目

(1) 血、便常规和便隐血。

(2) 24 h 尿蛋白定量或晨尿尿蛋白/尿肌酐的值。

(3) 肝功能、血电解质、血糖。

(4) 腹部 B 超、胸片、心电图。

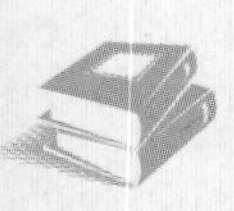

(三) 糖尿病性肾病

NOTE

糖尿病可引起多种肾脏病变，如糖尿病性肾小球硬化症、肾小动脉硬化症、肾盂肾炎、肾乳头坏死等，从而在糖尿病病程中出现蛋白尿、高血压、水肿、肾功能不全等临床表现。糖尿病性肾病(diabetic nephropathy,DN)仅指糖尿病所特有的，与糖代谢异常有关的，糖尿病性肾小球硬化症。临床上以糖尿病患者出现持续性蛋白尿为主要标志，是糖尿病微血管并发症之一，与遗传因素及糖代谢异常有关。

糖尿病性肾病最早出现的功能性改变是 GFR 增高，一直持续到出现蛋白尿。蛋白尿是糖尿病性肾病最主要的表现，初期为微量白蛋白尿，当尿白蛋白排出量超过 200 μg/min 时，尿总蛋白排出量约为 0.5 g/24 h，此时为临床糖尿病肾病。尿蛋白排出量越多，病情越严重，肾小球滤过率下降得越快。糖尿病性肾病在病程的某一阶段可表现为肾病综合征，高血压是糖尿病性肾病晚期的表现。高血压又可加速肾病的发展，合并高血压者常在更短时间内出现肾功能衰竭。

根据糖尿病患者肾脏病变的发展及临床表现，可将糖尿病肾损害分成 5 期。Ⅰ期：肾小球高滤过期。Ⅱ期：正常白蛋白尿期。Ⅲ期：早期糖尿病性肾病期。Ⅳ期：临床糖尿病性肾病期或显性糖尿病性肾病期。Ⅴ期：肾功能衰竭期。

1. 诊断依据

(1) 有糖尿病病史。

(2) 早期糖尿病性肾病诊断：6 个月内连续两次尿微量白蛋白检查，其尿白蛋白排出率(urinary albumin excretion rate,UAER)＞20 μg/min，但＜200 μg/min，或为 30～300 mg/24 h。

(3) 临床糖尿病性肾病期诊断：间歇性或持续性临床蛋白尿(尿蛋白阳性)，UAER＞200 μg/min 或常规尿蛋白定量＞500 mg/24 h；可伴有肾功能不全，或伴发视网膜病变；肾活检证实。

(4) 排除其他可能引起尿蛋白增加的原因，如运动、泌尿系统感染、原发性高血压、心力衰竭、水负荷增加等。

2. 实验室标志物检查

(1) 尿蛋白测定：尿微量白蛋白是糖尿病性肾病早期诊断和预后判断的重要指标。运动激发试验有助于糖尿病性肾病的早期诊断。糖尿病患者血、尿 β_2-MG 有参考价值。

(2) 肾功能：早期可测定 GFR。临床糖尿病性肾病期可选用肾病综合征的肾功能检查指标。

(3) 糖尿病视网膜病变检查：出现糖尿病性眼底改变，表明很可能已有肾小球病变(＞90%)。

(4) 肾形态检查与活检：肾脏影像学检查可见肾大小正常或增大，尿毒症时也只有部分肾影缩小。肾活检有助于确定诊断和鉴别诊断。

3. 临床常规检查项目

(1) 血常规、尿常规(包括酮体)、便常规和便隐血。

(2) 24 h 尿蛋白定量或晨尿尿蛋白/尿肌酐的值。

(3) 血糖及动态血糖监测。

(4) 肝功能、血脂、电解质、血黏度。

(5) 糖化血红蛋白(HbA_{1c})和糖化血白蛋白(果糖胺)。

(6) 口服糖耐量试验和同步胰岛素或 C 肽释放试验。

(7) 颈动脉和下肢血管彩色多普勒超声。

(8) 胸片、心电图、腹部 B 超。

(四) 肾小管性酸中毒

肾小管性酸中毒(renal tubular acidosis,RTA)指由于近端肾小管重吸收 HCO_3^- 或远端肾小管排泌 H^+ 功能障碍所致的代谢性酸中毒临床综合征，其肾小球功能正常或轻微损害。主要临床表现：AG 正常高氯性代谢性酸中毒、电解质紊乱、骨病和尿路症状等。

根据肾小管受损部位及其病理生理基础，RTA 分为 4 型：Ⅰ型为远端肾小管性酸中毒，其特点是尿 pH＞5.5；Ⅱ型为近端肾小管性酸中毒；Ⅲ型为Ⅰ型和Ⅱ型的混合型；Ⅳ型为全远端肾小管性酸中毒，有醛固酮缺乏，既有酸中毒又有高钾血症的表现。

1. 诊断依据

(1) Ⅰ型：①多见于 20～40 岁成人，70%～80%为女性；②有低钙血症、低磷血症和高钙尿症，肾结

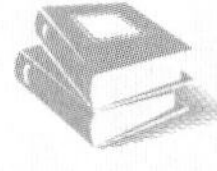

石、肾钙化多见，部分伴有软骨病或佝偻病；③高氯、低钾性酸中毒，伴尿 pH>5.5；④不完全型氯化铵负荷试验阳性。

(2) Ⅱ型：①多于幼儿期发病，男性多见；②低钾明显，而低钙与骨病较轻，表现为骨软化及骨质疏松症；③高氯、低钾性酸中毒；HCO_3^- 负荷试验阳性，尿中 HCO_3^- 排泄分数>15%。

(3) Ⅲ型：兼有Ⅰ型和Ⅱ型的临床特征，尿可滴定酸及铵离子排出减少，血浆 HCO_3^- 浓度正常时，尿中 HCO_3^- 排泄分数>15%。

(4) Ⅳ型：①多有慢性肾小管间质病史，伴有中等程度肾小球滤过率降低；②肾小管酸化功能障碍，类似Ⅱ型肾小管酸中毒，但尿中 HCO_3^- 排泄分数<10%；③高氯性酸中毒伴高钾血症；④尿铵离子减少，血肾素及醛固酮水平降低。

2. 实验室标志物检查

(1) 尿常规：连续检测尿常规，尤其是尿 pH 及尿比重。

(2) 血液生化：血气分析、血钾、钠、氯、钙、磷，血尿素氮、肌酐。

(3) 尿液生化：24 h 尿钾、钠、氯、钙、磷、镁。

(4) 尿碳酸氢盐、可滴定酸和铵离子定量测定：通常远曲肾小管性酸中毒患者尿可滴定酸度(TA)和 NH_4^+ 均下降。

(5) 酸碱负荷试验：通过氯化铵负荷试验，观察尿 pH 的变化，可判断有无远端小管酸化功能障碍。通过 HCO_3^- 负荷试验计算 HCO_3^- 的排泄分数有助于近端小管酸中毒的诊断。

(6) 激素及其代谢产物检查：血浆皮质醇、尿 17-酮类固醇、尿 17-羟类固醇、尿游离皮质醇或血醛固酮。

3. 临床常规检查项目

(1) 血、便常规和便隐血。

(2) 肝功能、血糖、血脂、血浆蛋白。

(3) 24 h 尿蛋白定量或晨尿尿蛋白/尿肌酐的值。

(4) 腹部 B 超、胸片、心电图。

(五) 急性肾损伤与急性肾脏病

急性肾损伤(acute kidney injury, AKI)和急性肾脏病(acute kidney disease, AKD)是描述肾脏功能急性减退的新概念，已逐渐取代传统的急性肾功能衰竭(acute renal failure, ARF)概念。AKI 制订了新的、统一的诊断标准和临床实践指南，有助于急性肾功能减退患者的早期诊断和早治疗。

1. 急性肾损伤的定义和分级 2005 年急性肾损伤网络(Acute Kidney Injury Network, AKIN)和 2002 年急性透析质量倡议(Acute Dialysis Quality Initiative, ADQI)对 AKI 的定义(或诊断标准)和分期如下。

(1) AKI 定义：由导致肾脏结构或功能变化的损伤引起的肾功能突然(48 h 以内)下降，表现为血肌酐(Scr)绝对值增加≥0.3 mg/dL(≥26.4 μmol/L)或者 Scr 增加≥50%(达到基线值的 1.5 倍)，或者尿量<0.5 mL/kg·h，且持续超过 6 h，称为急性肾损伤。

当基线血肌酐<1.5 mg/dL 时，肌酐上升≥0.5 mg/dL，代表新发的 AKI；当基线血肌酐>1.5 mg/dL 但<5.0 mg/dL 时，肌酐上升≥1.0 mg/dL，代表慢性肾脏病基础上的 AKI。

(2) AKI 的分级：AKI 的 RIFLE 分级诊断标准将 AKI 分为 3 个严重程度级别：危险(risk)、损伤(injury)、衰竭(failure)，和 2 个预后级别：肾功能丧失(loss)，终末期肾病(end stage renal disease, ESRD)。AKI 分级诊断标准见表 14-3。

表 14-3 AKI 的 RIFLE 分级诊断标准

分级	Scr 或 GFR	尿量
危险(risk)	Scr 上升至或超过原来的 1.5 倍或 GFR 下降>25%	<0.5 mL/(kg·h)，时间>6 h
损伤(injury)	Scr 上升至或超过原来的 2 倍或 GFR 下降>25%	<0.5 mL/(kg·h)，时间>12 h

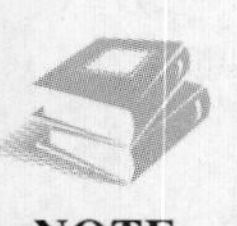

NOTE

续表

分级	Scr 或 GFR	尿量
衰竭(failure)	Scr 上升至或超过原来的 3 倍或 GFR 下降>75% 或 Scr≥4 mg/dL,急性增加≥0.5 mg/dL	<0.3 mL/(kg·h),时间>24 h 或无尿>12 h
肾功能丧失(loss)	持续肾功能衰竭>4 周	
终末期肾病(ESRD)	持续肾功能衰竭>3 个月	

(3) 我国 AKI 的诊断依据:①突发肾功能减退(在 48 h 内);②急性肾损伤 1 期(危险期):血肌酐升高≥0.3 mg/dL(26.4 μmol/L)或为基线值的 1.5～2 倍;或者尿量<0.5 mL/(kg·h),持续>6 h;③急性肾损伤 2 期(损伤期):血肌酐升高至基线值的 2～3 倍;或者尿量<0.5 mL/(kg·h),持续>12 h;④急性肾损伤 3 期(衰竭期):血肌酐升高至基线值的 3 倍或在血肌酐>4 mg/dL(354 μmol/L)基础上急性增加 0.5 mg/dL(44 μmol/L);或者尿量<0.3 mL/(kg·h)持续>24 h,或无尿持续>12 h。

2. 急性肾脏病的定义 全球肾脏病预后组织(Kidney Disease:Improving Global Outcomes,KDIGO)对 AKD 定义(或诊断标准)如下。

(1) 符合 AKI 标准。

(2) 3 个月内 GFR 下降超过 35%或 Scr 升高超过 50%。

(3) 3 个月内 GFR 下降至 60 mL/(min·1.73 m^2)以下。

(4) 肾脏损伤时间短于 3 个月。

符合以上条件之一者则可诊断为 AKD。

KDAIGO 还建议:对 AKD 患者,评估其是否会发生 AKI 或慢性肾脏病(CKD);评估其 3 个月内是否可恢复;评估其 3 个月后是否会发生 CKD 或原有 CKD 加重。

3. AKI 诊断标志物

(1) 血肌酐和尿量:依据 ADQI 的建议,血肌酐和尿量是 AKI 可靠的诊断指标和分期依据。血肌酐虽能反映 GFR,但敏感性较低,受其分布及排泌等影响。单独以尿量改变作为 AKI 诊断标准时,必须首先排除尿路梗阻、利尿剂使用、血容量状态等因素对尿量的影响。

(2) 目前正在研究的 AKI 早期诊断标志物主要有胱抑素 C、肾脏损伤分子-1(KIM-1)、中性粒细胞相关载脂蛋白(neutrophil gelatinase-associated lipocalin,NGAL)、白细胞介素-18(IL-18)、高半胱氨酸蛋白-61(cysteine rich 61,Cyr61)等。这些标志物的出现早于血肌酐升高和尿量减少,有望成为诊断 AKI 的新生化标志物。

知识链接

KIM-1 的临床应用研究

肾脏损伤分子-1(KIM-1)是人类甲型肝炎病毒的膜受体,它有一个跨膜域和一个包含酪氨酸磷酸化信号蛋白(KIM-1b)的胞内域。KIM-1 在正常肾脏组织中不表达或表达水平极低,但当各种原因导致 AKI 时,KIM-1 表达水平急剧上调,其血、尿浓度与肾脏损伤程度直接相关。临床研究发现缺血性肾损伤后尿液 KIM-1 水平上升早于管型的出现。和传统标志物相比,尿液 KIM-1 是一个可更早诊断肾损伤的敏感的生物学标志物。美国食品药物监督管理局已经批准 KIM-1 作为 AKI 生物标志物用于临床前药物开发。

但也有研究显示,在糖尿病肾病、局灶性肾小球硬化、膜增生性肾小球肾炎、IgA 肾病,甚至肾癌等多种肾脏疾病中,均有 KIM-1 表达的增加,提示 KIM-1 作为 AKI 的早期诊断及预后因子的特异性不够。

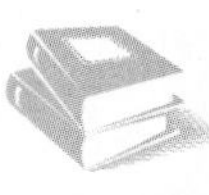

4. 临床常规检查项目

(1) 血常规(嗜酸性粒细胞+网织红细胞计数)、尿常规、便常规。

(2) 肝肾功能、电解质、血糖、血型、感染性疾病筛查、凝血功能、血气分析、免疫指标(ANA 谱、ANCA、抗 GBM 抗体、免疫球蛋白、补体、CRP、ASO、RF、ESR、iPTH)。

(3) 24 h 尿蛋白定量、尿电解质、尿肌酐、尿红细胞位相、尿白细胞分类、尿渗透压或自由水清除率。

(4) 腹部超声、胸片、心电图。

(六) 慢性肾脏病

肾脏受损后可发展为慢性肾脏病(chronic kidney disease,CKD),与慢性肾功能衰竭(chronic renal failure,CRF)概念不同,CKD 概念更强调采用积极有效的筛查方法,早期诊断 CKD,并进行适当的干预和治疗,减少终末期肾脏病(ESRD)及尿毒症的发生。

1. 慢性肾脏病的定义和分期 2002 年美国肾脏基金会(National Kidney Foundation,NKF)制订的慢性肾脏病临床实践指南(kidney disease outcome quality initiative,KDOQI)中对 CKD 的定义(诊断标准)和分期,具体为如下几类。

(1) CKD 定义:各种原因引起的慢性肾脏结构和功能障碍(肾脏损伤病史不少于 3 个月),包括肾小球滤过率(GFR)正常和不正常的病理损伤、血液或尿液成分异常,以及影像学检查异常,或不明原因的 GFR 下降[GFR <60 mL/(min·1.73 m^2)]不少于 3 个月,称为慢性肾脏病。

以上指标中,常以 eGFR 评价 GFR,尿成分异常主要指蛋白尿和血尿。常先采用试纸条定性尿蛋白,以晨尿为好,也可用随机尿。阳性者再进行定量,可用随机尿的清蛋白/肌酐,若超过 500 mg/g,则采用尿总蛋白/肌酐。

(2) CKD 分期:依据肾功能指标,CKD 共分 5 期,CKD 1～3 期为 CKD 早期。CKD 分期及防治建议见表 14-4。

表 14-4 慢性肾脏病分期及防治建议

分期	特征	GRF*	防治目标和措施
1 期	肾损害伴 GRF 正常或升高	>90	CKD 诊治;缓解症状;延缓 CKD 进展
2 期	肾损害伴 GRF 轻度降低	60～89	评估、延缓 CKD 进展;降低心血管疾病患病危险
3 期	GRF 中度降低	30～59	减慢 CKD 进展;评估、治疗并发症
4 期	GRF 重度降低	15～29	综合治疗;透析前准备
5 期	ESRD(肾功能衰竭)	<15	如出现尿毒症,需及时采取替代治疗**

注:* GRF 单位为[mL/(min·1.73 m^2)];** 透析治疗的相对指征 GFR 为 8～10 mL/min,绝对指征为 GFR <6 mL/min;晚期糖尿病肾病患者 GFR 为 10～15 mL/min 时,则可进行透析治疗。

2. CKD 早期筛查 可通过随访和定期检查进行 CKD 的早期筛查。随访可设计调查问卷了解患者的病史、相关疾病的治疗、服药史、生活习惯等基本信息;定期检查主要是常规实验室检查和肾脏影像学检查。

常规实验室检查项目包括血肌酐和肌酐清除率、24 h 尿蛋白定量、尿微量白蛋白、血尿、血清胱抑素 C、尿沉渣镜检等。其中,以血肌酐为基础计算的 eGFR 是评价肾功能的最好指标,24 h 尿蛋白定量或随机尿样的尿蛋白/肌酐是 CKD 随诊中的必选指标。必要时,CKD 患者和 CKD 高危人群应进行尿沉渣检查和肾脏影像学检查。

3. 终末期肾脏病诊断

(1) 诊断依据:①有无慢性肾脏病史;②实验室检查:肾小球滤过率或 eGFR<15 mL/(min·1.73 m^2),每周总尿素清除指数(Kt/V,血液透析中在线测得)<2.0。

NOTE

(2) 临床常规检查项目:①血、尿、便常规;②肝功能、肾功能、血电解质、血糖、血脂、血型、凝血功能、感染性疾病筛查、铁代谢、iPTH;③胸片、心电图、超声心动图;④双上肢动脉、深静脉彩色多普勒超声(血液透析);⑤根据患者病情,必要时行浅静脉数字减影血管造影(DSA)、磁共振血管造影(MRA)或心脏血管造影(CTA)。

(张红艳)

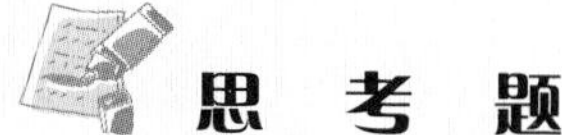

思考题

(1) 本章开始引入的首病例有哪些临床特点?

(2) 为明确诊断应追问哪些病史?还需要增加哪些实验检查项目?

(3) 结合该患者病史特点,临床诊断首先考虑的是什么?其诊断依据是什么?

NOTE

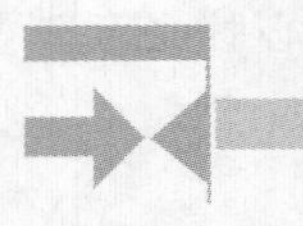

第十五章　心血管疾病的生物化学检验

扫码看 PPT

学习目标

掌握：急性冠状动脉综合征、缺血修饰性清蛋白的概念；hs-CRP 的概念和临床意义；心肌损伤标志物的概念、类型、检测方法、临床应用及评价；钠尿肽的概念，BNP 及 NT-proBNP 在心力衰竭中的应用；生化标志物在心血管疾病诊断和危险评估中的应用及评价。

熟悉：心肌肌钙蛋白、肌红蛋白、危险因素、相对危险度的概念。冠心病的分型；高血压的定义和生化机制。

了解：心血管系统的结构；心肌的超微结构和心脏血液供应特点。

病例导入

患者，男，65 岁。3 天前自觉乏力、胸部不适、活动时心悸、气急；昨天晨起后胸骨后压榨性疼痛并向左肩背部放射，休息及含硝酸甘油疼痛不缓解。既往有动脉粥样硬化、高脂血症二十余年。

常规体格检查：体温 38 ℃，脉搏 125 次/分，呼吸 25 次/分，BP 100/70 mmHg。急性病容，体型肥胖，心脏中度增大，心尖区第一心音减弱，奔马律阳性；肝脾肋下未触及。神经系统检查无异常。心电图有宽而深的 Q 波，ST 段抬高，T 波倒置。

血液一般检查：WBC 19.0×10^9/L，N 0.83，L 0.17。

临床生物化学检查：CK 800 U/L，CK-MB/CK 28.7%，cTnI 2.3 μg/L，cTnT 2.8 μg/L，hs-CRP 7.5 mg/L，TC 7.3 mmol/L，LDL-C 5.5 mmol/L，HDL-C 0.6 mmol/L，TG 3.0 mmol/L。

心血管疾病是威胁人类健康的最常见疾病，是发达国家的第一位死因。在我国，冠状动脉硬化性心脏病（coronary heart disease，CHD，冠心病）和脑血管病（cerebrovascular disease，CVD）都是城市人口的前三位死因，严重威胁人类健康。心脑血管病诊断有多种手段：动脉造影、CT 从解剖角度发现异常；心电图从电生理角度发现心脏变化；实验医学从生化角度发现异常，在预估动脉硬化是否存在、严重程度以及诊断心肌损伤方面为临床提供了重要的信息，是心血管病学的重要组成部分。

心血管疾病种类繁多，病因复杂，但其病理组织学基础主要是动脉硬化。急性缺血性心脏病和心力衰竭是两种最常见的心脏病变，目前临床实验室所采用的生化标志物主要与它们相关。因此，本章主要讲述这两种心脏病变的临床生物化学检验。

第一节　概　　述

心血管系统（cardiovascular system）是由心脏和血管以及调节血液循环的神经体液等组成，是血液循环的通道。通过血液循环，心血管系统将氧气、营养物质、酶和激素运送到全身，并把代谢废物带出体外，维持生命活动。心脏的这种特殊的工作方式，基于心脏独特的解剖、组织结构和生理、生化特点，也是心脏疾病实验室诊断的基础。

NOTE

一、心脏的结构和功能

（一）结构

心脏是人体重要器官之一，是由心肌构成的中空圆锥体器官。心脏壁有三层结构，即最外层的心外膜、中间层的心肌和最里层的心内膜。心脏有四个腔，分别是心脏上部的左右心房和下部的左右心室。心脏和血管组成人体的血液循环系统（体循环和肺循环）。在心脏外壁有供心脏能量和氧气的血管，称为冠状动脉，其中两支供应左心室，一支供应右心室。由于冠状动脉血液灌注的特点是从心外膜开始到心内膜，心内膜是最晚得到血液供应的部位，因此其对缺血的刺激最敏感。

心肌主要由心肌纤维细胞构成，每一肌纤维外有一层薄的肌膜，内有若干细胞核和多个线粒体，中央是肌原纤维。肌原纤维由许多蛋白微丝组成，分粗细两种，粗丝长 1.5 μm 左右，直径 15 nm，由肌球蛋白（myosin）分子组成，细丝长约 100 nm，直径 6～7 nm，由三部分组成：肌动蛋白（actin）、原肌球蛋白（tropomyosin）两种收缩蛋白和调节心肌纤维收缩的肌钙蛋白（troponin，Tn）。肌动蛋白是由双螺旋形式的 G-肌动蛋白组成，原肌球蛋白是一细长的分子环绕在肌动蛋白外面，每隔 40 nm 有一组肌钙蛋白。当钙离子进入后，肌钙蛋白复合体构型变化拉动覆盖表面的原肌球蛋白，暴露肌动蛋白，使粗丝肌球蛋白的横桥在肌动蛋白表面移动，结果细丝在粗丝中滑动，肌节间距离缩短，肌肉收缩。心肌肌动蛋白所依赖的钙离子主要来自细胞外间隙，由于心肌需要不停搏动，要有持续的能量供应，因此线粒体占了肌质容积的 40%，而骨骼肌中线粒体仅占肌质容积的 2%。

（二）功能

心脏有节律地收缩和舒张，推动血液在心脏和血管中单向循环流动，通过毛细血管与组织进行物质交换。心脏一次收缩和舒张构成一个活动周期，称为一个心动周期（cardiac cycle）。心室肌的收缩是推动血液循环的主要动力，习惯上将心室的收缩和舒张的起始作为心动周期的标志。心脏的舒张期比收缩期长，保证了心肌不易发生疲劳。

心动周期是由心脏的传导系统严格控制的，它发出的电冲动通过特殊的传导系统到达心肌层。心电图（ECG）是记录由心肌兴奋产生的电位变化，并描记这种电位变化的图形。临床上，心电图常用来确定心肌组织的（解剖学的）、代谢的、离子的和血液动力学的变化。

心脏除循环功能外，还具有内分泌功能。利钠肽是哺乳动物心脏分泌的激素，利钠肽家族包括由心房分泌的心房利钠肽（atrial natriuretic peptide，ANP），由心室肌和脑分泌的脑钠肽（brain natriuretic peptide，BNP），由内皮细胞分泌的 C 型利钠肽（C-type natriuretic peptide，CNP），还有 D 型利钠肽。利钠肽的主要生理功能是利尿排钠、抑制肾素-血管紧张素-醛固酮系统、扩张血管和抑制血管平滑肌细胞增殖等。除利钠肽外，从哺乳动物的心肌组织中还分离出某些生物活性多肽，如肾素、血管紧张素、抗心律失常肽和内源性洋地黄素等。

心脏的主要功能是收缩射血，为血液循环提供动力。心脏舒缩能力的正常与否反映了心脏功能的好坏。当收缩能力障碍时，心排出血量下降并有循环淤血的表现即为收缩性心力衰竭；舒张功能障碍时，心脏充盈障碍表现为舒张性心力衰竭。

二、心血管疾病的病理生理机制

心脏疾病有许多种，与临床实验室关系密切的疾病主要是冠心病、心肌疾病和心力衰竭。

（一）冠状动脉硬化和狭窄

冠状动脉粥样硬化性心脏病是冠状动脉血管发生动脉粥样硬化病变而引起血管腔狭窄或阻塞，造成心肌缺血、缺氧或坏死而导致的心脏病，常常被称为“冠心病”。但是冠心病的范围可能更广泛，还包括炎症、栓塞等导致的管腔狭窄或闭塞。世界卫生组织将冠心病分为 5 大类：无症状心肌缺血（隐匿性冠心病）、心绞痛、心肌梗死、缺血性心力衰竭（缺血性心脏病）和猝死 5 种临床类型。临床中常常分为稳定性冠心病和急性冠状动脉综合征。在冠状动脉狭窄早期由于冠状动脉有较强的储备能力，心肌血供

NOTE

尚可代偿，患者无症状；当狭窄接近70%时，患者出现活动后心肌供血不足，表现为一过性心绞痛(angina)，继而可出现不稳定性心绞痛，又称变异性心绞痛(unstable angina，UA)，此心绞痛的发作与活动无关，这时患者休息时也会出现心绞痛，而且持续时间较长(>20 min)。研究发现此时已有少数心肌纤维坏死。疾病继续进展，一旦血管完全堵塞或在动脉硬化基础上的血管痉挛，局部心脏无血供，大面积心肌坏死，称急性心肌梗死(acute myocardial infarction，AMI)。急性心肌梗死是严重的疾病，常致心源性猝死(sudden death)。

最近，提出了急性冠状动脉综合征(acute coronary syndrome，ACS)的新概念，这类患者往往有典型胸痛史伴肌钙蛋白升高，其病理改变为斑块破裂和冠状血栓导致冠状动脉严重狭窄或闭塞。临床根据心电图把急性冠状动脉综合征分为ST段抬高的急性心肌梗死(STEMI)和ST段不抬高的急性心肌损伤，后者中，肌钙蛋白大于等于正常上限值的称为非ST段抬高性急性心肌梗死(NSTEMI)；肌钙蛋白小于等于正常上限值者，称为不稳定性心绞痛(UA)，见图15-1。

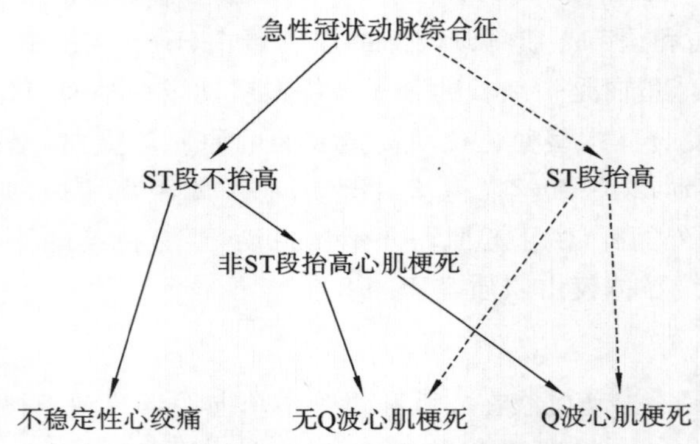

图 15-1　急性冠状动脉综合征的类型

(二) 心肌疾病

除了急性心肌梗死外，心脏还可因其他原因引起心肌肥厚、扩张、纤维化，甚至心肌小范围变性、坏死，称为心肌病。心肌病常伴随心肌损伤，最终可导致心力衰竭或死亡。心肌病患者常出现心肌损伤和缺血缺氧的病理生理变化，其中cTn、BNP等标志物水平在一定程度上反映了疾病的严重程度。

(三) 心力衰竭

心力衰竭(heart failure，HF)简称心衰，又称心功能不全。它是由心脏结构或功能性疾病所导致的心室充盈和射血功能受损的一组临床综合征。临床表现为呼吸困难、疲乏和水肿。心肌损害出现时，心肌发生适应性代偿，机体通过神经-内分泌-细胞因子的相互作用代偿维持血液循环。

心衰分为左心室衰竭和右心室衰竭。左心衰竭是心脏收缩力减弱，不能排出必需体积的血液以维持血压和人体组织代谢的需要；右心衰竭通常是长期左心衰的结果，心脏无法接受回血量，大量的血液潴留在静脉中。通常先发生左心衰，其后并发继发性右心衰，从而发展成为全心衰，临床上常见的为全心衰，按HF发生速度分类如下。①急性心力衰竭：所谓“急性”并无严格的时间期限，主要指HF发病急骤，心输出量骤然降低，机体往往来不及进行有效代偿就迅速出现肺水肿和心源性休克，急性心力衰竭绝大多数为左心衰，常见于AMI、急性肺栓塞、高血压危象、急性心脏排血或充盈受限等。②慢性心力衰竭：发生缓慢、病程长，往往有代偿性改变出现，如心腔扩张、心肌肥厚、循环血量增多等。这些代偿机制可使心输出量恢复或接近正常，故休克表现不明显，但淤血症状表现极为显著。常见于高血压、冠状动脉疾病和心肌梗死患者。HF按症状有无可分为无症状性心力衰竭(silent heart failure，SHF)和充血性心力衰竭(congestive heart failure，CHF)。

临床生物化学检验对HF的诊断非常重要，关键的实验是测定心肌释放出来的B型利钠肽(brain natriuretic peptide，BNP)或者利钠肽前体的降解产物N端B型利钠肽原(N-terminal proBNP，NT-proBNP)。与心肌肌钙蛋白不同，心肌肌钙蛋白是一类细胞内蛋白，它只有在细胞死亡或严重损害时才能释放出来，而BNP是在心肌壁受到牵张、刺激后分泌入血的一种神经激素，其血清水平与心室扩张和

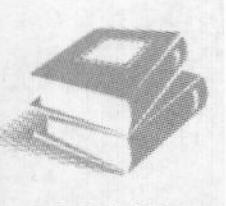

NOTE

压力负荷成正比。血浆中 BNP 和 NT-proBNP 的检测已经作为 HF 最敏感和特异的客观指标被欧洲心脏病协会(ESC)和美国心脏学会(ACC)纳入 HF 的诊断标准。

第二节 心血管疾病的生物化学检验项目与检测方法

一、心肌酶

(一) 天冬氨酸氨基转氨酶

天冬氨酸氨基转氨酶(aspartate aminotransferase,AST)又称谷草转氨酶(GOT),是氨基转移酶的一种。广泛分布于人体各组织,其中含量最高的是心肌细胞,其次是肝脏、肾脏和骨骼肌,红细胞 AST 约为血清的 10 倍,轻度溶血会使测定结果升高。

【临床意义】 AST 是传统的心肌酶谱之一。血清 AST 在 AMI 发生后 6～12 h 升高,24～48 h 达峰值,持续 5 d 或 1 周,随后降低。

【应用评价】 由于 AST 不具备组织特异性,血清单纯 AST 升高不能诊断心肌损伤。AST 诊断 AMI 敏感性为 77.7%,特异性仅为 53.3%。由于敏感性、特异性均不高,目前已不推荐 AST 用于急性心肌梗死诊断。

【测定方法】 连续监测法,详见本书第七章相关内容。

【参考区间】 成人:8～40 U/L。

(二) 乳酸脱氢酶及其同工酶

乳酸脱氢酶(lactate dehydrogenase,LD)是糖酵解中调节丙酮酸转化为乳酸的极重要的酶,存在于机体所有组织细胞的胞质内,其中以心肌、骨骼肌和肾脏含量最为丰富。LD 是分子质量为 135 kDa 的四聚体,由 M 型和 H 型亚单位构成 5 种同工酶:H_4(LD_1)、MH_3(LD_2)、M_2H_2(LD_3)、M_3H(LD_4)和 M_4(LD_5)。LD 不同组织有其特征性同工酶,见表 15-1。

表 15-1 LD 同工酶亚单位组成及分布特点

名 称	亚单位组成	主要分布组织及细胞
LD_1	H_4	心肌、红细胞、肾皮质、白细胞
LD_2	H_3M_1	白细胞、肾、红细胞、心肌、肝
LD_3	H_2M_2	白细胞、脾、肺、血小板、肝、淋巴组织等
LD_4	H_1M_3	肝、骨骼肌、白细胞、血小板
LD_5	M_4	骨骼肌、肝、血小板

【临床意义】 当心肌损伤时,心肌细胞膜破裂,线粒体、胞质内物质外漏到细胞间液及外周血中。LD_1 和 LD_2 在 AMI 发作后 8～12 h 出现在血中,48～72 h 达峰值,7～12 d 恢复正常。所以,LD 是诊断心肌梗死发生一周以上的指标。如果连续测定 LD,对于就诊较迟 CK 已恢复正常的 AMI 患者有一定参考价值。临床还常选用 α-羟丁酸脱氢酶(HBDH)作为急性心肌梗死诊断指标,此酶主要反映了以羟丁酸为底物时的 LD_1 和 LD_2 的作用。此外,心肌炎、心包炎、心力衰竭等疾病导致心肌损害时,血清 LD 活性水平也可出现上升。

【应用评价】 由于机体多种组织存在 LD,单纯用血清 LD 活性升高诊断心肌损伤的特异性仅为 53%。LD 无法用于评估溶栓疗法,红细胞含丰富的 LD,溶栓疗法常致溶血,使 LD 升高。LD 及同工酶用于诊断 AMI 的敏感性、特异性均不高,目前已经不推荐用于 AMI 的诊断。

【测定方法】 连续监测法为主,详见本书第七章相关内容。

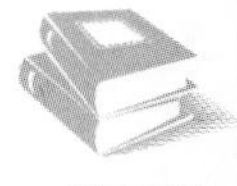
NOTE

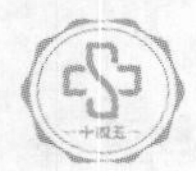

【参考区间】 L→P 法：成人 120～250 U/L。

（三）肌酸激酶及其同工酶

肌酸激酶（creatine kinase，CK）是一种存在于心肌、骨骼肌、肾脏、脑等组织细胞质和线粒体中的激酶，由 ATP 供能，催化肌酸生成磷酸肌酸和 ADP，磷酸肌酸可以运送至细胞质中并储存。CK 分子质量为 86 kDa，在肝脏被清除。

CK 是一种二聚体，由肌型（muscle，M）和脑型（brain，B）两种亚基组成，形成胞质内的 CK-MM（肌型）、CK-MB（心型）和 CK-BB（脑型）同工酶。CK-BB 主要存在于脑组织中，CK-MM 和 CK-MB 主要存在于心肌和骨骼肌中，不同肌肉组织同工酶的比例不同，骨骼肌中 98%是 CK-MM，2%是 CK-MB；心肌内 80%左右也是 CK-MM，CK-MB 占总酶活性的 10%～20%。正常人血清中以 CK-MM 为主，CK-MB 较少并主要来源于心肌，CK-BB 含量极微。此外，线粒体内还存在着 CK 的同工酶 CK-Mt。各种 CK 同工酶还分出若干亚型，如 CK-MB 可分为 $CK\text{-}MB_1$ 和 $CK\text{-}MB_2$。

【临床意义】 在发生 AMI 时，血清 CK-MB 在 4～6 h 时出现增高，9～24 h 时达到峰值，48～72 h 时恢复正常。因此，CK-MB 可用于估计梗死面积和判断再梗死，也常用于观察再灌注的效果，溶栓后几小时内，CK-MB 还会继续升高，称“冲洗现象”，此后，CK 即下降。此外，对于心电图不易发现的心内膜下梗死合并传导阻滞、多发性小灶性坏死及再发性梗死，CK-MB 浓度往往也会升高。

由于骨骼肌中含有 CK-MB，由创伤或手术造成的严重骨骼肌损伤会导致血清 CK-MB 活性超过参考区间上限，因此临床上采用 CK-MB/总 CK 的值提高对心肌梗死患者诊断的特异性。当测定的是 CK-MB 质量时，CK-MB/总 CK 的值称为百分比相对指数（percent relative index，%RI），如果测定的是 CK-MB 酶活性，CK-MB/总 CK 的值称为百分 CK-MB（%CK-MB）。

当总 CK 活性超过参考区间上限，百分比相对指数超过 3%，可判断血浆中的 CK-MB 主要来源于心脏。如果骨骼肌的损伤和 AMI 同时发生，则不能用百分比相对指数解释，因为此时 CK-MB 比例由于骨骼肌中释放的大量 CK-MB 已经改变，CK-MB 已失去了组织的特异性。

【应用评价】 血清 CK 能够快速、经济地辅助诊断 AMI，CK-MB 是早期诊断 AMI 的指标之一，其检测对估计梗死范围、判断再梗死及再灌注是否成功有所帮助，是目前应用广泛的心肌损伤标志物之一。但是 CK-MB 测定不可避免地受到骨骼肌病变和损伤的影响，因而其特异性较差，CK-MB 诊断 AMI 时，假阳性率为 10%～15%。在急性心肌梗死发作 6 h 以前和 36 h 以后敏感性较低，只有 CK-MB 亚型可用于急性心肌梗死早期诊断，但对心肌微小损伤不敏感。血清中持续升高的总 CK 和 CK-MB 还可以来源于肌肉萎缩症、晚期肾病、多肌炎患者和常规锻炼或极限运动之后的健康人，所以正确判断血清中总 CK 及 CK-MB 的升高对于临床医生是一个挑战，在做心肌损伤的诊断时要注意排除上述情况，排除的方法是同时测定 cTnT 或 cTnI，如果其测定值正常则可以排除心肌损伤。另外，与心肌肌钙蛋白相比，CK-MB 在心肌损伤的诊断中敏感性较低并缺乏心肌特异性，但由于使用较久，临床上在心肌损伤实验诊断中习惯性使用。目前临床上经常遇到的 CK-MB 结果高于总 CK 结果是因为正常情况下 CK-BB 很少，可忽略，而免疫抑制法就是建立在忽略 CK-BB 的基础上的。即用抗体抑制 M 亚基，所以 CK-MM 会失去活性，而 CK-MB 活性失去一半。这样测出的 CK 活性实际就是 CK-MB 的一半，所以 CK-MB 活性应该为测定的 2 倍。但如果 CK-BB 存在，就会使结果偏高，即测定的 CK-MB 活性＝CK-MB＋2CK-BB。如果 CK-BB＞CK-MM，由于结果要乘 2，也就是说 2CK-BB＋CK-MB＞CK-BB＋CK-MB＋CK-MM，即测定的 CK-MB 活性＞CK 活性。所以 CK-MB＞CK 是可能的，但 CK-MB＞2CK 是不可能的。目前已经有检测 CK-MBmass 的质量法，其原理是利用单克隆抗体技术和全自动 ELISA 的方法直接检测 CK-MB 的浓度，所以可以从根本上解决酶法的不足。

【测定方法】 常用的总 CK 的测定方法是酶偶联连续监测法；CK-MB 的测定方法有免疫抑制法（活性测定）和质量测定法；亚型测定法有等电聚焦电泳、免疫印迹电泳等。详见本书第七章相关内容。

【参考区间】 男性为 38～174 U/L；女性为 26～140 U/L。

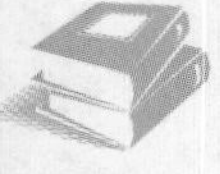

NOTE

二、心肌蛋白

肌钙蛋白(troponin，Tn)是横纹肌的结构蛋白，主要存在于骨骼肌和心肌中，参与 Ca^{2+} 介导的肌肉收缩活动的调节。肌钙蛋白复合体由钙结合亚单位(calcium binding component，C)、原肌球蛋白结合亚单位(tropomyosin binding component，T)和抑制亚单位(inhibitory component，I)组成，在 Ca^{2+} 作用下，肌钙蛋白通过构型变化调节肌动蛋白和肌球蛋白之间的活动。心肌钙蛋白(cardiac troponin，cTn)的 I 亚单位(cTnI)和 T 亚单位(cTnT)与骨骼肌有不同的基因表达，存在抗原性的显著差异。因此选择合适的氨基酸序列作为抗原，可使产生的抗体在检测实验中有很高的心脏特异性(＞99%)。cTn 与 CK-MB 相比，有较高的敏感性和特异性。

(一) 心肌肌钙蛋白 I

心肌肌钙蛋白 I(cardiac troponin I，cTnI)是一种小分子蛋白质，含 210 个氨基酸残基，分子量为 22000。由于基因碱基序列不同，分别编码的慢骨骼肌 TnI(sTnI)、快骨骼肌 TnI(fTnI)和心肌 TnI 不全相同。cTnI 只有 46.2%、41.4%氨基酸序列与 sTnI、fTnI 同源。因此，恰当选择氨基酸序列，就可以制备出特异的抗 cTnI 单抗，只识别来自心肌的 TnI，可使识别特异性达 100%。在心肌细胞胞质中约 3%的 cTnI 以游离形式存在，97%与心肌结构蛋白结合。当心肌细胞因缺血缺氧等因素遭到破坏时，游离型 cTnI 首先迅速释放到血液中，随后结合型 cTnI 逐渐分解，缓慢释放进入血液循环，故 cTnI 能够早期出现并在血中维持较长时间。人和动物在胚胎发育期、正常和病变骨骼肌中均不表达 cTnI，证明 cTnI 具有高度的特异性。

【临床意义】

(1) cTnI 是一个非常敏感和特异的 AMI 标志物。心肌内 cTnI 非常丰富，AMI 后 4～6 h 释放入血达到诊断界值。当心肌缺血、缺氧时，cTnI 释放到血中，主要存在形式为 cTnI-C 复合物(占 90%)，少量的 cTnT-I-C 复合物和游离 cTnI，首先是胞质内少量的游离 cTnI 快速释放，4～6 h 可检测到 cTnI 升高，峰值在 14～36 h，高峰出现时间与血中 CK、CK-MB 相似。维持升高时间为 5～10 天，部分病例可达 14 天。由于 cTnI 消失慢，可作为心肌梗死后期标志物。cTnI 诊断 AMI 的敏感性为 97%，特异性为 98%，预测值为 99.8%。

(2) cTnI 可以敏感地检测出微小心肌损伤，如不稳定型心绞痛和非 Q 波 AMI。不稳定型心绞痛患者血中 cTnI 阳性率为 20%～40%，其发展到 AMI 的风险度很高，必须及时采取溶栓治疗或经皮冠状动脉腔内成形术(PTCA)治疗。

(3) cTnI 还可用于溶栓后再灌注的判断，溶栓疗法成功地使冠状动脉复通后 30～60 min，cTnI 还会继续升高，其敏感性约为 80%，高于 CK-MB 和肌红蛋白。

【测定方法】 目前临床上测定 cTnI 多采用化学发光法。

【参考区间】 cTnI ＜0.03 μg/L。

(二) 心肌肌钙蛋白 T

心肌肌钙蛋白 T(cardiac troponin T，cTnT)是原肌球蛋白结合亚基，分子量为 37000。cTnT 大部分(占 92%～94%)以 cTnC-T-I 复合物形式存在于细肌丝上，6%～8%以游离形式存在于心肌细胞质中。与 cTnI 一样，当心肌细胞损伤时游离 cTnT 和结合 cTnT 依次释放入血，使 cTnT 在血中出现较早并维持较长的“窗口期”。cTnT 在人类胚胎发育过程中、新生鼠骨骼肌和病理状态下的人骨骼肌中有微量表达，因此其特异性较 cTnI 稍差。

【临床意义】

(1) cTnT 是诊断 AMI 的确定性标志物。AMI 发生后 4～6 h，血清 cTnT 升高，10～24 h 达峰值，10～15 天恢复正常。对非 Q 波性、亚急性心肌梗死或 CK-MB 无法诊断的患者更有价值。cTnT 在判断微小心肌损伤方面也有重要价值，可用于判断不稳定型心绞痛患者发生的微小心肌损伤。cTnT 还是独立于心电图之外可用于判断梗死面积及预后的重要生化指标。

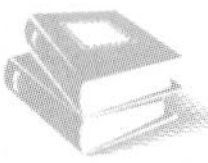

NOTE

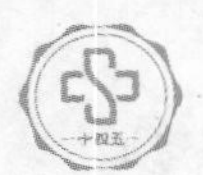

(2) cTnT 还可用于评估溶栓疗法的成功与否，观察冠状动脉是否复通。如果溶栓治疗成功，cTnT 应呈双峰：第一天梗塞部位的血流通畅后，血液进入病变部位，将 cTnT 冲洗入血液而出现第 1 个峰；在第四天可观察到第 2 个较小的峰。这两个峰值的比值有助于判断是否出现再灌注：比值＞1.0，往往说明病变部位出现了再灌注。

(3) cTnT 还能用于心肌炎的诊断。有报道，84％的心肌炎患者 cTnT 升高，但是 cTnT 阴性仍不能排除心肌炎的存在。与 CK-MB 相比，心肌炎患者 cTnT 具有相对较高的测定值和较长的窗口期而具有更高的诊断价值。因此，血清 cTnT 可作为急性心肌炎的诊断指标。

【测定方法】 cTnT 的临床检查始于 20 世纪 80 年代，检查方法是基于单克隆抗体技术，建立相应的免疫学技术。主要有放射免疫分析、免疫层析法、酶联免疫吸附试验、化学发光免疫分析等。

【参考区间】 血清 cTnT ＜0.1 μg/L。

【心肌肌钙蛋白的应用评价】 心肌肌钙蛋白有特异性高和诊断窗口期较长的优势，cTnT 长达7 d，cTnI 长达 10 d，甚至 14 d。有利于诊断迟到的急性心肌梗死和不稳定性心绞痛、心肌炎的一过性损伤。

作为心肌损伤的早期标志物，cTnI 和 cTnT 在胸痛发作 4～6 h 诊断 AMI 的敏感性为 50％～75％，在 4～7 天内诊断 AMI 的敏感性大于 90％。因此，与 CK-MB 不同，在发病 4 h 以后心肌肌钙蛋白可以作为诊断 AMI 的充分条件，而不需要同时测定 Mb。cTnI 和 cTnT 不仅能检测急性心肌梗死患者，而且能检测微小损伤，如不稳定性心绞痛、心肌炎。检测 cTnT 时双峰的出现，易于判断再灌注是否成功。肌钙蛋白血中浓度和心肌损伤范围有较好的相关性，可用于判断病情轻重，指导正确治疗。胸痛发作 6 h 后，血中心肌肌钙蛋白浓度如果正常可排除急性心肌梗死。但在损伤发生 6 h 内，敏感性较低，因此对确定是否早期使用溶栓疗法价值较小。由于肌钙蛋白窗口期长，对于诊断近期发生的再梗死效果较差。

三、心力衰竭的生物化学标志物

人类心脏除了是一个非常有效的弹性泵，还是一个重要的内分泌器官，产生结构相关的肽类激素家族，统称为钠尿肽（natriuretic peptide，NP），包括脑利钠肽（BNP）和心房利钠肽（atrial natriuretic polypeptide，ANP）。利钠肽的主要生理功能是利尿排钠、抑制肾素-血管紧张素-醛固酮系统、扩张血管和抑制血管平滑肌细胞增殖等。在心脏房、室壁的压力增加时，ANP 和 BNP 大量分泌；升高的血管紧张素-Ⅱ和内皮素-1 也能刺激 ANP 和 BNP 的分泌；年龄、性别、肾功能等因素也可以影响到 ANP 和 BNP 的分泌。其中 BNP 和 N 端 B 型利钠肽原（N-terminal proBNP，NT-proBNP）水平随心功能不全患者的充血压力加大而增高，已被证明对确诊或排除心衰诊断特别有用，也被用于心衰的危险分层。

BNP 是一种由 32 个氨基酸残基组成的分子量为 4000 的多肽片段，具有生物活性，其功能域是一个由二硫键形成的环状结构，BNP 通过此构象与其相应的受体结合，在病理、生理过程中发挥作用。心肌细胞首先合成 134 个氨基酸的前 BNP 前体（pre-proBNP），在细胞内水解成 26 个氨基酸的信号肽和 108 个氨基酸的 BNP 前体（proBNP）。心肌细胞受到刺激后，proBNP 在蛋白酶作用下裂解为 NT-proBNP 和生物活性激素 BNP，NT-proBNP 和 BNP 两种多肽等摩尔释放进入血液循环。BNP 有多种心脏功能，是对心肌细胞压力负荷特别是心肌细胞牵拉的负调节激素，BNP 在心脏容量负荷变化和心功能变化时有明显改变，是心室生理功能变化的敏感标志物。NT-proBNP 为一种由 76 个氨基酸残基组成的无活性片段，分子量为 10000。在正常状态下，BNP 和 NT-proBNP 的储存很少，当心室充盈压增高、心室肌细胞受到牵拉时，心肌细胞合成前 BNP 前体（pre-proBNP）增加，进而 BNP 和 NT-proBNP 增高。

BNP 的清除主要通过与钠尿肽清除受体结合，继而被胞吞和溶酶体溶解，只有少量 BNP 通过肾脏清除；而 NT-proBNP 则是通过肾小球滤过清除。因此，肾功能对循环中 NT-proBNP 水平的影响要远远大于 BNP。BNP 的半衰期是 22 min，NT-proBNP 的半衰期是 90～120 min，因此，虽然二者初生成时为等物质的量浓度，但由于 BNP 降解较快，血液中实际浓度 NT-proBNP 更高，更有利于心力衰竭的诊断和实验室测定。BNP 和 NT-proBNP 的异同见表 15-2。

NOTE

表 15-2 BNP 和 NT-proBNP 的异同

特　　点	BNP	NT-proBNP
分析检测物	BNP(77～108 aa)	NT-proBNP(1～76 aa)
活性激素	是	否，非活动肽
采源	由 proBNP 裂解而来	由 proBNP 裂解而来
半衰期	20 min	120 min
主要的清除机制	钠尿肽受体	肾清除
随常态年龄增长	＋	＋＋＋＋
经核准的 CHF 诊断 cutoff 值	100 pg/L	年龄＜75：125 pg/L 年龄＞75：450 pg/L
可否床旁即时检测(POCT)	是	否
进入美国市场时间	2000 年 11 月	2002 年 12 月

【临床意义】 BNP 和 NT-proBNP 是诊断心衰的生化标志物，可以用于急性状态下对心力衰竭体征和症状不典型患者或非急性情况下对有疑似心力衰竭体征和症状的患者进行心力衰竭排除或者确认。因为心衰出现的许多症状不具特异性，且早期临床表现不明显，实验室指标能提供早期而客观的证据。结合临床病史和体征，BNP 和 NT-proBNP 诊断心衰的敏感性和特异性较高。心衰时由于合成增加，BNP 明显异常，而且其增加的程度和心衰的严重度成正比，与射血分数成反比，并随治疗有效而下降。在急诊情况下，测定血浆 BNP 浓度还有助于鉴别呼吸困难的原因是心衰还是肺部疾病。

【应用评价】 BNP 和 NT-proBNP 不是独立的诊断指标，它的应用必须与临床表现和影像学检查相结合，并且要考虑患者的年龄、性别、体重和肾脏功能等因素，BNP 与心衰患者体重指数(body mass index，BMI)和肾功能相关，血液透析会影响 BNP 和 NT-proBNP 对心衰的诊断，因此晚期肾病患者需要提高心衰的 cutoff 值。除心衰外，其他能产生水钠潴留、血容量增多的病症，亦可导致二者的升高，如原发性醛固酮增多症、肾功能衰竭、肝硬化等。因此，BNP 和 NT-proBNP 不能作为心力衰竭的唯一诊断指标。

【测定方法】 BNP 和 N-proBNP 的测定采用酶联免疫法、放射免疫法、化学发光免疫法等。

【参考区间】 BNP＜100 pg/L；NT-proBNP：75 岁以下＜125 pg/L；75 岁以上＜450 pg/L。各实验室应建立自己的参考区间。不同人群血浆 BNP 的参考区间不同。

四、其他指标

(一) 肌红蛋白

肌红蛋白(myoglobin，Mb)是横纹肌组织特有的色素蛋白，分子结构和血红蛋白的亚基相似，由一条多肽链和一个血红素分子构成，能可逆地与氧气结合，在肌细胞内有储存和运输氧气的功能。Mb 存在于骨骼肌和心肌细胞的胞质中，分子量为 17800。正常人血清中 Mb 含量甚微，主要经肾脏代谢排出，部分经网状内皮细胞代谢。

心肌 Mb 与骨骼肌 Mb 分子结构没有差异，骨骼肌轻微损伤可引起血清 Mb 明显升高，所以血清 Mb 升高不能区分是心肌还是骨骼肌的损伤。但因为其分子量小并且存在于细胞质中，故心肌损伤后出现较早，到目前为止，它是 AMI 发生后早期的心肌损伤标志物之一。

【临床意义】 用于 AMI 的诊断及排除诊断：Mb 是目前诊断 AMI 的早期标志物之一，在 AMI 发生后 1 h 内血中 Mb 浓度即升高，6～9 h 达到峰值，24～36 h 恢复至正常水平。因此，Mb 可用于 AMI 的早期诊断。Mb 的阴性预测价值为 100%，在胸痛发作 4～12 h 内，如 Mb 阴性可排除急性心肌梗死。

心电图是临床诊断急性心肌梗死的重要手段，但仍有 37%的急性心肌梗死患者发病后无典型的特征性心电图表现。心电图结合 Mb 能提高急性心肌梗死早期诊断的阳性率，可以从 72%升高至 82%。

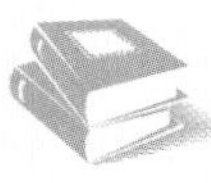

AMI 发生后血中 Mb 很快从肾脏清除，因而是判断再梗死的良好指标。再梗死发生后，血清可出现新的 Mb 浓度峰。

【应用评价】

(1) 优点：①在急性心肌梗死发作 12 h 内诊断敏感性很高，有利于早期诊断，是至今出现最早的急性心肌梗死标志物之一。②能用于判断再灌注是否成功。③能用于判断再梗死。④在胸痛发作 4～12 h 内，肌红蛋白阴性可排除急性心肌梗死。

(2) 缺点：①特异性较差，但如结合碳酸酐酶Ⅲ(CAⅢ)，可提高 Mb 诊断急性心肌梗死特异性，心肌细胞受损时，Mb 增高，CAⅢ不增高；骨骼肌受损时 Mb 增高，CAⅢ也增高。②窗口期短，回降到正常范围快，峰值在 12 h，急性心肌梗死发作后 16 h 后测定易见假阴性。

【测定方法】 荧光免疫测定法、化学发光及电化学发光法等。

【参考区间】 男性 28～72 μg/L，女性 25～58 μg/L。

(二) C 反应蛋白

C 反应蛋白(C-reactive protein，CRP)是一种能与肺炎双球菌的细胞壁 C 多糖发生反应的急性时相反应蛋白。分子质量为 115～140 kDa，是含 5 个环状多肽链亚单位的球蛋白，电泳位于 γ 区带。CRP 是由炎性淋巴因子白介素-6、白介素-1 和肿瘤坏死因子刺激肝脏上皮细胞合成的，因能和肺炎链球菌的荚膜 C 多糖起沉淀反应而得名。CRP 是一种急性时相反应蛋白，在创伤和感染时急剧升高，是人体非特异性炎症反应主要的、敏感的标志物之一。近年来发现，心血管病变中存在低水平炎症过程，和严重感染时的 CRP 不同，冠心病等心血管疾病 CRP 仅轻度升高，用常规检测技术不能发现 CRP 的改变，后来临床上采用较敏感的方法测出较低浓度的血清 CRP，称为超敏 C 反应蛋白(hyper-sensitive C-reactive protein，hs-CRP)，使 CRP 成为心血管疾病中的新的生化标志物。hs-CRP 最低检测限为 0.1 mg/L，由于健康人体内 CRP 水平通常小于 3 mg/L，因此心血管疾病筛查时应使用高敏感的方法检测，即超敏 C 反应蛋白。

【临床意义】

(1) CRP 是炎症和组织损伤的非特异性标志物：主要在细菌感染、创伤和风湿等炎性疾病中大幅度升高。在机体受细菌感染后 6～8 h，CRP 开始升高，24～48 h 达到高峰，比正常值高几百倍甚至上千倍。

(2) 心血管疾病的独立危险因子可用于疾病危险性评估：对健康人群来说 hs-CRP 的参考区间应＜2.0 mg/L，hs-CRP＞3.0 mg/L 时，心血管疾病的危险性大大增加，其升高幅度与冠状动脉疾病严重程度相关。个体 hs-CRP 的基础水平和未来心血管疾病的发病关系密切。一般认为，hs-CRP＜1.0 mg/L 为低危险性，1.0～3.0 mg/L 为中度危险性，＞3.0 mg/L 为高度危险性。有研究报道 hs-CRP＞3.0 mg/L 预测心脏意外发生的敏感性为 90%，特异性为 82%。hs-CRP 可能是比 LDL 更有效的独立的心血管疾病预测指标。

【应用评价】 血清 hs-CRP 是一个敏感性很高但特异性较差的生化标志物，在很多病理状态如恶性淋巴瘤、白血病、变态反应性疾病及自身免疫性疾病(风湿热、SLE、类风湿等)的活动期、传染病、败血症、胶原病及其他恶性肿瘤等疾病中均可增高，是急性时相反应蛋白中变化最显著的一种。另外，CRP 由肝脏合成，当这些患者同时有肝功能严重损害时其升高不明显。因此，当其应用到心血管系统时必须排除机体其他方面的影响。

血清 hs-CRP 在血液中的浓度比较稳定，没有年龄、性别和生物节律的差异，不受进食和化疗、放疗、皮质激素治疗的影响。大量研究显示，hs-CRP 是更有意义的独立的心血管疾病预测指标。

【测定方法】 CRP 的测定方法有免疫沉淀法、免疫浊度法、标记免疫法等。其中以免疫浊度法较常用。

【参考区间】 CRP＜8.2 mg/L；hs-CRP＜2.0 mg/L。

(三) 缺血修饰性清蛋白

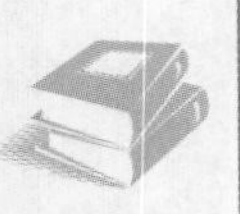

NOTE

缺血修饰性清蛋白(ischemia modified albumin，IMA)：正常健康人的清蛋白终端能和部分金属元素结合，在缺血发生时，由于自由基等破坏了血清清蛋白的氨基酸序列，而导致清蛋白与过渡金属的结合能力改变，这种因缺血而发生与过渡金属结合能力改变的清蛋白称为缺血修饰清蛋白。IMA 在心肌缺血后数分钟内即升高，是心肌缺血发生后到发生细胞坏死前非常早期的标志物，比反映心肌梗死的指标如 CK-MB、Mb、cTn 更早出现变化。由于人血清清蛋白(human serum albumin，HSA)普遍存在于血中，其他灌注不足可能也会引起 IMA 升高，因此，IMA 不适用于患有慢性缺血性血管疾病的患者，某些肿瘤、急性感染、终末期肾病、肝硬化等 IMA 也可出现假阳性结果。

【临床意义】 IMA 是心肌缺血的良好指标。不论是否发生心肌细胞坏死，IMA 均能在心肌缺血的早期(6 h 内)检出，且升高的水平与心肌损伤的程度成正比，可用于急性冠状动脉综合征的早期诊断。

【应用评价】 IMA 在骨骼肌急性缺血或外伤时不会升高，证实 IMA 可能是心肌缺血的特异性标志物。研究发现，IMA 可以极好区分心肌缺血和非缺血。常用心脏标志物如 cTnI、cTnT、Mb、CK-MB 等均可反映心肌损伤和坏死，但在心肌缺血时无明显增高，而且要在心肌破坏数小时后才能检测到。而 IMA 是一个反映心肌缺血的敏感标志物，在心肌缺血早期即明显升高，具有高度敏感性但相对较差的特异性。由于 IMA 对急性心肌缺血诊断的敏感性和阴性预测值高，美国食品药品管理局(FDA)于 2003 年批准 IMA 用于 ACS 的诊断。

【测定方法】 IMA 的测定采用清蛋白-钴结合实验(albumin cobalt binding assay，ACB)，利用 IMA 结合 Co^{2+} 的能力减弱的性质进行测定。血清中正常清蛋白以活性形式存在，加入氯化钴溶液后，Co^{2+} 可与清蛋白 N 端结合。心肌缺血患者血清中含有较多的缺血修饰清蛋白，加入同样浓度的氯化钴后，由于 IMA 与 Co^{2+} 结合的能力减弱，使溶液中存在较高浓度的游离钴，二硫苏糖醇(DTT)可与游离钴发生颜色反应，测定其吸光度，可推测 IMA 含量。

【参考区间】 $<8.5\times10^{4}$ U/L。

(四) 心型脂肪酸结合蛋白

脂肪酸结合蛋白(fatty acid binding protein，FABP)可与长链脂肪酸发生可逆性非共价结合，是一种分子质量为 15 kDa 的胞内蛋白质，由 126～137 个氨基酸残基组成，在脂肪酸代谢活跃的组织含量丰富，如心脏、骨骼肌等。心型脂肪酸结合蛋白(hFABP)是心脏中富含的一种小胞质蛋白，存在于心肌细胞胞质内，在心肌细胞内含量高于 Mb，人类 hFABP 含有 132 个氨基酸残基，它具有组织器官的相对特异性，在心肌中有高浓度表达，心脏细胞以外的组织细胞中也有表达。目前已发现 9 种 FABP，具有不同的组织学分布特征，细胞内半衰期为 2～3 天，hFABP 在心肌损伤后很快被释放入血液。不仅心肌细胞可产生 hFABP，在骨骼肌、远端肾小管细胞、哺乳动物的乳腺细胞及胎盘等亦可产生少量的 hFABP。hFABP 的主要生物学功能是促进长链脂肪酸的胞内转运，此外，hFABP 参与细胞信号转导，通过介导脂肪酸转位至过氧化物酶体-增生物-激活受体而调节基因表达，以及保护心肌细胞免受高浓度长链脂肪酸的洗涤剂样损伤。

【临床意义】 AMI 发病后 0～3 h，血浆 hFABP 开始升高，12～24 h 内恢复正常，故 hFABP 为 AMI 早期诊断指标之一。其灵敏度为 78%，明显高于 Mb 和 CK-MB。因此，hFABP 对早期诊断 AMI 较 Mb、CK-MB 更有价值。骨骼肌损伤，肾功能衰竭患者血浆 hFABP 也可增高。此外，hFABP 检测可用于评估心肌梗死面积大小、冠状动脉再灌注及冠状动脉旁路手术，以及作为心肌缺血的标志物。

【应用评价】 血浆 hFABP 可作为 AMI 损伤的早期标志物。在心肌损伤后释放入血的特点与肌红蛋白类似，在心肌缺血或损伤 0.5～2 h 内即可显著升高，6 h 达到峰值，24～36 h 内恢复正常水平。在早期诊断 AMI 的敏感性等于甚至优于肌红蛋白，可能与心肌细胞 hFABP 含量比肌红蛋白含量高、血浆 hFABP 含量远低于肌红蛋白有关，心肌损伤后，血浆 hFABP 升高的速率高于肌红蛋白及肌钙蛋白。hFABP 检测可用于 AMI 的早期排除。

【测定方法】 主要有酶联免疫法、乳胶颗粒增强免疫测定法和免疫传感器测定法等。

【参考区间】 $<5\ \mu g/L$。

(五) 同型半胱氨酸

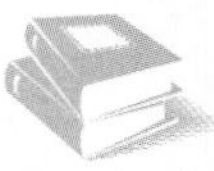

同型半胱氨酸(homocysteine，HCY)是蛋白质代谢过程中的降解产物。正常时，血液中的 HCY 在

NOTE

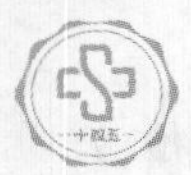

酶和维生素 B_6、叶酸的存在下参与机体转硫基、转甲基的过程，并被降解为半胱氨酸(cycteine，Cys)，转换为部分蛋白质。当机体新陈代谢出现障碍时，HCY 因无法降解而在体内聚集，导致高同型半胱氨酸血症(hyper homocysteinemia)。高浓度的 HCY 可损伤血管内壁，使血管内膜增厚、粗糙、斑块形成，导致管腔狭窄、阻塞，造成动脉供血不足，引起动脉粥样硬化和冠心病。

【临床意义】 高 HCY 与多种疾病有关，是心脑血管疾病发生的危险因素。

(1) HCY 水平增高：①动脉粥样硬化(atherosclerosis，AS)和心肌梗死(myocardial infarction，MI)；②中枢血管疾病(cerebrovascular disease，CVD)；③外周血管疾病(peripheral vascular diseases，PVD)；④脑卒中、痴呆症和阿尔茨海默病(Alzheimer's disease，AD)；⑤糖尿病(diabetes mellitus，DM)并发症。

(2) HCY 水平降低：可降低 AMI 等缺血性心肌损伤和其他缺血性心血管疾病的发生。美国心脏协会(AHA)建议对于有多种高危因素的人群的合理目标为控制血 HCY 水平<10 μmol/L。

【应用评价】 血 HCY 水平检测可用于心血管疾病的危险性评估。血 HCY 水平>15 μmol/L 为高 HCY 血症，高浓度血 HCY 不仅可导致动脉粥样硬化和冠心病发生，同时也使精神疾病、骨折的发生风险明显提高。

【测定方法】 目前常用方法有核素法、免疫学法和 HPLC 法等。

【参考区间】 4.7～13.9 μmol/L。

(六) 高血压相关检测

高血压(hypertension)是一种以体循环动脉收缩期和(或)舒张期血压持续升高为主要特点的全身性疾病。高血压定义为未使用降压药物情况下收缩压≥140 mmHg 和(或)舒张压≥90 mmHg。高血压可分为原发性高血压(essential hypertension)即高血压病和继发性高血压(secondary hypertension)即症状性高血压两大类。原发性高血压占 90%以上，继发性高血压指某些确定的疾病和原因引起的血压升高，占高血压的不到 10%。

1. 原发性高血压 无法找出任何原因的高血压，是遗传因素和环境因素相互作用所致的疾病。

2. 继发性高血压 作为其他疾病症状的高血压。当血压不易控制或近期突发的高血压而没有高血压家族史，或有不明原因的低钾血症、外周血管疾病证据时，继发性高血压的可能性大。继发性高血压多数来源于肾血管性高血压、盐皮质激素分泌过多(原发性醛固酮增多症)、分泌儿茶酚胺的肿瘤。

3. 高血压的实验室检查

高血压的实验室检查主要是为了明确引起血压异常升高的病因，鉴别原发性与继发性高血压；明确高血压病情严重程度；明确高血压是属于高血容量性的还是高动力性的，以便指导临床用药；明确是否存在合并症如高脂血症、糖尿病、痛风等，以及心、脑、肾并发症，如冠心病、脑卒中、肾功能不全等。

(1) 原发性高血压患者的实验室检查

原发性高血压尚无特异的实验诊断指标，患者可定期检测 24 h 尿儿茶酚胺或其代谢产物 3-甲氧基-4-羟基苦杏仁酸(VMA)、肾素、血管紧张素、醛固酮、电解质。临床上对原发性高血压患者还应注意定期检测总胆固醇、甘油三酯、葡萄糖、血肌酐、尿素等，以便观察是否发生高脂血症、糖尿病等合并症。

(2) 继发性高血压实验室检查发现原发病

①肾性高血压：大多数肾病如肾炎特别是慢性肾炎、肾功能衰竭等都因肾素、醛固酮分泌增加伴有高血压，尤其表现为舒张压增高。实验室检查肾素和醛固酮皆升高；肾功能检测血肌酐、尿素升高；因蛋白尿导致血浆清蛋白降低；严重者可出现电解质异常。

②原发性醛固酮增多症：实验室检查肾素、血管紧张素Ⅱ降低而醛固酮升高，为原发性醛固酮增多症的确诊性指标。血浆醛固酮(ng/dL)/血浆肾素[ng/(mL·h)]>25，高度提示原发性醛固酮增多症，如比值≥50，可确诊为原发性醛固酮增多症。

③嗜铬细胞瘤：能自主分泌儿茶酚胺使其超过正常值 2 倍，80%～90%嗜铬细胞瘤发生于肾上腺髓质。实验室检测血、尿儿茶酚胺类激素及其代谢产物 3-甲氧基-4-羟基苦杏仁酸(VMA)和高香草酸(HVA)明显增高。嗜铬细胞瘤常超过正常值的 2～3 倍；平卧 20 min 后血浆儿茶酚胺水平仍较高。

NOTE

④库欣综合征：又称皮质醇增多症，由垂体腺瘤和肾上腺皮质瘤（或癌）引起。前者促肾上腺皮质激素（ACTH）分泌增多致肾上腺皮质增生，二者都能引起肾上腺皮质束状带分泌过多的糖皮质激素皮质醇。实验室检查：尿皮质醇增高，高于正常值的 2～3 倍；血皮质醇（或 ACTH）增高，并且看不到早高晚低的昼夜节律。

第三节　临床生物化学检验项目在心血管疾病诊治中的应用

一、临床生物化学检验项目在心血管疾病诊治中的应用

（一）心肌损伤及再灌注的标志物及生化检验

炎症、缺血、负荷过度等原因均可导致心肌损伤，表现为心律失常和泵血功能障碍，心肌易发生缺血性损伤；缺血性心肌及时恢复充足血液再灌注，部分患者将减轻其损伤，恢复功能。但有时再灌注反而加重心肌损伤和功能障碍，此即再灌注损伤。心肌损伤标志物在缺血性损伤和再灌注损伤上应用广泛。

1. 心肌损伤的生物标志物　心肌损伤标志物（marker of myocardial injury）指具有心肌特异性的物质，当心肌受损时，其大量释放至血液循环，通过血浓度可测得其变化，诊断心肌损伤。从临床应用的角度，理想的心肌损伤标志物应具备以下特点：①在心肌细胞中高浓度存在而在非心肌组织中不存在，即高特异性；②心肌损伤发生后能快速释放到血中，以便在损伤早期获得高灵敏度的检测；③在血中能维持较长时间的高浓度，即有一定的诊断窗口期，为就诊较晚的患者提供诊断依据；④低浓度时也能被快速和有效地分析，对实验室 cTn 等心脏标志物检验周期（turnaround time，TAT）要求不超过 1 h，但目前在大多数医院难以实现。目前诸多的标志物中，只有 cTn 可以满足上述所有条件。

用于心肌完整性评价的指标虽然很多，但 AST、LDH 因为组织特异性差，分子量大，释放较晚，临床上已经不再用于心肌坏死的诊断，而普遍采用 cTnI、cTnT 和 CK-MB。Mb 虽然特异性差，但具有早期出现和灵敏度高的特性，对早期就诊的患者（发病最初的 4 h 内）有辅助诊断价值。

cTnT 和 cTnI 在正常血清中含量极微，在 AMI 时二者明显增高，且增高倍数一般都高于总 CK 和 CK-MB 的变化。cTnT 和 cTnI 由于分子量小，发病后游离的 cTn 从心肌细胞质内迅速释放入血，使血中浓度迅速升高，其时间和 CK-MB 相当或稍早。虽然肌钙蛋白半衰期很短（cTnT 的半衰期为 2 h，游离 cTnI 的半衰期据报道为 2 h 至 5 天不等），但其从肌原纤维上降解持续很长时间，可在血中保持较长时间的升高，故它兼有 CK-MB 升高较早和 LDH 诊断窗口期长的优点。在所有的心肌损伤标志物中，由于 cTnT 和 cTnI 与骨骼肌亚型由不同基因编码，有不同的氨基酸序列和独特的抗原性，故它们的特异性要明显优于 CK-MB，心肌以外的肌肉组织出现损伤或疾病时，CK 和 CK-MB 可能会升高，而 cTnT 和 cTnI 则不会超过其临界值。因此目前 cTn 已有逐渐取代酶学指标的趋势。反映心肌坏死的生化标志物按其优先顺序排列分别是 cTnI/cTnT＞CK-MB 质量＞CK-MB 活性＞CK 总活性。

虽然 cTnI 和 cTnT 有很高的特异性，但考虑到目前检测方法有一定的局限性，临床上常同时检测 CK-MB 以增加诊断的准确性。而且，要求至少采集 2 次患者的血液标本，且 2 次采样时间间隔大于 6 h，准确性更高。

IMA 是诊断心肌缺血的标志物，在心肌缺血的早期即可检出，对患者进行筛查可以阻止心肌坏死的发生，但目前 IMA 主要用于排除心肌缺血，能否作为诊断指标尚需进一步的临床研究。CRP 是预测心血管疾病的独立危险因子，其灵敏度很高，但因为特异性较差，临床不能用作诊断指标。

需要注意的是，心肌损伤标志物的升高提示心肌损伤，但不能肯定是心肌缺血造成的损伤，如经历心脏手术治疗（心肌损伤）的患者，没有任何心脏标志物能将其与 AMI 造成的心肌损伤鉴别开来。如果排除了缺血机制造成的损伤，应追踪心脏损伤的其他原因。

2. 心肌再灌注及再灌注损伤的生化检验　AMI 发生后临床常采取紧急的溶栓和介入等治疗措施，目的是及时恢复血液灌注，减轻心肌损伤。但有时再灌注反而会加重心肌损伤和功能障碍，此即缺血-

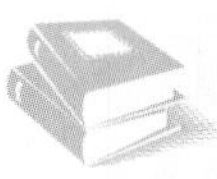
NOTE

再灌注损伤(ischemic-reperfusion injury,IRI)。临床上通过采集治疗开始时和治疗开始后 90 min 的标本,动态观察 Mb、cTnT/cTnI、CK-MB 的变化来判断是否发生再灌注损伤。实施溶栓或介入疗法后 90 min,如无再灌注损伤,将出现一迅速上升和下降的冲洗小峰,这是由于栓塞开通后,血流进入病变部位,将游离的心肌损伤标志物冲洗入血液。若观察到心肌损伤标志物出现显著而持续时间长的新升高,表明心肌损伤加重,出现再灌注损伤或再梗死,见图 15-2。

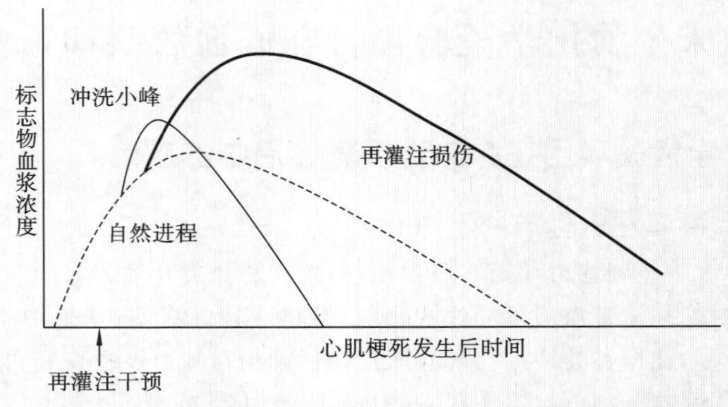

图 15-2　应用心肌损伤标志物判断心肌缺血再灌注干预效果示意图

(二) 充血性心力衰竭的标志物及生化检验

充血性心力衰竭(congestive heart failure,CHF),简称心衰,是指在有适量静脉血回流的情况下,由于心脏收缩和(或)舒张功能障碍,心输出量不足以维持组织代谢需要的一种病理状态,是许多心血管病如急性心肌梗死、扩张性心肌病、瓣膜病、先天性心脏病的后期表现,其中尤以左心衰更为常见。

临床上 BNP 和 NT-pro-BNP 测定主要用于辅助 CHF 的诊断和心功能分级及疗效评估、心衰的风险分级和预后评估、呼吸困难的鉴别诊断。BNP 是一类活性多肽,其主要作用为扩张血管、增加心输出量,减少肾素分泌,抑制肾素-血管紧张素-醛固酮系统,减少血管紧张素Ⅱ生成和醛固酮释放,抑制抗利尿激素(ADH)分泌,以此调节水盐平衡、血压和心功能。在血中肽酶作用下,BNP 前体(pro-BNP)水解为 BNP 和 NT-pro BNP,BNP 和 NT-pro BNP 为等摩尔生成,均可反映 BNP 分泌状况。

理想的 CHF 标志物应随着心衰严重程度的增加而升高,还能被快速地检测。BNP 和 NT-proBNP 具备这样的特性。心衰患者无论有无症状,BNP/NT-proBNP 水平均明显升高,并且与心衰的严重程度相关。现在普遍认为需要检测血浆 BNP/NT-proBNP 的情况有以下几种:①在 CHF 诊断中,如果怀疑 CHF 但临床症状不明显,或与其他疾病如慢性阻塞性肺疾病(chronic obstructive pulmonary disease,COPD)有共同的病理学特征。②帮助排除 CHF(当利钠肽水平正常时)。血浆 BNP 浓度已经成为预示 CHF 的独立因素,以血浆 BNP 100 ng/L 或 NT-pro BNP 400 ng/L 为分界值,对 CHF 有良好的阴性预测值,大大提高了 CHF 临床诊断的准确性。

但是,对 BNP 和 NT-proBNP 的应用一定要谨慎,因为二者有较大的生物学变异,受年龄、体重和肾功能的影响。另外,BNP 和 NT-pro BNP 都是容量依赖性激素,除 CHF 外,其他任何导致水钠潴留、血容量增加的疾病均可致其升高,例如库欣综合征、原发性醛固酮增多症、肝硬化、肾功能衰竭等。因此,BNP 和 NT-pro BNP 不能作为 CHF 的唯一诊断标准。

二、心血管疾病生物化学联合检测项目的应用评价

近年来,随着对心脏疾病发病机理的深入认识,许多生化标志物逐渐被发现和应用,临床实验室在心脏疾病的诊断、病情评估、危险分层、预后判断等方面发挥着重要作用。

(一) 心血管疾病临床常用的生物化学检验项目分类

心血管疾病临床常用的生物化学检验项目分类见表 15-3。

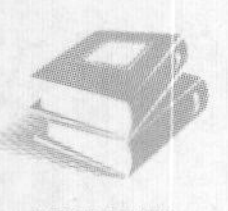

NOTE

表 15-3 心血管疾病临床常用生物化学检验项目

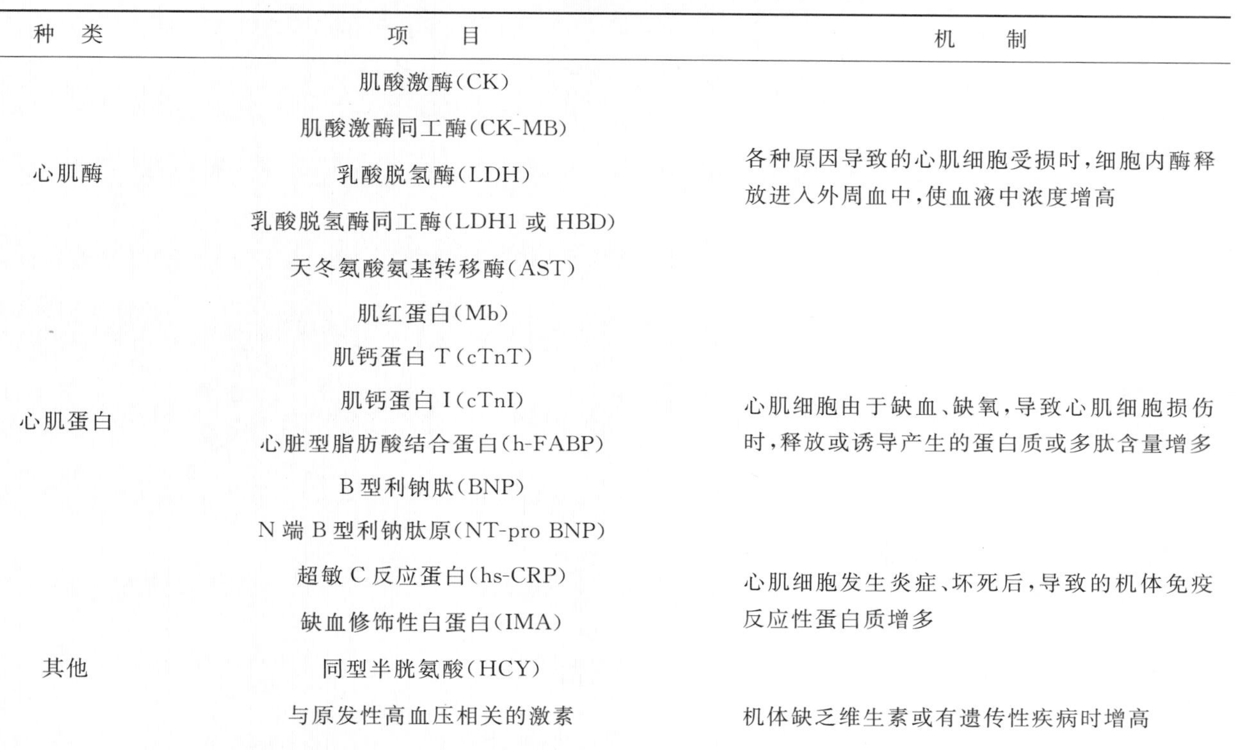

种类	项目	机制
心肌酶	肌酸激酶(CK)	各种原因导致的心肌细胞受损时,细胞内酶释放进入外周血中,使血液中浓度增高
	肌酸激酶同工酶(CK-MB)	
	乳酸脱氢酶(LDH)	
	乳酸脱氢酶同工酶(LDH1 或 HBD)	
	天冬氨酸氨基转移酶(AST)	
心肌蛋白	肌红蛋白(Mb)	心肌细胞由于缺血、缺氧,导致心肌细胞损伤时,释放或诱导产生的蛋白质或多肽含量增多
	肌钙蛋白 T(cTnT)	
	肌钙蛋白 I(cTnI)	
	心脏型脂肪酸结合蛋白(h-FABP)	
	B 型利钠肽(BNP)	
	N 端 B 型利钠肽原(NT-pro BNP)	
其他	超敏 C 反应蛋白(hs-CRP)	心肌细胞发生炎症、坏死后,导致的机体免疫反应性蛋白质增多
	缺血修饰性白蛋白(IMA)	
	同型半胱氨酸(HCY)	机体缺乏维生素或有遗传性疾病时增高
	与原发性高血压相关的激素	
	与继发性高血压相关的病因检查	

(二) 心血管疾病生物化学检验项目联合检测的应用价值

目前已经发现的心肌损伤标志物很多,分为酶类标志物和蛋白类标志物,心肌酶检测是心肌损伤常用的辅助性检测指标。AST、LDH 和 CK 是建立最早的酶类标志物,在 AMI 诊断中作为“心肌酶谱”曾被临床广泛应用,但因其组织特异性差,只能作为辅助诊断指标。后来随着实验室技术的发展,人们发现 LDH 的同工酶 LDH1 和 CK 的同工酶 CK-MB 可以提高 AMI 诊断的特异性,随后又发现测定 CK-MB 质量比以往测定酶活性更能准确地反映 CK-MB 水平,并与病情的严重程度相关。但心肌酶应用于 AMI 诊断时特异性不高,不能满足早期诊断,且微小心肌损伤时不敏感。

在急性心肌梗死的实验诊断项目中,心肌肌钙蛋白的两个亚基 cTnT、cTnI 是目前心肌损伤特异性最好的标志物,也是急性心肌梗死的实验诊断的首选项目。其在血中升高较早,并能维持长达两周的高水平,不但对 AMI,而且对急性冠状动脉综合征早期心肌发生缺血缺氧(无心肌坏死)的诊断也有很高的价值。在症状发作 6 h 以内应同时检测 cTnT、cTnI 和早期标志物 Mb。Mb 与 cTnT、cTnI(或 CK-MB)联合应用有助于 AMI 的排除诊断。对于可疑 ACS 患者,cTnT、cTnI 水平升高,其病死和缺血事件再发率的危险增加。

心电图是临床诊断急性心肌梗死的主要工具,但据统计仍有 37%急性心肌梗死患者发病后无典型的特征性心电图表现。Mb 或 hFABP 在心肌损伤早期即可升高,通常在 AMI 发生 4~12 h 敏感性可达 99%,因此被认为是最有价值的心肌损伤早期诊断指标。Mb 虽然特异性不高,但其分子量很小,在心肌损伤时迅速释放到血液,是心肌损伤最早出现的标志物,而且其升高的幅度大,有很高的灵敏度,从而具有很高的阴性诊断价值。临床上除急性心肌梗死以外,开胸手术、过度体育锻炼、骨骼肌创伤、进行性肌萎缩、休克、严重肾功能衰竭、肌内注射等,血清 Mb 均会升高。近年来有人提出了联合检测碳酸酐酶Ⅲ,CAⅢ有较高的特异性,仅在骨骼肌损伤时才升高。另外,Mb 的诊断窗口期较短,当胸痛发作 2 h 前或 15 h 后测定 Mb 有一定的风险,所以临床应用时通常与 cTn 等标志物共同检测。

BNP 和(或)NT-proBNP 是评价心脏功能的客观指标,在充血性心力衰竭的诊断中具有重要作用,能用于急性呼吸困难患者的早期筛查,并随着心衰严重程度的增加而升高,对心力衰竭及急性冠状动脉

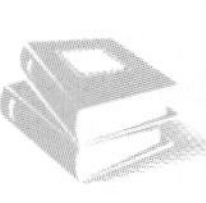

综合征的诊断、预后及危险分层有良好的临床价值。

因此，在心肌梗死早期可选择的标志物有 Mb、CK、CK-Mb、cTnT 和 cTnI，其中 Mb 是 AMI 发生后最早出现的标志物。如果症状出现 2～3 天及以上，则可选择 LD 及其同工酶，cTnT 和 cTnI 等。BNP 和 NT-ProBNP 是检测心力衰竭的较佳标志物，hs-CRP、IMA、HCY 等项目可与其他心血管疾病检测指标相结合，对心血管疾病进行综合分析判断。

三、病例分析

病例 1

【病史】 患者，女，61 岁，心前区压榨性疼痛，疼痛向左肩背部放射。自述有近 10 年的糖尿病病史，间断服用降糖药。

体格检查：神志清楚，面色苍白，出汗。血压 140/90 mmHg，脉搏 100 次/分，心律齐。心电图 S-T 段抬高，Q 波，余无异常。

【实验室检查】 CK 700 U/L，CK-MB/CK 27%；cTnI 2.5 μg/L，cTnT 2.8 μg/L，hs-CRP 7.9 mg/L。

【临床诊断】 急性心肌梗死。

【诊断依据】

(1) 患者有心肌梗死的特征性疼痛；有糖尿病病史。

(2) 心肌标志物 CK、CK-MB、cTnI 和 cTnT 均增高。

(3) 典型的心电图变化。

病例 2

【病史】 患者，男，65 岁。因呼吸困难入院。2 年前开始出现呼吸困难，1 个月前呼吸困难加重。既往有高血压病史 11 年，用降压药治疗效果欠佳。

体格检查：心脏检查有舒张早期奔马律，肝颈静脉回流征阳性，四肢指凹性水肿。胸片：少量胸腔积液，心脏扩大。心电图：左心室高电压，未见 ST-T 缺血样改变。超声心动图：测量左心室舒张末期内径为 60 mm，射血分数为 35%。

【实验室检查】 BNP 168 pg/L，NT-proBNP 385 pg/L。

【临床诊断】 高血压性心脏病，心力衰竭。

【诊断依据】

(1) 患者有高血压病史。

(2) 患者有左心衰和右心衰临床表现。

(3) 心衰标志物 BNP 和 NT-proBNP 均增高。

(4) 为明确诊断应进一步做以下检查。①冠状动脉造影：排除缺血性心脏病的可能。②血气分析：明确有无低氧血症。

(徐志伟)

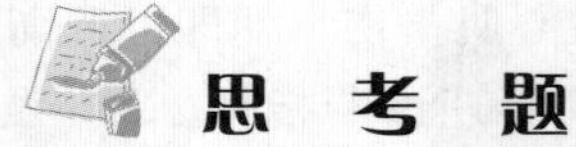

思考题

(1) 本章开始引入的病例有哪些临床特点？

(2) 为明确诊断还需要增加哪些实验检查项目？

(3) 结合该患者病史特点，诊断为何种疾病？其诊断依据是什么？

(4) 理想的心肌损伤标志物的特性有哪些？应用中应注意哪些问题？

(5) 尿钠肽检测对心脏疾病的诊断有何临床意义？

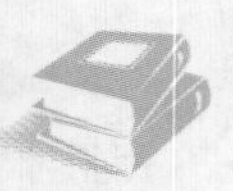

NOTE

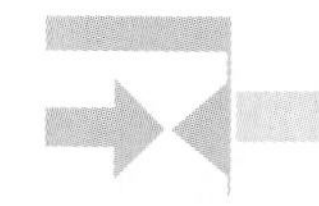

第十六章　内分泌疾病的生物化学检验

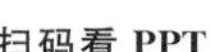

扫码看 PPT

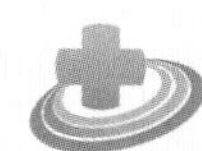

学习目标

掌握：甲状腺功能紊乱、肾上腺功能紊乱时常用临床生化检验指标、方法及评价。

熟悉：下丘脑-垂体内分泌功能紊乱、性激素紊乱的临床生化检验。

了解：激素的概念、分类；下丘脑-垂体-内分泌腺调节轴的激素调控机制。

病例导入

患者，女，未婚。主诉：近两年体重从 90 多斤增加到 140 斤，月经周期多次异常。饭量和两年前一样，平时爱好跑步等运动。

查体：血压升高，体毛增多，腹部见颜色较浅的紫纹。

辅助检查：血皮质醇上午 8 时、下午 4 时均升高，LH 和 FSH、E_2 均正常，血睾酮升高，胰岛素水平升高。子宫附件彩超正常，肾上腺 CT 正常。

第一节　概　　述

内分泌(endocrine)是指机体某些散在的特化细胞或腺体，合成并释放具有生物活性的物质，随血液循环输送到相应部位的靶细胞、靶组织或靶器官，传递细胞间信息，发挥其特定生物学功能的过程。由内分泌细胞分泌的具有生物活性(传递信息)的化学物质称为激素(hormone)。

内分泌系统是由比较集中的内分泌细胞形成的内分泌腺(主要有垂体、甲状腺、甲状旁腺、胰岛、肾上腺和性腺)与分散存在于全身不同器官组织的内分泌细胞所组成的体液调节系统(图 16-1)。内分泌系统在神经系统的支配或参与下，通过所分泌的激素发挥体液调节作用，并维持激素间的动态平衡。如因某种原因破坏了这种平衡，就会造成内分泌紊乱，引起相应临床症状。内分泌检验在内分泌疾病的诊断、疗效监测及预后判断等方面均具有重要价值。

一、内分泌及调控

内分泌系统通过所分泌的激素发挥调节作用。在生理条件下，体内的各种激素在神经系统参与下，通过精细的调节，维持与机体所处发育阶段及功能状态相适应的水平。其中以反馈调节方式，通过下丘脑-垂体-内分泌腺或细胞-激素系统进行的调控，是普遍而主要的调节机制(图 16-2)。除常见的负反馈调节外，机体也存在正反馈调节机制。该调节系统任何环节异常，都将导致激素水平紊乱，产生相应的内分泌疾病。

近年来研究发现某些非内分泌组织的肿瘤细胞可分泌异源性激素(ectopic hormone)，产生异源性内分泌病。异源性激素分泌，均有不受上述下丘脑-垂体-内分泌腺调节轴影响，而呈"自主性"分泌的特点。有人提出，可分泌异源性激素的肿瘤细胞组织，在胚胎发育上与正常内分泌组织均起源于神经嵴外胚层，这类可分泌激素的组织细胞称为胺前体摄取及脱羧细胞(amine precursor uptake and decarboxylation cell，APUD 细胞)。肿瘤组织中的 APUD 细胞分化不完全，故具有产生异源性激素的

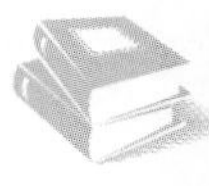

NOTE

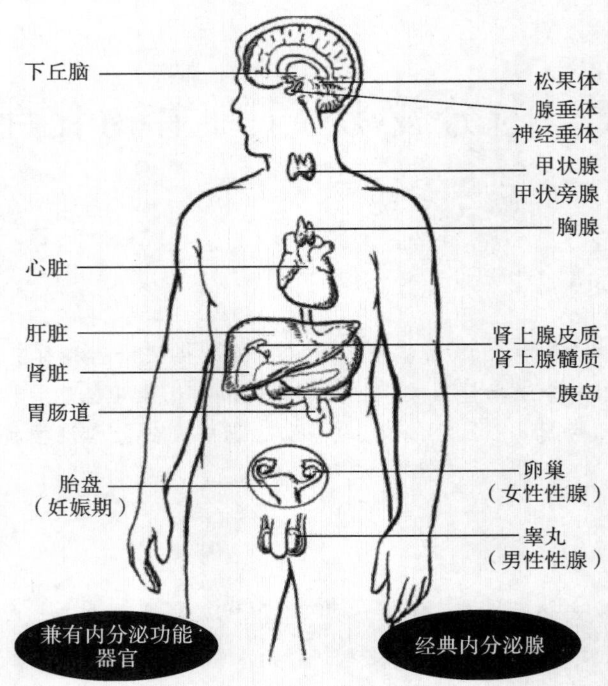

图 16-1　人体的内分泌系统

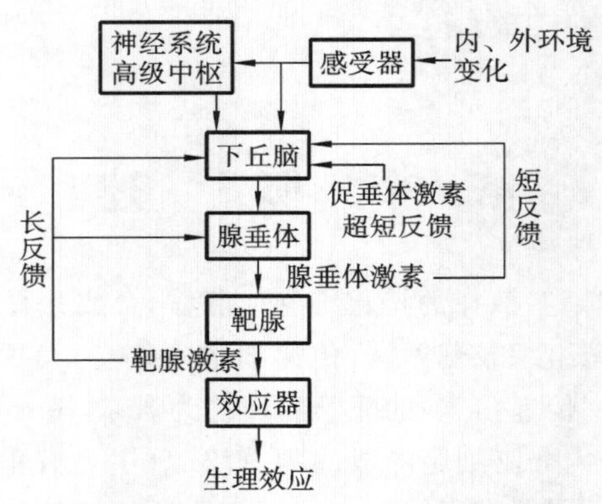

图 16-2　下丘脑-垂体-内分泌腺调节轴示意图

内分泌功能。此外，一些调节内分泌腺功能的激素存在交叉效应，如促甲状腺激素释放激素除促进垂体释放促甲状腺激素外，还可增加垂体催乳素和生长激素的分泌。上述因素在有关内分泌紊乱的诊断中都必须要考虑到。

二、激素的概念、分类及作用机制

激素是由内分泌细胞产生，随血液循环转运到靶器官或组织中发挥生物效应的微量化学物质。广义的激素概念还包括原激素、众多细胞因子、生长因子、神经肽和神经递质。不同种类的激素，其分子结构、功能各异。

（一）激素的分类

1. 按激素化学本质分类　按化学本质不同，激素可分为以下四类。

（1）多肽及蛋白质类：包括下丘脑激素、垂体激素、心肌激素、胃肠激素等。

（2）类固醇类：主要是肾上腺皮质激素和性激素。

（3）氨基酸衍生物类：甲状腺激素、肾上腺髓质激素等。

（4）脂肪酸衍生物类：主要是前列腺素。

NOTE

2. 按激素作用方式分类 按作用方式不同，激素可分为四种。

(1) 内分泌激素：内分泌(endocrine)细胞产生的激素经血液运输到身体的各个部位，通过与远距离靶细胞的受体结合而发挥作用，这是体内大多数激素的作用方式。

(2) 旁分泌激素：旁分泌(paracrine)细胞分泌的激素通过细胞间液直接扩散到邻近或周围的异种靶细胞起作用。如神经递质、胃肠激素等。

(3) 自分泌激素：自分泌(autocrine)细胞分泌的激素分泌到细胞外后，又反作用于分泌该激素的细胞自身，发挥自我反馈调节作用，如许多生长因子、前列腺素等。

(4) 神经激素：某些特化的神经内分泌(neurosecretion)细胞，其轴突末端能向细胞间隙分泌激素，这类激素多属于神经肽。如由下丘脑产生经神经垂体分泌的催产素和抗利尿激素。

3. 按激素作用的受体分类 根据受体在细胞内的定位不同，可将激素分为两种。

(1) 膜受体激素：主要为蛋白质及肽类激素、神经递质、生长因子、前列腺素等。膜受体激素往往具亲水性，又称亲水性激素。

(2) 核受体激素：主要为类固醇激素、甲状腺激素、维生素 D 等。核受体激素多为脂溶性的，又称脂溶性激素。

(二) 激素的作用机制

激素是通过与其靶细胞上的特异性受体结合，经细胞信号通路系统发挥其生物学作用的。根据激素受体在细胞内定位的不同，通常将激素作用机制分为两种：通过细胞膜受体起作用和通过细胞内受体起作用。其中蛋白质及肽类激素、氨基酸衍生物类激素主要通过细胞膜受体发挥作用；类固醇激素、甲状腺激素等主要通过细胞内受体起作用。某些激素作用可涉及两种机制。

三、不同腺体激素的分泌与调节

(一) 下丘脑-垂体激素的分泌与调节

下丘脑与垂体在结构和功能上紧密联系，可将它们视为一个下丘脑-垂体功能单位(hypothalamo-pituitary unit)。下丘脑-垂体功能单位既能分泌调节内分泌功能的激素，也可直接分泌一些功能性激素。

1. 下丘脑激素 下丘脑的一些特化神经细胞可分泌不同的调节腺垂体有关激素释放的调节激素(因子)。从组织结构上看，这些分泌性神经细胞的轴突组成结节-漏斗束，终止于垂体柄内垂体门脉系统的初级毛细血管网周围。借助特殊的垂体门脉系统，这些分泌性神经细胞释放的调节激素，可迅速直接地被输送至腺垂体发挥作用。下丘脑调节激素均是多肽类激素，这些激素的名称、缩写及受其调节的腺垂体激素见表 16-1。从表中可看出，下丘脑调节激素的作用通过其名称即可知。但也存在某些交叉，如 TRH 还可促进生长激素和催乳素释放，而 GHIH 也能抑制腺垂体 TSH、ACTH 及胰腺胰岛素的释放。近年还发现，下丘脑外的某些神经细胞及一些脏器组织细胞，也可产生某些下丘脑激素，这些下丘脑外活性多肽的功能尚不清。

表 16-1 下丘脑分泌的主要调节激素

激素名称	调节的腺垂体激素
促甲状腺激素释放激素(thyrotropin releasing hormone,TRH)	TSH(主要),GH,PRL,FSH
促性腺激素释放激素(gonadotropin releasing hormone,GnRH)	LH,FSH
促肾上腺皮质激素释放激素(corticotropin releasing hormone,CRH)	ACTH
生长激素释放激素(growth hormone releasing hormone,GHRH)	GH
生长激素抑制激素(growth hormone inhibiting hormone,GHIH)	GH(主要),TSH,ACTH,PRL
催乳素释放激素(prolactin releasing hormone,PRH)	PRL
催乳素释放抑制激素(prolactin-releasing inhibiting hormone,PIH)	PRL

NOTE

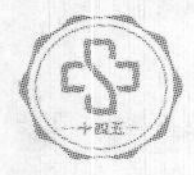

续表

激素名称	调节的腺垂体激素
促黑素释放素(melanocyte stimulating hormone releasing hormone,MRH)	MSH
促黑素抑释素(melanocyte stimulating hormone release inhibiting hormone,MRIH)	MSH

2. 垂体激素 垂体是位于颅底蝶鞍中的重要内分泌器官,由茎状垂体柄与下丘脑相连。从组织学上可将垂体分为腺垂体和神经垂体。腺垂体包括前部、结节部和中间部,神经垂体由下丘脑某些神经元直接延续而成。垂体分泌的激素相应地分为腺垂体激素和神经垂体激素两类。表16-2概括了重要的垂体激素及其主要生理功能。

表16-2 主要的垂体激素及生理作用

激素名称	主要生理作用
腺垂体激素	
生长激素(growth hormone,GH)	促进机体生长发育
促肾上腺皮质激素(corticotropin,ACTH)	促进肾上腺皮质激素合成及释放
促甲状腺素(thyrotropin,TSH)	促进甲状腺激素合成及释放
卵泡刺激素(follicle-stimulating hormone,FSH)	促进卵泡或精子生成
黄体生成素(luteinizing hormone,LH)	促进排卵和黄体生成,刺激孕激素、雄激素分泌
催乳素(prolactin,PRL)	刺激乳房发育及泌乳
促黑素细胞激素(melanocyte stimulating hormone)	促进黑色素细胞合成黑色素
神经垂体激素	
抗利尿激素(antidiuretic hormone,ADH)	收缩血管,促进远曲小管和集尿管对水重吸收
催产素(oxytocin,OT)	促进子宫收缩,乳腺泌乳

垂体激素均为肽类或糖蛋白,其中TSH、LH和FSH均是由α和β两个多肽亚基组成的糖蛋白。这三种激素的α亚基具有高度同源性,氨基酸残基亦较接近,其生理活性主要取决于β亚基。在用免疫化学法检测时,往往存在交叉免疫反应而互相干扰。

3. 下丘脑-腺垂体激素分泌的调节 如图16-2所示,下丘脑-腺垂体激素分泌的调节,主要受其调节的靶腺释放激素水平的负反馈调节(长反馈),其中甲状腺激素的长反馈调节主要作用于腺垂体,而其他外周激素长反馈调节作用部位则主要为下丘脑水平。前面已谈到长反馈调节的主要方式为负反馈,但在月经周期中排卵期前,当雌激素水平达最高峰时,可正反馈地调节下丘脑相关激素的释放(短反馈),在GH分泌的调节中,短反馈为主要方式。而下丘脑激素或腺垂体激素,还可负反馈地调节下丘脑或腺垂体对自身的合成和分泌(超短反馈)。此外,应激状态、某些外周感觉神经冲动以及边缘系统的情绪活动等,均可通过下丘脑以外的中枢神经系统,影响下丘脑-垂体的激素分泌,进而影响外周内分泌腺功能。这种神经系统对内分泌的控制,还表现为多种内分泌功能的昼夜节律。

(二) 甲状腺激素的分泌与调节

1. 甲状腺激素的化学结构及合成 甲状腺激素为甲状腺素(thyroxine,T_4)和三碘甲腺原氨酸(3,5,3′-triiodothyronine,T_3)的统称。从化学结构看均是酪氨酸的含碘衍生物。T_3、T_4均是由甲状腺滤泡上皮细胞中甲状腺球蛋白上的酪氨酸残基碘化而成。其生物合成包括:①碘的摄取和活化:甲状腺上皮细胞可通过胞膜上的"碘泵"主动摄取血浆中的I^-,造成I^-在甲状腺浓集,正常情况下甲状腺中的I^-为血浆浓度的数十倍。甲状腺上皮细胞中的I^-在过氧化物酶催化下,氧化成形式尚不确定的活性碘。②酪氨酸的碘化及缩合:活性碘使甲状腺上皮细胞核糖体上的甲状腺球蛋白中的酪氨酸残基碘化,生成一碘酪氨酸(MIT)或二碘酪氨酸(DIT)残基。然后再在过氧化物酶催化下,1分子DIT与1分子MIT缩合成

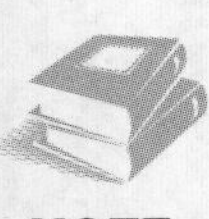
NOTE

1分子T_3，2分子DIT缩合成1分子T_4。含T_3、T_4的甲状腺球蛋白随分泌泡进入滤泡腔中储存。

2. 甲状腺激素的分泌、运输、代谢及调节 在垂体促甲状腺激素刺激下，含T_3、T_4的甲状腺球蛋白被甲状腺上皮细胞吞饮，并与溶酶体融合，在溶酶体蛋白水解酶催化下水解出T_3、T_4，释放至血液中。血液中99%以上的T_3和T_4均与血浆蛋白可逆结合，主要与血浆中肝合成的一种α-球蛋白-甲状腺素结合球蛋白(thyroxine binding globulin，TBG)结合，此外尚有少量T_3及10%～15%的T_4可与前白蛋白结合，约5%的T_4及近30%的T_3可与白蛋白结合。只有约占血浆中总量0.2%的T_3和0.04%的T_4为游离型。但只有游离的T_3、T_4才能进入靶细胞发挥作用，这是T_3较T_4作用迅速而强大的原因之一。与血浆蛋白结合的部分，则对游离T_3、T_4的相对稳定起着调节作用。

甲状腺激素的代谢包括脱碘、脱氨基或羧基结合反应。其中以脱碘反应为主，该反应受肝、肾及其他组织中特异的脱碘酶催化。血液中的T_3近80%来自T_4脱碘。少量T_3、T_4及上述各种代谢产物均可在肝、肾中通过其酚羟基与葡萄糖醛酸或硫酸结合，由尿及胆汁排泄。

甲状腺激素的合成和分泌主要受前述下丘脑-垂体-甲状腺轴的调节。血液中游离T_3、T_4水平的波动，负反馈地引起下丘脑释放促甲状腺激素释放激素(thyrotropin-releasing hormone，TRH)及垂体释放促甲状腺激素(thyroid stimulating hormone，TSH)的增多或减少。TRH为下丘脑产生的一种三肽激素，主要作用为促进腺垂体合成和释放TSH，亦有弱的促生长激素和催乳素释放作用。TSH为一种含α和β两亚基的糖蛋白，可通过β亚基特异地和甲状腺细胞膜上的TSH受体结合，活化腺苷酸环化酶，通过腺苷酸环化酶-cAMP-蛋白激酶系统，刺激甲状腺细胞增生和甲状腺球蛋白合成，并对甲状腺激素合成从碘摄取到T_4、T_3释放的各过程中均有促进作用。在上述调节过程中，血液游离T_3、T_4水平对腺垂体TSH释放的负反馈调控最重要。

此外肾上腺皮质激素可抑制TRH释放，并和生长激素均能降低腺垂体对TRH的反应性，减少TSH分泌；而雌激素可提高腺垂体对TRH的反应，促进TSH释放；甲状腺激素本身和I^-浓度对甲状腺功能也有自身负反馈调节作用，应激状态等亦可通过不同途径影响甲状腺激素的分泌；人绒毛膜促性腺素(hCG)也具一定TSH样活性。近年发现，多种滋养层源组织肿瘤如绒毛膜上皮癌、睾丸胚胎瘤等亦可产生TSH和hCG。

(三) 肾上腺激素的分泌与调节

肾上腺激素包括肾上腺髓质激素和肾上腺皮质激素。

1. 肾上腺髓质激素 肾上腺髓质从组织发育学上可看作节后神经元特化为内分泌细胞(嗜铬细胞)的交感神经节，不同的嗜铬细胞可分别合成释放肾上腺素(epinephrine，E)、去甲肾上腺素(norepinephrine，NE)、多巴胺(dopamine，DA)，三者在化学结构上均为儿茶酚胺类。后两者亦为神经递质，但作为递质释放的NE和DA绝大部分又重新被神经末梢及其中的囊泡主动摄取、储存。肾上腺髓质释放的E约为NE的4倍，仅分泌微量DA，因此血液及尿液中的E几乎全部来自肾上腺髓质分泌，NE及DA则还可来自其他组织中的嗜铬细胞及未被摄取的神经递质。

儿茶酚胺类激素以酪氨酸为原料，经下列酶促反应生成。由于各种组织中存在的酶有不同，故分别合成E、NE或DA。

$$\text{酪氨酸}\xrightarrow{\text{羟化}}\text{多巴}\xrightarrow{\text{脱羧}}\text{DA}\xrightarrow{\beta\text{-羟化}}\text{NE}\xrightarrow{\text{N-甲基化}}\text{E}$$

肾上腺髓质合成的E和NE储存于嗜铬细胞的囊泡中，其释放受交感神经兴奋控制。作为激素释放的E和NE，亦具有交感神经兴奋样心血管作用及促进能量代谢、升高血糖等作用。进入血液的E和NE在肝脏中均迅速被单胺氧化酶(MAO)及儿茶酚-O-甲基转移酶(COMT)等代谢灭活，主要终产物是3-甲氧基-4-羟苦杏仁酸(vanilly mandelic acid，VMA)，又称香草扁桃酸。DA的主要终产物是4-羟基-3-甲氧基苯乙酸(homovanillic acid，HVA)，又称高香草酸。大部分VMA和HVA与葡萄糖醛酸或硫酸结合后，随尿排出体外。

2. 肾上腺皮质激素 肾上腺皮质可分泌多种激素，按生理生化功能及分泌组织，可分为三类：①球状带分泌的盐皮质激素(mineralocorticoid)，主要是醛固酮(aldosterone)和脱氧皮质酮(deoxycortisol)；②束状

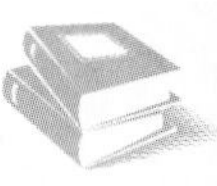
NOTE

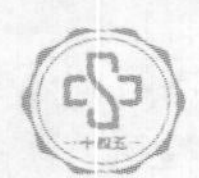

带分泌的糖皮质激素(glucocorticoid),主要有皮质醇(cortisol)及少量的皮质酮(corticosterone);③网状带分泌的性激素,如脱氢表雄酮(dehydroepiandrosterone)、雄烯二酮(androstenedione)及少量雌激素。从化学结构上看,这三类激素及性腺合成的其他性激素,均是胆固醇的衍生物,故统称类固醇激素(steroid hormones)。

释放入血液中的肾上腺皮质激素主要与肝脏合成的一种 α_1-球蛋白,即皮质类固醇结合球蛋白(corticosteroid-binding globulin,CBG)可逆结合,仅10%左右以游离形式存在。只有游离皮质激素才能进入靶细胞发挥生理生化作用及反馈调节自身分泌。

肾上腺皮质激素(主要是糖皮质激素)的合成与分泌主要受下丘脑-垂体-内分泌腺调节轴的控制。血液中游离糖皮质激素水平的变化,负反馈地引起下丘脑及垂体分别释放促肾上腺皮质激素释放激素(corticotropin releasing hormone,CRH)和促肾上腺皮质激素(corticotropin,adrenocorticotropic hormone,ACTH)的增多或减少。ACTH 和 CRH 亦可负反馈地调节下丘脑 CRH 的释放。和甲状腺激素分泌调节不同,在肾上腺皮质激素的分泌调节中,最主要的是血液中游离糖皮质激素对下丘脑 CRH 释放的负反馈调节。

ACTH 和糖皮质激素的分泌存在明显的昼夜节律,分泌高峰见于晨6—8时,低谷在22—24时。此外,糖皮质激素是机体应激反应时释放的主要激素,因此,各种伤害性刺激均可通过高级神经中枢-下丘脑-垂体-肾上腺皮质轴,促进糖皮质激素的分泌。

除垂体外,一些垂体外的肿瘤主要是肺燕麦细胞癌,其次为胸腺癌、胰岛细胞癌、类癌、甲状腺髓样癌、嗜铬细胞瘤等,亦可分泌异源性 ACTH。但这些异位肿瘤 ACTH 的分泌既不受血液糖皮质激素水平的负反馈调控,也不受 CRH 促进。此外,近年还发现有少数肿瘤可不受糖皮质激素反馈调节地释放异源性 CRH。

(四) 性激素的分泌与调节

性激素(sex hormone)包括雄性激素(androgens)和雌性激素。雌性激素又包括雌激素(estrogen)和孕激素(progesterone)。从化学结构上看,所有性激素都是类固醇类激素。性激素除少量由肾上腺皮质产生外,男性主要由睾丸间质细胞生成,女性非妊娠期主要由卵巢产生,妊娠期则主要由胎盘产生和分泌。性激素的合成和分泌主要通过下丘脑 GnRH 释放及腺垂体 LH 和 FSH 分泌的负反馈调节来控制。

女性月经周期中卵巢内分泌活动的周期性变化,也受下丘脑-腺垂体-卵巢内分泌细胞调节轴的控制,其反馈调节方式较复杂,简述如下:①当上次月经中的黄体萎缩后,血中雌、孕激素急剧下降,负反馈地促进下丘脑 GnRH 及垂体 LH、FSH 释放逐渐增多,刺激卵泡发育和雌激素分泌逐渐增加,子宫内膜出现增生期变化;②随着卵泡发育成熟,高浓度雌激素对下丘脑 GnRH 释放产生强正反馈调节,进而引起腺垂体 LH、FSH 分泌高峰,诱发排卵;③LH、FSH 在排卵后迅速下降,排卵后破裂的卵泡形成的黄体在 LH 作用下,继续分泌雌激素及大量分泌孕激素,约于排卵后一周出现雌激素的第二次高峰及孕激素高峰,子宫内膜由增生期转变为分泌期;④若未受孕,则高雌激素水平在同时存在的孕激素水平协同下,对下丘脑及垂体产生负反馈调节,GnRH、LH 和 FSH 分泌进一步减少,黄体萎缩,血中雌、孕激素骤降,子宫内膜也随之缺血、坏死、脱落形成月经。

因此,血液中性激素水平,特别是雌性激素水平,在不同的发育阶段及月经周期的不同期有不同的参考区间。

四、内分泌疾病常用生物化学检验方法及策略

(一) 激素常用生物化学检验方法

健康人血液中的激素含量甚微,用一般化学方法难以准确测定。以往,主要采用放射免疫分析(radioimmunoassay,RIA)测定技术。近年来,随着免疫学测定技术的发展,化学发光免疫分析(chemiluminescence immunoassay,CLIA)、时间分辨荧光免疫分析(time-resolved fluoroimmunoassay,

NOTE

TRFIA)和电化学发光免疫测定(electrochemiluminescence immunoassay,ECLIA)的相继诞生,已能灵敏、特异、快速和准确地测定血液中各种激素的浓度。此外,更高灵敏度和分辨率的色谱法(chromatography)、质谱法(mass spectrometry,MS)也在科研和临床逐渐应用。这些新方法没有核素污染,而且可以应用于自动分析仪进行批量测定,可对内分泌功能的判定提供直接的客观依据。

(二)内分泌疾病生物化学检验策略

根据内分泌功能紊乱发生的一个或多个环节,可设计相应的检验方法。

1. 直接检测体液中某一激素或其代谢产物的水平 对某一激素或其代谢产物的连续检测,可反映激素分泌的节律性有无改变,有利于某些内分泌疾病的早期诊断。这类方法因简便、适用范围广,可为判断有无某种内分泌疾病直接提供客观指标,临床上最为常用。

2. 激素生物效应及其生化标志物的检测 如甲状腺功能紊乱时的碘摄取试验和基础代谢率检测,甲状旁腺功能紊乱时血钙、磷的检测等。这类方法通过激素效应间接反映内分泌功能,大多影响因素较多、特异性不高,往往只能起辅助诊断作用。

3. 动态功能试验 应用特异性刺激物或抑制物作用于激素分泌调节轴的某一环节,分别测定作用前后相应靶激素水平的动态变化,以反映内分泌功能。动态试验分为兴奋试验与抑制试验。兴奋试验用于内分泌功能减退的分析,抑制试验用于内分泌功能亢进的分析。这类试验有助于确定内分泌疾病的病变部位与性质。

4. 其他方法 对某些半衰期短的激素可检测其前体物质,如促肾上腺皮质素前体物;检测激素作用介导物,如生长激素介导物生长调节素;对某些高血浆蛋白结合率激素,有时需检测其结合蛋白水平;有的内分泌病的发病机制与自身免疫、遗传或基因突变有关,近年来对有关自身抗体或缺陷基因的检测也开始广泛应用。

(三)影响激素水平测定的因素

激素水平的检测受多种因素的影响,有时影响甚大,需要仔细分析,统一规范测定方法与全过程,并对结果进行合理解释。在测定中要考虑到分析前、中、后各种因素的干扰和影响。

1. 分析前因素的干扰

(1) 生物节律性变化:某些激素的分泌具有明显的节律性,如生长激素、肾上腺皮质激素和垂体促甲状腺激素等都有分泌的节律性,育龄期妇女的垂体促性腺激素和卵巢分泌的甾体类激素有月经周期的变化,这一点在收集标本时间和结果判断时有十分重要的意义。

(2) 年龄影响:不同年龄的人群其激素分泌水平不同。如甲状腺激素、垂体激素、甾体激素等,这对于青春期、老年期和绝经期的妇女尤其重要,会直接影响疾病的诊断与治疗。

(3) 妊娠影响:妊娠期胎盘是一个巨大的内分泌器官,妊娠期各种内分泌激素的正常范围和临界值也与非妊娠妇女不同,应关注孕妇内分泌环境的变化。

(4) 药物影响:一些药物对激素分泌有明显影响,如口服避孕药对甾体激素的影响,抗精神病药物可导致催乳素分泌改变等。

2. 分析中因素的影响 激素水平测定过程中可由于各实验室采用的方法、试剂、仪器及操作人员不同,均会导致实验结果存在差异,其中方法是一个关键因素。

3. 分析后因素的影响 由于激素水平的测定方法,试剂质量及实验室条件的差异,各实验室对激素参考区间的报告差别较大,较难统一,因此有必要固定方法与试剂,建立本实验室的参考区间。

第二节　内分泌功能紊乱的生物化学检验项目与检测方法

如前所述,内分泌疾病的生物化学检验策略主要包括:①直接检测体液中某一激素或其代谢产物的水平或转运蛋白的浓度。②检测激素生物效应及其生化标志物。③动态功能试验等几类。由于实验影响因素众多,诊断往往需要多次检测,并结合临床分析。

NOTE

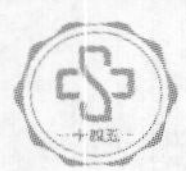

一、下丘脑-垂体功能检查

(一) 生长激素

生长激素(growth hormone,GH;somatotropin,STH)是腺垂体嗜酸细胞分泌的,由 191 个氨基酸残基组成的直链肽类激素。其结构与 PRL 相似,并有一定交叉抗原性。释放入血液中的 GH 不与血浆蛋白结合,以游离形式输送到各靶组织发挥作用。

GH 的生理作用最主要的是对成年前长骨生长的促进。现已明确,这一作用是通过生长调节素(somatomedin,SOM)的介导,促进硫酸掺入骨骺软骨中,及尿嘧啶核苷、胸腺嘧啶核苷分别掺入软骨细胞 RNA 或 DNA 中,加速 RNA、DNA 及蛋白黏多糖合成及软骨细胞分裂增殖,使骨骺板增厚,身体得以长高。GH 亦参与代谢调节,主要表现为与生长相适应的蛋白质同化作用,产生正氮平衡;促进体脂水解,血游离脂肪酸升高;对糖代谢则可促进肝糖原分解,升高血糖。此外,GH 对维持正常的性发育也有重要作用。

GH 的分泌主要受下丘脑 GHRH 和 GHIH 的控制。除 GH 和 SOM 可反馈性调节 GHRH 和 GHIH 释放外,剧烈运动、精氨酸等氨基酸、多巴胺、中枢 α_2 肾上腺素受体激动剂等,可通过作用于下丘脑,垂体或下丘脑以外的中枢神经系统,促进 GH 的分泌。正常情况下,随机体生长发育阶段不同而有不同的 GH 水平。而每日生长激素的分泌存在昼夜节律性波动,分泌主要在熟睡后 1 h 左右(睡眠脑电图时相 3 或 4 期)呈脉冲式进行。

【测定方法】 均用免疫化学法测定。一般在清晨起床前,空腹平卧安静状态下取血测定作为基础值。

【参考区间】

(1) RIA 法:新生儿为 15～40 μg/L,2 岁儿童平均约为 4 μg/L,2～4 岁儿童平均约为 8 μg/L,4 岁以上儿童及成人为 0～5 μg/L,女性略高于男性。

(2) ECLIA 法:成人＜94.92 μmol/L。

【临床意义】 GH 增高见于巨人症或肢端肥大症,创伤、麻醉、糖尿病、肾功能不全、低血糖也可引起 GH 升高;GH 降低见于垂体功能低下、垂体性侏儒、遗传性或继发性 GH 缺乏症等。

【评价】 由于 GH 分泌具有昼夜节律性,每日分泌主要在夜间熟睡中,并具有脉冲式分泌特点,半衰期仅约 20 min。若在非脉冲式释放期取样测定,GH 水平高低均无多大临床价值,因此不能单凭 GH 测定做出 GH 功能紊乱的有关诊断,通常需要同时进行 GH 的激发试验。

(二) 生长调节素

生长调节素(somatomedin,SOM)即生长激素依赖性胰岛素样生长因子(insulin-like growth factor,IGF)。SOM 为一类在 GH 作用下,主要在肝脏也由多种 GH 靶细胞合成的多肽,分子量为6000～8500。现至少已确定 A、B、C 三种亚型,均具胰岛素作用。其中 SOM-C 即 IGF-1,其结构与胰岛素有近一半的氨基酸残基相同。与其他肽类激素不同,血液中的 SOM 几乎全部和高亲和力的 SOM 结合蛋白(IGFBP)形成可逆结合而运输。如前所述,现已肯定 GH 的促生长作用必须通过 SOM 介导,也有认为 GH 的代谢调节作用也依赖于 SOM。从这一意义上说,SOM 水平反映 GH 的生物活性比 GH 本身更为直接。

【测定方法】 免疫化学法。

【参考区间】 RIA 法:血清 IGF-1 1～2 岁为 31～160 μg/L,青春期可达 180～800 μg/L,成人随年龄增长逐渐下降。血清 IGFBP-3 新生儿为 0.4～1.4 mg/L,青春期以后可达 2～5 mg/L。

【临床意义】 任何 GH 缺乏症,包括高 GH 水平的遗传性 GH 受体缺陷患者,IGF-1 和 IGFBP-3 均低于同龄参考区间的下限;巨人症及肢端肥大症者则远远高于正常水平。但恶病质、严重营养不良及严重肝病者,IGF-1 可降低;青春期少年有时可超出正常值上限。

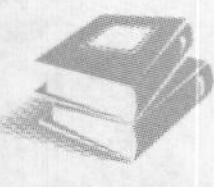

NOTE

【评价】 由于 IGF-1 和 IGFBP-3 的合成均呈 GH 依赖性,并且血中半衰期长,不会呈脉冲式急剧改变。因此单次检测其血清(浆)浓度可了解一段时间内的 GH 平均水平。现均推荐以免疫法检测血清

(浆)IGF-1或IGFBP-3,作为GH紊乱诊断的首选实验室检查项目。

(三) GH动态功能试验

1. 运动刺激试验

【测定方法】 剧烈运动及可能存在的血糖水平偏低均可刺激腺垂体释放GH,故运动后,正常者血清GH值应较基础对照值明显升高。可令合作年龄儿童空腹取血做基础对照后,剧烈运动20~30 min,运动结束后20~30 min取血测定GH。

【参考区间】 RIA法:正常者血清GH值应较基础对照值明显升高或≥10 μg/L;GH缺乏症者,运动后GH水平<5 μg/L。

2. 药物刺激试验

【测定方法】 可刺激腺垂体释放GH的药物很多,目前常用的药物及方法如下:①胰岛素-低血糖试验(insulin hypoglycemia test),因低血糖应激状态可刺激腺垂体释放GH、ACTH、PRL等多种激素,故在清晨空腹卧床采血做对照后,按0.1 μg/kg体重静脉注射普通胰岛素后30 min、60 min、90 min、120 min及150 min分别取血,测定GH水平,必要时可同时检测ACTH、PRL,以发现复合性垂体前叶功能减退;②其他药物刺激试验均是在同上抽取清晨卧床空腹血后,给予L-多巴(促GHRH释放)500 mg(儿童10 mg/kg体重)一剂口服,或可乐定(促GHRH释放)4 μg/kg体重(或150 $\mu g/m^2$体表面积)一剂口服,或盐酸精氨酸(促进垂体释放GH)0.5 g/kg在30 min内静脉滴注。分别在上述药物使用后30 min、60 min、90 min和120 min取血,测定血清(浆)GH水平。

【参考区间】 正常人在使用上述刺激剂后,GH分泌峰多在60 min或90 min出现,胰岛素可推迟到120 min或150 min出现,峰值应比对照基础值升高7 μg/L以上,或峰值浓度≥20 μg/L。

【临床意义】 若两项以上刺激试验峰浓度均<5 μg/L,则为GH缺乏症。而峰值浓度≥20 μg/L,则可排除GH缺乏症,但GH受体缺陷等所致SOM遗传性生成障碍者,GH基础值反可升高,并且对上述兴奋试验可有正常人样反应,此时只有通过SOM测定进行鉴别。

3. GH抑制试验 对于多次测定基础GH值>10 μg/L的疑为巨人症或肢端肥大症者,应考虑进一步做高血糖抑制GH释放试验。

【测定方法】 抽取清晨卧床空腹基础静脉血,然后口服含100 g(儿童1.75 g/kg体重)葡萄糖的浓糖水后,分别在30 min、60 min、90 min和120 min取血,测定各血清GH水平。

【参考区间】 正常人服用葡萄糖后血清GH最低应降至2 μg/L以下,或在基础对照水平50%以下。

【临床意义】 垂体腺瘤性或异源性GH所致巨人症或肢端肥大症者,因呈"自主性"GH分泌,不会被明显抑制,最低浓度>5 μg/L,或在基础对照水平50%以上。

【评价】 本试验可有假阴性出现,特别对治疗后出现高血压、高血糖,使用了可乐定、α-甲基多巴等中枢α_2肾上腺素受体激动剂或降血糖药者,应注意避免本试验,最好停用上述药物一周以上再进行本试验。

(四) 催乳素

催乳素(prolactin,PRL)又称泌乳素,由腺垂体嗜酸性细胞分泌的糖蛋白类激素,由198个氨基酸残基组成,分子量约为22000。外周血中的PRL有单体、二聚体与三聚体3种形式,后两者活性极低。PRL的分泌呈脉冲式波动,有明显的昼夜节律变化。人血浆PRL的半衰期为15~20 min。

PRL的功能主要是促进乳腺的发育与泌乳,另外它在性腺的发育与调节水盐代谢中都起着重要的作用。

PRL分泌的调节主要是受下丘脑分泌的催乳素释放抑制激素(PRIH)的控制,是唯一在正常生理条件下处于抑制状态的腺垂体激素。催乳素释放激素(PRRH)、TRH、生长激素释放激素(GRH)、雌激素以及吸吮、应激与睡眠等因素均可通过不同途径促进PRL的分泌。

【测定方法】 目前实验室多采用化学发光免疫分析法检测PRL。如ECLIA法是将待测标本、生物素化的抗PRL单克隆抗体与钌标记的抗PRL另一位点单克隆抗体,在反应体系中混匀,形成双抗体

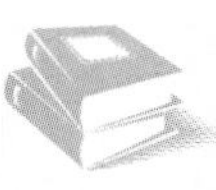
NOTE

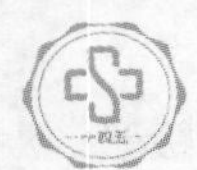

夹心抗原抗体-复合物。加入链霉亲和素包被的磁性微粒捕获该复合物。在磁场的作用下，此磁性微粒被吸附至电极上，将各种游离成分吸弃。电极加压后产生光信号，其强度与样本中一定范围的 PRL 含量成正比。

【参考区间】 ECLIA 法：女性 72.0～511.0 mIU/L；男性 86.0～390.0 mIU/L。由于各厂商的产品不同以及各地区的实验室差异，各实验室应建立自己的参考值。

【临床意义】 下丘脑病变如颅咽管瘤、异位松果体瘤及转移性肿瘤等使下丘脑泌乳素抑制激素生成下降，会使 PRL 的分泌增多。垂体泌乳素瘤由于泌乳素细胞自主性分泌 PRL 增多，使血中 PRL 浓度升高。垂体生长激素瘤如库欣综合征、空蝶鞍等使 PRL 的释放增多。原发性甲状腺功能减退、肾上腺功能减退等疾病对于下丘脑的反馈作用减弱亦使 PRL 的分泌增加。肝、肾疾病使 PRL 的代谢清除减少也会使血中 PRL 的浓度升高。此外药物也对测定结果产生一定的影响，如口服避孕药、甲氰咪胍等。多囊卵巢综合征、原发性性功能减退、男性乳房发育征也有 PRL 的增高。

PRL 升高的女性常伴有闭经泌乳、性功能下降、月经不调等症状。患 PRL 瘤的男性中，91％性功能低下。因此对于无生育能力的妇女、闭经泌乳的妇女和男性性功能低下的患者都应测 PRL。近来发现，糖尿病患者其空腹 PRL 可高达正常值的 2～3 倍，这可能是高血糖抑制中枢神经多巴胺递质的活性所致垂体前叶功能减退如席汉综合征、垂体嫌色细胞腺瘤等。PRL 的分泌减少，常伴有其他垂体激素减少。

此外，部分药物如溴隐亭、降钙素、左旋多巴、去甲肾上腺素等可间接或直接抑制 PRL 的分泌与释放，使血中 PRL 浓度下降。

【评价】

(1) 溶血、脂血、黄疸标本与类风湿因子不影响结果，标本应置于－20 ℃存放，并避免反复冻融。待测标本及试剂上机前注意恢复至室温，避免过度振摇产生泡沫，影响测试。

(2) 批号不同的试剂不能混用，每批试剂应分别制作标准曲线。标本与质控品禁用叠氮钠防腐。

(五) 促性腺激素

促性腺激素是指由腺垂体分泌的促卵泡激素(follicle stimulating hormone，FSH)和黄体生成素(luteinizing hormone，LH)。FSH 主要功能为促进女性卵巢的卵泡细胞的发育和成熟，在男性体内则促进生精管形成和生精作用。LH 作用于成熟的卵泡，引起排卵并生成黄体。对于男性，它可作用于睾丸的间质细胞，促进其分泌雄性激素。

FSH 的合成和释放受下丘脑肽能神经元分泌的促性腺激素释放激素(GnRH)的影响，由于 GnRH 的分泌呈脉冲式，LH 和 FSH 分泌也呈脉冲式。血中 FSH、LH 水平随月经周期而发生周期性改变。FSH 的半衰期较 LH 长，脉冲频率和脉冲振幅的变化取决于月经周期。

垂体激素 FSH 和 LH 在结构方面与 TSH 类似，由两条多肽链组成，有相同的 α 亚基和决定化学特性的 β 亚基，独立的 α 亚基没有激素活性，β 亚基和 α 亚基结合后才表现出完全的活性，它们均为糖蛋白激素。

【测定方法】 多采用 CLIA 法检测。

【参考区间】

(1) FSH：成年男性 5～20 U/L；成年女性卵泡期 5～20 U/L，黄体期 6～15 U/L，排卵期 12～30 U/L，闭经期 20～320 U/L。

(2) LH：成年男性 5～20 U/L；成年女性卵泡期 2～30 U/L，排卵期 40～200 U/L，黄体期 0～20 U/L，闭经期 40～200 U/L。

【临床意义】 FSH 一般与 LH 联合测定，两者的测定是判断下丘脑-垂体-性腺轴功能的常规检查方法。血清中两者增高的疾病有垂体促性腺激素细胞腺瘤、卵巢功能早衰、性腺发育不全、真性卵巢发育不全、真性性早熟症儿童等。血清中两者水平降低的疾病一般因下丘脑、垂体病变而引起，包括垂体性闭经、下丘脑性闭经、假性性早熟症儿童(多为性腺或肾上腺肿瘤所致)等。月经中期，LH 快速升高刺激排卵，形成“LH 峰”。绝大多数妇女排卵发生在此后的 24～36 h 后，这段时间妇女最易受孕。因此

NOTE

可通过检测"LH 峰"监测排卵时间。

【评价】 FSH、LH 的分泌呈脉冲式分泌，检测使用新鲜的血清或肝素血浆。多次动态检测更有价值。通常清晨高于下午，青春期这种波动更明显。为便于比较，一般建议在早晨 8 时取血。若不能在 8 h 内测定，4～8 ℃下血清可保存 2 天，延长保存需在－20 ℃以下低温冰冻，避免反复冻融。

二、甲状腺功能检查

甲状腺功能紊乱的生物化学诊断指标常见的有促甲状腺激素（TSH）、血清甲状腺激素[包括总 T_3（total T_3，TT_3）、总 T_4（total T_4，TT_4）、游离 T_3（free T_3，FT_3）、游离 T_4（free T_4，FT_4）和反 T_3（reverse T_3，rT_3）]、甲状腺素结合球蛋白（TBG）、TRH 兴奋试验及自身抗体的检测。其对甲状腺功能亢进和甲状腺功能减退的诊断具有重要意义（表 16-3）。

表 16-3 常见甲状腺功能紊乱主要临床生化检测

项目	甲状腺功能亢进				甲状腺功能减退		
	Graves 病	甲状腺腺瘤	垂体腺瘤	异源性	甲状腺性	垂体性	下丘脑性
血清甲状腺激素	升高	升高	升高	升高	降低	降低	降低
血清 TSH	降低	降低	升高	升高	升高	降低	降低
TRH 兴奋试验*	阴性	阴性	阳性	阴性	强阳性	阴性	延迟反应

* 以 TSH 为观察指标。

（一）血清促甲状腺激素测定

促甲状腺激素（TSH）为腺垂体合成和分泌的糖蛋白，分子质量约为 30 kDa，由 α 和 β 两个亚基组成。血中甲状腺激素水平的变化，可负反馈地导致血清 TSH 水平出现指数级的显著改变。因此，在反映甲状腺功能紊乱上，血清 TSH 比甲状腺激素更敏感。TSH 不与血浆蛋白结合，其他干扰因素也比甲状腺激素测定少，因而更可靠。现在国内外均推荐以血清 TSH 测定作为甲状腺功能紊乱的首选筛查项目。

【测定方法】 TSH 测定均用标记免疫技术方法测定，根据标记物不同，有放免、酶免、荧光免疫、化学发光、电化学发光等多种试剂盒可供选用。

【参考区间】 不同检测方法、不同实验室参考区间可不同，RIA 法见表 16-4。

表 16-4 不同年龄段及妊娠期血清 TSH 和甲状腺激素参考区间

	TSH/(mIU/L)	甲状腺激素			
		TT_4/(nmol/L)	TT_3/(nmol/L)	FT_4/(pmol/L)	FT_3/(pmol/L)
脐血	2.3～13.2	77～167	0.6～2.0	13～23	1.6～3.2
1～3 天	3.5～20	138～332	1.2～4.0	21～49	5.2～14.3
3 天至 1 个月	1.7～9.1	15～30	1.1～3.1	14～23	4.3～10.6
1 个月至 1 岁	0.9～8.1	11～18	1.7～3.5	12～22	5.1～10.0
1～13 岁	0.7～7.5	68～158	1.8～3.1	12～22	5.2～10.2
13～18 岁	0.5～6.8	63～138	1.5～2.8	12～23	5.2～8.6
成人	0.4～5.0	77～142	1.4～2.2	10～23	5.4～8.8
妊娠前 3 月	0.3～4.5	82～151	1.5～2.5	9～21	5.2～8.1
妊娠后 6 月	0.5～5.3	81～148	1.4～2.3	10～22	5.3～8.9

【临床意义】 TSH 测定配合甲状腺激素水平的测定，对甲状腺功能紊乱的诊断及病变部位的判断很有价值。①原发性甲状腺功能亢进时，T_3、T_4 增高，TSH 降低，主要病变在甲状腺；继发性甲状腺功能亢进时，T_3、T_4 增高，TSH 也增高，主要病变在垂体或下丘脑；②原发性甲状腺功能减退时，T_3、T_4 降

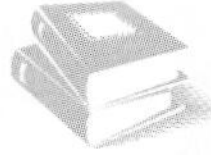
NOTE

低而 TSH 增高，主要病变在甲状腺；继发性甲低时，T_3、T_4 降低而 TSH 也降低，主要病变在垂体或下丘脑；③其他可引起 TSH 分泌下降的因素有：活动性甲状腺炎，急性创伤，皮质醇增多症、应用大量皮质激素、慢性抑郁症、慢性危重疾病等。可引起 TSH 分泌增多的因素有：长期服用含碘药物、居住在缺碘地区、艾迪生病等。

（二）血清甲状腺激素测定

【测定方法】 目前实验室多采用化学发光法检测。

【参考区间】 RIA 法：血清 TT_4、TT_3、FT_3，见表 17-3；rT_3：0.54～1.46 nmol/L。CLIA 法：成人 TT_3 1.34～2.73 nmol/L；TT_4 78.4～157.4 nmol/L；FT_3 3.67～10.43 pmol/L；FT_4 11.2～20.1 pmol/L。

【临床意义】 血清 TT_4、TT_3、FT_3、FT_4、rT_3 测定，对甲状腺功能紊乱的类型、病情评估、疗效监测上，均有重要价值，特别是和 TSH 检测联合应用，对绝大部分甲状腺功能紊乱的类型、病变部位均可做出诊断。甲状腺激素血清水平异常升高，有利于甲状腺功能亢进的诊断；而异常低下，应考虑甲状腺功能减退。

【评价】

(1) 血清 TT_3、TT_4 测定：血清中的 T_3、T_4 99%以上与血浆蛋白结合，即以与甲状腺素结合球蛋白(TBG)结合为主。所以 TBG 的含量可以影响 TT_3 和 TT_4。

(2) 血清 FT_3、FT_4 测定：正常情况下，血浆甲状腺激素结合型和游离型之间存在着动态平衡。但只有游离型才具有生理活性，所以 FT_3、FT_4 的水平更能真实反映甲状腺功能状况。

(3) 血清反 T_3(rT_3)测定：rT_3 与 T_3 在化学结构上属异构体，但 T_3 是参与机体代谢的重要激素，而 rT_3 则几乎无生理活性，但在血清中 T_3、T_4 和 rT_3 维持一定比例，故 rT_3 也是反映甲状腺功能的一个指标。

（三）血清甲状腺素结合球蛋白测定

血清甲状腺素结合球蛋白(TBG)为肝细胞合成的一种 α-球蛋白，由 395 个氨基酸残基和 4 条天冬酰胺连接的寡糖链构成，分子质量约为 54 kDa。TBG 为血液中甲状腺激素的主要结合蛋白，约 70%的 T_4 和 T_3 与其结合。TBG 浓度改变对 TT_4、TT_3 的影响十分显著。

【测定方法】 采用免疫法测定。

【参考区间】 220～510 mmol/L(12～28 mg/L)。

【临床意义】 血清 TBG 升高见于孕妇、遗传性高 TBG 症、病毒性肝炎、使用雌激素或含雌激素的避孕药、奋乃静等药物者。

血清甲状腺素结合球蛋白(TBG)浓度改变对 TT_4、TT_3 的影响十分显著，当 TT_4、TT_3 检测结果与临床表现不符时，测定其浓度有助于临床解释。为排除 TBG 浓度改变对 TT_4、TT_3 水平的影响，可用 TT_4(μg/L)/TBG(mg/L)的值进行判断。若此比值为 3.1～4.5，提示甲状腺功能正常；比值为 0.2～2.0，应考虑存在甲状腺功能减退；而比值在 7.6～14.8 时，则应考虑为甲状腺功能亢进。

（四）甲状腺功能动态试验

1. 放射性碘摄取试验

【测定方法】 利用甲状腺的聚碘功能，给受试者一定剂量 ^{131}I 后，测定甲状腺区的放射性强度变化，以甲状腺摄取碘的速度和量（摄取率）间接反映甲状腺合成分泌 T_4、T_3 能力。

【参考区间】 3 h ^{131}I 摄取率为 5%～25%；24 h ^{131}I 摄取率为 20%～45%。

【临床意义】 甲状腺功能亢进者将出现对 ^{131}I 摄取速度加快（峰前移）及量增多（摄取率提高），甲状腺功能减退者则峰平坦且摄取率下降。

【评价】 本法易受富碘食物、含碘药物，缺碘、单纯性甲状腺肿等影响，对甲状腺功能亢进者有诱发严重心脏反应的危险，现已少用。但若同时扫描发现边缘模糊的“冷结节”可有助于甲状腺癌的诊断。

NOTE

2. 甲状腺激素抑制试验

甲状腺激素对下丘脑-垂体-甲状腺轴有敏感的负反馈调节作用，甲状腺功能亢进者因长期处于高甲状腺激素水平作用下，对外源性甲状腺激素的反应弱。

【测定方法】 在连续给予受试者 T_4 或 T_3 一周前后，分别测定 ^{131}I 摄取率。

【临床意义】 正常人和伴 ^{131}I 摄取率高的缺碘者和单纯性甲状腺肿者，甲状腺 ^{131}I 摄取率将抑制达 50%以上，甲状腺功能亢进者则变化不大，抑制率<50%。

3. TRH 兴奋试验

【测定方法】 TRH 可迅速刺激腺垂体释放储存的 TSH，因此分别测定静脉注射 200～500 μg TRH 前及注射后 0.5 h 血清 TSH，可反映垂体 TSH 储存能力。

【参考区间】 注射 TRH 后，儿童 TSH 可升至 11～35 mU/L，男性成人达 15～30 mU/L，女性成人达 20～40 mU/L；或正常男性可较基础值升高约 8 mU/L，女性升高约 12 mU/L。

【临床意义】 甲状腺性甲状腺功能亢进的患者不但 TSH 基础值低，并且垂体 TSH 储存少，注射 TRH 后血清 TSH 无明显升高(<2 mU/L)；异源性 TSH 分泌综合征性甲状腺功能亢进，TSH 基础值高，并且因其呈自主性分泌，所以对 TRH 无反应；垂体腺瘤性甲状腺功能亢进虽然 TSH 基础值高，TRH 兴奋试验可呈阳性，但结合临床表现及 TT_4、TT_3 测定等，不难与甲状腺功能减退鉴别。甲状腺性甲状腺功能减退时，TSH 基础值升高，TRH 兴奋后升高幅度多比正常人大；下丘脑性及垂体性甲状腺功能减退者，虽然二者 TSH 基础值均低，但后者对 TRH 兴奋试验几乎无反应，而前者可有延迟性反应，即若注射 TRH 后除 0.5 h 外，还分别在 1 h 及 1.5 h 取血测定 TSH，其峰值约在 1 h 或 1.5 h 时出现。

【评价】 TRH 兴奋试验较其他动态功能试验省时、安全、影响因素少，又可同时完成 TSH 基础水平测定，在病变部位的诊断上有较大意义。现认为是甲状腺功能紊乱的临床生化检测项目中价值最高的。

（五）自身抗体检测

甲状腺功能紊乱往往与自身免疫反应有关，患者血中常可测得多种针对甲状腺自身抗原的抗体，在自身免疫性甲状腺疾病中，可检测到相应的抗体。

【测定方法】 免疫化学法测定。

【参考区间】 RIA 法 TRAb<5 U/L；TGAb 结合率<30%；TmAb 结合率<20%；TPOAb 结合率<20%。

【临床意义】

(1) TSH 受体抗体：TSH 受体抗体(thyrotropin receptor autoantibody，TRAb)为一组抗甲状腺细胞膜上 TSH 受体的自身抗体，包括可产生 TSH 样作用的长效甲状腺刺激因子(long acting thyroid stimulator，LATS)、刺激甲状腺免疫球蛋白(thyroid stimulating immunoglobulin，TSI)，亦包括拮抗 TSH 作用或破坏 TSH 受体的 TRAb。它们可与 TSH 受体结合，通过刺激作用，能诱发 Graves 甲亢。在 95%的 Graves 甲亢患者中可检出，有助于 Graves 甲亢诊断及预后评估。

(2) 抗甲状腺微粒体抗体、抗甲状腺过氧化物酶抗体、抗甲状腺球蛋白抗体：抗甲状腺微粒体抗体(anti-thyroid microsome antibody，anti-TmAb)是甲状腺细胞质中微粒体的自身抗体，抗甲状腺过氧化物酶自身抗体(anti-thyroid peroxidase autoantibody，anti-TPOAb)是甲状腺激素合成必需的过氧化物酶的自身抗体，而抗甲状腺球蛋白抗体(anti-thyroglobulin antibody，anti-TGAb)则是甲状腺滤泡胶质中甲状腺球蛋白的自身抗体。动态观察这些抗体特别是 TPOAb 水平，可了解自身免疫性甲状腺病变进程，并辅助自身免疫性甲状腺炎的诊断。

(3) 甲状腺激素自身抗体：甲状腺激素自身抗体(thyroid hormone autoantibody，THAAb)可结合循环中的 T_4、T_3，干扰其发挥作用。血液中存在 THAAb 者，临床往往表现为甲状腺功能减退，但血清 TSH 及甲状腺激素水平(特别是 TT_4、TT_3)却升高。

【评价】 现已公认，自身免疫反应在甲状腺功能紊乱病理机制中起着重要作用。近年发现自身免疫性甲状腺病有遗传倾向，其遗传易感性与人类白细胞抗原(HLA)基因型 HLA-DR3 或 HLA-DR5 高度相关。故有人主张检测 HLA 有关基因型，协助确定易感人群。

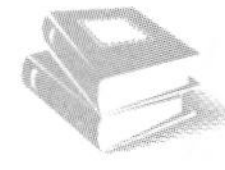

NOTE

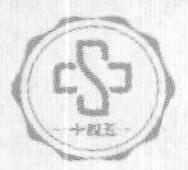

三、肾上腺功能检查

肾上腺是由周边部的皮质和中心部的髓质两个独立的内分泌器官组成，各自分泌化学结构、性质、生理功能完全不同的激素。前者主要分泌糖皮质激素、盐皮质激素和性激素；后者主要分泌肾上腺素、去甲肾上腺素和多巴胺。

(一) 血清(浆)皮质醇及尿、唾液游离皮质醇测定

皮质醇是最主要的糖皮质激素，血液中的皮质醇浓度直接反映肾上腺糖皮质激素分泌情况，尿中皮质醇由血中游离皮质醇经肾小球滤过而来，反映血中有生物活性的糖皮质激素水平。

正常人皮质醇的分泌存在昼夜节律，正确的样本采集对皮质醇测定结果能否真实反映肾上腺皮质功能状态有重要意义。皮质醇增多症时此节律消失，为诊断皮质醇增多症依据之一。只有游离皮质醇才能扩散入唾液和经肾小球滤过，因此，测得的唾液和尿中皮质醇可视为游离皮质醇，其量与血浆游离皮质醇浓度相关。

为排除 24 h 尿收集不完全及肾小球滤过功能的影响，可同时检测尿肌酐，以 UFC/g(肌酐)作为单位校正。唾液收集后宜迅速冷冻，测定时融解离心，除去被冷冻沉淀的黏蛋白，降低唾液黏度以便准确取样测定。

【测定方法】 通常用免疫化学法测定。其中 CLIA 法具有快速、简便、灵敏的特点，为目前检测最常用的方法。一般用竞争法，即待测皮质醇(F)与过量的碱性磷酸酶标记皮质醇(ALP-F)在反应体系中竞争性地结合特异性抗 F 抗体(Ab)的结合位点。检样中 F 和 ALP-F 与 Ab 进行竞争性结合反应，由于 ALP-F 和 Ab 为定量，检样中 F 的量越多，ALP-F 结合 Ab 的量就越少。当反应达平衡时，反应系统中光子的产出量与 ALP-F 结合 Ab 的量成正比，而与 F 的含量成反比。

【参考区间】

(1) CLIA 法：晨 8 时 0.17～0.44 μmol/L；下午 4 时 0.06～0.25 μmol/L。

(2) SFC(RIA)法：晨 8 时 4～28 nmol/L(1.4～10.1 μg/L)；午夜 2～6 nmol/L(0.7～2.2 μg/L)。

(3) 24 h UFC：55～248 nmol/24 h(20～90 μg/24 h)或 33～99 μg/g 肌酐，儿童年龄越小越低。

【临床意义】 肾上腺皮质分泌的 GC 中皮质醇约占 90%，因此，其血液浓度直接代表肾上腺皮质 GC 分泌功能。唾液游离皮质醇(salivary free cortisol，SFC)浓度可代表血浆游离皮质醇浓度，而测定 24 h 尿游离皮质醇(24 h urinary free cortisol，24 h UFC)排泄量，可间接反映全天血浆游离皮质醇浓度的状态，且测定不受昼夜节律的影响，能可靠地反映皮质醇的浓度。血中皮质醇浓度增高主要见于肾上腺皮质功能亢进、肾上腺肿瘤、应激、妊娠、口服避孕药、长期服用糖皮质激素药物等。降低主要见于肾上腺皮质功能减退、垂体功能减退等。

【评价】

(1) 由于各厂商的产品不同以及各地区的实验室差异，各实验室应建立自己的参考值。试剂与待测血清上机前应恢复至室温。

(2) 批号不同的试剂不能混用。每批试剂应分别制作标准曲线。同批试剂如超过定标稳定时间，应重新定标。

(3) 皮质醇的测定需注意明显的昼夜节律变化，否则无法进行比较。

(二) 肾上腺皮质动态功能试验

用于肾上腺皮质功能紊乱诊断的动态功能试验有多种，主要用于病变部位及性质的鉴别诊断。

1. ACTH 兴奋试验

【测定方法】 该试验是根据 ACTH 可刺激肾上腺皮质合成并迅速释放储存的皮质醇等皮质激素原理，分别检测静脉注射 25 IU ACTH 前及注射后 30 min、60 min 血浆(清)皮质醇水平，来了解下丘脑-垂体-肾上腺皮质调节轴功能状态。

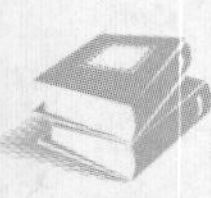

NOTE

【参考区间】 正常人注射 ACTH 后，30 min 将出现血浆皮质醇浓度＞550 nmol/L(200 μg/L)的峰值。

【临床意义】 未用皮质激素治疗的艾迪生病患者，基础值低，且对 ACTH 刺激无反应，有时甚至反下降；继发性肾上腺皮质功能低下者，基础值亦低，但对 ACTH 可有延迟性反应。肾上腺皮质腺瘤或癌性皮质醇增多症者，其皮质醇分泌呈自主性，对 ACTH 刺激亦多无反应，但其皮质醇基础水平高，且临床表现与艾迪生病迥异，不难鉴别。下丘脑垂体性皮质醇增多症则出现强阳性反应，而异源性 ACTH 综合征者，肾上腺皮质无病变，对 ACTH 刺激亦呈阳性反应。

2. 地塞米松抑制试验

地塞米松（dexamethasone，DMT）为人工合成的强效糖皮质激素类药，对下丘脑-垂体-肾上腺皮质调节轴可产生皮质醇样但更强的负反馈调节作用，其影响部位主要是抑制腺垂体释放 ACTH，进而间接抑制肾上腺皮质激素的合成和释放，故可用于判定肾上腺皮质功能紊乱是否因下丘脑垂体功能异常所致。

【测定方法】 具体实施方案很多，现多采用 48 h 小剂量 DMT 抑制试验，即在连续两日收集 24 h 尿做基础对照后，第三日开始 DMT 0.5 mg/6 h，连续两日（总剂量 4 mg），并分别收集这两日的 24 h 尿。分别测定每日 24 h UFC 或 17-OHCS。

【参考区间】 正常人包括单纯性肥胖者，用 DMT 后尿 17-OHCS 或 UFC 均应降至基础值的 50% 以下。

【临床意义】 皮质醇增多症者抑制程度达不到 50%，甚至几乎无反应。下丘脑垂体性皮质醇增多症者，使用 DMT 的第 3 或第 4 天的 24 h 17-OHCS 或 UFC 可较基础值水平降低 50% 以上；而异源性 ACTH 综合征、肾上腺皮质腺癌或瘤性皮质醇增多症者则一般不受抑制。

【评价】 长期服用有肝药酶诱导作用的药物，如苯妥英钠、苯巴比妥钠、利福平等，可加速 DMT 代谢灭活，产生假阴性。近期曾较长期使用糖皮质激素类药物的患者，不宜进行本试验。此外，若机体处于任何原因所致的应激状态，亦可能干扰本试验，均应避免。

因此，对于下丘脑-垂体-肾上腺系统疾病的诊断，应从下述两个步骤考虑，首先是确诊病理性皮质醇增多或皮质醇分泌不足，再则鉴别诊断病变部位是下丘脑、垂体、肾上腺或异位性分泌。皮质醇水平的单次测定对诊断价值不大，因为皮质醇的分泌有显著的昼夜节律。为了诊断与鉴别诊断下丘脑-垂体-肾上腺系统各种疾病，必须采用功能试验来正确地评价系统功能。肾上腺皮质功能紊乱的有关特殊临床生化检验总结于表 16-5。

表 16-5 肾上腺皮质功能紊乱的临床生化检验

检测项目	皮质醇增多症				肾上腺皮质功能减退症	
	下丘脑垂体性	肾上腺皮质腺瘤	肾上腺皮质腺癌	异源性 ACTH	艾迪生病	继发性
尿 17-OHCS	中度升高	中度升高	明显升高	明显升高	减少	减少
尿 17-KS	升高	略升高	明显升高	明显升高	减少	减少
血皮质醇或 UFC	升高	升高	明显升高	明显升高	减少	减少
血浆 ACTH	升高	降低	降低	明显升高	升高	减少
ACTH 兴奋试验	强反应	无或弱反应	无反应	多无反应	无反应	延迟反应
DMT 抑制试验	无或有反应*	无或弱反应	无反应	无或弱反应*		

注：* 标准地塞米松（DMT）抑制试验时，部分患者可能有一定反应。

（三）儿茶酚胺类激素及其代谢产物测定

1. 血和尿 E 和 NE 检测

【测定方法】 HPLC 法采用氧化铝分离血浆或尿中的 E 和 NE，使用阳离子交换柱反相 HPLC-电化学检测法测定。荧光法包括乙二胺法和三羟吲哚法。

【参考区间】 （HPLC 法）血浆 E 109～437 pmol/L（20～80 pg/mL），NE 0.616～3.240 nmol/L（104～548 pg/mL）；尿 E 2.7～108.7 nmol/d（0.5～20 μg/d），NE 82.4～470.6 nmol/d（14～80 μg/d）。

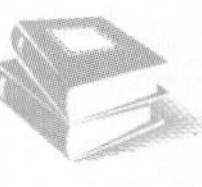
NOTE

【临床意义】 血浆和尿中的 E 和 NE，特别是 E，是肾上腺髓质功能的标志物。血浆和尿中儿茶酚胺类显著升高，有助于嗜铬细胞瘤的诊断。如果 E 升高幅度超过 NE，则支持肾上腺髓质嗜铬细胞瘤的诊断。

【评价】 荧光法检测 E 和 NE 灵敏度较低，且易受多种药物干扰，目前临床已很少使用；HPLC 法灵敏度、特异性均优于上述荧光法，还可同时检测 DA。

血浆和尿儿茶酚胺的检测，除测定方法影响外，须特别注意检测前因素的影响。E 和 NE 都是主要的应激激素，任何应激状态都可导致其大量释放，如由卧位突然变为站位，血中 E 和 NE 可立即升高2～3 倍。E 和 NE 极易氧化，在采血后若不立即分离红细胞，室温下 E 和 NE 浓度将迅速下降。多数降压药可影响儿茶酚胺的释放，故在采血前 3～7 天应停用降压药。

2. 24 h 尿 VMA 测定

VMA（香草扁桃酸）是儿茶酚胺的主要代谢产物，由于其分泌有昼夜节律性变化，因此应收集 24 h 混合尿液测定。

【测定方法】 主要为分光光度法。常用重氮化对硝基苯胺比色法，该法采用乙酸乙酯从酸化尿液中提取 VMA，再用碳酸钾溶液提取有机相中 VMA，并与重氮化对硝基苯胺反应，生成偶氮复合物，再用氯仿抽提，然后用氢氧化钠溶液提取红色重氮化合物进行比色测定。

【参考区间】 对硝基苯胺比色法：成人 17.7～65.6 μmol/d(3.5～13 mg/d)。

【临床意义】 尿中 VMA 排泄增多主要见于嗜铬细胞瘤患者，但在非发作期间亦可正常或仅略高于正常。神经母细胞瘤和交感神经节细胞瘤患者，尿液 VMA 排泄亦增高。非常严重的疾病如呼吸功能不全、休克或恶性肿瘤也引起 VMA 排泄增加。应当注意一些药物如 L-多巴会使 VMA 的排泄增加。

尿中 VMA 排泄降低见于家族性自主神经功能障碍。这种障碍被认为是儿茶酚胺代谢异常所致。

【评价】 国家卫生部临床检验中心推荐对硝基苯胺比色法为 VMA 测定常规方法。本法检测范围为 1～80 mg/L，线性良好，显色后 5 h 内吸光度无明显变化，回收率为 90.25%～93%，批内 CV 为 2.2%。本法易受标本采集、多种食物及药物的影响，特异性不高，只能用于过筛试验。在尚不具备 HPLC 分析条件的实验室，该法基本能满足临床需要。

四、性腺功能检查

（一）血清（浆）性激素测定

临床上血清性激素检测指标主要有睾酮、雌二醇、孕酮、LH 及 FSH，大多采用 RIA 或化学发光免疫法测定。正常人血清性激素水平的参考区间见表 16-6。血中性激素水平特别是雌性激素水平，在不同的发育阶段及女性月经周期的不同时期，存在较大的差异，单次测定结果，并不一定能真实地反映性腺的内分泌功能，大多须进行必要的动态功能试验，才可对性腺内分泌功能状态做出诊断。性激素分泌虽无明显的昼夜节律，但在每日中仍有一定波动。通常清晨高于下午，青春期时期这种波动更明显。为便于比较，一般在晨 8 时采血。

表 16-6 正常人血清主要性激素水平参考区间

		男		女
睾酮	儿童	<8.8 nmol/L		<0.7 nmol/L
	成人	14～25.4 nmol/L		1.3～2.8 nmol/L
			妊娠期	2.7～5.3 nmol/L
雌二醇	成人	29～132 pmol/L	卵泡期	17～330 pmol/L
			排卵期	370～1850 pmol/L
			黄体期	184～881 pmol/L
			绝经期	37～110 pmol/L

NOTE

续表

		男		女
孕酮	成人	0.38～0.95 nmol/L	卵泡期	0.6～1.9 pmol/L
			排卵期	1.1～11.2 nmol/L
			黄体期	20.8～103.0 nmol/L
LH	儿童	1.6～2.0 IU/L		1.5～2.3 IU/L
	成人	6～23 IU/L	卵泡期	5～20 IU/L
			排卵期	75～150 IU/L
			黄体期	3～30 IU/L
			绝经期	30～130 IU/L
FSH	儿童	2.0～2.5 IU/L		2.1～2.9IU/L
	成人	3～30 IU/L	卵泡期	5～20 IU/L
			排卵期	10～90 IU/L
			黄体期	5～12 IU/L
			绝经期	40～250 IU/L

1. 雌二醇 雌二醇(estradiol,E_2)主要是由卵巢产生的17β-雌二醇,以睾酮为前体合成,是生物活性最强的雌激素。卵泡期主要由颗粒细胞和内膜细胞分泌,黄体期由黄体细胞分泌。睾丸和肾上腺皮质也产生少量雌激素。妇女妊娠期,雌激素主要由胎盘产生。

E_2是促进女性生殖器官发育,卵泡、子宫、乳腺等发育,维持女性第二性征的主要激素。E_2还有预防女性骨质疏松症、降低低密度脂蛋白以及减少心血管疾病风险的作用。

【测定方法】 CLIA 法检测。

【参考区间】 成年男性:0.19～0.24 nmol/L。成年女性:卵泡期 0.18～0.27 nmol/L,排卵期 0.34～1.55 nmol/L,黄体期 0.15～1.08 nmol/L,绝经期 0.01～0.14 nmol/L。

【临床意义】 主要用于女性卵巢功能评估,也可用于不孕治疗中的疗效监测以及排卵时间评估。

血清E_2增高主要见于妊娠、性早熟、乳腺癌、卵巢癌等。血清E_2降低主要见于无排卵性月经、原发性或继发性卵巢功能减退、垂体卵巢性闭经、皮质醇增多症等。口服避孕药和雄激素后可见减低。女性40岁以后,卵巢功能逐渐减退,血清E_2浓度逐渐降低,可表现出更年期综合征和绝经后的多种反应。

【评价】 该法不受溶血、脂血和黄疸的影响,使用新鲜血清或肝素血浆测定。如不能及时检测,样品要避光保存在2～7 ℃,或在−20 ℃冷冻保存。在雌激素中,还可测定血清雌三醇及雌酮。

2. 孕酮 孕酮又称黄体酮(progesterone),是卵巢分泌的具有生物活性的主要孕激素。在排卵前每天产生的孕酮量为2～3 mg,主要来自卵巢;排卵后,上升为每天20～30 mg,绝大部分由卵巢内的黄体分泌;妊娠期胎盘形成后,则由胎盘合成孕酮。

孕酮的生理作用是以雌激素作用为基础的,孕酮可以对垂体分泌的某些激素起调节作用,可以影响生殖器官的生长发育和功能活动,促进乳腺的生长发育,并有使基础体温升高的作用。检测血清孕酮可了解其是否与所处月经周期时相相符,判断黄体、胎盘功能。

【测定方法】 CLIA 法检测。

【参考区间】 女性:卵泡期 0.6～4.7 nmol/L,排卵期 2.4～9.4 nmol/L,黄体期 5.3～86.0 nmol/L,绝经期 0.3～2.5 nmol/L。

【临床意义】 生理性增高提示女性排卵;病理性增高可见于葡萄胎、妊娠期高血压病、库欣综合征、多发性排卵、多胎妊娠、肾上腺癌等。

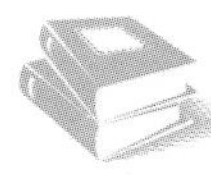
NOTE

黄体酮水平降低主要为病理性的，可见于垂体功能衰竭、卵巢功能衰竭、黄体功能不全、胎盘发育不良，胎儿发育迟缓或死亡、先兆流产、无排卵性月经等。

【评价】 该法不受溶血、脂血和黄疸的影响，使用新鲜血清或肝素血浆测定。如不能及时检测，样品要避光保存在 2～7 ℃，或－20 ℃冷冻保存。

3. 睾酮 睾酮(testosterone，T)是体内主要的雄激素，主要由睾丸间质细胞合成，此外肾上腺也可少量分泌。血中睾酮 98%与血浆蛋白结合，仅 2%以游离形式存在。游离的睾酮才具有生物活性。睾酮主要在肝脏灭活，经肾脏排泄。睾酮合成分泌受垂体-下丘脑负反馈机制调节，随年龄增加而逐渐减少。血中睾酮水平呈节律性、脉冲式分泌，个体差异较大。

【测定方法】 CLIA 法检测。

【参考区间】 男性：9.4～37.0 nmol/L。女性：0.18～1.78 nmol/L。

【临床意义】 血液睾酮水平增高见于睾丸良性间质细胞瘤、先天性肾上腺皮质增生、女性皮质醇增多症、女性男性化肿瘤、女性特发性多毛、多囊卵巢综合征等；睾酮水平下降见于睾丸功能低下、男性性功能低下、原发性睾丸发育不良、阳痿、男性乳腺发育、肝硬化、慢性肾功能不全等。

【评价】 该法不受溶血、脂血和黄疸的影响，使用新鲜血清或肝素血浆测定。如不能及时检测，样品要避光保存在 2～7 ℃，或－20 ℃冷冻保存。

（二）性腺内分泌功能动态试验

性腺内分泌功能的动态试验主要包括 GnRH 兴奋试验、hCG 兴奋试验、氯米芬间接兴奋试验和雌激素-孕激素试验。

1. GnRH 兴奋试验 GnRH 为下丘脑释放的一种十肽调节激素，可迅速地促进腺垂体释放储存的 LH 及 FSH，并刺激 LH 和 FSH 的合成。本试验主要检测腺垂体促性腺激素的储备功能。

【测定方法】 在抽取静脉血做基础对照后，静脉注射 GnRH 100 μg，注射后 20 min 和 60 min 再分别取血测定血清 LH 和 FSH，与基础对照值比较。

【参考区间】 正常人 GnRH 刺激后，峰值应在 20 min 出现。LH 的变化：正常男、女性青春期的峰值应为基础水平的 3 倍以上；正常成年男性峰值为基础值的 8～10 倍，而成年女性卵泡中期峰浓度约为基础水平的 6 倍，黄体中期约为基础值的 3 倍；成年男性峰值约为基础值的 2.5 倍；成年女性卵泡中期峰值约为对照值的 2 倍，黄体中期约为 2.5 倍，以排卵前期增加最显著。

【临床意义】 有垂体病变所致性激素功能紊乱者，GnRH 兴奋试验反应缺乏或低下；下丘脑病变所致者，反应正常或峰值延迟至 60 min 时出现；单纯性青春期延迟者，虽然基础对照值低，但反应正常。

2. 人绒毛膜促性腺素兴奋试验 人绒毛膜促性腺激素(human chorionic gonadotropin，hCG)为胎盘分泌的一种糖蛋白激素。其化学结构和生物学效应均类似 LH。本试验即利用其可促进睾丸间质细胞合成及释放睾酮的作用，了解睾丸间质细胞合成及储存睾酮的功能状况。

【测定方法】 在第一日晨 8 时取血做对照后，开始每日肌内注射 hCG 2000 IU，每日 1 次，连续 4 日，分别于第 4、第 5 日晨 8 时再采血，测定对照及 hCG 刺激后血清睾酮浓度。

【参考区间】 睾丸内分泌功能正常者，第 4 日血清睾酮浓度约为基础值的 3 倍，且第 5 日比第 4 日高。

【临床意义】 睾丸本身病变或畸形所致的原发性睾丸功能减退者，无反应或仅有弱反应，而继发性者则大多有正常反应。但本试验禁用于前列腺癌或肥大者。

3. 氯米芬间接兴奋试验 氯米芬(clomifene)又称氯底酚胺，为雌激素受体的部分激动剂，其内在活性很低，但和下丘脑 GnRH 分泌细胞上的雌激素受体结合后，可阻断雌激素(雌二醇等)对 GnRH 释放的负反馈调节作用，因此可用于了解调节性腺功能的下丘脑-腺垂体轴的功能状况。常与 GnRH 兴奋试验配合，用作性腺功能减退症的定位诊断。

【测定方法】 具体方法是育龄女性在月经周期的第 6 日抽血做基础对照后，开始口服氯米芬 50～100 mg/d，连服 5 天，分别在开始服药的第 3、第 5、第 7 日取血。男性则可随时开始。测定服药前、后各

NOTE

血样的血清 LH 和 FSH 浓度。

【参考区间】 下丘脑-腺垂体调节轴功能正常者，男性第 7 日血清 LH 及 FSH 水平应较基础值分别升高 50%和 20%以上。女性开始服用氯米芬的第 3 日血清 LH 和 FSH 水平应较基础值分别升高 85%和 50%以上。

【临床意义】 性腺功能低下者，若对本试验及 GnRH 兴奋试验均无反应或仅有弱反应，提示病变发生在垂体水平；若本试验无反应或仅有弱反应，而 GnRH 兴奋试验反应正常或呈延迟反应，则表明病变在下丘脑水平。

4. 雌激素-孕激素试验 本试验原理是通过使用雌激素和孕激素类药物，人工造成近似于月经周期中性激素水平的变化，观察有无月经出现，协助诊断育龄期女性闭经原因。

【测定方法】 闭经者给予己烯雌酚 1 mg，每晚 1 次口服，连服 20 天，并于开始服用己烯雌酚的第 16 日起，每日一次性肌内注射黄体酮 1 mg，连续 5 天，随后同时停用雌、孕激素药，观察 1 周内有无月经。

【临床意义】 有月经，提示闭经是子宫以外的病变所致；无月经，则表明闭经原因是子宫内膜病变，如子宫内膜萎缩等。

【评价】 上述动态功能试验，在判断性腺内分泌功能紊乱的有无，特别是病变部位的确定上有较大的意义。

第三节 临床生物化学检验项目在常见内分泌疾病中的应用

一、垂体性侏儒症

垂体性侏儒症（pituitary dwarfism）又称生长激素缺乏性侏儒症（growth hormone deficiency dwarfism），是由于下丘脑-垂体-GH-SOM 中任一过程受损而产生的儿童及青少年生长发育障碍。按病因可分为以下几类：①原因不明，但可能在胚胎发育或围产期下丘脑损伤，致 GHRH 合成、分泌不足，或垂体损伤产生的持发性 GH 缺乏症，约占 70%，大多伴有其他垂体激素缺乏症；②遗传性 GH 缺乏症，以不同的遗传方式所致的单一性 GH 缺乏为多见，极少数患者也表现为包括 GH 在内的多种垂体激素缺乏症。近年还发现有少数患者表现为遗传性 SOM 生成障碍，其 GH 反而增多；③继发性 GH 缺乏症，由于下丘脑、垂体及周围组织的后天性病变或损伤，如肿瘤压迫、感染、外伤、手术切除等，致 GH 分泌不足。

垂体性侏儒症的突出临床表现为生长发育迟缓，身材矮小，但大多匀称，骨龄至少落后 2 年。若未伴甲状腺功能减退，则智力一般正常，以别于呆小症。此外，性发育迟缓，特别是伴有促性腺激素缺乏者尤为显著。患儿大多血糖偏低，伴 ACTH 缺乏者更显著，婴幼儿甚至可出现低血糖抽搐、昏迷。

患者通常血清 GH、IGF-1(SOM-C)、IGFBP-3 浓度明显下降、GH 动态功能实验：运动后或药物刺激试验峰值浓度 GH 水平 $<5\ \mu g/L$。

二、巨人症和肢端肥大症

巨人症(gigantism)和肢端肥大症(acromegaly)由 GH 过度分泌而致。若起病于生长发育期通常表现为前者，而在成人起病时则表现为后者，巨人症大多可继续发展为肢端肥大症。病因大多为垂体腺瘤、癌或 GH 分泌细胞增生而致；也有少数是可分泌 GHRH 或 GH 的垂体外肿瘤产生的异源性 GHRH 或 GH 综合征，包括胰腺瘤、胰岛细胞癌、肠及支气管类癌等。

单纯巨人症以身材异常高大、肌肉发达、性早熟为突出表现。同时存在高基础代谢率、血糖升高、糖耐量降低、尿糖等实验室检查改变。但生长至最高峰后，各器官功能逐渐出现衰老样减退。肢端肥大症者由于生长发育已停止，GH 的促骨细胞增殖作用表现为骨周增长，产生肢端肥大和特殊的面部表现。

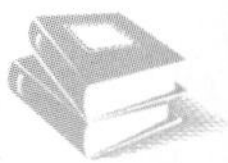
NOTE

亦有高血糖、尿糖、糖耐量降低、高脂血症、高血清钙等实验室检查改变。动脉粥样硬化及心衰常为本病死因。病情发展至高峰后，亦转入同巨人症一样的衰退期。

上述患者通常血清 GH、IGF-1(SOM-C)、IGFBP-3 浓度明显增高。GH 抑制实验：垂体腺瘤性或异源性 GH 所致巨人症或肢端肥大症者，因呈"自主性"GH 分泌，不会被明显抑制，血 GH 最低浓度＞5 μg/L，或在基础对照水平 50%以上。

三、催乳素瘤

催乳素瘤(prolactinoma，PRL 瘤)为功能性垂体腺瘤中最常见者，好发于女性，多为微小腺瘤，临床表现为泌乳、闭经、多毛、痤疮及不育等。男性则往往为大腺瘤，临床以性功能减退、阳痿、不育及垂体压迫症状为主，偶见泌乳。临床生化检查可见血清 PRL 极度升高。动态试验：TRH(或氯丙嗪)兴奋实验显示峰值延迟，峰值/基础值＜1.5。

四、肾上腺皮质功能亢进症

肾上腺皮质功能亢进症又称皮质醇增多症(hypercortisolism)或库欣综合征(Cushing syndrome)，各种原因所致慢性皮质激素(主要为糖皮质激素)分泌过多而产生的症候群的统称。按病因可分为以下几类：①垂体腺瘤及下丘脑-垂体功能紊乱，ACTH 过量释放产生的继发性皮质醇增多症，又称库欣综合征，约占 70%。其中主要为不伴蝶鞍扩大的微腺瘤，其病因定位诊断主要依赖临床生化检测。②肾上腺皮质肿瘤或结节性增生所致的原发性者，其中以皮质腺瘤多见，约占总病例的 20%，皮质腺瘤约占 5%，结节性增生少见。此类患者糖皮质激素分泌一般呈自主性，不受 ACTH 调控。③异源性 ACTH 或 CRH 综合征，由垂体、下丘脑以外的癌瘤细胞分泌释放异源性 ACTH 或 CRH 而致。前者以肺燕麦细胞癌最多见，其次为胸腺癌、胰岛细胞癌等；后者可见于肺癌及类癌。早年统计，异源性 ACTH、CRH 综合征约占皮质醇增多症的 5%，但随着对此症的警惕及诊断手段的提高，近年发现发病率上升，甚至有报告高达皮质醇增多症的 20%。此外，药源性皮质醇增多症虽临床常见，但因有明确的大剂量糖皮质激素应用史可查，不在此讨论。

肾上腺皮质功能亢进症时，因糖皮质激素病理性持续高水平，导致上述生理作用扩大、增强，产生一些共同的临床表现，如向心性肥胖，皮肤、肌蛋白大量分解而致萎缩，并因此使皮下微血管显露呈对称紫纹，骨质疏松症，高血压等。因同时伴有性激素(主要是雄激素)分泌增多，女性可见多毛、月经失调，甚至男性化改变。

临床生化检查可见 GC 增高外，还可见血糖升高，葡萄糖耐量降低，血 Na^+ 升高，血 K^+、Ca^{2+} 降低，并可出现低钾性代谢性碱中毒的改变，血、尿肌酸、尿素氮等明显升高等负氮平衡表现。患者对感染的抵抗力降低，并出现各种体液和细胞免疫功能检查指标低下。还可刺激骨髓造血功能，红细胞、血红蛋白、血小板及嗜中性粒细胞均增多，但淋巴细胞和嗜酸性粒细胞明显减少等血液系统改变。

五、肾上腺皮质功能减退症

肾上腺皮质功能减退症(adrenal cortical insufficiency)，是指肾上腺皮质分泌 GC 持续不足产生的综合征。本病较少见，包括原发性及继发性两种。原发性者又称艾迪生病(Addison disease)，多因肾上腺结核、自身免疫性肾上腺皮质萎缩、转移性肾上腺癌肿、手术切除等破坏肾上腺皮质，造成糖皮质激素和(或)盐皮质激素分泌不足致病。临床所见除心血管系统、消化系统、神经系统、生殖系统等功能低下，以及低血糖、低血钾、高血钾、高血钙等一般实验室检查改变外，由于低糖皮质激素水平负反馈引起 ACTH 释放增多，而前面已介绍，ACTH 前体物阿黑皮素原(POMC)中同时含有黑色细胞刺激素多肽片段，故原发性肾上腺皮质功能减退症者可出现特征性皮肤黏膜色素沉着，并可借此与继发性者相鉴别。继发性肾上腺皮质功能减退症指因各种原因，如颅内肿瘤压迫、浸润，垂体前叶缺血坏死、手术切除、放疗等，造成下丘脑及垂体不能正常释放 CRH、ACTH 而致。此时多为内分泌腺功能减退，极少单独表现为肾上腺皮质功能不足，并且无上述皮肤黏膜色素沉着出现。

NOTE

六、嗜铬细胞瘤

嗜铬细胞瘤(pheochromocytoma)是发生于嗜铬细胞组织的肿瘤，绝大多数为良性。肾上腺髓质为最好发部位，约占90%。嗜铬细胞瘤可自主持续分泌儿茶酚胺，导致过量的E及NE释放入血液中，作用于肾上腺素受体，产生持续性或阵发性高血压，并伴有血糖、血脂肪酸、血尿儿茶酚胺显著升高及基础代谢率升高等代谢紊乱。如果E升高幅度超过NE，则支持肾上腺髓质嗜铬细胞瘤的诊断。

七、原发性醛固酮增多症

原发性醛固酮增多症(primary aldosteronism，PA)是肾上腺皮质病变病致醛固酮分泌增多所致，出现水钠潴留，体液容量扩张而抑制肾素-血管紧张素系统，属于不依赖肾素-血管紧张素的盐皮质激素过多症。继发性醛固醇增多症病因在肾上腺外，多因有效血容量降低，肾血流量减少等因素致肾素-血管紧张素-醛固酮系统功能亢进。过多的血管紧张素Ⅱ兴奋肾上腺皮质球状带，使醛固酮分泌过多。原发性醛固酮增多症多见于成人，女性较男性多见，占高血压病患者的0.49%～2.0%。该病的生物化学检验主要表现在血尿醛固酮增高，肾素、血管紧张素降低，低钾、低氯，血钠轻度升高等。

八、甲状腺功能亢进

甲状腺功能亢进(hyperthyroidism)简称甲亢，是指各种原因所致甲状腺激素分泌增多，功能异常升高产生的内分泌病。病因复杂多样，约75%为弥漫性甲状腺肿伴甲亢，即Graves病，该病属于一种自身免疫病；另有约15%为腺瘤样甲状腺肿伴甲亢；近10%为急性或亚急性甲状腺炎；垂体肿瘤、滤泡性甲状腺癌性甲亢及异源性甲亢等均属少见。

甲亢的病理生理生化改变多为前述甲状腺功能病理性增强的结果。主要表现：①高代谢综合征：由于三大营养物质及能量代谢亢进，食多但消瘦，怕热多汗，基础代谢率明显升高。对胆固醇分解代谢的促进使血清胆固醇降低。甲状腺激素水平过高时，蛋白质特别是肌蛋白的分解代谢增强，出现肌肉萎缩、乏力、血及尿中肌酸明显升高、超出正常上限数倍等负氮平衡表现。②神经系统兴奋性升高，烦躁易激动，肌颤等。③心率加快，心输出量增多，收缩压升高而脉压差增大，可出现心律失常。④突眼症及甲状腺肿大等。

临床生化检验表现为血清FT_3、FT_4、TT_3、TT_4均升高，血浆胆固醇降低、血及尿的尿素、肌酐升高，和TSH检测联合应用，对绝大部分甲状腺功能紊乱的类型、病变均可做出诊断。

九、甲状腺功能减退

甲状腺功能减退(hypothyroidism)简称甲减，指由各种原因所致甲状腺激素合成、分泌减少，或其生理效应不足引起的一组内分泌疾病。各种原因中，直接影响甲状腺T_3、T_4合成分泌减少所致的甲状腺性甲减占绝大多数，其次为肿瘤、放疗、手术等损伤下丘脑或垂体，使TRH和(或)TSH释放不足导致甲减，但此时多为复合性内分泌紊乱。遗传性甲状腺激素受体缺陷性甲减极为罕见。

由于甲状腺激素对骨骼和神经系统生长发育的作用，使甲减的临床表现按起病年龄不同而有特殊的症状，并因此分为甲减始于胎儿及新生儿的呆小症，始于性发育前少儿的幼年型甲减，及始于成人的成年型甲减三类。

成年型甲减主要表现为甲状腺激素对三大营养物质和能量代谢调节、维持神经系统及心血管系统正常功能等作用减弱的各种表现。如精神迟钝、畏寒少汗(皮肤干燥)、基础代谢率低、乏力、心脏功能抑制，以及性腺和肾上腺皮质内分泌功能减退等。其特殊表现如下：此时虽然绝大多数蛋白质同化作用减弱，但细胞间黏蛋白合成却增多。黏蛋白富含阴离子，可大量吸引正离子和水分，形成非凹陷性黏液性水肿，亦可因此导致心肌、脑、肝、肾、骨骼肌等组织和器官发生间质性水肿，出现相应症状。此外，50%以上甲减患者可有轻中度贫血，脑脊液蛋白量常见升高，半数患者血清谷丙转氨酶轻中度升高，因甲状腺激素促胆固醇分解代谢的作用减弱，出现血清胆固醇、甘油三酯及低密度脂蛋白均升高等一般实验室检查改变。另有约80%甲减者血清肌酸激酶(CK)主要是CK-3同工酶活性明显升高，平均可达正常上限5倍，原因不明。

起病于幼儿及新生儿期的甲减，除可表现上述成人型表现外，由于对此期骨骼和神经系统生长发育

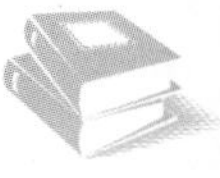
NOTE

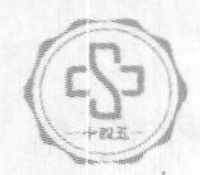

的影响，出现体格及智力发育障碍的特征性改变，故称呆小病或克汀病(cretinism)。幼年型甲减则视发病年龄而表现上述两型程度不一的混合表现。

临床生化检验主要表现为血清甲状腺激素水平异常低下，甲状腺性甲减通常 TRH 和(或)TSH 升高；下丘脑或垂体性甲减，通常是由于 TRH 和(或)TSH 释放不足。相关鉴别见表 16-3。

十、性发育异常

指各种原因所致的出生后性腺、第二性征及性功能发育异常的统称，包括性早熟、青春期延迟及性幼稚症。

1. 性早熟 性早熟(sexual precocity)即青春期提前出现。正常男女性青春期约于 13 岁开始，但受社会环境、文化教育等的影响可有较大差异。一般认为，女性在 9 岁以前出现包括第二性征在内的性发育，10 岁以前月经来潮，男性在 10 岁以前出现性发育，即为性早熟。女性较男性多见。若性早熟系由于各种原因导致下丘脑-腺垂体-性腺轴对性发育的促进提前发动者，称真性性早熟。其中以下丘脑提前发动脉冲式大量释放 GnRH 而致的特发性性早熟最多见。此外，多种神经系统肿瘤、疾病亦可引发下丘脑或垂体提前产生青春期样 GnRH 及 LH、FSH 分泌。而某些原发性甲减及肾上腺皮质功能减退症的少儿，因 TSH 及 ACTH 释放增多可伴有 LH 和 FSH 释放增多，亦可引起真性性早熟。若性早熟不是依赖于下丘脑-腺垂体-性腺调节释放的促性腺激素或性激素所致者，称假性性早熟，多为睾丸、卵巢或肾上腺肿瘤“自主性”大量分泌性激素，或其他肿瘤组织产生的异源性 LH、FSH 所致。也有医源性者，而近年来国内因食用含性激素的保健品或饮料而致者，亦不少见。

性早熟的诊断根据临床表现一般不难做出。但真性性早熟和假性性早熟的临床处置及预后明显不同，二者的鉴别则有赖于临床生化检测及 CT 等检查。

性早熟者，检测血中性激素毫无例外均远远超出同龄同性别正常值，达到青春期或成人水平，甚至更高。若同时测定促性腺激素 LH 及 FSH 水平仍在同龄同性别正常范围或更低，则提示为假性性早熟，主要由于性腺肿瘤或分泌异源性性激素的其他部位的组织器官肿瘤而致。当性激素及促性腺激素水平均达到或超出青春期或成人水平，则应进一步做动态功能试验。如果 GnRH 兴奋试验或氯米芬间接兴奋试验出现正常成人样阳性反应或更强，提示为真性性早熟；若上述兴奋试验无反应或仅有弱反应，则应考虑为分泌异源性促性腺激素的肿瘤所致的假性性早熟，此时必须进一步确定并治疗原发病灶。

2. 青春期延迟及性幼稚症 青春期延迟(delayed puberty)指已进入青春期年龄仍无性发育者。根据我国人群的体质及文化、社会环境，一般规定为男性到 18 岁，女性到 17 岁以后才出现性发育者。性幼稚症(sexual infantilism)则指由于下丘脑-垂体-性腺轴任一环节病变导致原发性性腺功能低下，出现男性 20 岁、女性 19 岁后性器官和第二性征仍未发育或发育不全。青春期延迟仅是性发育推迟，而性幼稚症若不及时处置，则可能终生不会性成熟。

在青春期及时鉴别二者，对治疗方案的制定和预后均有重要意义。但此时仅凭临床表现，二者无法区别，而临床生化检查则可对二者做出鉴别诊断。原发者表现为性激素水平明显降低，血清 LH、FSH 水平增高，男性做 hCG 兴奋试验，出现无反应或反应低下；继发者表现为性激素及促性腺激素 LH、FSH 水平降低。

(董青生)

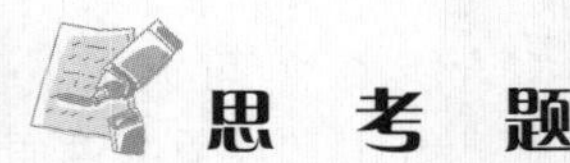

思 考 题

(1) 本章首病例的初步诊断是什么？诊断依据是什么？

(2) 你认为还需要增加哪些实验检查项目？

(3) 请运用你所学过的知识解释每项实验室检查的意义。

(4) 引起肾上腺皮质功能紊乱的病因有哪些？

NOTE

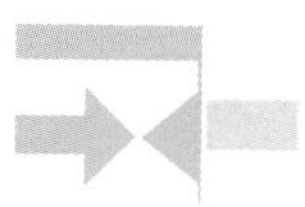

第十七章　消化系统疾病的生物化学检验

扫码看 PPT

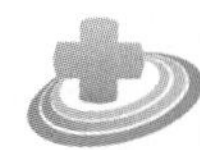

学习目标

掌握：胃蛋白酶原、淀粉酶、脂肪酶测定的方法、评价与临床应用。

熟悉：胃酸分泌量、促胃液素、尿胰蛋白酶原Ⅱ测定方法学、评价与临床应用；胃、胰、肠疾病的有关病因、发病机制。

了解：胃、胰、肠的主要生理功能；胰外分泌功能试验、肠道吸收不良试验。

病例导入

患者，男，57 岁。因“持续性上腹痛 6 h”住院就诊。患者晚间参加宴会，于饮酒和高脂餐后出现中上腹部持续性绞痛，以剑突下为甚，呈阵发性加重，向双侧腰背部放射，伴恶心、呕吐、乏力，间断呕吐 2 次，为胃内容物，无咖啡渣样物。无糖尿病史。体格检查：T 36.5 ℃，P 100 次/分，R 26 次/分，BP 104/67 mmHg。急性痛苦病容，皮肤、巩膜未见黄染，皮肤弹性减退。体格检查合作，浅表淋巴结未触及；双下肺呼吸音低，未闻及干、湿性啰音；心界无扩大；腹部膨隆，腹肌紧张，上腹部有压痛，无反跳痛，肝、脾触诊不满意，Murphy 征阴性，双肾区无叩痛，肠鸣音消失。

患者入院实验室检查结果显示：白细胞总数 12.2×10^9/L(↑)，血红蛋白 124 g/L，血清淀粉酶 1280 U/L(↑)，血清脂肪酶 3545 U/L(↑)。血尿素 6.9 mmol/L，血清钾 2.9 mmol/L(↓)，血糖 8.6 mmol/L(↑)。腹部 B 超示：①胰体部形态饱满声像；②肝、胆囊、胆管显示肝、脾脏，双肾未见明显异常。腹部 CT 示：急性胰腺炎合并胰周较多积液形成。

消化系统的基本生理功能是摄取、转运、消化食物，吸收营养和排泄废物。消化系统疾病包括食管、胃、肠、肝、胆、胰等脏器的器质性和功能性疾病，是临床常见病和多发病。临床生物化学检验中的很多实验室指标是诊断消化系统疾病的重要标志物。

第一节　概　　述

一、胃、肠、胰的消化吸收功能

消化系统的基本功能是摄入食物并将其消化分解成小分子，从中吸收营养成分，后者经肝脏加工成为体内自身的物质供机体所需，未经吸收的残余物则被排出体外。这些生物功能的完成有赖于消化系统的协调运动和各种物质的分泌。胃、肠、胰为人体重要的消化器官，在食物的消化、吸收过程中发挥着重要作用。它们与食物化学消化及吸收有关的功能概述如下。

（一）胃

胃具有储存、消化食物及分泌的功能。通过平滑肌的运动，胃将食物与胃液充分混合形成食糜(chyme)，然后逐步排至十二指肠进一步消化。解剖学上通常将胃分为 4 部分：贲门附近的贲门部、胃底、胃体和幽门部。胃液由胃黏膜分泌，对食物具有初步消化的作用。胃黏膜存在 3 种主要的腺体：贲

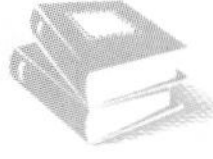

门腺、胃腺(泌酸腺)和幽门腺,此外还有多种内分泌细胞。贲门腺和幽门腺主要分泌碱性黏液;胃腺分布于占全胃黏膜 2/3 的胃底和胃体部,由壁细胞、主细胞和黏液细胞组成,它们分别分泌盐酸(HCl)、胃蛋白酶原(pepsinogen)和黏液(mucus)。胃液即由这 3 种腺体及胃黏膜上皮细胞的分泌液构成。胃黏膜内还有其他内分泌细胞,如分泌促胃液素(gastrin)的 G 细胞,分泌生长激素(growth hormone)的 D 细胞和分泌组胺(histamine)的肥大细胞等。

1. 胃液成分 胃液是 pH 值为 0.9～1.5 的无色酸性液体,正常人每天分泌量为 1.5～2.5 L。胃液的成分除水外,主要是盐酸、消化酶、碱性黏液和内因子、电解质以及一些肽类激素等。

(1) 胃酸:胃酸(gastric acid)即壁细胞分泌的 HCl。其排泌量受神经体液调节,并与壁细胞数目直接相关。胃酸除可杀菌、激活胃蛋白酶原外,进入小肠的胃酸还可促进胰液和胆汁的分泌。它所造成的酸性环境还有助于小肠对铁和钙等可溶性盐的形成,促进其吸收,但胃酸分泌过多对胃和十二指肠黏膜有侵蚀作用。

(2) 胃蛋白酶:胃蛋白酶(pepsin,PP)由胃蛋白酶原在 pH<5 的酸性环境中转化而来,是胃中最主要的消化酶之一,其最适作用 pH 值为 2～3,它可将食物中的蛋白质水解为脲、胨及少量多肽和氨基酸。

(3) 黏液:黏液(mucus)由胃表面上皮细胞、泌酸腺的黏液颈细胞、贲门腺和幽门腺共同分泌。主要成分为黏蛋白,与胃黏膜非泌酸细胞分泌的碳酸氢盐组成覆盖于胃表面的黏液-碳酸氢盐屏障,能有效地阻挡 H^+ 的逆向弥散,保护胃黏液免受 H^+ 的侵蚀,对黏膜起保护作用;黏液深层的中性 pH 环境还可使胃蛋白酶丧失分解蛋白质的作用。

(4) 内因子:内因子(intrinsic factor)是由壁细胞分泌的一种糖蛋白,分子质量为 50～60 kDa。它可与维生素 B_{12} 结合形成复合物,保护维生素 B_{12} 在小肠不被破坏,并在维生素 B_{12} 与回肠细胞刷状缘特异受体介导的结合、摄取过程中发挥作用。

2. 胃液分泌的调节 胃液分泌受神经反射、内分泌、旁分泌等许多因素的影响,其中有的起兴奋性作用,有的则起抑制性作用。进食是胃液分泌的自然刺激物,它通过神经和体液因素调节胃液的分泌。

促进胃酸分泌的内源性物质:

(1) 乙酰胆碱(acetylcholine,ACh):是支配胃的迷走神经节后纤维末梢释放的递质,作用于壁细胞的胆碱受体,促进 HCl 分泌,阿托品(atropine)可阻断这一作用。

(2) 促胃液素(gastrin,GAS):由胃和十二指肠黏膜内的 G 细胞分泌,释放后主要通过血液循环作用于壁细胞,刺激 HCl 分泌(促胃液素的其他作用及特点见后述)。

(3) 组胺(histamine):正常情况下胃黏膜中的嗜铬样细胞恒定释放少量组胺,经细胞间液弥散到邻近的壁细胞,以旁分泌的形式作用于邻近壁细胞膜上的Ⅱ型组胺受体(H_2受体),促进胃酸分泌。西咪替丁等 H_2受体阻断剂可阻断组胺的作用,减少胃酸分泌。

上述三种促分泌物既可以单独作用于壁细胞,又可相互协同起到加强作用(图 17-1)。激活其中一种受体,可加强另一种受体引起的反应。刺激胃酸分泌的还有 Ca^{2+}、低血糖、酒精、咖啡因等。

抑制胃酸分泌的内源性物质:

抑制胃酸分泌的因素除精神情绪因素外,HCl、脂肪亦可抑制其分泌。此外,生长抑素、前列腺素(PGF2、PGI2)以及上皮细胞生长因子通过抑制壁细胞的腺苷酸环化酶,降低胞质中的 cAMP,抑制胃酸分泌。生长抑素还可以通过抑制 G 细胞及 ECL 细胞释放促胃液素和组胺,间接抑制壁细胞分泌 HCl。

(二) 胰腺

胰腺具有内分泌和外分泌两种功能。其内分泌功能主要与代谢调节有关。胰腺外分泌功能为通过腺泡细胞和小导管细胞产生和分泌具消化作用的胰液。

1. 胰岛的内分泌 散布于胰腺的腺泡组织之间的细胞群呈岛状,称为胰岛。其分泌的肽类激素在糖类、脂类、蛋白质代谢调节及正常血糖水平维持中发挥重要作用,见表 17-1。人胰腺中有 100 万～200 万个胰岛。胰岛细胞至少可分为 5 种功能不同的细胞类型:A 细胞,占胰岛细胞的 20%,分泌胰高血糖素(glucagon);B 细胞,数量最多,约占 75%,分泌胰岛素(insulin);D 细胞,占胰岛细胞的 5%左右,分泌

NOTE

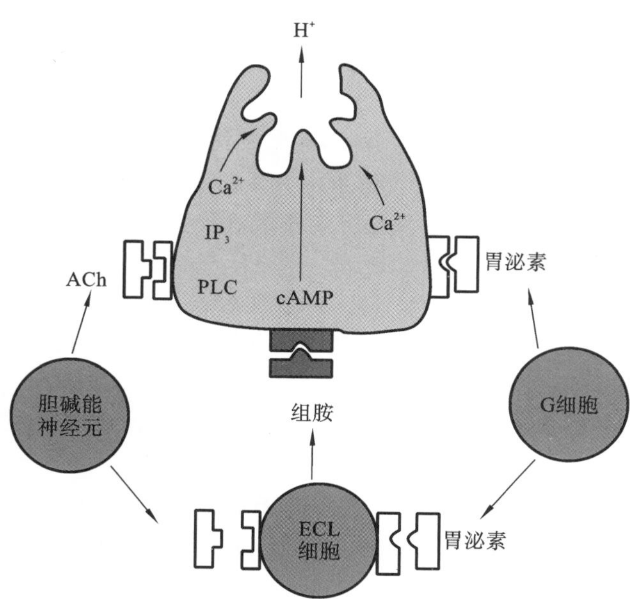

图 17-1 组胺、促胃液素、乙酰胆碱对壁细胞的作用及其相互关系

生长抑素（生长激素释放抑制素）；D1 细胞，可能分泌血管活性肠肽（vasoactive intestinal peptide，VIP）；PP 细胞，分泌胰多肽（pancreatic polypeptide，PP）。

表 17-1 胰岛的内分泌功能

激素	分泌细胞	残基数	分子量	作用
胰岛素	胰岛 β(B)细胞	A 链 21 B 链 30	5808	促进组织摄取、储存和利用葡萄糖，抑制糖异生 促进脂肪的合成（抑制分解） 促进核酸和蛋白质的合成和储存
胰高血糖素	胰岛 α(A)细胞	29 单链	3485	促进肝糖原分解，糖异生 促进脂肪分解，生成酮体抑制 Pr 合成 生长激素释放
生长抑素	胰岛 δ(D)细胞	14 单链	1638	抑制生长激素及全部消化道激素的分泌 抑制消化腺外分泌 促进肠系膜血管收缩
血管活性肠肽	胰岛 D1 细胞	28 单链	3326	扩张血管，增强心肌收缩力 扩张支气管和肺血管，增加肺通气量 抑制消化管肌张力，抑制胃酸分泌
胰多肽	PP 细胞	36 单链	4200	调节胃液和胰液的分泌

2. 胰腺的外分泌 胰液（pancreatic juice）为无色无臭，略带黏性的碱性液体。pH 值为 7.8～8.4，渗透压与血浆相似，正常每天分泌量为 1～2 L。胰液主要含有水、电解质和各种消化酶。

（1）电解质：胰液中的电解质包括多种阳离子（如 Na^+、K^+、Ca^{2+}、Mg^{2+}）和阴离子（如 HCO_3^-、Cl^-、SO_4^{2+}、HPO_4^{2-}）。Na^+、K^+ 的浓度与血浆相近，比较恒定；阴离子主要为 HCO_3^-，及一定量的 Cl^-。人胰液中 HCO_3^- 由小导管的上皮细胞分泌。HCO_3^- 的主要作用是中和进入十二指肠的胃酸，避免强酸对肠黏膜的侵蚀，并为消化酶在小肠内进行化学消化提供适宜的 pH 环境。

（2）胰液的消化酶：胰液中的消化酶由腺泡细胞分泌，多种消化酶能对食物中的成分分别进行消化：

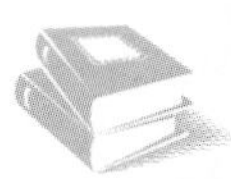
NOTE

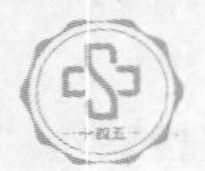

①胰淀粉酶：胰淀粉酶(pancreatic amylase)为 α 淀粉酶，最适 pH 值为 6.7～7.0，能将食糜中的淀粉及糖原消化为糊精、麦芽糖、麦芽寡糖等，不能水解纤维素。

②蛋白水解酶：胰液中的蛋白水解酶分为内肽酶和外肽酶。胰蛋白酶(trypsin)、糜蛋白酶(chymotrypsin)，弹性蛋白酶(elastase)属于内肽酶，在肽链特定部位从内部对蛋白质进行水解；外肽酶有羧肽酶(carboxypeptidase)，从肽链的末端水解蛋白。蛋白水解酶均以无活性的酶原形式分泌。小肠液内的肠激酶可以激活胰蛋白酶原，胰蛋白酶也可自我激活胰蛋白酶原，并可激活糜蛋白酶原为有活性的糜蛋白酶。

③脂类消化酶：主要有脂肪酶，磷脂酶 A2 等。脂肪酶(lipase)可将甘油三酯分解为脂肪酸、甘油一酯和甘油。磷脂酶 A2(phospholipase A2)以酶原形式存在，必须经胰蛋白酶作用激活为活性酶，水解磷脂生成溶血卵磷脂(lysophosphatidylcholine)及脂肪酸。

除上述几种主要的胰酶外，胰液中还有胆固醇酯酶、核糖核酸酶和脱氧核糖核酸酶等多种酶，它们能使相应的物质水解，分子变小以利于吸收。

(3) 胰液分泌的调节：食物是刺激胰液分泌的重要天然调节因素，在非消化期胰液几乎不分泌或分泌很少。进食时，胰液分泌受神经和体液的双重控制，但以体液调节为主。胰液分泌可分为头期、胃期和肠期。

①头期和胃期胰液分泌：食物色、香、味及食物对口腔、食管、胃和小肠的刺激，均可通过神经反射(包括条件反射和非条件反射)引起胰液分泌。反射的传出神经主要为迷走神经，切断迷走神经或注射阿托品可显著减少胰液分泌。迷走神经可直接通过释放乙酰胆碱或增加促胃液素释放，间接促进胰腺分泌。迷走神经主要作用于胰腺泡细胞，对导管细胞作用较弱。因此迷走神经引起胰液分泌的特点为 H_2O和 HCO_3^-，含量很少，而酶含量却很丰富。头期和胃期胰液分别占消化期胰液分泌量的 20%和 5%～10%。

②肠期胰液分泌：食糜进入十二指肠和上段空肠后，食糜中 HCl 可刺激小肠黏膜释放促胰液素(secretin，Sec)和胆囊收缩素(cholecystokinin，CCK)，引起胰液分泌。肠期的胰分泌量最多，占整个消化期胰液分泌量的 70%。

分泌 Sec 的细胞在小肠上段含量较多，距幽门越远，含量越少。Sec 通过血液循环作用于胰腺导管上皮细胞上的特异性受体，通过 cAMP 信号转导途径引起细胞分泌大量的 H_2O 和 HCO_3^-，从而中和进入十二指肠的 HCl，保护小肠不被 HCl 侵蚀，并给胰酶作用提供适宜的环境。分泌 CCK 的细胞位于十二指肠及上段小肠黏膜内。CCK 通过血液循环作用于胰腺，促进胰液的分泌和促进胆囊强烈收缩而排出胆汁。CCK 对胰组织还有营养作用，它促进胰组织 DNA 和蛋白质的合成。影响胰液分泌的激素还有胃窦分泌的促胃液素和小肠分泌的血管活性肠肽，其作用分别与 CCK 和 Sec 相似。

(三) 肠

1. 小肠 小肠是食物消化吸收的主要部位。在小肠内，食糜中的糖(淀粉)、蛋白质、脂肪和核酸等物质受到胰液、胆汁和小肠液的化学消化及小肠运动的机械消化。许多营养物质也都在小肠内被吸收。食物通过小肠后，消化过程基本完成。未被消化和吸收的物质则从小肠进入大肠。食物在小肠内停留的时间随食物的性质不同而异，一般为 3～8 h。

2. 大肠 人的大肠内没有重要的消化活动。其主要功能是吸收水分、无机盐及由大肠内细菌合成 B 族维生素、维生素 K 等物质，为消化后的残渣提供暂时储存的场所。食物摄取后直至其消化残基大部分被排出约需 72 h。消化道对食物的吸收功能见表 17-2。

表 17-2 消化道的吸收功能

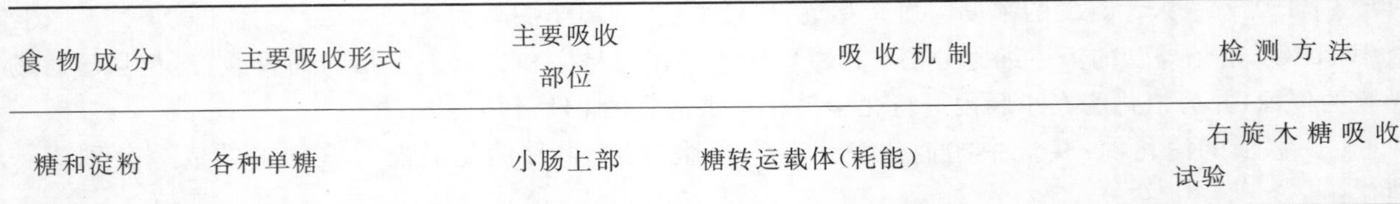

食物成分	主要吸收形式	主要吸收部位	吸收机制	检测方法
糖和淀粉	各种单糖	小肠上部	糖转运载体(耗能)	右旋木糖吸收试验

NOTE

续表

食物成分	主要吸收形式	主要吸收部位	吸收机制	检测方法
蛋白质	氨基酸、二肽、三肽	小肠环转运	转运载体或γ-谷氨酰基循环	^{131}I白蛋白吸收、代谢试验
脂类	脂肪酸、甘油、甘油一酯、胆固醇、溶血磷脂	空肠	与胆汁酸乳化成混合微团，体积小，极性大，易吸收	^{131}I油酸酯试验及^{131}I油酸试验
核酸	核苷酸及其水解产物	小肠	嘌呤、嘧啶主要被分解掉，戊糖可再利用	
水	H_2O	小肠、大肠	随NaCl等溶质吸收(被动)	
钠	Na^+	小肠、大肠	需Na^+-K^+-ATP酶(钠泵)	
铁	Fe^{2+}	十二指肠、近段空肠	吸收后可与铁蛋白结合(储存)	
钙	Ca^{2+}	小肠	钙结合蛋白主动转运，吸收受维生素D和机体需要量控制	
水溶性维生素	维生素C、维生素B_1、维生素B_2、维生素B_6、维生素B_{12}、维生素H、维生素PP、叶酸	小肠	维生素C、维生素B_1、维生素B_2、维生素H、泛酸为Na^+依赖的主动转运，叶酸亦可易化扩散，维生素B_6为简单扩散，维生素B_{12}内因子复合物经受体介导在回肠主动吸收	放射性钴维生素B_{12}吸收(Schilling)试验
脂溶性维生素	维生素A、维生素D、维生素E、维生素K(K_1和K_2)	小肠	维生素A、维生素D、维生素E、维生素K_2为被动扩散。维生素K_1为载体介导的摄入	

(四)胃肠激素

胃肠道既是内分泌器官又是局部和他处释放的多种激素作用的靶器官。胃肠道黏膜分布有数十种内分泌细胞，它们分泌的激素统称为胃肠激素(gastro-intestinal hormones)。胃肠激素的作用包括影响胃肠道的运动、分泌、消化和吸收，调节胆汁和胰腺激素分泌，影响血管壁张力、血压和心输出量等。其中多种激素既存在于胃肠道又见于中枢神经系统，因此成为胃肠道神经内分泌调控的重要组成。此外，某些胃肠激素亦是神经递质。第一个胃肠激素促胰液素由Baliss和Starling于1902年发现。经过一个多世纪的探索，至今已发现众多胃肠激素。这些激素几乎都是肽类，分子质量为2～5 kDa。它们之间存在着明显的同源性。有50%的激素可根据其同源性归类为各种家族(表17-3)。每一个家族起源于一个共同的祖先基因，同族激素有许多相同的氨基酸序列，故功能也类似。

表17-3 主要胃肠激素家族

家族	主要成员
促胃液素	促胃液素(GAS)、胆囊收缩素(CCK)
促胰液素族	促胰液素、胰高血糖素类、血管活性肠肽(VIP)、抑胃肽(GIP)、垂体腺苷酸环化酶激活肽(PACAP)
胰多肽族	胰多肽(PP)、肽YY(PYY)、神经肽(NPY)
速激肽族	铃蟾肽(BN)、促胃液素释放肽(GRP)、P物质(SP)

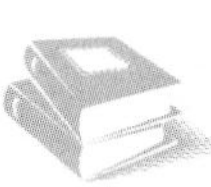
NOTE

续表

家　　族	主要成员
生长因子族	表皮生长因子(EGF)、转化生长因子类(TGF)、肝细胞生长因子(HGF)
胰岛素族	胰岛素、胰岛素样生长因子(IGF)
阿片肽族	脑啡肽、内啡肽、强啡肽
降钙素族	降钙素、降钙素基因相关肽(CGRP)
生长抑素族(SS)	
神经降压素族(NT)	
其他	胃动素(MOT)、甘丙素

胃肠激素释放后,通过不同方式作用于相应的靶细胞而产生效应。调节胃肠功能及协同其他激素调节物质代谢有重要作用的胃肠激素的特征见表 17-4。

表 17-4　5 种主要胃肠激素的分布、作用及释放的刺激物

激素名称	分布部位	主要作用	引起激素释放的刺激物
促胃液素	胃窦、十二指肠 G 细胞	促进胃酸和胃蛋白分泌,使胃窦和幽门括约肌收缩,延缓胃排空,促进胃肠运动和胃肠上皮生长	蛋白质消化产物、迷走神经递质,扩张胃
胆囊收缩素	十二指肠、空肠 I 细胞	刺激胰液分泌和胆囊收缩,增强小肠和结肠运动,抑制胃排空,增强幽门括约肌收缩,松弛 Oddi 括约肌,促进胰外分泌部的生长	蛋白质消化产物,脂肪酸
促胰液素	十二指肠、空肠 S 细胞	刺激胰液及胆汁中 HCO_3^- 分泌,抑制促胃液素释放和胃肠运动,收缩幽门括约肌,抑制胃排空,促进胰外分泌部生长	盐酸、脂肪酸
抑胃肽	十二指肠、空肠 K 细胞	刺激胰岛素分泌,抑制胃酸、胃蛋白酶和胃液分泌,抑制胃排空	葡萄糖、脂肪酸、氨基酸
促胃动素	胃、小肠、结肠 Mo 细胞、肠嗜铬细胞	在消化期间促进胃和小肠运动	迷走神经、盐酸、脂肪

二、胃、肠、胰疾病的生物化学改变

胃肠胰病理是认识胃肠胰疾病发生、疾病时进行胃肠胰实验检测及对检测结果进行分析判断的基础。以下介绍几种重要的胃肠胰病理。

(一) 消化性溃疡

消化性溃疡(peptic ulcer)是胃或十二指肠的黏膜缺损,由于正常黏膜的防御能力下降或胃酸及胃蛋白酶等攻击因子作用过强造成的。主要病因:服用非甾体抗炎药(NSAIDs)、慢性幽门螺杆菌感染及高胃酸状态,如佐林格-埃利森综合征。虽然胃溃疡和十二指肠溃疡均由黏膜屏障功能减弱和自身消化引起,但两者的发病机制各具特点。目前认为,胃黏膜屏障功能减弱在胃溃疡的发病中较重要;而胃酸、胃蛋白酶过多则在十二指肠溃疡的发病中较重要。对绝大多数十二指肠溃疡及 NSAIDs 相关性溃疡而言,幽门螺杆菌是重要的致病因素。幽门螺杆菌与胃溃疡的关系并不十分密切,但无 NSAIDs 服药史的胃溃疡患者中,绝大多数存在幽门螺杆菌感染。研究表明,幽门螺杆菌感染者中有 1/6 将会发生消化性溃疡。成功根治幽门螺杆菌感染后,溃疡的复发率可下降到每年 5%以下,幽门螺杆菌在十二指肠溃疡及胃溃疡发生中具有重要作用。

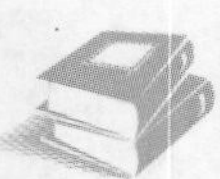

NOTE

（二）胰腺炎

胰腺炎（pancreatitis）可分为急性和慢性两大类。急性胰腺炎指急性发病伴血液和尿中胰酶升高者。慢性胰腺炎指有持续炎症，导致不可逆的胰腺功能和形态改变者。

1. 急性胰腺炎 急性胰腺炎（acute pancreatitis）由于胰酶进入胰腺组织内，使胰腺自我消化而引起急性出血性坏死。临床特点为突然出现的上腹部深部疼痛、恶心、呕吐、出汗、休克等。实验室检查可见血液淀粉酶和脂肪酶升高。急性胰腺炎的病因很多，常见的有胆道疾病，大量饮酒和暴饮暴食。其他病因有损伤（外科手术及逆行性胰胆管造影所致损伤等）、胰管堵塞或胰导管先天性畸形、感染、中毒（如异烟肼、氯丙嗪等药物）、内分泌紊乱（如甲状旁腺功能亢进等）、代谢紊乱（高钙血症、高脂血症等）。急性胰腺炎的病理变化不一，一般分为水肿型和出血坏死型。急性胰腺炎常在饱食、脂餐或饮酒后发生，部分患者无诱因可查。

2. 慢性胰腺炎 慢性胰腺炎（chronic pancreatitis）是指胰实质的反复性或持续性炎症，胰体有部分或广泛纤维化或钙化，腺泡萎缩，胰导管结石形成，假囊肿形成。有不同程度的胰腺内外分泌功能障碍。临床特点为消化不良症状、腹痛、腹部包块、腹泻、消瘦、黄疸、糖尿病等。发病因素与急性胰腺炎相似，在国外以慢性酒精中毒为主要病因，而国内以胆石症为常见病因。

（三）吸收和消化不良

消化和吸收关系十分密切。消化不良是指由于消化酶缺乏或胃肠功能紊乱，以致肠腔内营养物不能被很好地裂解或水解为适合吸收的物质。吸收不良从广义上讲应包括消化和吸收两部分。各种疾病所致小肠对营养物的消化和吸收不良均可造成临床和实验室检查相类似的表现，即对脂肪、蛋白质、糖类、维生素和矿物质等吸收不足而造成的临床综合征，称为吸收不良综合征。吸收不良综合征的主要病理机制有 3 个方面：肠腔内消化不良、各种原因致吸收不良和淋巴血运致运送异常。

（四）佐林格-埃利森综合征

佐林格-埃利森综合征（Zollinger-Ellison syndrome，ZES）是由发生在胰腺的一种非 β 胰岛细胞瘤或胃窦 G 细胞增生所引起的上消化道慢性难治性溃疡。由前者所引起的消化性溃疡称为佐林格-埃利森综合征Ⅱ型，而由后者引起的称为Ⅰ型。以显著的高胃酸分泌、严重的消化性溃疡和非胰岛 β 细胞瘤为特征的综合征，亦称胃泌素瘤。超过 90%的佐林格-埃利森综合征患者患有消化性溃疡。在大多数病例中，这些症状与其他原因引起的消化性溃疡之间不能区别开。因此，胃泌素瘤可能会很多年不能被发现。

知识链接

（https://zhidao.baidu.com/question/306552157149251364.html 胃内几种主要细胞的介绍。）

第二节 胰腺疾病检验

一、淀粉酶及其同工酶活性测定

淀粉酶（amylase，Amy）又称 α-1，4-葡聚糖水解酶，主要由唾液腺和胰腺分泌，属水解酶类，催化淀粉及糖原水解。淀粉酶分为 α、β 两类。β 淀粉酶又称淀粉外切酶，仅作用于淀粉的末端，每次分解一个麦芽糖。人体中的淀粉酶属 α 淀粉酶，又称淀粉内切酶，不仅作用于末端，还可随机地作用于淀粉分子内部的 α-1，4 糖苷键，降解产物为葡萄糖、麦芽糖及含有 α-1，6 糖苷键支链的糊精。血清中的淀粉酶主要有两种同工酶，即同工酶 P（来源于胰腺）和同工酶 S（来源于唾液腺和其他组织）；另一些少量的同工酶为两者的表型或翻译后的修饰物。同工酶的测定可以提高淀粉酶诊断胰腺炎的特异性。

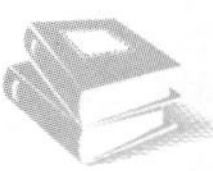
NOTE

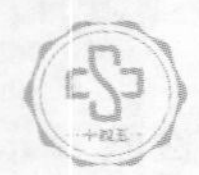

【检测方法】 现在多使用分子组成确定的淀粉酶底物、辅助酶与指示酶组成的测定系统，可以改进酶促反应的化学计量关系，更好地控制和保持酶水解条件的一致性。这些底物为小分子寡聚糖（含3～7个葡萄糖单位）和对硝基苯酚-糖苷等。血清淀粉酶的同工酶检测可使用电泳法、等电聚焦法、层析法及选择性控制法（使用单克隆抗体控制S型淀粉酶的活性，测定P型淀粉酶的活性）。

以4,6-亚乙基-对硝基苯-α-D-麦芽糖苷（EPS-PNP-G_7）为底物，经α-淀粉酶催化水解为游离的寡糖及葡萄糖残基减少的对-硝基苯寡糖苷。后者在α-葡萄糖苷酶催化下，进一步水解为葡萄糖和对-硝基酚（4-NP），对硝基酚的生成速率在一定范围内与α-淀粉酶活性成正比。其反应式如下：

$$\text{EPS-PNP-G}_7 \xrightarrow{\alpha\text{-淀粉酶}} \text{4-NP-G}_{4,3,2} + \text{G}_{5,4,3}$$

$$\text{4-NP-G}_{4,3,2} \xrightarrow{\alpha\text{-葡萄糖苷酶}} (4,3,2)\text{G} + \text{4-NP}$$

使用4-NP-葡萄糖苷底物的测定系统，存在2个问题：重组底物混合液的稳定性差，4-NP作为淀粉酶有效指示剂有不足点。①重组底物混合液稳定性差，是由于底物4-NP-葡萄糖苷会被α葡萄糖苷酶缓慢地水解。用封闭基团4,6-亚乙基-对硝基苯（EPS-PNP）结合于寡糖链的非还原端，可有效地降低α-葡萄糖苷酶对底物的水解作用。②4-NP作为酶反应指示剂效果差的主要原因，是pK_a接近于测定系统pH 7，反应中所生成的4-NP中仅有50%可被分光光度计检测出。除反应液pH外，4-NP的摩尔吸光度还受离子强度、蛋白质、表面活性剂的影响。

用β-2-氯-4-NP（CNP）作为指示基团，可以避免上述缺点。CNP的pK_a为5.1，在测定溶液的pH环境中全部呈离解状态，其摩尔吸光度比4-NP高1.8倍。胰淀粉酶和唾液淀粉酶对CNP-糖苷的水解速率几乎相等（1.0∶0.9）。以CNP-麦芽三糖（CNP-G_3）为底物的测定系统，反应式如下：

$$10\ \text{CNP-G}_3 \xrightarrow{\alpha\text{-葡萄糖苷酶}} 9\ \text{CNP} + 1\ \text{CNP-G}_2 + 9\ \text{麦芽三糖} + 1\ \text{葡萄糖}$$

该测定不需要α或β-葡萄糖苷酶，被认为是“直接测定法”。唾液淀粉酶和胰淀粉酶的最适pH稍有差别，但在pH 6.0的测定系统中，两种同工酶活性的95%以上均能测定。在此反应中，90% CNP-G_3转变成CNP，显色迅速，反应动力学的线性时间超过5 min，可测定范围超出参考区间上限的3～20倍，液体试剂稳定。缺点是与G_4、G_5和G_7测定系统相比，CNP-G的底物转换率较低；CNP的摩尔吸光度受到pH、温度、蛋白质量和激活剂（硫氰酸钾，KSCN）的影响而发生变化。

【参考区间】 健康成人（4-NP-G_7）：血清淀粉酶（37 ℃）≤220 U/L；尿液淀粉酶（37 ℃）≤1200 U/L。

【临床意义】

(1) 急性胰腺炎、流行性腮腺炎，血和尿中淀粉酶显著升高。淀粉酶主要由胰腺和唾液腺分泌。一般认为，在急性胰腺炎发病的2 h血清淀粉酶开始升高，可为参考区间上限的5～10倍，12～24 h达高峰，可为参考值上限的20倍，2～5天下降至正常。超过500 U/L即有诊断意义，达350 U/L时应怀疑此病。尿淀粉酶在发病后12～24 h开始升高，达峰值时间较血清慢，当血清淀粉酶恢复正常后，尿淀粉酶可持续升高5～7天，故在急性胰腺炎后期测尿淀粉酶更有价值。

(2) 胰腺癌、胰腺外伤、胆石症、胆囊炎、胆总管阻塞、急性阑尾炎、肠梗阻和溃疡病穿孔、腹部手术、休克、外伤、使用麻醉剂和注射吗啡后，淀粉酶均可升高，但常低于500 U/L。合成淀粉酶的组织发生肿瘤（如卵巢癌、支气管肺癌）等也可使淀粉酶升高。

(3) 据报道，1%～2%的人群中可出现巨淀粉酶血症，血中淀粉酶和免疫球蛋白（IgG或IgA）形成大分子免疫复合物，临床表现为血中淀粉酶持续升高，尿中淀粉酶正常或下降。

进一步实验室检查可发现血中淀粉酶分子量增高，此现象不和具体疾病有关，增高者也多无临床症状，注意应与病理性淀粉酶升高相区别。

(4) 正常人血清中的淀粉酶主要由肝脏产生，故血清及尿中的淀粉酶同时减少见于肝炎、肝硬化、肝癌及急性和慢性胆囊炎等。当肾功能严重障碍时，血清淀粉酶可增高，但尿淀粉酶降低。

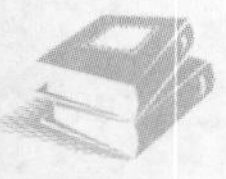

NOTE

【评价】 血、尿淀粉酶总活性测定用于急性胰腺炎等疾病的诊断已有很长的历史，临床上可以从血液、尿液以及唾液等体液中测定淀粉酶的活性。但由于淀粉酶组织来源较广，故该指标在诊断中特异性稍差。现在认为测定P型淀粉酶的活性及其占淀粉酶总活性的比例是诊断急性胰腺炎的可靠指标。

二、脂肪酶活性测定

脂肪酶(lipase，LPS)分子质量约为38 kDa，是一群低度专一性的酶。主要来源于胰腺，其次为胃及小肠，能水解多种含长链(8～18碳链)脂肪酸的甘油酯，催化脂肪水解为甘油和脂肪酸，故又称为甘油三酯酶或甘油三酯酯酰水解酶。在急性胰腺炎时，血清脂肪酶活性测定具有重要意义。

【检测方法】 测定脂肪酶的方法主要有酶偶联比色法、色原底物法、比浊法。

(1) 酶偶联比色法：以1，2-甘油二酯为底物，在LPS和甘油一酯脂肪酶(MGLP)的催化下，水解生成脂肪酸和甘油，甘油经甘油激酶(GK)作用生成3-磷酸甘油，3-磷酸甘油再被甘油磷酸氧化酶(GPO)氧化成磷酸二羟丙酮和 H_2O_2，H_2O_2、4-氨基安替比林和TOOLS[N-乙基-N(2-羟基-3-磺丙基)间甲苯胺钠盐]经过氧化物酶(POD)催化产生紫红色化合物。在550 nm波长下连续监测吸光度的变化即可计算LPS活性。其反应式如下：

$$\text{1,2-甘油二酯}+H_2O\xrightarrow{LPS}\text{2-甘油一酯}+\text{脂肪酸}$$

$$\text{2-甘油一酯}+H_2O\xrightarrow{MGLP}\text{甘油}+\text{脂肪酸}$$

$$\text{甘油}+ATP\xrightarrow{GK}\text{3-磷酸甘油}+ADP$$

$$\text{3-磷酸甘油}+O_2\xrightarrow{GPO}\text{磷酸二羟丙酮}+H_2O_2$$

$$2H_2O_2+\text{4-AAP}+TOOS\xrightarrow{POD}\text{醌亚胺染料}+4H_2O$$

(2) 比浊法：甘油三酯与水制成的乳胶液，因其胶束对入射光的吸收及散射而具有乳浊性状。胶束中的甘油三酯在脂肪酶的作用下水解，使胶束分裂，浊度或光散射因而降低。降低的速率与脂肪酶活性有关。

【参考区间】 酶偶联法：1～54 U/L。比浊法：呈正偏态分布，最低为0 U，单侧95%上限为7.9 U。

【临床意义】

(1) 血液中的LPS主要用于急性胰腺炎的诊断，其灵敏度高达80%～100%，在急性胰腺炎时，血液中的LPS 4～8 h开始升高，24 h出现峰值，可达10 U/L，甚至50～60 U/L，48～72 h可恢复正常，但随后又可以持续升高7～14天。由于血液LPS在急性胰腺炎时活性升高时间早，上升幅度大，持续时间长，故其诊断价值优于Amy。

(2) 胆总管结石、胆总管癌、胆管炎、肠梗阻、十二指肠溃疡穿孔、急性胆囊炎。脂肪组织破坏(如骨折、软组织损伤、手术或乳腺癌)、肝炎、肝硬化时亦可见增高。

(3) 测定十二指肠液中脂肪酶有助于诊断儿童囊性纤维化(cystic fibrosis)，十二指肠液中脂肪酶水平过低提示此病的存在。

【评价】

(1) 由于早期测定脂肪酶的方法缺乏准确性、重复性，限制了其在临床上的广泛应用。1986年，Hoffmann等首次将游离脂肪酸的酶法测定原理用来测定脂肪酶，使脂肪酶的测定方法有了较大的改进。其准确性、重复性以及实用性均得到了很大的提高。近年来，许多研究者报道脂肪酶测定对急性胰腺炎诊断的特异性和灵敏性已高于淀粉酶。

(2) 由于血清脂肪酶的检测原理、试剂和测定方法不同，各种方法测定结果相差悬殊，临床应用上需予以注意。

三、尿胰蛋白酶原Ⅱ活性测定

胰蛋白酶原是胰蛋白酶的非活性前体，分子质量为24 kDa，由胰腺泡细胞分泌进入胰液，它能水解精氨酸或赖氨酸间的肽键，也能水解由肽键相连的其他天然氨基酸或化合物。它还具有酯酶的活性，能

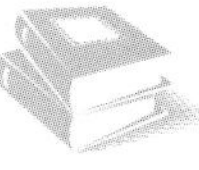
NOTE

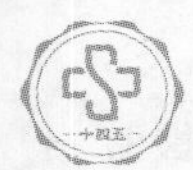

水解连接于赖氨酰或精氨酰肽的酯键。人体有两种形式的胰蛋白酶原，胰蛋白酶原Ⅰ与胰蛋白酶原Ⅱ。尿胰蛋白酶原由于分子量比较小，所以很容易由肾小球滤出，但是肾小管对两者的回收却不同。对胰蛋白酶原Ⅱ的回收低于胰蛋白酶原Ⅰ，因此尿中前者的浓度较大。在急性胰腺炎时尿中胰蛋白酶原Ⅱ浓度明显升高。

【检测方法】 定性常用免疫层析法，定量常用免疫荧光法。见《临床免疫检测技术》相关内容。

【参考区间】 阴性（免疫层析法）；0.3～11.0 μg/L（免疫荧光法）。

【临床意义】 急性胰腺炎时胰腺蛋白酶过早激活，胰蛋白酶原大量释放入血，肾小管对胰蛋白酶原Ⅱ的重吸收率比胰蛋白酶原Ⅰ低，因此尿中多为胰蛋白酶原Ⅱ，使急性胰腺炎时尿胰蛋白酶原Ⅱ浓度明显升高。所以，尿胰蛋白酶原Ⅱ可作为筛查急性胰腺炎的可靠指标，如结果呈阳性表明患者需进一步检查，以便确诊。

【评价】 约19%的病例无高淀粉酶血症，所以淀粉酶作为急性胰腺炎疾病筛选项目其敏感性不够。尿胰蛋白酶原Ⅱ检测的敏感性和特异性均显著高于血、尿淀粉酶，故临床急性胰腺炎筛选以尿胰蛋白酶原Ⅱ为优。

（1）尿胰蛋白酶原Ⅱ辅助诊断急性胰腺炎较血、尿淀粉酶及血清脂肪酶简便、快速，并可降低急腹症患者急性胰腺炎的漏诊风险。阴性结果很大程度上可排除急性胰腺炎，阳性结果则应结合血、尿淀粉酶及血清脂肪酶检测或影像学检查加以分析。

（2）目前尿胰蛋白酶原Ⅱ的检测多为定性方法，虽不能得到具体的检测数值。但试纸条具有快速、简便的优点，能满足临床急诊的需要。

四、胰腺外分泌功能评价试验

各种原因引起胰腺实质受损，如炎症（慢性胰腺炎）、纤维化（囊性纤维化），可以引起胰腺分泌功能减退；或结石、肿瘤、损伤等病变压迫胰管，影响胰液排入肠腔，均可致胰腺外分泌功能紊乱，应当注意的是，胰腺外分泌功能障碍可能是慢性胰腺炎及胰腺癌等疾病最重要的临床表现。为了诊断慢性胰腺炎及胰腺癌等病变所致的胰外分泌功能障碍，已设计出多种测定胰外分泌功能的方法，可分为两大类：直接法和间接法。

（一）直接胰功能试验

直接法：通过静脉给予一种或几种促胰分泌激素，收集胰液，测定体积、成分和酶活性。

（二）间接胰功能试验

间接法：通过试验检测十二指肠引流物样本中胰酶的量，有关胰酶消化底物生成的产物或测定血浆中相关激素的浓度及其他反映胰分泌功能不足的标志物。

各种胰外分泌功能试验见表17-5。可根据临床要求和试验本身的特点选择。

表17-5 胰外分泌功能试验

试验名称	方法	优点	缺点	意义
直接试验				
胰泌素试验	注射(iv)胰泌素后，测胰分泌量及 HCO_3^- 浓度	能对胰外分泌功能进行敏感和特异性测定	需十二指肠插管和静脉给予激素，非普遍易行	能对轻、中、重度胰外分泌功能紊乱进行测定
胰泌素加胆囊收缩素试验	注射(iv)胆囊收缩素两种激素，测胰液 HCO_3^- 浓度及胰酶			
胰泌素加胆囊收缩素	注射(iv)两种激素，测胰液量、HCO_3^- 浓度及胰酶			

NOTE

续表

试验名称	方法	优点	缺点	意义
间接试验(需插管)				
Lundh 试餐试验	试验餐后测十二指肠液中胰蛋白酶浓度	无需静脉(iv)给予激素	需十二指肠插管;需消化道结构正常、小肠黏膜正常;难以广泛推广	直接试验不能做时用本法;可测中、重度胰外分泌功能失常
必需氨基酸十二指肠灌注试验	十二指肠混合必需氨基酸灌注后测胰酶分泌状况	无需静脉给药	临床使用尚未标准化	
间接试验(不插管)				
粪便脂肪试验	经口摄入脂肪餐,餐后测粪便中脂肪残量	能进行定量检测	需对脂肪用餐和粪便脂肪进行测定	测定脂肪痢
NBT-PABA	随餐摄 NBT-PABA,然后测定 PABA 吸收量	为胰外分泌功能严重失常提供了一种简单的检测方法	不能检测轻、中度功能失常;小肠黏膜疾病时可致结果异常	测定重度胰外分泌功能失常

注:iv,静脉注射。Lundh,设计该试验的人名。NBT-PABA,N-benzoyl-L-tyrosyl-p-aminobenzoic acid。

第三节 胃肠疾病的生物化学检验

一、胃酸分泌量

胃酸即胃壁细胞分泌的 HCl。其基础排出率约为最大排出率的 10%,量呈昼夜变化,入睡后数小时达高峰,晨起之前最低;胃液对消化食物起着重要作用。正常胃液是酸性,可激活胃蛋白酶原,并为胃蛋白酶原发挥作用提供适宜的酸性环境;杀死随食物及水进入胃内的细菌:空腹时为 20～100 mL。超过 100 mL 提示胃酸分泌增多。胃液中的胃酸有两种形式:游离酸和与蛋白结合的盐酸蛋白盐(结合酸),两者一起称总酸。在纯胃液中,绝大部分胃酸是游离酸。基础胃酸分泌量、最大胃酸分泌量和高峰胃酸分泌量测定法如下。

【检测方法】 先将晨间空腹残余胃液抽空弃去。连续抽取 1 h 胃液后,一次皮下注射五肽促胃液素(pentagastrin)6 μg/kg。注射后每 15 min 收集一次胃液标本,连续 4 次(如胃液含有食物颗粒或黏液,离心样品或用纱布过滤),分别测定每份胃液标本量和氢离子浓度。用 NaOH(0.10 mol/L)滴定样品至 pH 为 3.5。按如下公式计算。

胃酸浓度(mmol/L)=所耗 NaOH 溶液体积(mL)×0.1(mol/L)×1000÷5(mL)

(1) 基础胃酸分泌量(basic acid output,BAO):注射促胃液素前 1 h 胃液总量与胃酸浓度的乘积(胃酸量)即为 BAO(mmol/h)。

(2) 最大胃酸分泌量(maximum acid output,MAO):注射五肽促胃液素后,每隔 15 min 连续收集 4 次胃液,分别计算其胃液量和胃酸浓度的乘积(胃酸量),4 份标本胃酸量之和即为 MAO(mmol/h)。

(3) 高峰胃酸分泌量(peak acid output,PAO):取 MAO 测定中,4 份标本中胃酸含量最高的两份测定值之和,乘以 2,即为高峰胃酸分泌量,即 PAO(mmol/h)。

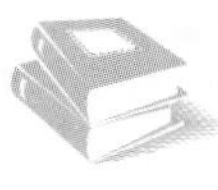

NOTE

【参考区间】 生理状态下 BAO：(3.9±1.98)mmol/h。MAO：(3～23)mmol/h，女性稍低。PAO：(20.6±8.37)mmol/h。BAO/MAO：0.2。

【临床意义】

(1) 胃酸增高：BAO 和 MAO 均显著增高可见于十二指肠球部溃疡；十二指肠溃疡手术后 BAO 仍高于 5 mmol/h、MAO＞15 mmol/h 时，考虑溃疡复发。如胃溃疡患者胃酸分泌不增反降，考虑胃黏膜结构缺陷。胃酸增高见于十二指肠球部溃疡、胃泌素瘤、幽门梗阻、慢性胆囊炎等。

(2) 胃酸减低：可见于胃癌、萎缩性胃炎、继发性缺铁性贫血、口腔化脓感染，胃扩张、甲状腺功能亢进和少数正常人。

(3) 胃酸缺乏：注射五肽促胃液素后仍无盐酸分泌，常见于胃癌、恶性贫血及慢性萎缩性胃炎。

【评价】

(1) 胃酸分泌测定是胃酸分泌功能的主要客观评价指标。胃酸测定有助于胃内疾病的诊断。

(2) 在胃酸分泌量试验中，有许多方法。以五肽促胃液素刺激法最佳。在测定的胃酸分泌量中，PAO 比 MAO 更有价值，这是因为有的患者在刺激 1 h 后才出现最大分泌。

(3) BAO 随生理节律变化，其全天分泌高峰在 14 时—23 时。

(4) 影响胃液分泌量有多种原因，如药物、患者精神状态、神经反射、烟酒嗜好、便秘及采集方法等，因此，解释实验结果应综合分析。

(5) 胃液分析的患者须停用所有影响试验结果的药物，试验前一天的晚餐进食清淡的流食，试验前 12 h 内不再进食或饮水。H_2受体拮抗剂或抗胆碱能药和抗酸剂必须分别在 72 h 或 24 h 之前停用。

二、胃蛋白酶原Ⅰ、Ⅱ

胃蛋白酶原(pepsinogen，PG)是胃蛋白酶的前体，分泌进入胃腔的 PG 在胃液的酸性环境中转化为有活性的胃蛋白酶(pepsin)，发挥其消化蛋白质的作用。人胃蛋白酶原可根据生化和免疫活性特征分为两种不同的胃蛋白酶原亚群：胃蛋白酶原Ⅰ(pepsinogen Ⅰ，PGⅠ)和胃蛋白酶原Ⅱ(pepsinogen Ⅱ，PGⅡ)，它们均为分子质量为 42 kDa 的单链肽链。PGⅠ和 PGⅡ均由分布于胃底腺的主细胞及颈黏液细胞分泌，PGⅡ还由胃窦黏液细胞及近端十二指肠的 BRUNNER 腺等合成。大部分 PG 经细胞分泌后直接进入消化道，约 1%经胃黏膜毛细血管进入血液，除血清外，PG 还可在胃液和 24 h 尿液中测定，但血清最为方便快捷，应用最广泛。PGⅠ是检测胃泌酸腺细胞功能的指标，PGⅡ与胃底黏膜病变的相关性较大。PGⅠ和 PGⅡ没有日内变化和季节变化，不受饮食的影响，个体有较稳定的值。

【检测方法】 血清 PG 可用放射免疫测定法、酶免疫测定法、时间分辨荧光免疫分析法和乳胶增强免疫比浊法等检测。

RIA 及 ELISA 检测原理及方法评价见《临床免疫学检验技术》相关内容。

时间分辨荧光免疫分析法(TR-FIA)是一种非核素免疫分析技术，它用镧系元素标记 PG。根据镧系元素螯合物的发光特点，用时间分辨技术测量荧光，同时检测波长和时间两个参数进行信号分析，可有效地排除非特异荧光的干扰，极大地提高了分析灵敏度。

乳胶增强免疫比浊法的原理是抗体中含有乳胶颗粒，其表面结合有 PG 抗体，PG 抗体可以与血清中的 PG 抗原结合，血液中的乳胶颗粒通过抗原抗体反应而聚合在一起，用自动生化仪在 570 nm 波长下测定其浊度并与标准液对照，得出血清中 PG 浓度。

PG 的检测不是胃癌的确诊方法，只适用于大面积人群的早期筛查，因此敏感性较特异性显得更为重要。RIA 法虽然敏感性较高，但其标记的核素污染环境，操作烦琐，出报告时间长，试剂稳定性差和不易保存，不利于大规模的胃癌筛查，应用受到一定限制。TR-FIA 法其试剂与仪器成本略高，ELISA 法试剂成本较低，但其敏感性相对偏低，且不能动态观察 PG 的变化。乳胶增强免疫比浊法是近年来应用于临床的 PG 检测方法，可以用全自动生化分析仪进行检测，其操作简单。但仍需考虑溶血、脂浊、黄疸等影响因素对试验造成的干扰。

NOTE

【参考区间】 不同测定方法及不同地域的参考区间存在一定差异，见临床意义。

【临床意义】

(1) 早期胃癌的筛查指标及进行胃癌的预防干预计划：日本研究人员早在1999年用放射免疫测定法检测血清PG联合胃镜活检普查5113例，确定PG筛查胃癌的最佳临界值为PGⅠ≤70 μg/L和PGR(PGⅠ/PGⅡ)≤3，其灵敏度和特异度分别为84.69%和73.5%，在日本得到广泛应用。李月红等采用时间分辨荧光免疫分析法检测720例接受胃镜检查的居民血清PG水平，从灵敏度和特异度综合分析，认为PGⅠ≤60 μg/L、PGR≤6是中国胃癌高发区居民胃癌和慢性萎缩性胃炎筛查较为合适的临界值。何宝国等应用乳胶增强免疫比浊法进行测定，确定以PGⅠ≤70 μg/L和PGR≤4为临界值筛查胃癌(灵敏度为69.09%，特异度为70.6594)。

(2) 幽门螺杆菌根除治疗效果的评价指标：幽门螺杆菌感染与血清PG水平间存在相关性。感染者初期，血清PGⅠ和PGⅡ均高于非感染患者，尤其是PGⅡ升高明显，PGR下降；除菌后则显著下降，PGR变化率(治疗前/治疗后)在治疗结束后即升高，且持续时间长。

(3) 消化性溃疡复发的指标：溃疡病初发者PGⅠ升高明显，复发者PGⅡ升高明显，十二指肠溃疡病复发患者PGⅠ、PGⅡ均显著升高。

(4) 胃癌切除术后复发的判定指标：胃癌切除术后患者的血清PG水平显著低于术前，胃癌复发者PGⅠ、PGⅡ升高，未复发者无明显改变。

【评价】

(1) 与胃镜检查比较，PG检测是一种经济，快捷的胃癌高危人群大规模筛查方法，称为血清学的胃活检。对于其筛查阳性的人群，应进行胃镜等检查，明确最终诊断，实现胃癌早诊断，早治疗。

(2) PG检测如能够与其他胃癌特异性标志物联合检测，可能会获得胃癌筛查更高的敏感性与特异性，提高其应用价值。

(3) PGR受质子泵抑制剂、H_2受体抑制剂的影响，故检测时有必要确认有无上述药物服用史。

(4) 胃切除患者会引起胃蛋白酶原呈阳性，所以不适合做此检查。

三、促胃液素

促胃液素(gastrin GAS)是由胃窦和十二指肠黏膜G细胞分泌的多肽类激素，2/3的G细胞分布在胃窦黏膜腺体的颈部和基底之间，产生的促胃液素90%是G-17。促胃液素几乎对整个胃肠道均有作用，它可促进胃肠道的分泌功能，促进胃窦、胃体收缩，增加胃肠道的运动，同时促进幽门括约肌舒张，故其作用是促进胃排空；促进胃及上部肠道黏膜细胞的分裂增殖；促进胰岛素和降钙素的释放。促胃液素还能刺激胃泌酸腺区黏膜和十二指肠黏膜DNA、RNA和蛋白质合成，从而促进其生长。

【检测方法】 血清促胃液素常用放射免疫测定法检测。

样品(标准、血样等)中的促胃液素和^{125}I-促胃液素与促胃液素抗血清进行竞争性免疫反应，待反应达平衡后，利用免疫分离剂分离出抗原-抗体复合物，并测定结合物中的放射性，对照促胃液素标准浓度可得竞争抑制曲线，便可查知样品。

促胃液素的释放受迷走神经的兴奋影响，亦受食物刺激、胃幽门窦扩张、体液等因素影响。同时胃肠内容物的pH对促胃液素的释放有很大影响。因此检查前尽量避免进食，采集清晨安静状态下空腹静脉血。

【参考区间】 血清促胃液素为15～100 pg/mL。

【临床意义】

(1) 高胃酸性高促胃液素血症：为胃泌素瘤(卓-艾综合征)的诊断指标。卓-艾综合征是胰腺最常见的内分泌肿瘤，是胰岛中分泌促胃液素的细胞增生而发病。大量的促胃液素分泌，使壁细胞极度增加，主要发生在胃、十二指肠。卓-艾综合征具有下列三联症：高促胃液素血症，可高达1000 pg/mL；高胃酸排出量，基础胃酸>15 mmol/h，可达正常人的6倍；伴有反复发作的胃、十二指肠多处溃疡，且多为难

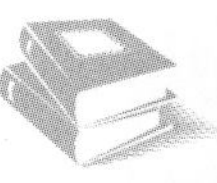
NOTE

治性溃疡,伴慢性腹泻。除胃泌素瘤外,高胃酸性高促胃液素血症还见于胃窦黏膜过度形成、残留胃窦、慢性肾功能衰竭等。

(2) 低胃酸性或无酸性高促胃液素血症:见于胃溃疡、A 型萎缩性胃炎、迷走神经切除术后和甲状腺功能亢进等。

(3) 低促胃液素血症:见于 B 型萎缩性胃炎、胃食管反流等。

【评价】 因多种病因都可使血清促胃液素增高,如恶性贫血、胃窦 G 细胞增生、肾功能衰竭、甲状腺功能亢进、萎缩性胃炎、残留胃窦及 H_2受体阻断剂、酸泵抑制剂的治疗,临床上应注意鉴别诊断。

四、小肠消化与吸收试验

(一) ^{131}I 标记脂肪消化吸收试验

患吸收不良综合征时,以脂肪的消化吸收障碍最敏感。中性脂肪(甘油三酯)需在肠管内经胆汁乳化,受胰酶消化后才吸收,所以肝、胆、胰功能也影响其吸收。但脂肪酸可直接被小肠黏膜吸收,不受肝、胆、胰功能影响。

【检测方法】 试验前口服复方碘溶液(Lugol 溶液)以封闭甲状腺吸收功能。服^{131}I-甘油三酯及花生油和水各 0.5 mL/kg 后,留 72 h 内的粪便,并计算由粪便排出的放射量占摄入放射量的百分比。

【参考区间】 正常人 72 h 粪便^{131}I-甘油三酯排除率<5%,服试餐后 4~6 h 血内放射性甘油三酯量占服用剂量应>7%。

【临床意义】 粪便^{131}I-甘油三酯排出率>5%时,为鉴别其是由于肠外因素还是肠管本身异常引起的,则需按上述方法进行^{131}I-脂肪酸吸收试验。若^{131}I-脂肪酸吸收试验正常,则其脂肪吸收异常是由于胰液、胆汁的分泌异常所致;如果血中放射活性低而粪便中放射活性高,则提示为小肠黏吸收异常所致。

【评价】 本试验方法简便,但准确性不如粪便脂肪定量试验可靠,因可能有 15%的假阴性和10%~20%的假阳性。亦有学者认为其是有价值的检查法。

(二) 右旋木糖吸收试验(D-xylose absorption)

右旋木糖与淀粉不同,不需要消化即可在小肠被吸收,肾小管不重吸收,约有 40%从尿液中排出。右旋木糖在小肠中被动吸收的能力很大程度上依赖于胃肠道黏膜的完整性,一旦吸收则相当大的一部分迅速由尿排出。因此,口服木糖后尿中排出的右旋木糖与小肠的被动吸收能力成正比。

【检测方法】 邻甲苯胺法、对溴苯胺法及间苯三酚法。

(1) 对溴苯胺法:D-木糖在酸性溶液中加热形成糠醛,糠醛与对溴苯胺反应生成粉红色复合物,再结合分光光度法测定。

(2) 间苯三酚法:D-木糖与间苯三酚与酸性物质共热,可产生红色络合物,此络合物在 554 nm 波长处有最大吸收峰,且吸光度与浓度成正比。

推荐使用 25 g 右旋木糖口服剂量,收集 5 h 尿。由于尿液木糖浓度受肾功能等因素的影响,近年来发展了多种测定血浆木糖的方法,直接了解其吸收状况,其中对溴苯胺法因结果稳定而作为推荐方法。温度对显色反应有明显影响,煮沸时间和温度应准确控制。显色后颜色不稳定,室温每放置 1 min,颜色降低 0.15%。

【参考区间】 对溴苯胺法:正常人 5 h 尿中排出木糖>1.2 g,木糖排泄率>30%,为试验阴性;如排出量为 0.9~1.2 g 属可疑阳性,排出量<0.9 g 为试验阳性。

间苯三酚法:成人口服 5 g 右旋木糖 1 h 后,血清正常值的下限定为 0.3 mg/L;儿童口服右旋木糖剂量为 0.1 g/kg 体重。

【临床意义】 小肠吸收不良时木糖吸收减少,从尿液中排泄量减少。胰腺疾病时多显示正常值,故可与吸收不良综合征鉴别。

【评价】 推荐使用 25 g 右旋木糖口服剂量,收集 5 h 尿。由于尿液木糖浓度受肾功能等因素的影响,近年来发展了多种测定血浆木糖的方法,直接了解其吸收状况,其中对溴苯胺法因结果稳定作为推

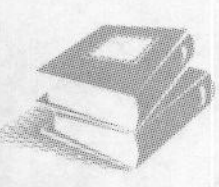

NOTE

荐方法，间苯三酚直接显色法操作方法简便，所需标本量少。较为准确、灵敏。

（三）乳糖耐量试验及乳糖酶加乳糖试验

乳糖耐量试验主要用于评价乳糖不耐受性。饮食中摄入的乳糖在小肠乳糖酶的作用下分解为葡萄糖和半乳糖，乳糖酶活性下降会造成乳糖的不耐受。

【检测方法】 取乳糖 20 g，配成 10%（W/V）溶液，再加入 3 g 乳糖酶，于清晨空腹时服下一半，服前及服后 30 min、60 min、120 min 分别取血，测定血糖，共 4 次。

【参考区间】 血糖上升幅度<0 .56 mmol/L。

【临床意义】 血糖浓度升高 0.56 mol/L 以上表明乳糖酶缺乏。

（四）β-胡萝卜素

与维生素 A 相反，β-胡萝卜素很少储存在人体内，如果有持续 1～4 周的脂肪吸收不良，血清 β-胡萝卜素水平就会降低。血清 β-胡萝卜素含量可间接反应脂肪吸收情况。在轻度脂肪泻此色素即不易吸收。

【检测方法】 血清样本采用乙醚提取后用分光光度法或高效液相色谱法测定。

【参考区间】 0.47～4.1 mg/L。

【临床意义】 一般采用 2 个切值。血清切值<0.47 mg/L，诊断的特异性为 93%，基本可以排除有正常的脂肪排泄量，但其诊断的敏感性只有 58%。当判定标准切值<1 mg/L 时，则诊断的敏感性为 88%，此切值是进行粪便脂肪分析和病程监测的指征。

【评价】 血清 β-胡萝卜素是检查脂肪消化不良（脂肪排泄量>7 g/d）的间接指标。

（五）肠 α_1-抗胰蛋白酶清除率

α_1-抗胰蛋白酶（α_1-AT）在肝脏合成，既不能被胰蛋白酶消化，也不在小肠和大肠吸收，其分子量与白蛋白相当，肠 α_1-抗胰蛋白酶清除率可以代表肠蛋白的丢失。

【检测方法】 患者试验前无须进行特殊准备，但不可进行吸收试验或内镜检查的肠道准备，最近未做钡餐造影检查。收集至少完整 72 h 的粪便，称重。采用单向免疫扩散法测定血清和大便浓度，计算清除率。

【参考区间】 <35 mg/d。

【临床意义】 蛋白丢失性肠病见于黏膜溃疡、淋巴引流障碍、小肠和大肠的炎症反应、寄生虫细菌或病毒性肠病、肠黏膜缺血等。

（六）维生素 B_{12}

维生素 B_{12} 在动物体内由微生物合成，营养性缺乏很少见。肠道吸收不足是其缺乏的主要原因。在脂肪和氨基酸代谢过程中，甲基丙二酰 CoA 变位酶和同型半胱氨酸甲基转移酶为维生素 B_{12} 依赖酶，维生素 B_{12} 缺乏时酶活性被抑制，甲基丙二酸和同型半胱氨酸水平升高。测定两者的水平可以反映维生素 B_{12} 缺乏，但不特异。维生素 B_{12} 缺乏可见于胃体部慢性萎缩性胃炎、回肠末段疾病、巨幼细胞性贫血、酗酒、多年素食等。

【检测方法】 测定患者口服放射性维生素 B_{12} 后 24 h 尿排出百分比。甲钴胺素和 5′-脱氧腺苷钴胺素是维生素 B_{12} 的两种活性形式，在钴啉环平面上方钴离子与 5，6-二甲基苯并咪唑基的 N-3 相连，在平面下方与 5′脱氧腺苷的 C5′相连。一般应用的维生素 B_{12} 和钴离子相连的是 CN，称为氰钴胺，为绿色结晶。偶联吸光技术检测。

【参考区间】 参考值>10%口服剂量。

【临床意义】 血清维生素 B_{12} 不作为缺乏的指标。为鉴别内因子引起的吸收障碍，放射性排出低者可行内因子 Schilling 试验，用于评价维生素 B_{12} 缺乏机制。

（纪爱芳）

NOTE

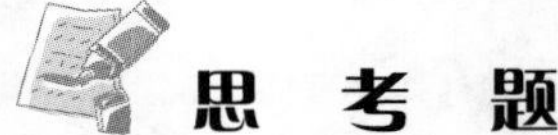

思 考 题

(1) 本章首病例的初步诊断是什么？诊断依据是什么？

(2) 你认为还需要增加哪些实验室检查项目？

(3) 请运用你所学过的知识解释每项实验室检查的意义。

(4) 消化性溃疡的生物化学检验项目有哪些？

(5) 与淀粉酶比较，血清脂肪酶用于急性胰腺炎诊断有哪些特点？

NOTE

第十八章　治疗药物监测

扫码看 PPT

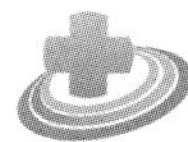

学习目标

掌握：治疗药物监测的目的与意义；药物在体内的基本过程；治疗药物监测常用样品的采集和处理；药物监测常用方法的优缺点；需要进行治疗监测药物的种类。

熟悉：临床中需要进行治疗药物监测的主要药物类型；治疗药物监测在临床中的应用价值；药物代谢动力学基础及有关参数的应用。

了解：给药方案个体化的实施。

病例导入

患者，男，45 岁，60 kg。诊断为支气管肺癌，原发性、中央型、左肺、低分化，已行 3 次化疗。入院后患者持续高热，体温达 39.2 ℃。血培养结果为金黄色葡萄球菌，给予万古霉素，0.5 g，每 8 h 1 次，静脉滴注 5 天，患者仍持续高热。用药后监测万古霉素血药浓度，血药浓度结果显示谷浓度为 3.3 pg/mL（有效浓度范围 5～15 pg/mL），峰浓度为 15.3 μg/mL（有效浓度范围 25～40 μg/mL）。药师根据血药浓度结果，建议加大用量，将用法改为 0.5 g，每 8 h 1 次，每次静脉滴注持续 60 min。用药后，再次监测血药浓度，结果显示谷浓度为 10.3 μg/mL，峰浓度为 30.3 μg/mL。4 天后患者体温恢复正常，感染得到控制。

治疗药物监测（therapeutic drug monitoring，TDM）是指在临床进行药物治疗过程中，监测患者在给药后的血液或其他体液中的药物浓度，并应用药物代谢动力学理论，指导最适个体化用药方案的制订和调整，以避免用药剂量过大及可能产生的毒性反应，保证药物治疗的有效性和安全性。将临床用药从传统的经验模式提高到比较科学的水平。

第一节　概　　述

药物具有两重性，既能治病，也能致病。传统给药方法是参照药物说明书推荐的平均剂量，但因存在个体差异，不同个体需要的药物剂量不同。为使药物治疗达到最佳疗效，减少毒副作用，必须根据不同个体对药物的反应调整给药剂量。一些药物根据临床表现和生化指标就可判断疗效，如利尿药、降糖药等可通过水肿程度，血糖、血尿酸值来判断疗效，指标客观，方法易行。但有些药物缺乏直观简便的效应指标，且有些药物剂量与血药浓度之间只在一定范围内呈线性关系，超过此剂量后，剂量稍增加，就可导致血药浓度显著增高，极易导致药物中毒。对这类药物的使用，根据检测血药浓度来调整用药方案，可得到很好的疗效。

一、治疗药物监测的目的与意义

TDM 工作的开展，为生物化学检验实验室开辟了积极参与临床药物治疗的新领域。随着我国医药事业的发展和医疗水平的不断提高，治疗药物监测也随之快速发展，主要的发展方向是监测药物的数量增加，范围进一步扩大、从对药物总浓度的监测向药物活性代谢产物、游离药物和对映体等监测发展。

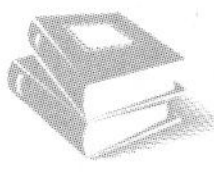

TDM 的目的与意义:①TDM 可为临床制订合理的给药方案,对单一患者确定最佳的给药方式与治疗剂量,实现给药方案个体化提供依据。②出现药物过量或中毒可通过 TDM 明确诊断,筛选出中毒药物。TDM 可为判断中毒程度和制订治疗方案提供依据。③确定患者是否按医嘱服药,提高用药的依从性。

二、药物在体内的基本过程

药物进入体内的过程包括吸收(血管内给药除外)、分布、生物转化和排泄四个过程。

(一) 药物吸收

药物吸收(drug absorption)是指药物由给药部位进入血液循环的过程。血管内给药不存在吸收过程。口服给药是最常用的给药方式,也是最安全、方便和经济的方式。其主要吸收部位为小肠,因消化道各部位组织结构以及相应的 pH 不同,对药物的吸收能力与吸收速度也是不同的。药物的吸收通常与吸收表面积、血流速率、药物与吸收表面接触时间长短以及药物浓度有关。大多数药物在胃肠中吸收是被动扩散的,因此脂溶性的、非离子型药物易吸收。影响药物口服吸收的因素很多,主要有以下几种。

1. 药物理化性质 药物的分子大小、脂溶性高低、溶解度和解离度等均可影响吸收。一般认为:药物脂溶性越高,越易被吸收;小分子水溶性药物易吸收,水和脂肪均不溶的药物,则难吸收。解离度高的药物口服很难吸收。

2. 药物的剂型 剂量相同的同一药物,因剂型不同,药物的吸收速度、药效产生快慢与强度都会表现出明显的差异。如水剂、注射剂就较油剂、混悬剂、固体剂起效迅速,但维持时间较短。

3. 药物的制剂工艺 即使剂量、剂型相同的同一药物,因制剂工艺的不同,也会对药物作用产生明显影响,而改变口服药物的吸收速度和程度。

4. 首过消除 首过消除(first-pass elimination)是指口服给药后,部分药物在胃肠道、肠黏膜和肝脏被代谢灭活,使进入体循环的药量减少的现象。首过消除明显的药物一般不宜口服给药(如硝酸甘油、利多卡因等);但首过消除也有饱和性,若剂量加大,虽有首过消除存在,仍可使血中药物浓度明显升高。

5. 吸收环境 胃排空、肠蠕动的快慢、胃内容物多少和性质等均可影响口服药物的吸收。

(二) 药物分布

药物分布(drug distribution)是指药物随血液循环输送至各器官、组织,并转运进入细胞内的过程。药物在体内的分布可以达到动态平衡,但大部分药物是不均匀(浓度相等)分布的。药物在体内的分布关系到药物的储存和消除速度,关系到药物的疗效和毒性。影响药物分布的主要因素如下。

1. 药物的理化性质 药物的分子大小、脂溶性、解离度、酸碱性、药物与组织的亲和力及稳定性等,均影响药物的分布。

2. 与血浆蛋白的结合 绝大多数药物都可不同程度地与血浆蛋白形成可逆结合,并可视为药物的暂时储存与调节方式。通常酸性药物主要与白蛋白结合;碱性药物主要与 α_1-酸性糖蛋白或脂蛋白结合;许多内源性物质及维生素等主要与球蛋白结合。药物进入血液后,通常与血浆中蛋白质结合,只有游离的药物才能透过生物膜进入相应的组织或靶器官,产生效应或进行代谢与排泄。因此结合型药物起着类似的药库作用。药物进入相应组织后也会与组织中蛋白结合,也起到药库作用。这类储库对于药物作用和维持时间长短有十分重要的意义。药物与血浆蛋白结合的程度常以结合药物的浓度与总浓度比值表示,称为血浆蛋白结合率。血浆蛋白含量的变化,也将影响药物的血浆蛋白结合率。因此,理想的 TDM 应直接测定血中游离药物浓度。

3. 局部组织器官血流量 药物在组织器官中分布达到平衡的速度主要取决于通过该组织器官的血流速度。通常心、肺、脑、肝、肾等血流较快,分布达到平衡较快;肌肉次之;脂肪组织很慢。

4. 特殊的屏障 只有高度脂溶性的药物才能通过血脑(眼)屏障扩散进入脑脊液、脑组织和房水。胎盘屏障和一般生物膜没有明显的区别,在药物分布上几乎无影响,这也是孕妇用药必须考虑对胎儿影响的原因。

NOTE

5. 细胞内外液 pH 差异 生理情况下细胞外液 pH 为 7.4，细胞内液 pH 为 7.0，乳汁更低，pH 约为 6.7。由于体液 pH 对药物解离的影响，弱酸性药物将主要分布在血液等细胞外液中，而弱碱性药物则在细胞内液和乳汁中分布高。

6. 主动转运或特殊亲和力的影响 少数药物可被某些组织细胞主动摄取而积聚；另有少数药物对某些组织、细胞成分具有特殊亲和力或形成难解离的共价结合，亦可产生药物在这些部位的高分布。

（三）药物生物转化

机体对药物进行的化学转化和代谢称药物生物转化(drug biotransformation)。药物在体内的生物转化主要有两个步骤。第一步：称为Ⅰ相代谢反应，药物在这相反应中被氧化、还原或水解；催化Ⅰ相反应的酶主要为肝微粒体中的细胞色素 P450 酶(P450)，因此肝脏是药物生物转化的主要部位。第二步：称为Ⅱ相代谢反应，药物在这一相反应中与一些内源性的物质(如葡萄糖醛酸、甘氨酸、硫酸等结合或经甲基化、乙酰化后排出体外，催化Ⅱ相反应的酶有许多，其中主要的有葡萄糖醛酸转移酶、谷胱甘肽-S-转移酶、磺基转移酶和乙酰基转移酶等)。

药物的生物转化具有双向性。有些药物经生物转化失去药理活性，称药物灭活。有些药物须经生物转化才生成有药理活性的代谢产物，称药物活化。药物经生物转化无论是灭活还是活化，总的效果是使药物极性升高，利于从肾和胆汁排泄。此外，某些药物代谢酶的遗传缺陷、吸烟、饮酒和茶等也可导致生物转化能力的改变。

（四）药物排泄

药物排泄(drug excretion)是指吸收进入体内的药物以及代谢产物从体内排出体外的过程。药物经机体吸收、分布及生物转化等一系列过程，最终排出体外。主要排泄途径为肾排泄和胆汁排泄。

肾排泄：肾脏是最重要的排泄器官，肾排泄药物及其代谢产物涉及三个过程。①肾小球的滤过：只有游离型药物才能滤过，滤液中药物浓度与血浆中游离型药物浓度相等。当游离型药物肾清除率大于肾小球滤过率，提示存在肾小管的主动分泌。②肾小管主动分泌：包括两个主动转运系统，一个主动分泌弱酸性药物，一个分泌弱碱性药物。两个系统均为非特异性，若有两个分泌机制相同的药物合并应用，可发生竞争性抑制。如丙磺舒阻断分泌青霉素，从而延长其疗效。③肾小管重吸收：当游离型药物肾清除率小于肾小球滤过率时，提示存在肾小管重吸收(主动、被动)。

除经肾排泄外，部分药物还可经胆汁排泄，为原形药物的次要排泄途径，但是是多数药物的代谢产物，尤其是水溶性代谢产物的主要排泄途径。药物及其代谢产物经胆汁排泄往往是主动过程。药物在肝内代谢后，可生成极性大、水溶性高的代谢产物(如与葡萄糖醛酸结合)，从胆道随胆汁排至十二指肠，然后随粪便排出体外。

此外，药物也可经肠道排泄，即药物可经胃肠道壁脂质膜自血浆内以被动扩散的方式排入胃肠腔内。许多药物还可随唾液、乳汁、汗液、泪液等排泄到体外，有些挥发性的药物还可以通过呼吸系统排出体外。

三、影响血药浓度的主要因素与药物效应

药物进入体内经过上述吸收、分布、生物转化与排泄等过程，血药浓度随时间而不断变化，且和药物效应密切相关。从药物剂量到药物效应多个环节可受到许多因素影响(图 18-1)。

当药物被吸收入血后，通过血液循环到达作用部位或受体部位。血中药物一部分与血浆蛋白结合，另一部分则呈游离状。游离药物可通过扩散进入细胞外液，或扩散到胞内与受体结合产生药物效应。药物效应的大小，与药物和受体的结合程度相关。药物与受体的结合属可逆的生理生化过程，服从质量作用定律，并处于动态平衡。因此，靶部位的游离型药物浓度越高，与受体结合量越大，药物效应则越强。作用部位的游离型药物浓度与血药浓度(总浓度，包括游离的和结合的)保持动态平衡，因此，血药总浓度可作为反映药理效应的间接指标。

许多药物的血药浓度与药物的临床疗效、毒性反应相关，因此血药浓度测定在制订给药方面具有重要意义。

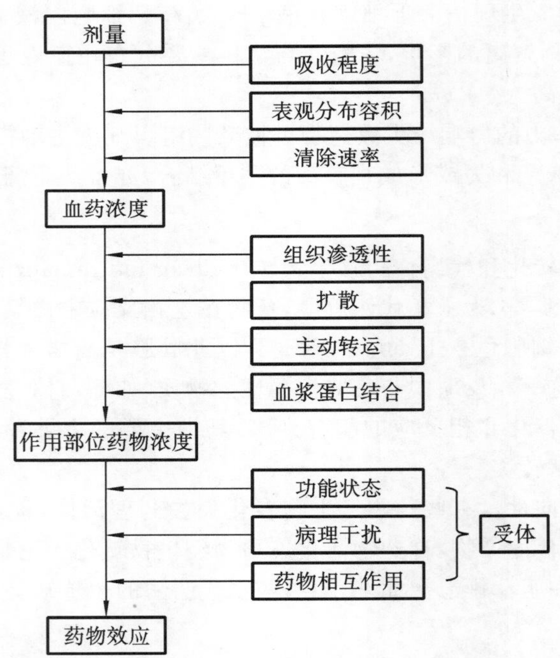

图 18-1　剂量、血药浓度与药物效应的关系及其影响因素

四、给药方案个体化

治疗药物监测(TDM)最主要的用途是为单个患者设计给药方案,以达到最佳治疗效果和最小的副作用。

(一) 需进行 TDM 的药物应具备的基本条件

(1) 血药浓度可以反映药物作用靶位的浓度。

(2) 药效与药物浓度的相关性好,即治疗作用和毒性反应均呈现血药浓度依赖性。

(3) 已知有效血药浓度范围和中毒浓度。

(4) 建立了特异性强、灵敏度高和简便快速的监测方法。

在满足上述条件的前提下,存在下列情况的药物可考虑进行 TDM。

(二) 需进行 TDM 药物的指征

(1) 治疗浓度范围窄、治疗指数低的药物,某些药物的治疗浓度与中毒浓度很接近,只有通过 TDM 才能保证其安全有效。见表 18-1。

表 18-1　某些药物的治疗浓度和中毒浓度

药　物	治疗浓度	最小中毒浓度
地高辛	0.8～2.0 ng/mL	2.0 ng/mL
洋地黄毒苷	14～30 ng/mL	30 ng/mL
奎尼丁	3～6 pg/mL	6 μg/mL
普鲁卡因胺	10～30 μg/mL	30 μg/mL
环孢素 A	0.1～0.4 μg/mL	0.6 μg/mL
氨茶碱	8～20 μg/mL	20 μg/mL
庆大霉素	0.5～10 pg/mL	12 μg/mL

(2) 长期治疗的药物,长期用药的患者,依从性差,不按医嘱用药;或长期使用产生耐药性的药物。

(3) 血药浓度与临床反应存在密切相关性的药物。

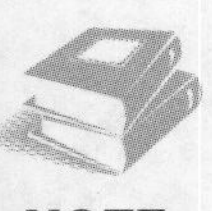
NOTE

(4) 疾病影响体内药物过程的药物，如肾、肝功能不全，胃肠道疾病等均影响药物的体内吸收。

(5) 药代动力学的个体内或个体间差异大的药物，由于个体对药物的生物转化能力不同，可影响药物的生物利用度及血液浓度。

(6) 合并用药，药物相互影响，产生不良作用。

(7) 药物治疗无效查找原因，进行 TDM 可判断患者是否未按医嘱服药或因个体差异、药物质量等原因未达疗效浓度，及时正确处理。

(8) 疾病表现和中毒症状难以区分的药物，少数药物的中毒表现与其疾病症状相似，因此剂量不足导致的治疗效果不佳还是过量所致的毒性反应，需借助 TDM 才能正确诊断。

(9) 根据负荷剂量和维持剂量设计给药方案。

(10) 辨别伪劣药品。

一般认为可考虑进行 TDM 的药物见表 18-2。

表 18-2 可考虑进行 TDM 的药物

分类	药物
强心苷	地高辛、洋地黄毒苷
抗心律失常药	奎尼丁、利多卡因、普鲁卡因胺等
β受体阻滞剂	普萘洛尔、阿替洛尔、美托洛尔等
抗癫痫药	苯妥英、苯巴比妥、卡马西平、扑米酮、丙戊酸
抗抑郁药	丙米嗪、地昔帕明、阿米替林、多塞平等
抗躁狂症药	碳酸锂
免疫抑制剂	环孢素 A、他克莫司、西罗莫司、吗替麦考酚酯
平喘药	茶碱
抗生素	氨基糖苷类、万古霉素、庆大霉素、氯霉素等
抗恶性肿瘤药	甲氨蝶呤、环磷酰胺、多柔比星等

(三) 不必进行 TDM 的药物

并非所有药物都需开展 TDM。下列情况就不必进行 TDM。

(1) 有效血药浓度范围广、毒性反应弱的药物。

(2) 能客观而简便地观察其作用指标的药物。

(3) 短期服用、局部使用或不易吸收进入体内的药物。

(四) 给药方案个体化的实施

给药方案个体化的程序如下。

(1) 患者已明确诊断，并确定所用的药物后，临床医师与实验室人员共同制订药物的试验剂量和给药时间间隔，即确定给药方案。

(2) 根据药代动力学参数计算程序要求，给药后按一定时间采集适当次数的血样本，测定血药浓度，求出有关的药代动力学参数，同时观察临床疗效。

(3) 根据求得的个体药代动力学参数与临床观察情况进行用药剂量的调整，得到适合个体的用药剂量。

给药个体化程序见图 18-2。

初始给药方案的设计一般以平均剂量为依据，有时根据患者的某些生理、病理特性，按照简单经验公式估算剂量(例如地高辛维持剂量的估算)。初始设计的给药方案是试探性的，常常不能达到有效的血药浓度。初始方案不一定得到合适的血药浓度，也不可能保证获得最佳疗效，因此在这基础上进行血药浓度监测(TDM)，根据实测的数据，结合患者的全面情况，提出调整方案，最终达到比较精密的给药

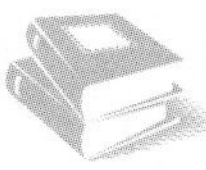
NOTE

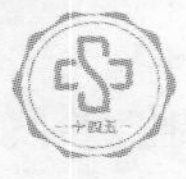

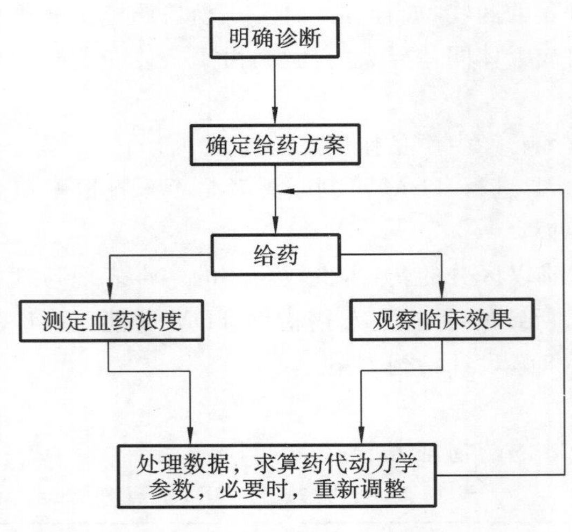

图 18-2　给药个体化示意图

个体化，所以血药浓度监测（TDM）是个体化给药的核心。

第二节　药物代谢动力学基础

药物代谢动力学（pharmacokinetics）简称药动学，广义上讲主要指研究药物在体内的过程（吸收、分布、生物转化和排泄）。狭义的药动学是指以数学模型和公式研究体内药物和代谢水平随时间变化的规律。在 TDM 中，药动学主要用于：①建立监测个体的体内药量或药物浓度随时间变化的数学表达式，并求出有关药动学参数；②应用动力学模型、表达式和药动学参数，制订和调整个体化的用药方案，保证药物治疗的有效性和安全性。

一、药物代谢动力学模型

药物代谢动力学模型是为了定量研究药物体内过程的速度规律而建立的模拟数学模型。常用的有房室模型、非线性药物消除动力学模型、生理药代动力学模型、药理药代动力学模型和统计矩模型等，但最常用的是房室模型和消除动力学模型。

（一）房室模型

房室模型（compartment model）是为了研究药物动力学特征，将整个机体视为一个系统，并将该系统按动力学特性划分为若干个房室，把机体看成是由若干个房室组成的一个完整的系统，从而将复杂的分布过程模型化。房室仅是按药物转运动力学特征划分的抽象模型，并非代表解剖或生理学的固定结构或成分。同一房室可由不同的器官、组织组成，而同一器官的不同结构或组织，可能分属不同的房室。不同的药物，其房室模型及组成均可不同。运用房室模型可将机体视为由一个或多个房室组成的系统，从而将复杂的分布过程模型化。

1. 单房室模型　单房室模型是一种最简单的房室模型，它把整个机体视为一个房室，药物进入体内后迅速分布于体液和全身各组织，并在体内各组织之间迅速达到动态平衡，药物在各组织之间的转运速率相同，但达到动态平衡后各组织部位的药量不一定相等，药物从体内按一级过程消除。静脉注射给药后血药浓度-时间曲线呈现出典型的单指数函数的特征，转换成 lg*C* 对时间 t 作图，则为一条直线（图 18-3）。这是单房室模型的重要的动力学特征。

2. 二房室模型　将机体视为两部分，并假设药物首先以很快的速率分布到中央室，在该室中瞬间达到动态平衡，然后再以较缓慢的速度分布到周边室。药物只从中央室消除，且不可逆。但药物在中央室与周边室之间是可逆转运过程。二房室模型见图 18-4，其中中央室通常代表血液及血供充足的组织

NOTE

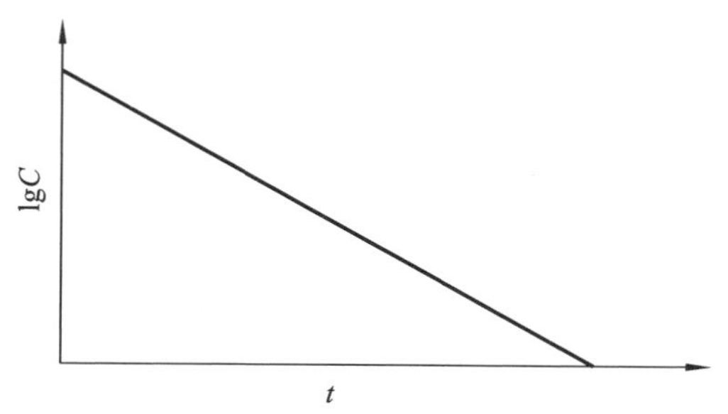

图 18-3 单房室模型的药-时曲线(静脉给药)

如心、肺、肝、肾、脑、腺体等,药物转运速率较快;周边室代表药物转运速率较慢、血供较少或血流缓慢的组织,如脂肪、皮肤、静息状态的肌肉等;k_{12}为药物从中央室到周边室的速率常数;k_{21}为药物从周边室到中央室的速度常数;k_{10}为药物从中央室消除的速率常数。二房室模型药物单次快速静脉注射的浓度-时间曲线见图 18-5。静脉注射给药后中央室血药浓度-时间曲线前段血浓-时间曲线迅速衰减,表示药物迅速由中央室向周边室分布,后段血药浓度-时间曲线以单指数形式衰减。周边室血药浓度-时间曲线前段药物从中央室转运至周边室,周边室药物浓度逐渐递升直至达到动态平衡,后段与中央室一样呈单指数衰减。

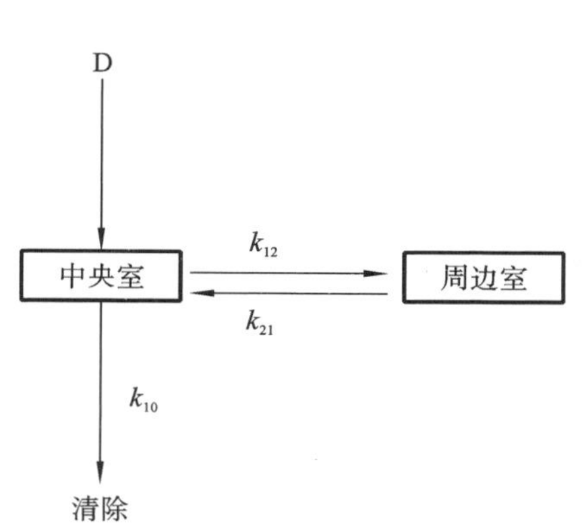

图 18-4 二房室模型

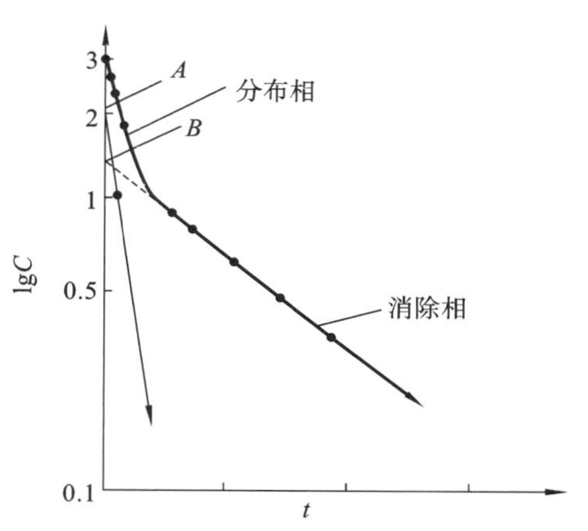

图 18-5 二房室模型的药-时曲线(静脉给药)

(二)消除动力学模型

消除动力学(elimination kinetics)研究体内药物浓度变化速率的规律,可用下列微分方程表示:

$$\frac{dC}{dt}=-kC^n$$

式中,C为药物浓度;t为时间;k为消除速率常数;n代表消除动力学级数。当$n=1$时即为一级消除动力学,$n=0$时则为零级消除动力学。药物消除动力学模型即指这两种。

1. 一级消除动力学 一级消除动力学(first order elimination kinetics)的表达式如下:

$$\frac{dC}{dt}=-kC\text{,积分得 }C=C_0e^{-kt}$$

由方程式可知,一级消除动力学的最主要特点是药物浓度按恒定的比值减少,即恒比消除。

2. 零级消除动力学 零级消除动力学(zero order elimination kinetics)时$n=0$,其微分表达式如下:

$$\frac{dC}{dt}=-k\text{,积分得 }C=C_0-kt$$

药物的消除速率在任何时间都恒定,与药物浓度无关。由方程式可知,零级消除动力学的最基本特点为药物浓度随时间以恒定量(k)衰减,即恒量消除。必须指出,并非某药固定按一级或零级动力学消除。任何药物当其在体内量较少,未达到机体最大消除能力时,都将按一级动力学方式消除;而当其量

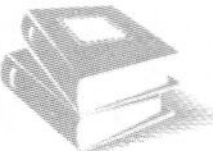
NOTE

超过机体最大消除能力时，则只能按最大消除能力这一恒量消除，变成零级消除动力学方式，即出现消除动力学模型转换。苯妥英钠、阿司匹林、氨茶碱等药物存在这种模型转换。

二、主要参数

药动学参数(pharmacokinetic parameter)是反映药物在体内动态变化规律性的一些常数，如吸收、转运和消除速率常数、表观分布容积、消除半衰期等，通过这些参数来反映药物在体内经时过程的动力学特点及动态变化规律性。

(一) 单剂静脉注射

由于为单室模型，并且药物直接注入血管，所以可不考虑吸收和分布的影响，其血药浓度-时间曲线见图 18-6，血药浓度的数学表达式如下：

$$C = C_0 e^{-kt}\text{，取对数得 } \lg C = \lg C_0 - \frac{k}{2.303}t$$

式中，k 为消除速率常数。

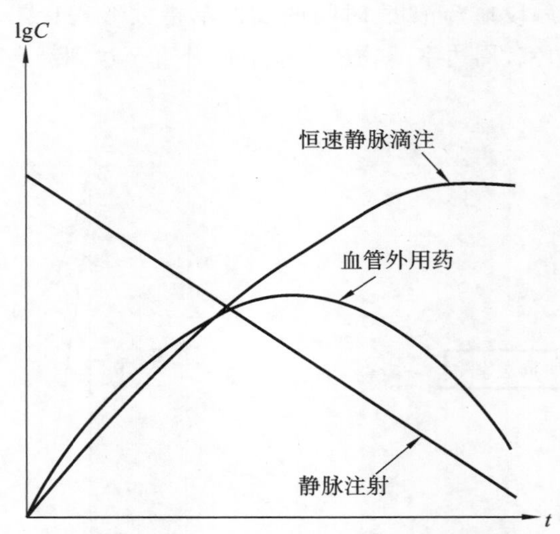

图 18-6　不同方式单剂用药的血药浓度-时间关系曲线

1. 消除速率常数　消除速率常数(elimination rate constant，k)表示单位时间消除的药量与该时间内体内药量之比，指体内药物从测量部位消失的速率，由药物的生物转化和排泄过程所决定。k 是反映体内药物消除快慢的重要参数，k 值越大，表明药物消除越快。一种药物的消除速率常数存在个体间差异，但对于同一个体，k 一般恒定。

2. 消除半衰期(elimination half-life，$t_{1/2}$)　消除半衰期是指体内药量或血药浓度下降一半所需时间。临床上可根据需要，参考药物半衰期长短确定给药时间间隔，以维持有效血药浓度，以免发生蓄积中毒。

3. 表观分布容积　表观分布容积(apparent volume of distribution，V)指药物在体内达到动态平衡时，体内药量与血药浓度相互关系的一个比例常数，其本身不代表真实的容积，V 仅取决于药物本身的理化性质，反映药物分布的广泛程度或药物与组织成分的结合度。因此无直接的生理学意义，主要反映药物在体内分布广窄的程度，其单位为 L 或 L/kg。

4. 药-时曲线下面积　药-时曲线下面积(area under the c-t curve，AUC)指血药浓度-时间曲线下所围的面积，单位为浓度单位×时间单位。AUC 是评价药物吸收程度的一个重要指标，代表一次用药后药物的吸收总量，反映药物的吸收程度。AUC 主要用于测定生物利用度，以及计算其他药物动力学参数。药-时曲线下面积常用积分法和梯形法计算。

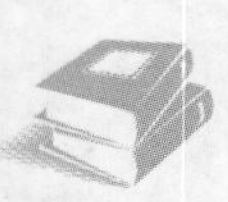

5. 药物清除率　药物清除率(drug clearance，DC)表示药物从体内清除的药物动力学参数。其定义为在单位时间内，从体内消除的药物的表观分布容积数，单位为 m/min。DC 表示从血中清除药物的

NOTE

速率或效率，它是药物从体内消除的另一个重要的参数，反映药物排泄器官和代谢器官消除药物的能力，受器官血流量、药物与血浆蛋白结合度和器官的功能状态等多因素影响。药物在体内的清除率分总清除率、肝清除率、肾清除率、肺清除率和其他途径清除率。清除率具有加和性，即总体清除率为各途径药物清除率之和。

（二）恒速静脉滴注

恒速静脉滴注用药为危重病症治疗中常用的方法。恒速静脉滴注的血药浓度-时间关系表达式如下：

$$C=\frac{R_0}{Vk}(1-e^{-kt})$$

式中，R_0为滴注速度，k为消除速率常数，t为滴注时间。

1. 稳态血药浓度(steady state plasma concentration，C_{ss})：稳态血药浓度是指从体内消除的药量与进入体内的药量相等时的血药浓度。此时血药浓度将维持在坪值或波动在一定范围内(多剂用药时)。当滴注时间 $t\to\infty$时，$e^{-kt}\to 0$，血药浓度-时间关系表达式可写成如下形式：

$$C_{ss}=\frac{R_0}{Vk}$$

式中，R_0、k、V 均是常数，故血药浓度亦为常数，即达到稳态浓度 C_{ss}。从上式可知，欲达所需的 C_{ss}，应使用的滴注速度 $R_0=C_{ss}\cdot V\cdot k$。若时间以半衰期数 n 表示，即 $t=n\cdot t_{1/2}=0.693n/k$。当 $n=6$ 时，$e^{-kt}=0.0156$，可视为趋近于 0。因此临床上恒速静脉滴注时，经 6 个半衰期后，可视为已达稳态浓度。

2. 负荷剂量(loading dose，D)：由于达到 C_{ss}至少需 6 个半衰期。对于半衰期长的药物，为能立即达到治疗药物浓度则首先给一个负荷剂量 D。

$$D=C_{ss}\cdot V$$

（三）血管外单剂用药

血管外单剂用药方式包括肌内注射、皮下注射、口服等方式。此时既存在药物从用药部位以一级动力学方式吸收入血液中，也存在药物从血液中以一级动力学方式消除，其药-时关系表达式如下：

$$C=\frac{F\cdot k_a\cdot X_0}{V(k_a-k)}(e^{-kt}-e^{-k_a t})$$

式中，F 为生物利用度，k_a为吸收速率常数，X_0为用药量。

1. 生物利用度 生物利用度又称吸收分数(absorption fraction，F)，指血管外用药时，药物被吸收到体循环的速度和程度，包括生物利用程度(extent of bioavailability，EBA)与生物利用速度(extent of bioavailability，RBA)。

生物利用度有绝对生物利用度和相对生物利用度之分。绝对生物利用度是药物吸收进入体循环的量与给药剂量的比值；相对生物利用度是同一药物一种剂型和另一种剂型之间比较吸收程度与速度而得到的生物利用度。相对生物利用度主要用于药剂等效性研究。

2. 吸收速率常数 吸收速率常数(absorption rate constant，K)表示单位时间内机体从用药部位吸收的固定比值，单位为时间的倒数。反映药物被吸收的快慢。

3. 达峰时间 达峰时间(time of the peak concentration，t_p)是指血管外用药时，其血药浓度首先上升，达到某一浓度后下降。达到最高血药浓度所需的时间即 t_p。

4. 峰浓度 峰浓度(maximum concentration，C_{max})指血管外用药时所能达到的最大浓度。

第三节 治疗药物监测的生物化学检验

用于 TDM 的标本主要是血液、尿液、唾液和脑脊液等。但是，在体内药物分析中最为常用的样本是血液，它能够较为准确地反映药物在体内的状况。尿液虽收集方便，但尿液 pH 受饮食、水电解质和

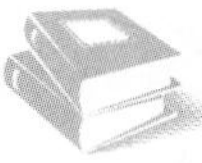
NOTE

酸碱平衡状态的影响波动较大，因此在 TDM 的实际工作中以尿液为标本甚少。唾液因采集便利，且有时与血浆游离药物浓度具有相关性而时有使用。而脏器组织，除非特别需要，在临床治疗药物监测中很少使用。

一、样本处理

（一）常用标本

1. 血液 血样包括全血、血浆和血清，它们是最为常用的体内样品。血药浓度监测，除特别说明是全血外，通常都是指血浆或血清中药物浓度的测定。因为药物不和血浆纤维蛋白结合，许多药物的对比研究也证实了血浆和血清中的浓度相等，但是为了避免抗凝剂与药物间可能发生的化学反应及对测定过程的干扰，应首选血清为检测标本。血液标本通常在外周静脉采集。血液采集后应及时分离血浆或血清，并最好立即进行分析。如不能立即进行测定，应根据药物在血样中的稳定性及时处置，短期保存时可置于 4 ℃冰箱，长期保存时则需放置在－20 ℃或－80 ℃冰箱内，以保障样本不变质和药物稳定，保障监测浓度的准确。

2. 尿液 体内药物清除主要是通过肾脏排泄，经尿液排出。尿液中药物浓度大多较高，采集方便，且采集量大，但尿液浓度通常变化较大。所以，尿液药物浓度测定的目的通常与血液或唾液样本的不同，主要用于药物尿液累积排泄量、尿清除率或生物利用度的研究，以及药物代谢产物及其代谢途径、类型和速率等的研究。尿液在放置时可因细菌繁殖而变混浊，因此，尿液采集后应立即测定。若不能立即测定（如需收集 24 h 的尿液），必须采集后立即处置，或低温保存，或加入防腐剂后冷藏保存。常用的防腐剂有二甲苯、三氯甲烷、醋酸或盐酸等。二甲苯等有机溶剂可以在尿液的表面形成薄膜，醋酸等可以改变尿液的酸碱性，以抑制细菌的繁殖。

3. 唾液 唾液标本的采集宜在自然分泌状态下进行。采集后，应在 4 ℃下保存。若分析时无影响，则可用碱处理唾液，以使黏蛋白溶解而降低黏度。冷冻保存的唾液在解冻后应充分搅匀后再使用，以避免因浓度不均匀而产生测定误差。唾液中药物几乎均以游离态存在，与血中游离型药物浓度成一定比值，用于反映作用部位药物浓度较总血药浓度更合适。

（二）取样时间

不同时间取样对测定结果的临床价值影响较大，采集时间应在药代动力学理论的指导下，根据 TDM 目的选择相应的取样时间。

(1) 应该在用药达到稳态后再采样，以保证稳态血药浓度是否维持在治疗浓度范围内，以巩固疗效或控制症状的发作。

(2) 对于用药已达疗效，但需了解长期用药是否会致慢性毒性时，取样宜在达稳态后的血药峰浓度时间点进行，以确定稳态峰浓度是否接近或超过中毒浓度，以便做出相应处理。

(3) 急性药物中毒诊断时，应立即取样测定。治疗效果监测则可根据临床需要确定取样时间，监测抢救效果。

(4) 临床药代动力学及药效学研究时，大多采集给药前及给药后，药物及其代谢产物在体内的吸收、分布、生物转化和消除排泄各阶段多个时间点的样本，以便获得完整的经时行为，为临床用药提供参考。

（三）样本预处理

TDM 工作中，除少数方法可以对采集的样本直接进行分析外，大多需要对样本进行必要的预处理。目的是在不破坏待测定成分的前提下，用适当的方法分离纯化或浓缩待测药物，以减少干扰、提高检测灵敏度和特异性、降低对仪器的污染和损害。

1. 除蛋白 血液、尿液和唾液等样本都或多或少含有蛋白质，首先应去除蛋白质，其方法有沉淀离心法、色谱法、超滤法和超速离心法，其中沉淀离心法简便快捷，最常用。去除蛋白质既可使蛋白结合型的药物释放出来以便测定药物的总浓度，又可避免进一步的溶剂萃取过程中乳化的形成，并可消除内源

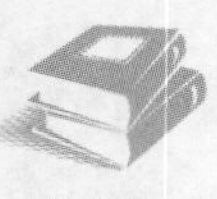

NOTE

性干扰，同时保护仪器性能（如保护 HPLC 柱不被蛋白污染），延长使用寿命。

2. 提取 当药物浓度较低或分析方法的特异性或灵敏度不够高时，为浓缩待测组分，提高检测的灵敏度，减少干扰，有液-液提取法和液-固提取法。

液-液提取由于大多数药物都是有机化合物，并有不少为弱酸、弱碱。它们在 pH 不同的溶液中，将发生程度不等的解离。因此，应选用对待测物溶解度高、与所用标本不相混溶也不发生乳化的有机溶剂，并根据待测物的酸碱性和 pK_a，酸化或碱化样本，使待测物尽可能多地以脂溶性高的分子态存在，从而主要分配到有机溶剂中。这样处理，可使在此条件下极性大的干扰成分被排除。离心分离有机相和水相（样本），即可达到提取的目的。若必要，可按上述原理将待测成分再转提到 pH 适当的水相中，进一步排除高脂溶性的干扰物质。这类方法由于样本和提取介质均为液相，故称液-液提取。

液-固提取又称固相柱提取，是近年来发展的一种提取方法。可根据待测物的理化性质选用一合适的常压短色谱柱，TDM 中常用疏水性填料柱。待标本（多经去蛋白处理）通过该柱后，以适当强度的溶剂洗脱，选择性收集含待测组分的洗脱液部分，即可达到较理想的提取目的。也可用强度不同的溶剂分次洗脱，仅收集待测组分。此类提取柱已有数种商品化生产，可供选用。本法虽比液-液提取烦琐，但回收率及提取特异性均高是其优点。

3. 化学衍生化反应 用光谱法和色谱法测定时，可根据待测物的化学结构和检测方法的要求，通过化学衍生化反应，特异性地引入功能基团，如显色和发光基团，再进行分析。化学衍生化的目的：改变待测药物的色谱行为，增强药物的稳定性，改善分离能力，提高检测灵敏度等。

二、常用方法

体液中药物浓度较低，且存在很多内源性物质、结构相似的药物自身代谢产物等干扰，因此对检测方法的特异性、灵敏度、准确度都有较高要求。选择方法时首先要考虑方法的灵敏度必须与血药浓度的水平相适应；其次，了解被测药物的理化性质；最后是结合本单位的实际情况，但应注意各实验室建立的测定方法具有高度的可比性。

（一）光谱法

光谱法常用有紫外-可见分光光度法和荧光分光光度法。光谱法虽然仪器简单、测定快速，但特异性差、灵敏度较低，且不具备分离功能，受结构相近的其他药物、代谢产物和内源性杂质的干扰。由于其灵敏度低，不适用于测定药物浓度低的生物样本，但对一些治疗药物浓度较高的药物来说仍可行。

（二）色谱法

色谱法包括高效液相色谱（HPLC）、气相色谱（GC）、液相色谱-质谱联用（HPLC-MC）以及毛细管电泳色谱法（HPCE）等，其中最常用的方法为 HPLC。色谱法具有对组分进行分离和分析的双重作用，能排除与药物结构相近的代谢产物和某些内源性杂质的干扰。色谱法的主要特点是特异性好、灵敏度高、重复性好，可对多对药物同时检测。但在某些情况下色谱法应用也受到一定限制，如大多数高效液相色谱仪配备的是紫外和荧光检测器，只限于测定具紫外吸收或产生荧光的组分，虽然对某些组分可通过衍生化方法使之具备紫外吸收或荧光性质，这势必增加测定时的操作步骤。又如用 GC 法测定生物样本时，还受被测组分的挥发性和热稳定性的限制。此外，对于测定浓度很低的样本时，色谱法的灵敏度难以达到要求。

（三）免疫化学法

免疫化学法可分为放射免疫法（RIA）、酶免疫法（EIA）、荧光免疫法（FIA）等。免疫化学法是利用半抗原药物与标记药物竞争抗体结合原理的一种分析方法，具有快速、简便和灵敏度极高的特点，尤其适用于分析低药物浓度的体液样本及量大又需长期分析（如常规监测）的样本。该法可直接测定体液样本，并且标本用量少。目前通常采用试剂盒，但试剂盒较为昂贵，有效期短，检测样本少时，易造成不必要的浪费。

（四）其他技术

1. 毛细管电泳技术（capillary electrophoresis，CE） 该技术具有微量、高效、灵敏并可自动化检测等

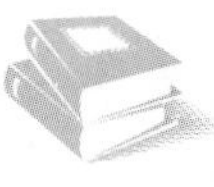
NOTE

特点。CE 可一次同时完成样本中多组分分离及检测。CE 分离效率和灵敏度与 HPLC 相比更高，几乎不消耗溶剂，且通过改变缓冲液、检测器及其他电泳条件，应用范围更广。

2. 抑菌试验 曾用于体液中抗菌药物浓度测定，但因仅为分级式半定量，且灵敏度、特异性、重复性均较差，现已被淘汰。

应当指出，一种药物往往可用多种方法检测。此时应根据该药最小治疗浓度要求的灵敏度，是否需同时测定多组分，可供使用的仪器与检测成本等综合考虑来确定一种合适的检测方法。

三、需要监测的主要药物

TDM 的主要临床应用：①有效监测临床用药，制订合理的给药方案，确定最佳治疗剂量，提高疗效和减少不良反应；②研究与确定常用剂量下，不产生疗效或出现意外毒性反应的原因；③确定患者是否按医嘱服药，提高用药依从性。

（一）强心苷类

强心苷是一类选择性作用于心脏，加强心肌收缩力的药物，仅分布于被子植物中。临床上主要用以治疗慢性心功能不全，此外又可治疗某些心律失常，尤其是室上性心律失常。目前临床上常用的有毒毛花苷 K、毛花苷 C、地高辛(digoxin)和洋地黄毒苷。它们具有相似的药效学特征，但药物代谢动力学和作用强度有差别，可根据作用发生的快慢及维持时间的长短分类。地高辛治疗指数窄，安全范围小，药效学、药动学个体差异大，治疗浓度与中毒浓度接近，其用量不足与剂量偏高的临床表现又很相似，是国内外公认的常规监测药物。故本类药仅介绍地高辛。

1. 药效学与血药浓度参考区间 地高辛为临床常用的强心苷类药物，主要用于充血性心力衰竭的治疗和心房扑动及心房颤动患者心室率的控制。地高辛血清治疗浓度参考区间成人为 0.8～2.0 μg/L，安全范围极小，当血药浓度超过 1.5 μg/L 时，有部分患者出现毒性反应，而超过 2.0 μg/L 后，毒性反应的发生率呈指数式急剧增加。

2. 药动学 地高辛给药方法通常为静脉注射和口服。前者主要针对严重心力衰竭患者，后者以片剂和酊剂方式供口服，在胃肠道被动扩散吸收。地高辛吸收后的分布属二房室模型，8～12 h 转入消除相，只有在消除相，心肌与血中药物浓度比值才恒定，因此选择在该时期进行 TDM 取样。地高辛在体内代谢少，70%以上药物以原形由肾排泄，仅 10%在肝转化，肾功能不全患者服用地高辛易中毒。地高辛表观分布容积为 6～10 L/kg，消除半衰期成人为 36 h。血浆蛋白结合率低，为 20%～25%。长期口服给药后，5～7 天达到稳态血药浓度。

3. 其他影响血药浓度的因素 ①病理状态：肾功能受损患者，地高辛清除率下降，血药浓度升高；甲减者出现血药浓度升高，并因心肌敏感性增高，极易中毒；相反，甲亢患者地高辛吸收减少，血药浓度降低；肾功能受损患者，地高辛清除率下降，血药浓度升高；②药物相互作用：同时使用奎尼丁，钙拮抗剂、胺碘酮、普罗帕酮等心血管系统药，可致地高辛血药浓度升高。广谱抗生素，螺内酯和呋塞米等利尿药，环孢素 A 等亦可使地高辛血药浓度升高。而同时使用苯妥英等肝药酶诱导剂，可使地高辛血药浓度下降。

4. 检测技术 一般采用血清作为地高辛 TDM 样本。其消除半衰期平均约为 36 h，心肌与血药浓度比值只有在消除相时才恒定，因此一般在连续用药 10 日以上达稳态后某次用药前取样。若达稳态前已出现毒性作用，则应立即采血。地高辛可用免疫法测定。可根据具体情况选用放射免疫法或者荧光偏振免疫法等方法。但是此检测方法面临的主要问题仍是特异性易受干扰。

（二）抗心律失常药

抗心律失常药是一类用于治疗心脏节律紊乱的药物。随着对心脏电生理特性以及抗心律失常药物作用机制的了解，心律失常的药物治疗有了较大的进展。本类药主要有奎尼丁、利多卡因、普鲁卡因胺、异丙吡胺等，大多需进行 TDM。以奎尼丁为例进行介绍。

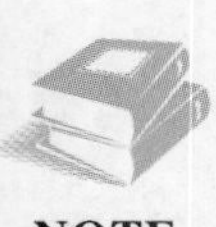

NOTE

1. 药效学与血药浓度参考区间 奎尼丁(quinidine)用于治疗各种快速型心律失常。例如：房性和室性期前收缩、转复心房扑动和心房颤动、转复室上性和室性心动过速和预激综合征。该药物通常经口服给药。血药浓度参考区间为3～6 mg/L，大于8 mg/L则会出现中毒，本药治疗指数低，约1/3患者易发生不良反应。

2. 药动学 奎尼丁口服易吸收且吸收完全，口服后30 min起效，1～3 h达最大作用，持续约6 h。生物利用度相对较高，一般在45%～98%范围内，但个体差异大。本药蛋白结合率为较高，表观分布容积为0.47 L/kg。成人和小儿的半衰期分别为6～8 h、2.5～6.7 h，肝功能不全者半衰期将会延长。药物主要通过肝代谢消除，经肾排泄，其中约有总用药量的10%～20%以原形药形式排出，尿液酸碱度的变化会影响药物的排泄，酸化则利于药物排泄，碱化则导致排泄减少。

3. 检测技术 奎尼丁测定主要有HPLC与荧光分光光度法，前者检测灵敏度高，分正相色谱法与反相色谱法，反相色谱法最常用，后者测定奎尼丁简单、快速、灵敏度较高。

（三）抗癫痫药

抗癫痫药，是一种预防和控制癫痫的药品。苯妥英钠、卡马西平、乙琥胺、丙戊酸钠等称为老抗癫痫药，其中苯巴比妥、苯妥英钠、卡马西平、丙戊酸钠是目前广泛应用的一线抗癫痫药。

1. 药效学与血药浓度参考区间 苯妥英(phenytoin)用于癫痫大发作（首选），精神运动性发作、局限性发作；亦用于三叉神经痛和心律失常；适用于治疗全身强直-阵挛性发作、复杂部分性发作（精神运动性发作、颞叶癫痫）、单纯部分性发作（局限性发作）和癫痫持续状态；也可用于治疗三叉神经痛，隐性遗传营养不良型大疱性表皮松解症，小儿发作性舞蹈手足徐动症，发作性控制障碍（包括发怒、焦虑和失眠的兴奋过度等的行为障碍疾患），肌强直症及三环类抗抑郁药过量时心脏传导障碍等；还可用于洋地黄中毒所致的室性及室上性心律失常，对其他各种原因引起的心律失常疗效较差。苯妥英的血药浓度参考区间为10～20 mg/L，大多数患者在此范围内可较好控制癫痫发作。

2. 药动学 口服吸收速度慢，在小肠被动扩散吸收，个体吸收率差异性大且易受食物影响，口服后3～12 h血药浓度达峰值，口服生物利用度约为79%，表观分布容积为0.7 L/kg，血浆蛋白结合率为88%～92%。主要在肝脏代谢，代谢产物无药理活性，其中主要为羟基苯妥英（占50%～70%），此代谢存在遗传多态性和人种差异。经肾脏排泄，碱性尿排泄较快，存在肠肝循环。

3. 其他影响血药浓度的因素 ①药物的互相作用：氯霉素、双香豆素、异烟肼、硫噻嗪、保泰松、磺胺噻嗪、苯丁酰脲、西咪替丁等可升高苯妥英的血药浓度。地西泮、氯硝西泮、卡马西平、苯巴比妥、乙醇等可降低其血药浓度。苯妥英能诱导药物代谢，使华法林、双香豆素等抗凝药，可的松、地塞米松等皮质激素，性激素、安替比林、洋地黄、多西环素、奎尼丁、氟哌啶醇、去甲替林等药物消除加快。卡马西平与苯妥英合用可相互加速代谢。含钙、镁、铝的抗酸药能与苯妥英形成难溶复合物，减少本品的吸收。②血浆蛋白结合率的改变：血液中苯妥英的游离药物浓度仅为10%，绝大部分与血浆蛋白结合，因此，游离药物浓度受血浆量以及血浆中与苯妥英竞争蛋白结合位点物质的影响。③肝功能状况：肝功能影响苯妥英的V，如肝炎、年龄增大，会导致V下降，血药浓度增高，因此，老年人的用药剂量往往较低。

4. 检测技术 测定苯妥英方法有很多，TDM中最常见的方法有HPLC法、紫外分光光度法、均相酶免疫分析法与荧光偏振免疫分析法。HPLC法可同时完成多种组分测定。紫外分光光度法是将样本pH调节至6.8后，用二氯甲烷提取与沉淀蛋白，再转提至NaOH溶液中，加入$KMnO_4$再加热，使苯妥英氧化为吸光度大的苯酮衍生物，用环己烷提取后在247 nm波长处进行紫外光比色测定。该法成本低，仪器较普及，但操作步骤多，无法完全排除代谢产物干扰。均相酶免疫分析法与荧光偏振免疫分析法，两种方法与HPLC法都有良好相关性，可根据具体条件选用合适的方法。

（四）抗情感性精神障碍药

三环类抗抑郁药：目前治疗抑郁症的主要药物为三环类抗抑郁药，包括丙米嗪、地昔帕明、去甲替林、阿米替林、多塞平等。

1. 药效学 该类药主要用以对抗情绪低落等消极情绪。主要作用于间脑（特别是下丘脑）及边缘系统并进行调整。适量食用三环类抗抑郁药可产生抗抑郁作用，一次吞服大量药物可引起急性中毒，1.5～3.0 g剂量可致严重中毒而死亡。

2. 药动学与血药浓度参考区间 常用三环类抗抑郁药药动学参数与血药浓度参考区间见表18-3。

NOTE

该类药物脂溶性高，口服吸收快而完全，但因首过消除作用强且差异大导致生物利用度存在差异性。三环类抗抑郁药约 90%与血液中血浆白蛋白、脂蛋白、α_1-酸性糖蛋白结合，游离型药物则迅速分布至各组织，大部分药物经肝转化后，由肾排泄。

表 18-3　常用三环类抗抑郁药药动学参数与血药浓度参考区间

	丙米嗪	地昔帕明	去甲替林	阿米替林	多塞平
生物利用度/(%)	26～68	33～68	46～56	56～70	17～37
原形药半衰期/h	10～16	13～23	18～44	10～20	11～23
表观分布容积/(L/kg)	9～21	26～42	14～22	6～10	12～28
血浆蛋白结合率/(%)	89～94	90～93	93～96	82～96	>90
治疗血药浓度/(μg/L)	150～300*	150～300	50～200	150～250*	30～150*
中毒血药浓度/(μg/L)	>500*	>500	>500	>500*	>500*

注：*原形药和有活性的去甲基代谢产物总浓度。

3. 检测技术　HPLC 法最为多用。测定步骤为碱化血清后，以含有一定浓度内标物的适宜有机溶剂提取，并沉淀蛋白。移取有机相挥发至干，以流动相重溶残留物，然后用紫外检测器进行检测。

免疫化学法操作简便、灵敏度高，与 HPLC 法有较好的相关性。其不足是同时服用的三环类抗抑郁药之间，以及 N-去甲基化等代谢产物与原形药之间，存在交叉免疫反应，干扰测定。对要同时测定有活性的去甲基化代谢产物的阿米替林时、丙米嗪与多塞平单独使用时，用免疫化学法较适合。

（五）免疫抑制剂

免疫抑制剂是对机体的免疫反应具有抑制作用的药物，能抑制与免疫反应有关细胞（T 细胞和 B 细胞等巨噬细胞）的增殖和功能，能降低机体免疫反应。可治疗各种自身免疫性疾病，在器官移植中免疫抑制治疗主要用于预防和治疗术后移植物排斥反应和移植物抗宿主病。免疫抑制在诱导移植受者产生特异性耐受过程中也发挥重要作用。

1. 药效学与血药浓度参考区间　环孢素 A（cyclosporin A，CsA）是霉菌生成的一种脂溶性环状十一肽化合物，属于强效免疫抑制剂。它可选择性地作用于 T 淋巴细胞活化初期，当辅助性 T 淋巴细胞被活化后可生成增殖因子白细胞介素 2，环孢素 A 可抑制其生成。它的另一个重要作用是抑制淋巴细胞生成干扰素。环孢素 A 在临床上主要用于防止异体器官或骨髓移植时排异等不利的免疫反应，常和糖皮质激素合用，治疗免疫性疾病。在治疗自体免疫性疾病方面的临床应用尚在探索中。免疫法测得环孢素 A 的全血治疗浓度参考区间为 0.1～0.4 mg/L，最小中毒浓度参考值为 0.6 mg/L。

2. 药动学　口服与肌内注射均吸收慢、不完全并且不规则，约 4 h 达峰浓度，剂量与血药浓度间无可靠相关性。t_p约 5 h，生物利用度随移植种类与功能的不同而有差异，大多为 30%左右。该药在血中 95%以上和血细胞（主要为红细胞）与血浆蛋白结合。其分布呈多室模型，易分布至细胞内。表观分布容积个体差异大，平均约为 4 L/kg。消除需先经代谢转化为 30 余种代谢产物，再由肾、胆汁排泄。其消除呈双相，首先是半衰期约为 5 h 的快消除相，继之出现半衰期约为 16 h 的慢消除相。

3. 其他影响血药浓度因素　①药物相互影响：同时使用多种化疗药，例如，大环内酯类、氨基糖苷类、磺胺、两性霉素 B、酮康唑等，可干扰环孢素 A 消除，升高血药浓度。而苯妥钠、利福平等肝药酶诱导剂则使环孢素 A 的血药浓度降低。②肝、肾、心脏功能状况：肝、肾、心移植前，移植后不同功能恢复期，以及长期用药中影响体内过程的任一环节发生改变，都将导致血药浓度变化。

4. 检测技术　环孢素 A 与红细胞和血浆蛋白的结合率很高，一般认为测定全血环孢素 A 的浓度更易得到稳定结果。测定环孢素 A 的方法有免疫法和 HPLC 法。荧光偏振放射免疫法（FPIA）是目前最广泛采用的检测环孢素 A 方法。该方法是荧光偏振法和免疫竞争法的结合，以抗原、抗体竞争结合反应为原理，通过测定荧光偏振度定量反映待测抗原的浓度。HPLC 法，是一种新型分离、分析技术，以经典的液相色谱为基础，以微粒型填充为固定相，采用高压送液泵和各种高灵敏度的检测器。具有选择性好、结果可靠、分离效能高、分析速度快、检测灵敏度高等特点。但样本需经较复杂的预处理，耗时较长。

NOTE

（六）茶碱

茶碱是甲基嘌呤类药物。具有强心、利尿、扩张冠状动脉、松弛支气管平滑肌和兴奋中枢神经系统等作用。主要用于治疗支气管哮喘、肺气肿、支气管炎、心脏性呼吸困难。

1. 药效学与血药浓度参考区间 茶碱通过抑制细胞内的磷酸二酯酶，使肾上腺素β受体激动产生的cAMP水解受到阻止而发生堆积，产生肾上腺素β受体激动样效应。

茶碱的血药浓度参考区间：成人和青少年为8～20 mg/L，新生儿为5～10 mg/L。最小中毒浓度成人和青少年为20 mg/L，新生儿则为15 mg/L。

2. 药动学 口服、由直肠或胃肠道外给药均能迅速被吸收。氨茶碱在体内释放出茶碱，后者的蛋白结合率为60%。V约为0.5 L/kg。半衰期为3～9 h。在半小时内静脉注射6 mg/kg氨茶碱，其血药浓度可达10 mg/L，它在体内的生物转化率有个体间的差异。空腹状态下口服本品，在2 h血药浓度达峰值。本品大部分以代谢产物形式通过肾排出，10%以原形排出。

3. 其他影响血药浓度的因素 ①药物相互作用：增强茶碱清除的药物有利福平、去甲肾上腺素、巴比妥类及苯妥英。它使锂由肾清除增多，致血浓度减低；它与泼尼松龙合用，二者血浆浓度均减低；在地高辛血浓度正常范围内，它可诱发心律失常。应用茶碱时可使咖啡因浓度积累增高达到中毒水平。先锋霉素或乙醇与它合用可产生戒酒硫样反应。目前仍然有用含茶碱、麻黄素及镇静药的合剂作为扩张支气管药。②其他：低蛋白饮食使它清除减少，而高蛋白饮食可增加它的清除。吸烟者的茶碱的不良反应比其他人少见；肝功能减退、慢性充血性心衰、肺心病患者，茶碱消除半衰期可延长数倍。

4. 检测技术 茶碱检测方法很多，可用HPLC法、紫外分光光度法、荧光光度法、免疫法等。测定茶碱大多用反相色谱法，选择性高，方法简便。紫外光谱法首选双波长法，该法酸化样本后以有机溶剂提取，再反相提至NaOH溶液中，以氯化铵调节pH至10左右，分别在波长274 nm和298 nm处测定A_{274}和A_{298}。以A_{274}与A_{298}的差值作为茶碱吸光度。该法可排除大部分干扰物。

（七）氨基糖苷类抗生素

氨基糖苷类抗生素是由氨基糖与氨基环醇通过氧桥连接而成的抗生素。有来自链霉菌的链霉素等和来自小单孢菌的庆大霉素等天然氨基糖苷类，还有阿米卡星等半合成氨基糖苷类。其药效学与药动学具有共同性，故一并介绍。

1. 药效学与血药浓度参考区间 氨基糖苷类抗生素对细菌的作用主要是抑制细菌蛋白质的合成，以及改变菌膜通透性，发挥杀菌作用。作用点在细胞30S核糖体亚单位的16SrRNA解码区的A部位。氨基糖苷类抗生素在敏感菌体内的积蓄是通过一系列复杂的步骤来完成的，包括需氧条件下的主动转运系统，故此类药物对厌氧菌无作用。主要用于各种需氧革兰阴性杆菌、部分阳性球菌、结合分枝杆菌感染的治疗。但可产生第八对脑神经损伤和肾损害以及神经-肌肉接点阻断毒性反应。其治疗作用和毒性反应均与血药浓度密切相关。治疗血清稳态谷底参考区间：庆大霉素、妥布霉素为0.5～2.0 mg/L，阿米卡星为4.0～8.0 mg/L。最小中毒稳态谷浓度：庆大霉素、妥布霉素为2.0 mg/L，阿米卡星为8.0 mg/L。

2. 药动学 该类药水溶性差，口服不吸收，肌内注射吸收迅速完全，t_p约为1 h。因极性强，与血浆蛋白结合率低，主要分布在细胞外液，V多为0.3 L/kg左右，儿童可增大。其消除几乎是全部以原形从肾排泄，消除半衰期为2～3 h。

3. 其他影响血药浓度因素 心衰、肾功能损害是影响血药浓度的主要因素。肾功能减少10%即可显著延长该类药消除半衰期，肾功能衰竭者则为正常的数十倍，而该类药物又有肾毒性，将加重肾功能衰竭，形成恶性循环。

4. 检测技术 稳态谷浓度和稳态峰浓度多由氨基糖苷类抗生素TDM进行检测，大多数情况下使用血清测定。由于该类药在体内几乎不发生生物转化，不存在代谢产物对检测的干扰，因此比较适用于免疫学方法的检测。

（郭乐）

NOTE

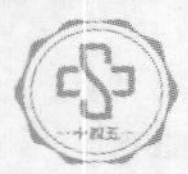

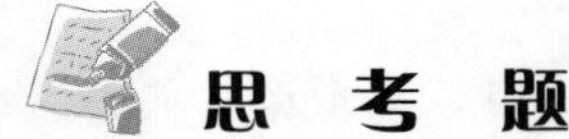

思 考 题

(1) 病例中患者服用万古霉素后，进行了治疗药物浓度监测(TDM)，请问开展 TDM 的目的和意义是什么？

(2) 结合病例中万古霉素的药物浓度检测，谈一谈需要进行 TDM 药物的指征有哪些？哪些药物需要进行 TDM？哪些药物不需进行 TDM？

(3) 结合病例，简述药物在体内的基本过程。血药浓度与药物效应的关系如何？

(4) 在病例中药师对患者的万古霉素给药方案进行了修正，请简述何为给药方案个体化。实施给药方案个体化的程序有哪些？

(5) 结合病例，简述 TDM 常用标本种类及特点。样品的主要预处理方法有哪些？

(6) 结合病例，简述在 TDM 中的常用检测技术有哪些。其优缺点和适用范围如何？

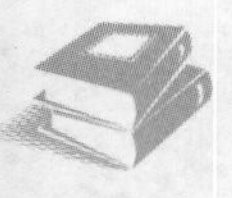
NOTE

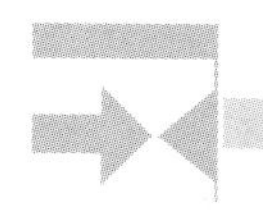

第十九章　骨代谢的生物化学检验

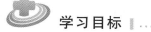

扫码看 PPT

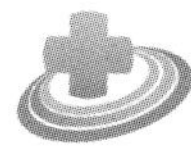

学习目标

掌握:调节钙磷镁代谢的主要激素及其作用;血清钙、磷、镁及骨形成和骨吸收标志物的检测方法、原理、方法学评价及临床应用。

熟悉:引起钙磷镁代谢紊乱及骨代谢紊乱的原因;骨代谢相关疾病的成因及其临床检验。

了解:骨代谢及常见骨代谢性疾病。

病例导入

患者,男,70岁,退休人员。主诉腰背部疼痛,四肢无力并时常有麻木感,行动不便,夜间时有抽筋,精神倦怠,记忆力减退,食欲不振。其他情况良好,无服药史。

实验室检查:血清钾 3.9 mmol/L,血清钠 140 mmol/L,血清钙 1.95 mmol/L,血清磷 0.68 mmol/L,血清碱性磷酸酶 250 U/L,1,25-$(OH)_2$-D_3 32 pmol/L。肝肾功能正常。

影像检查:盆骨粗糙小梁形成和骨密度减低的改变,多区域活性增加。

骨的主要成分是无机物、有机基质和骨组织。无机物包括骨盐和矿物质,其中矿物质中含量最多的是钙,其次为磷、钠、镁等,骨骼中矿物质含量与骨量和骨密度成正比。骨组织中的成骨细胞和破骨细胞共同维持骨的正常代谢。骨代谢性疾病可造成机体钙、磷、镁及骨代谢紊乱,导致体液生物化学指标的改变。因此,生物化学检验对骨代谢性疾病的诊断和疗效观察等具有重要价值。

第一节　钙磷镁代谢紊乱的生物化学检验

一、钙磷镁的代谢及调控

钙、磷、镁是骨组织的主要无机元素,具有广泛的生理功能。体内这些无机元素调节失调,可导致多种骨代谢疾病。人体内钙、磷、镁主要分布在骨和牙齿中,组织及体液中分布较少;血浆中以游离态、与蛋白质结合态或与其他阴离子形成复合物等形式存在。人体内钙、磷、镁含量受肠道吸收、肾脏排泄及骨质沉积和吸收的共同调节。

(一) 钙的代谢

食物钙(calcium,Ca)主要存在于乳制品及果蔬中。在活性维生素 D_3 的调节下,钙主要由十二指肠主动吸收。肠道 pH 环境影响钙的吸收,pH 为碱性值时不被吸收的 $Ca_3(PO_4)_2$ 形成增加,钙吸收减少;pH 为酸性值时可被吸收的 $Ca(H_2PO_4)_2$ 形成增加,钙吸收增加。钙与食物中的植酸和草酸形成不溶性盐,影响钙吸收,食物中 Ca^{2+} : P^{3+} 为 2 : 1 时钙吸收最佳。

钙通过肾和肠道排泄。未被吸收的食物钙经消化道排泄,严重腹泻时因钙排泄过多可致缺钙。体内总排钙量的 20%经肾排泄,尿钙排出量受血钙浓度的影响,血钙低于 2.4 mmol/L 时,尿中几乎无钙排出。

血液中的钙几乎全部存在于血浆,正常人血钙保持在 2.25～2.75 mmol/L,波动很小。血浆(清)钙

NOTE

分为可扩散钙(55%)和非扩散钙(45%)两大类。可扩散钙包括两部分:发挥生理作用的离子钙(占总钙50%);与柠檬酸、重碳酸根等形成不解离的复合钙。非扩散钙指与蛋白质(主要是白蛋白)结合的钙,其不能透过毛细血管壁且无生理功能。非扩散钙与离子钙可相互转化。

血清 pH 显著影响血钙浓度,碱中毒时离子钙向与蛋白质结合的钙转化,酸中毒时血浆离子钙浓度升高。pH 每改变 0.1 个单位,血清游离钙浓度改变 0.05 mmol/L,故测定钙离子同时要测 pH。体内肠、骨、肾能调节血钙及钙离子水平,许多调节钙代谢的激素也是通过这三大器官发挥作用(图 19-1)。

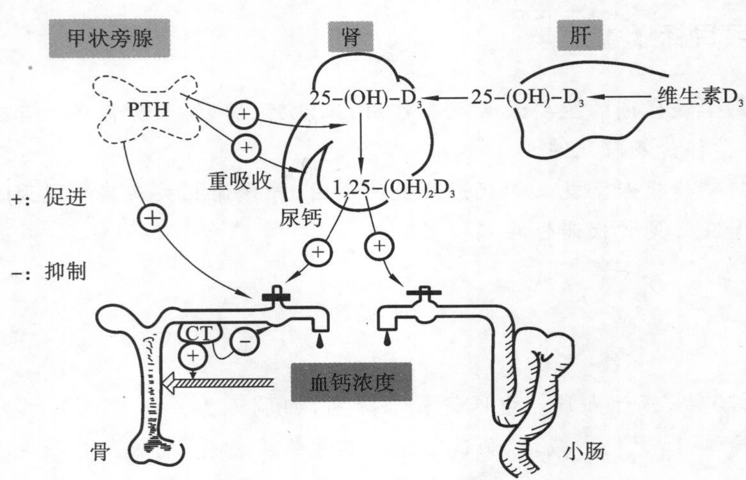

图 19-1 PTH、CT、活性维生素 D_3 对血钙的调节

(二) 磷的代谢

成人每天进食磷(phosphorus,P)为 1.0～1.5 g,以磷脂和有机磷酸酯为主,其在肠道内磷酸酶的作用下分解为无机磷酸盐。70%磷在空肠吸收,因吸收不良导致的磷缺乏较少见,但食物中钙、镁、铁离子过多及长期口服氢氧化铝凝胶,可致人体内形成不溶性磷酸盐影响磷的吸收。

磷主要经肾排泄,磷总排出量的 70%经肾排出,总排出量的 30%经粪便排出。

血液中的磷通常指血浆中的无机磷,其中 80%～85%为 HPO_4^{2-} 的形式,其余为 $H_2PO_4^-$,PO_4^{3-}。血浆磷浓度受年龄影响,如儿童成骨旺盛期,碱性磷酸酶活性较高,致血浆磷浓度高于成人,随年龄增长血浆磷浓度逐步下降,15 岁时达成人水平。

(三) 镁的代谢

镁(magnesium,Mg)存在于除脂肪以外的所有动物组织及植物性食品中,日摄入量约 250 mg,其中 2/3 来自蔬菜和谷物。镁主要在回肠被吸收。

肾是体内镁的主要排泄器官。

镁的代谢和功能与钙、磷水平密切相关。人体含镁量约 25 g,其中 55%存在于骨骼中,其余存在于细胞内,是胞内重要的阳离子之一,细胞外液镁低于总量的 1%。血浆镁包括三类:55%为 Mg^{2+};15%为镁盐;30%为蛋白结合镁。红细胞中镁含量约为血清镁的 3 倍,血清镁测定时应防止溶血。骨中镁主要以磷酸镁和碳酸镁的形式存在,吸附于磷灰石表面。镁不同于钙,较难随机体需要从骨中动员出来,但镁在一定程度上可置换骨中的钙,其置换的量取决于骨钙动员的状况,因此镁的含量会影响骨代谢。

(四) 钙磷代谢的调控

人体甲状旁腺激素、降钙素、活性维生素 D 等参与血液中钙、磷的调节,共同协调成骨细胞与破骨细胞的功能,进而影响骨的形成与溶解。

1. 甲状旁腺激素的调节 甲状旁腺激素(parathyroid hormone,PTH)是甲状旁腺主细胞合成与分泌的一种单链多肽。PTH 是维持正常血钙水平最重要的调节激素。PTH 的合成与分泌受细胞外液 Ca^{2+} 浓度的负反馈调节。血钙在 1.3～3.9 mmol/L 范围内时与 PTH 分泌呈负相关。

(1) 对骨的作用:PTH 总作用是促进溶骨,升高血钙。①PTH 促使已形成的破骨细胞活性增强,

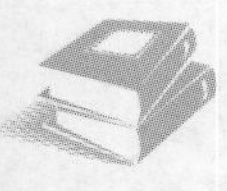
NOTE

促进骨盐溶解，血钙升高；②促使未分化的间充质干细胞向破骨细胞转化，同时抑制破骨细胞向成骨细胞的转化及成骨细胞的活动，使破骨细胞的活性增强，血钙升高。

(2) 对肾的作用：PTH 促进肾远曲小管和髓袢上升段重吸收钙；抑制近曲小管及远曲小管重吸收磷。

(3) 对小肠的作用：PTH 促进高活性 1,25-$(OH)_2D_3$的生成，进而促进小肠对钙和磷的吸收。

(4) 对维生素 D 的作用：PTH 提高肾 25-$(OH)D_3$-1α-羟化酶的活性，促进高活性 1,25-$(OH)_2D_3$的生成。

2. 活性维生素 D 的调节 维生素 D(vitamin D, Vit D)除来自食物外，也可经日光照射后由皮下 7-脱氢胆固醇转变生成。肝细胞微粒体中有 Vit D_3-25-羟化酶系，可将维生素 D_3羟化成 25-$(OH)D_3$，经血液运输至肾脏，被肾近曲小管上皮细胞线粒体中的 25-$(OH)D_3$-1α-羟化酶系催化，羟化生成 1,25-$(OH)_2D_3$。后者被认为是一种激素，其活性比维生素 D_3高 10～15 倍，视为维生素 D 的活性型。1,25-$(OH)_2D_3$对钙磷代谢的总效果为升高血钙和血磷。

(1) 对小肠的作用：1,25-$(OH)_2D_3$促进十二指肠对钙的吸收及空肠、回肠对磷的吸收和转运。

(2) 对骨的作用：1,25-$(OH)_2D_3$协同 PTH，加速破骨细胞形成，增强破骨细胞活性，促进溶骨；促进肠道对钙、磷的吸收，使血钙、血磷水平增高，促进骨的钙化。

(3) 对肾的作用：1,25-$(OH)_2D_3$促进肾小管上皮细胞对钙、磷的重吸收。

3. 降钙素 降钙素(calcitonin, CT)是由甲状腺滤泡旁细胞合成与分泌的一种单链多肽类激素，含 32 个氨基酸残基，分子质量为 3.418 kDa。CT 在初合成时为含 136 个氨基酸残基、分子质量为 15 kDa 的前体物。此前体物中还含有一个 21 肽片段的降钙蛋白，其能增强 CT 降低血钙的作用，当血钙增高时，CT 与降钙蛋白等分子分泌。血钙低于正常时 CT 分泌减少。CT 对钙、磷代谢的总效果为降低血钙和血磷。

(1) 对骨的作用：抑制破骨细胞的生成及活性，抑制骨基质的分解和骨盐溶解。促进间充质干细胞转变为成骨细胞，促进骨盐沉积，降低血钙。

(2) 对肾的作用：抑制肾小管对钙、磷的重吸收，促进尿钙、尿磷排泄，降低血钙、血磷。

(3) 对小肠的作用：目前认为其通过抑制 1,25-$(OH)_2D_3$生成，间接抑制胃肠道钙的吸收。

(4) 与雌激素的关系：成年后血中 CT 含量随年龄增加逐渐下降，给予雌激素可增加血中 CT 含量，表明雌激素可能直接影响降钙素的分泌。大量研究表明，绝经后妇女血中 CT 含量明显低于同年龄组男性，因此，绝经后妇女因雌激素缺乏致 CT 减少，可能为绝经后骨质疏松症发病的一个重要原因(表 19-1)。

表 19-1 三种激素对钙、磷及骨代谢的调节作用

激素	肠钙吸收	溶骨	成骨	肾排钙	肾排磷	血钙	血磷
PTH	↑	↑↑	↑	↓	↑	↑	↓
1,25-$(OH)_2D_3$	↑↑	↑	↑	↓	↓	↑	↑
CT	↓	↓	↓	↑	↑	↓	↓

注：↑表示升高；↑↑表示显著升高；↓表示降低。

二、钙磷镁代谢紊乱的生物化学检验项目与检测方法

与骨代谢有关的矿物质和激素主要包括钙、磷、镁、PTH、活性维生素 D 及 CT，其代谢异常主要表现为钙、磷、镁代谢紊乱，与骨代谢性疾病密切相关。目前这些项目的检测方法较多，其灵敏度和特异度也存在差别，但可从多层面为钙、磷、镁代谢紊乱性疾病的临床诊断及疗效观察提供可靠依据。

(一) 钙测定

1. 血清总钙(TCa^{2+})测定

【测定方法】 方法多样，有滴定法(氧化还原滴定法、络合滴定法)、比色法(邻甲酚酞络合酮法、甲基麝香草酚蓝法、偶氮胂Ⅲ法等)、火焰光度法、原子吸收分光光度法(IFCC 推荐参考方法)、同位素稀释质谱法(决定性方法)等。WHO 和国家卫生健康委临床检验中心(1997)推荐的常规方法为邻甲酚酞络

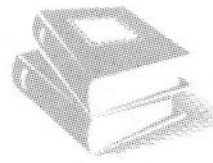
NOTE

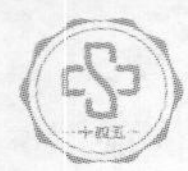

合酮法(o-cresolphthalein complexone,O-CPC 法)。

(1) O-CPC 法:邻甲酚酞络合酮为金属复合染料,与钙在 pH 约 12 的碱性溶液中生成紫红色螯合物,570～580 nm 波长测定吸光度定量钙浓度。钙与 O-CPC 按 1∶1 和 2∶1 结合,1∶1 复合物在低浓度时占优势,但校正曲线在低浓度时为非线性范围。因此 O-CPC 法推荐用多点校正。该反应对温度敏感,应严格控制反应温度。

(2) 原子吸收分光光度法:血清用镧-盐酸溶液稀释,送入乙炔火焰,基态钙原子吸收来自空心阴极灯发射出的波长为 422.7 nm 的钙特征谱线,检测器测定这种吸收,吸光度与火焰里的钙浓度成比例。根据吸光度计算样品中待测钙的含量。

【参考区间】 成人 2.20～2.65 mmol/L;儿童 2.25～2.67 mmol/L。

【临床意义】 血清钙升高见于:原发性甲状旁腺功能亢进和 PTH 异位分泌、多发性骨髓瘤、恶性肿瘤骨转移、部分药物引起肾脏钙重吸收增加、维生素 D 中毒引起的肠道钙吸收过量等。血清钙降低见于:原发性和继发性甲状旁腺功能减退、急性和慢性肾功能衰竭、成人佝偻病、维生素 D 缺乏症等。

【评价】 O-CPC 法简便、快速、稳定,同时适用于手工和自动化分析仪。反应体系受 pH 影响较大,样本溶血、黄疸、脂浊对实验均有干扰。精密度:批内 CV 为 1.08%～2.13%,批间 CV 为 3.05%～4.12%;线性范围为 1.25～3.75 mmol/L;回收率为 98%～102%。原子吸收分光光度法精密度高,但仪器设备成本较高。

2. 离子钙(Ca^{2+},即游离钙)测定

【测定方法】 测定方法主要有离子选择电极法(ISE,参考方法)、生物学法、透析法、超滤法、金属指示剂法。ISE 原理为 Ca^{2+} 选择电极膜与 Ca^{2+} 结合,若 Ca^{2+} 在膜内外两面分布不均,会产生一个跨膜电位,因电极内溶液离子钙浓度是恒定的,故膜电位的变化与样品中离子钙浓度成正比。

【参考区间】 健康成人 1.15～1.35 mmol/L;新生儿 1.07～1.27 mmol/L。

【临床意义】 见血清总钙的测定。

【评价】 此法简便、快速、重复性好,正确度和敏感性高。线性范围为 0～3.95 mmol/L。精密度:批内 CV 为 1.08%～2.00%,批间 CV 为 3.05%～5.00%。干扰试验:Hb <10 g/L,胆红素<300 mg/L,维生素 C<5 g/L 不受影响。

(二) 血清磷测定

【测定方法】 方法众多,有磷钼酸还原法、非还原法、黄嘌呤氧化酶法、染料结合法、紫外分光光度法、原子吸收分光光度法、同位素稀释质谱法(决定性方法)等。目前国家卫生健康委临床检验中心推荐常规方法为以硫酸亚铁或米吐尔(对甲氨基酚硫酸盐)作还原剂的还原钼蓝法。磷钼酸还原法原理:无机磷在酸性环境中与钼酸铵作用生成磷钼酸复合物,随后被米吐尔还原生成钼蓝,在 650 nm 波长处有最大吸收,其吸光度与溶液中磷的浓度成正比,与相同处理的标准品比较可得出待测样本中磷的含量。

【参考区间】 成人 0.84～1.45 mmol/L;儿童 1.29～2.26 mmol/L。

【临床意义】 血清无机磷升高见于:急、慢性肾功能衰竭,甲状旁腺功能减退、磷酸盐摄入过多、酸中毒、细胞溶解致细胞内磷酸盐外移等。血清无机磷降低见于:甲状旁腺功能亢进,肾磷酸盐阈值降低,无机磷随尿排出增加,各种原因导致的磷向细胞内转移,维生素 D 缺乏以及呕吐和腹泻导致的肠道磷酸盐吸收减少等。

【评价】 简便快速,不需去除蛋白,采血后尽快分离血清避免溶血,以免因红细胞内磷酸酯释出水解后使无机磷升高。检测高限可达 3.88 mmol/L。精密度:批内 CV 为 1.27%～3.71%,批间 CV 为 4.67%。回收率为 97.5%～99.7%。缺点是米吐尔试剂不稳定,不宜久置。

(三) 血清镁测定

【测定方法】 包括比色法、荧光法、离子层析法、ISE、酶法、原子吸收分光光度法(IFCC 推荐参考方法)、同位素稀释质谱法(决定性方法)等。国家卫生健康委临床检验中心推荐甲基麝香草酚蓝(MTB)比色法、钙镁试剂法为常规方法。

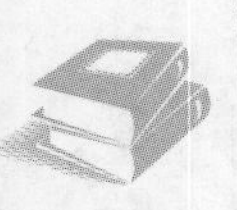

NOTE

(1) MTB 比色法:碱性溶液中血清镁与甲基百里酚染料结合形成蓝紫色化合物,加入乙二醇双-四乙酸(EGTA),EGTA 为一种金属络合剂,在碱性条件下能络合钙而不络合镁,故可掩盖钙离子的干扰。依据颜色深浅比色定量。

(2) 原子吸收分光光度法:使用酸性氯化镧将血清稀释 50 倍后,原子吸收分光光度计检测 285.2 nm 波长处的吸光度,与相同方法测定的标准曲线对比,计算出待测血镁浓度。

【参考区间】 MTB 比色法:成人 0.67～1.04 mmol/L。原子吸收分光光度法:成年女性 0.77～1.03 mmol/L;成年男性 0.73～1.06 mmol/L;儿童 0.6～0.95 mmol/L;新生儿 0.48～1.05 mmol/L。

【临床意义】 血清镁增高见于:肾功能不全及急性肾功能不全少尿期;静脉内补镁过快过多致镁摄入过多;内分泌疾病致尿镁排出减少等。血清镁减低见于:镁摄入不足;消化道丢失;镁尿路丢失;各种原因导致的镁离子细胞内外重新分布。

【评价】

(1) MTB 比色法　操作简便,费用低廉,可用于自动生化分析系统,应用最广泛。但存在试剂稳定性差及试剂中含有腐蚀性或毒性成分,试剂空白吸光度高,易受胆红素和其他阳离子的干扰等缺点。采血后应尽快分离血清,避免溶血。当血清钙浓度达 4.69 mmol/L 时,镁的测定值增高 2.7%;血红蛋白含量在 3.3 g/L 以上时有较大的干扰,线性范围为 0～5 mmol/L;精密度:批内 CV 为 2.43%,批间 CV 为 4.12%。平均回收率为 98.9%。

(2) 原子吸收分光光度法　比较准确可靠,回收率为 98.3%～100.7%;总精密度 CV 为 1.1%;灵敏度为 0.038 mmol/L。

(四) 甲状旁腺激素测定

血液中 PTH 包括完整 PTH、PTH-C 端、PTH 中段(PTH-M)和 PTH-N 端,目前测定 C 端、中段和完整 PTH 应用最为广泛。

【测定方法】 目前主要有放射免疫法(RIA 法)、免疫放射分析法(IRMA 法)、酶联免疫法(ELISA 法)、化学发光免疫分析法(CLIA 法)等,对完整 PTH 分子的测定,国内 RIA 法和 CLIA 法应用最普遍。

(1) RIA 法:采用竞争性放射免疫法,^{125}I 标记 PTH-C 和 PTH-M 与患者样本中的 PTH-C 和 PTH-M 竞争抗体结合位点。反应达动态平衡后进行游离物与结合物的分离,测定结合部分的放射活度,从标准曲线中查得患者样本中 PTH-C 和 PTH-M 的浓度。

(2) CLIA 法:将发光物质(或触发产生发光的物质)标记的 PTH 抗体与标本中的 PTH 进行免疫结合反应,孵育后分离抗原-抗体复合物与游离物,复合物经激发发光剂作用后分解发光,测定复合物发光的强度,得到 PTH 的浓度。

【参考区间】 RIA 法:成人 PTH-C (286±93) ng/L;PTH-M 50～330 ng/L;PTH-N 8～24 ng/L。CLIA 法:成人 15～65 ng/L(1.1～6.8 pmol/L)。

【临床意义】 PTH 升高见于:原发性和继发性甲状旁腺功能亢进、佝偻病、骨软化症、骨质疏松症等。PTH 降低见于:继发性和特发性甲状旁腺功能减退、PTH 结构异常或靶器官受体异常等。

【评价】

(1) RIA 法:方法简便,但存在核素污染,分析灵敏度 10～12 ng/L。精密度:批内 CV＜6%,批间 CV＜11.7%。回收率 97%～104%。线性范围 7.4～973 ng/L。

(2) CLIA 法:方法简便、快速、灵敏度高、稳定性好、无放射性和毒性。溶血血红蛋白含量达 1.5 g/L 时有干扰。分析灵敏度为 1.20 ng/L。精密度:批内 CV＜1.1%～2.8%,批间 CV 为 1.8%～3.4%。线性范围为 1.20～5000 ng/L 或 0.127～530 pmol/L。

(五) 活性维生素 D 的测定

维生素 D 在体内的活性形式有 25-(OH)-D_3、1,25-$(OH)_2$-D_3、24,25-$(OH)_2$-D_3 等。主要形式为 25-(OH)-D_3,其半衰期最长(15～45 天),浓度比 1,25-$(OH)_2D_3$ 高 500～1000 倍,是反映食物摄取和皮肤合成维生素 D 营养状态的理想指标,可指导临床维生素 D 的用量。目前 25-(OH)-D_3、1,25-$(OH)_2$-D_3 的测定以放射受体法(RRA)和 RIA 法最为普遍。

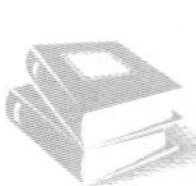
NOTE

1. 25-(OH)-D_3的测定

【测定方法】 RIA法:采用佝偻病大鼠血清中维生素D结合蛋白作为特异性的结合剂,血清经有机溶剂提取和纯化,样品中的25-(OH)-D_3和^3H或^{125}I标记物共同竞争性地与结合蛋白结合。反应达平衡后加炭末分离游离型和结合型标记物,液体闪烁计数仪测放射性。从标准曲线中查得患者血清中25-(OH)D_3浓度。

【参考区间】 RIA法:成人11~70 μg/L(1 μg/L=2.5 nmol/L)。

【临床意义】 25-(OH)-D_3升高见于:维生素D中毒症(>100 ng/L)。25-(OH)-D_3降低见于:维生素D缺乏性佝偻病、骨软化症、手足搐搦症、肾脏疾病、乳儿肝炎、骨肿瘤等患者。血清25-(OH)D_3受季节和年龄的影响而波动。

【评价】 RIA法:简便、结合蛋白较稳定。样本中25-(OH)-D_3在测定前需要提取纯化。线性范围为0~100 μg/L。分析灵敏度为3 μg/L。精密度:批内CV为6.1%~7.9%,批间CV为7.1%~8.2%。回收率为97.8%~114%。

2. 1,25-$(OH)_2D_3$的测定

【测定方法】 ELISA法:采用人类血清或血浆中的1,25-$(OH)_2$-D_3阳离子,从高度特异固相单克隆抗-1,25-$(OH)_2$-D_3的电势交叉反应孵育中萃取,然后用酶联免疫分析方法进行定量检测。

【参考区间】 成人39~193 pmol/L。

【临床意义】 1,25-$(OH)_2$-D_3升高见于:妊娠期,原发性甲状旁腺功能亢进,维生素D依赖性佝偻病(vitamin D dependent rickets,VDDR)Ⅱ型及高钙血症性类肉瘤。1,25-$(OH)_2$-D_3降低见于:尿毒症、骨质疏松症、甲状旁腺功能减退、维生素D缺乏性佝偻病及VDDRⅠ型等。测定1,25-$(OH)_2D_3$的重要价值在于鉴别诊断。

【评价】 分析灵敏度为6 pmol/L。精密度:批内CV为10.5%,批间CV为17.1%。回收率为96%。线性范围为6~333 pmol/L。

(六) 降钙素测定

血中降钙素含量甚微,到目前为止,降钙素的测定方法主要包括RIA法和化学发光法。

【测定方法】 RIA法:利用液相竞争抑制原理,先将待测样品或标准品与限量的抗血清混合反应后,加入^{125}I标记的降钙素抗原进行竞争性结合反应,反应结束后加入免疫分离剂,分离抗原-抗体复合物,测定复合物的放射性,并计算各标准管的结合率。从标准曲线中查出样品浓度。

【参考区间】 成人(95.9±26.0) ng/L。

【临床意义】 降钙素升高见于:孕妇、儿童、甲状旁腺功能亢进、血促胃液素过多、肾功能衰竭、慢性炎症、泌尿系统感染、急性肺损伤、甲状腺降钙素分泌细胞癌、白血病、骨髓增殖症、肺癌、食管癌、乳腺癌。降钙素降低见于:甲状腺先天发育不全、甲状腺全切、妇女停经以后、低血钙、老年性骨质疏松症等。

【评价】 RIA法灵敏度高,准确、快速地分析大量样品,存在放射性元素的污染,是目前临床上最常用的测定方法。灵敏度为30 ng/L。线性范围为30~2400 ng/L。精密度:批内CV<7.0%,批间CV<15%。

第二节 骨代谢紊乱的生物化学检验

一、骨代谢

成骨作用(osteogenesis)又称骨形成,是骨的生长、修复或重建的过程。包括骨的有机(基)质形成和骨盐沉积两个阶段。骨的有机(基)质形成是成骨细胞分泌蛋白多糖和胶原,胶原聚合成胶原纤维作为骨盐沉积的骨架,成骨细胞被埋在骨的有机(基)质中成为骨细胞的过程。骨盐沉积于胶原纤维表面形成羟磷灰石结晶。在骨盐沉积的同时,成骨细胞内和骨的有机(基)质中的碱性磷酸酶活性增高,水解

NOTE

磷酸酯和焦磷酸，提高局部磷酸盐的浓度及减少对骨盐沉积的抑制，有利于成骨作用。

溶骨作用(osteolysis)又称骨吸收，指骨的溶解和消失的过程。溶骨作用包括基质水解和骨盐溶解，后者又称脱钙。破骨细胞释放溶酶体中的多种水解酶，使骨的有机(基)质(胶原)水解，同时破骨细胞释放出多种酸性物质，使局部酸性物质增加，促进骨盐溶解。

正常成人体内的成骨和溶骨作用保持动态平衡，除保证骨的正常生长外，还维持血钙、磷的动态平衡，此作用称为骨的更新作用。骨的更新作用主要依赖于骨细胞之间的相互转化与激素的调节。骨盐在骨中沉积或释放，直接影响血钙、磷水平，在平时骨中约有1%的骨盐与血钙经常进行交换以维持平衡，因此血钙浓度与骨代谢密切相关。

骨重建(remodeling)是指骨生长发育期间，新骨不断形成，旧骨不断吸收的过程(图19-2)，其受体内多种激素及细胞因子的调控。

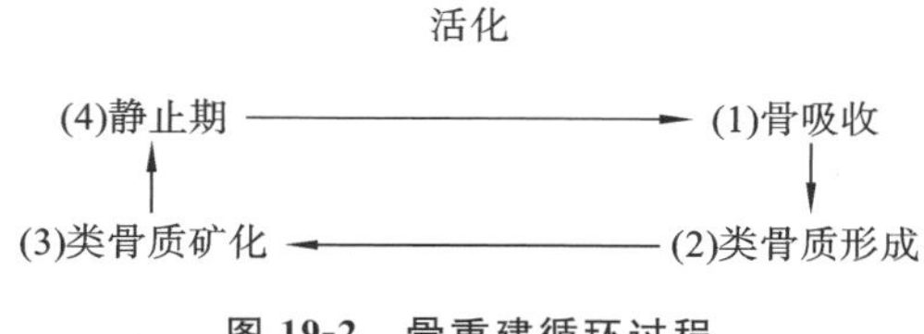

图19-2　骨重建循环过程

二、骨代谢紊乱的生物化学检验项目与检测方法

骨代谢的生化检验项目主要是骨代谢标志物的检测，可清楚地反映骨形成和骨吸收的动态变化，显示骨代谢的改变。

(一) 骨形成标志物

主要有骨钙素、总碱性磷酸酶、骨性碱性磷酸酶和Ⅰ型前胶原羧基/N端前肽等。

1. 骨钙素(osteocalcin，OC)　又称骨谷氨酰基蛋白(BGP)，是成骨细胞在1,25-$(OH)_2$-D_3刺激下合成和分泌的一种活性多肽，与羟磷灰石有较强的亲和力，约50%沉积于骨基质，其余50%进入血液循环。BGP可抑制异常羟磷灰石结晶的形成，维持骨的正常矿化速度。测定BGP的方法包括免疫标记法，如RIA法、ELISA法、CLIA法、免疫荧光分析法等。目前应用最多的是RIA法和CLIA法。

【测定方法】

(1) RIA法：用碘^{125}I标记的BGP和未标记的BGP竞争性结合限量的特异性抗体。具体方法同降钙素RIA法。

(2) CLIA法：采用双抗体夹心法，将标本、生物素和化学发光物质标记的抗人N端中段(N-MID)BGP单克隆抗体混匀，形成夹心复合物。加入链霉亲和素包被的微粒，使形成的复合物结合到微粒上。孵育后形成抗原-抗体复合物，洗涤分离复合物与游离物，在激发发光剂的作用下复合物分解发光，通过测定复合物的发光强度，获得BGP的浓度。

【参考区间】　RIA法：成人(4.75±1.33)μg/L。CLIA法：绝经前妇女11.0～43.0 μg/L；绝经后妇女15.0～46.0 μg/L；成年男性14.0～70.0 μg/L。

【临床意义】　BGP升高见于：儿童生长期、肾性骨营养不良、原发性甲状旁腺功能亢进、甲状腺功能亢进、更年期综合征、卵巢功能早衰、高转换型骨质疏松症、畸形性骨炎、骨转移癌、骨软化病、骨外伤等。BGP降低见于：肝病、甲状腺和甲状旁腺功能减退、肝病、糖尿病、长期应用肾上腺皮质激素治疗等。

【评价】

(1) RIA法：分析灵敏度小于1 μg/L，线性范围为1～16 μg/L，该法不能确定所测定的BGP是否具有生物学活性。精密度：批内CV为2.6%～4.7%，批间CV为5.7%～7.4%。回收率为(96.8±5.5)%。

(2) CLIA法：受溶血干扰，血细胞内蛋白酶可分解骨钙素，不受黄疸(胆红素<112 μmol/L)干扰。分析灵敏度为0.5 μg/L；线性范围为0.50～300 μg/L；精密度：批内CV为1.2%～4.0%，批间CV为

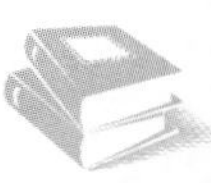
NOTE

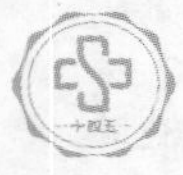

1.7%～6.5%。

2. 骨性碱性磷酸酶(bone alkaline phosphatase, B-ALP) 血清总碱性磷酸酶(total alkaline phosphatase,T-ALP)广泛存在于人体各器官和组织中,如肝脏、肾脏、胎盘、小肠、骨骼等。血清中 T-ALP 50%为 B-ALP,由成骨细胞分泌,半衰期为 1～2 天,另外 50%主要来源于肝脏和其他组织。测定 B-ALP 方法主要有免疫分析法、电泳法、等电聚焦法、热失活法、化学抑制法、麦胚凝集素法(WGA)以及高效液相色谱法(HPLC)等。

【测定方法】

(1) 免疫活性测定法:将待测标本加入抗 B-ALP 抗体包被的固相载体中,B-ALP 与抗体特异性结合,洗涤去除其他 ALP 同工酶,与抗体结合的 B-ALP 催化对硝基酚磷酸二钠,酶标仪于波长 405 mm 处检测对硝基酚的生成量,对照标准曲线得到 B-ALP 的活性。

(2) ELISA 法:用链霉亲和素包被微孔板,向微孔中依次加入标本和生物素标记的 B-ALP 抗体,形成链霉亲和素-生物素标记的 B-ALP 抗体-B-ALP 复合物。反应结束后洗涤,加入酶作用的底物。B-ALP 的含量与底物的消耗量成正比,通过与同样方法处理的标准品进行对照即可求出血清中 B-ALP 的含量。

【参考区间】 免疫活性测定法:成年男性(24.9±7.0) U/L;成年女性(19.7+5.6) U/L。ELISA 法:绝经前妇女(8.7+2.9) μg/L;绝经后妇女(13.2±4.7) μg/L;成年男性(12.3±4.3) μg/L。

【临床意义】 ALP 活性降低极少见,多为 B-ALP 升高。血清 ALP 和 B-ALP 升高见于:儿童骨骼发育期、孕妇、甲状腺及甲状旁腺功能亢进、骨转移癌、佝偻病、软骨病、骨折、畸形性骨炎、氟骨症、高骨转换型的骨质疏松症。肝胆疾病可见 T-ALP 升高,B-ALP 正常。

【评价】 免疫分析法:重复性和灵敏度均较好,是目前定量分析 B-ALP 最常用的方法。但抗 B-ALP 抗体特异性不高,与来源于肝的 ALP 存在 5%～20%的交叉反应。线性范围为 7～90 μg/L。精密度:批内 CV 为 3.9%～9.5%,批间 CV 为 4.4%～10.0%。

3. Ⅰ型前胶原羧基端前肽和Ⅰ型前胶原氨基端前肽 Ⅰ型胶原(procollagen peptide Ⅰ)由成骨细胞的前体细胞合成,含 N 端(氨基端)和 C 端(羧基端)延伸段,又称为前肽,在形成纤维和释放入血时从Ⅰ型胶原上断裂下来成为Ⅰ型前胶原羧基端前肽(procollagen type Ⅰ carboxy-terminal procollagen, PICP)和Ⅰ型前胶原氨基端前肽(procollagen type Ⅰ N-terminal propeptide, PINP),以等摩尔浓度释放入血,两者均可作为评价骨形成的指标。目前 PINP 和 PICP 测定方法主要有 RIA 法、ELISA 法和 CLIA 法。血清中存在 PINP 高、低分子量两种形式,制备抗 PINPa1 链的抗体建立的免疫标记法是测定 PINP 的主要方法。

【测定方法】

(1) RIA 法:目前的 RIA 试剂盒,均是针对 PINPa1 链的特异抗体,只能检测高分子量 PINP。具体方法同骨钙素 RIA 法。

(2) CLIA 法:同骨钙素测定。

【参考区间】 RIA 法:女性 50～170 μg/L;男性 38～202 μg/L。CLIA 法:绝经前女性 20～40 μg/L;绝经后女性 20～70 μg/L;成年男性 20～40 μg/L。

【临床意义】 PINP 升高见于:儿童发育期、妊娠最后 3 个月、骨肿瘤和肿瘤的骨转移、畸形性骨炎、酒精性肝炎、肺纤维化等。PINP 降低见于:绝经期后骨质疏松症患者经雌激素治疗 6 个月后 PINP 可降低 30%(具体机制尚不清楚)。

【评价】

(1) RIA 法:精密度 批内 CV 为 3.1%,批间 CV 为 3.9%;平均回收率为 106.1%;最低检测限为 2 μg/L。

(2) CLIA 法:灵敏度<5 μg/L;线性范围为 5～1200 μg/L。检测结果不受黄疸(胆红素<1112 μmol/L)、溶血(Hb <1.1 mmol/L)、脂血(甘油三酯<17 mol/L)的影响。精密度:批内 CV 为 1.8%～2.2%,批间 CV 为 2.3%～3.7%。

NOTE

（二）骨吸收标志物

包括尿中胶原吡啶交联，Ⅰ型胶原羧基/氨基末端肽、血抗酒石酸酸性磷酸酶等。

1. 吡啶酚和脱氧吡啶酚 吡啶酚（pyridinoline，PYD）存在于软骨，脱氧吡啶酚（deoxy pyridinoline，DPD）存在于骨、韧带、主动脉，是Ⅰ型胶原分子之间构成胶原纤维的交联物。骨吸收期间Ⅰ型胶原被水解，生成的PYD和DPD交联释放入血并从尿中排出，故可作为反映骨吸收的指标。尿中PYD和DPD的浓度不受体力活动和饮食的影响，是反映骨胶原降解和骨吸收最灵敏、最特异的生化指标之一。两者的测定方法有ELISA法、纸层析法、高效液相色谱法和RIA法。

【测定方法】 ELISA法：用纯化抗体包被微孔板，制成固相载体，加入标本、HRP标记的亲和素，充分反应后洗涤，底物TMB显色。酶标仪在450 nm波长处测定吸光度，通过标准曲线计算样品中PYD/DPD浓度。测定尿中游离吡啶交联（PYD/DPD），同时测定尿中肌酐，求两者的比值。

【参考区间】 PYD/Cr：绝经前女性16.3～31.9 nmol/mmol；男性13.6～25.8 nmol/mmol。DPD/Cr：女性3.0～7.4 nmol/mmol；男性22.0～38.5 nmol/mmol。

【临床意义】 PYD水平评价已用于原发性甲状旁腺功能亢进和甲状腺功能亢进、Paget病、骨质疏松及其他伴有骨吸收增加疾病的诊断或病情评价。

【评价】 PYD（DPD）精密度：批内CV为4.4%～7%；批间CV为4.6%～10.8%。回收率为94.8%～99.6%（96%～106%）。DPD比PYD具有更高骨吸收特异性和灵敏性。

2. Ⅰ型胶原C端肽和N端肽 Ⅰ型胶原C末端肽（Carboxy-terminal telopeptide of type-Ⅰ collagen，CTX）和Ⅰ型胶原N末端肽（N-terminal telopeptide of type-Ⅰ collagen，NTX）均为Ⅰ型胶原分解产物。骨吸收增强时，骨胶原溶解释放出的Ⅰ型胶原蛋白在肝脏中分解成为CTX和NTX。Ⅰ型胶原降解时，CTX与Ⅰ型胶原的降解产物按1∶1释放入血，血清CTX的变化与骨形态计量学骨吸收参数呈显著正相关，并与其他骨吸收生化指标如PYD和DPD呈正相关。故血清CTX水平是破骨细胞Ⅰ型胶原降解的灵敏指标。测定方法有ELISA法、RIA法、纸层析法、高效液相色谱法。

（1）CTX

【测定方法】 ELISA法，用纯化的CTX抗体包被微孔板，制成固相载体，向微孔中依次加入标本或标准品、生物素化的CTX抗体、HRP标记的亲和素，反应结束后洗涤再用TMB显色。通过标准曲线计算样品中CTX的浓度。

【参考区间】 各实验室建立自己的参考区间。

【临床意义】 CTX增加见于：原发性和继发性甲状腺功能亢进、骨软化、骨质疏松症、Paget病、其他代谢性骨病以及其他伴有骨吸收增加性疾病的诊断或病情评价。

【评价】 线性范围为25～800 μg/L。精密度：批内CV为4.4%，批间CV为5.3%。

（2）尿NTX

【测定方法】 竞争抑制ELISA法，用NTX包被微孔板，标本中的NTX和微孔板的NTX竞争与HRP标记的NTX抗体结合，标本中的NTX的含量与微孔板上结合的抗体量成反比，充分反应后洗涤加底物TMB显色，颜色的深浅和样品中的NTX呈负相关。同时测定尿中肌酐，求两者的比值。

【参考区间】 NTX/Cr：绝经前女性5～65 nmol/mmol；绝经后女性6～74 nmol/mmol；男性3.0～63 nmol/mmol。

【临床意义】 同CTX。

【评价】 线性范围为3～500 nmol/mmol。精密度：批内CV为5%～8%，批间CV为7%～10%，回收率为105%。

3. 抗酒石酸酸性磷酸酶 酸性磷酸酶主要存在于骨、前列腺、溶酶体、红细胞、血小板和脾脏中。血浆抗酒石酸酸性磷酸酶（tartrate resistant acid phosphatase，TRAP）由破骨细胞产生和分泌。骨吸收时，破骨细胞释放TRAP入血，故血浆中TRAP水平反映破骨细胞活性和骨吸收状态。TRAP测定方法有酶动力学法、ELISA法、电泳法、RIA法等。

【测定方法】 酶动力学法：以4-硝基苯磷酸盐为底物，以L-酒石酸钠为抑制剂测定TRAP活性。

NOTE

【参考区间】 成人血浆为 3.1～5.4 U/L。

【临床意义】 TRAP 升高见于：原发性甲状旁腺功能亢进、慢性肾功能不全、骨转移癌、卵巢切除术后、畸形性骨炎、高转换率的骨质疏松症患者（老年性骨质疏松症患者 TRAP 增高不显著）。TRAP 降低见于：甲状旁腺功能降低等骨吸收降低的疾病。

【评价】 灵敏度为 0.1 U/L。精密度：批内变异 CV＜6.5%，批间变异 CV＜8%。

三、临床生化检验项目在骨代谢疾病诊治中的应用

骨代谢疾病是指由多种因素引起的骨组织中钙、磷等矿物质及成骨细胞和（或）破骨细胞功能异常，引起的骨形成和骨吸收两者之间的转换异常，骨矿化不足、缺乏或沉积过多的全身性骨病。常见骨质疏松症、骨软化病、佝偻病，骨硬化或过度钙化等疾病。

（一）骨质疏松症

骨质疏松症（osteoporosis）是一种以低骨量和骨组织微结构被破坏为特征，导致骨质脆性增加和易于骨折的全身性骨代谢性疾病。本病常见于老年人，但各年龄均可发病。根据病因可分为原发性、继发性和特发性三大类。原发性骨质疏松症指不伴有引起本病的其他疾患；继发性骨质疏松症是由各种全身性或内分泌代谢性疾病引起的骨组织量减少。

1. 原发性骨质疏松症

原发性骨质疏松症（primary osteoporosis）中退行性骨质疏松症发病率最高，其又分两型：Ⅰ型骨质疏松症（绝经后骨质疏松症）；Ⅱ型骨质疏松症（老年性骨质疏松症）。Ⅰ型骨质疏松症多见于 55～70 岁的绝经后妇女，以骨吸收增加、骨量快速丢失为其特点，主要累及松质骨。Ⅱ型骨质疏松症为男女两性与年龄相关的松质骨和皮质骨丢失，多见于 70 岁以上，骨形成减弱，骨丢失相当缓慢。

（1） Ⅰ型骨质疏松症

①发病机制：雌激素分泌不足，雌激素具有促进 CT 分泌和刺激成骨细胞、抑制破骨细胞的作用。雌激素分泌不足，CT 分泌受抑制，破骨细胞过于活跃，骨转换增加，骨吸收大于骨形成，影响骨胶原的成熟、转换和骨矿化，造成骨质疏松症。

②实验室检查：血清磷、钙、ALP 一般均在正常范围，骨形成和骨吸收的生化指标升高。患者骨代谢呈现高转换的状态，血清雌二醇明显低于绝经前的妇女。

（2） Ⅱ型骨质疏松症

①发病机制：随着年龄的增长，中老年人的成骨细胞功能衰退，导致骨吸收大于骨形成，骨量减少。目前研究显示中老年人性激素分泌减少是导致骨质疏松症的重要原因之一。另外，随着年龄的增长，身体各功能退化、消化功能降低，蛋白质、钙、磷、维生素及微量元素摄入不足，户外运动及光照减少，使维生素 D 合成降低等具有关系。

②实验室检查：血清钙、磷、ALP 一般在正常范围内，骨形成与骨吸收的生化指标均有降低倾向，血清 $1,25\text{-(OH)}_2\text{-D}_3$ 和 25-(OH)-D_3 明显下降，血清 PTH 有升高的趋势，性激素下降。

2. 继发性骨质疏松症

继发性骨质疏松症（secondary osteoporosis）指基于已知病因的骨量损失，因而其有时能预防甚至逆转。

（1） 病因：①蛋白质、钙、维生素 C 或维生素 D 等营养缺乏；②甲状旁腺功能亢进、性腺功能低下、Cushing 综合征等内分泌系统疾病；③肿瘤或占位性骨髓病变造成骨髓腔压力增加；④吸收不良、钙缺乏症、应用肝素及类固醇类药物等。

（2） 实验室检查：主要为原发病的生化异常，骨转换生化指标异常见于原发性骨质疏松症。

3. 特发性骨质疏松症

特发性骨质疏松症包括特发性青少年和特发性成人骨质疏松症，分别指青春发育期（8～14 岁）和成年女性在绝经前、男性在 60 岁前无确切病因的骨质疏松症。

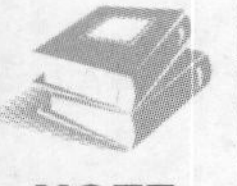

NOTE

（二）骨软化症

骨软化症（osteomalacia）是继发于骨质疏松症的疾病，是骨矿化障碍造成的慢性全身性疾病，表现为骨组织内类骨组织（即非矿化骨）增加。病变如发生在生长期的骨骼，则称佝偻病（rickets），主要见于婴幼儿，称为婴幼儿佝偻病。发生在年龄较大的儿童，为晚期佝偻病，较少见。病变如发生在骨生长已停止的成人，则称为骨软化症（osteomalacia）。两者在病因及病变方面基本相同。

1. 病因 ①维生素D缺乏：小肠疾病、肝胆疾病、胃肠切除、胰腺疾病；依赖维生素D的Ⅰ型佝偻病为一种遗传性疾病，以缺乏25-(OH)-D-1a-羟化酶为特征；依赖维生素D的Ⅱ型佝偻病也是一种遗传性疾病，以血清中1,25-$(OH)_2$-D_3异常升高为特征，与受体结合的亲和力缺乏，出现维生素抵抗。②磷酸盐缺乏：低磷血症骨软化症是佝偻病的常见类型，为X-连锁显性遗传病，以肾脏丢失磷酸盐为特征。

2. 实验室检查 血清钙和（或）磷降低、血清ALP升高、甲状旁腺激素增高，血清25-(OH)-D降低、尿钙排泄减少。

（赵荣兰）

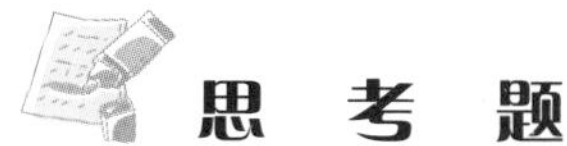

思考题

（1）本章首病例的初步诊断是什么？诊断依据是什么？
（2）除文中所给以外，你认为还需要增加哪些实验室检查项目？
（3）请运用你所学过的知识解释每项实验室检查的意义。
（4）钙、磷、镁及骨代谢紊乱的生物化学检验项目有哪些？
（5）临床常见的骨代谢异常相关疾病及其主要检查项目有哪些？

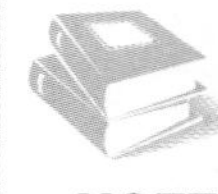

NOTE

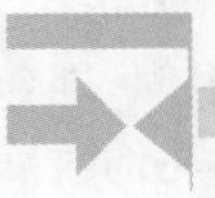

第二十章　神经及精神疾病的生物化学检验

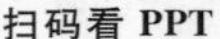

扫码看 PPT

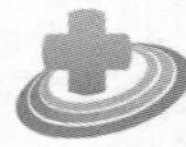

学习目标

掌握：神经及精神疾病患者的脑脊液、神经递质的检测方法与临床意义。

熟悉：帕金森病、癫痫、阿尔茨海默病的基本概念、生物化学变化和常用生物化学指标。

了解：神经及精神疾病的基因诊断方法。

病例导入

患者，男，10岁。主诉：咽痛、乏力、全身水肿2周。2周前因着凉，出现咳嗽、咽痛，自服感冒药症状缓解，但逐渐出现乏力、眼睑及双踝水肿。发病以来每日尿量约800 mL，尿中有较多白色泡沫，未见肉眼血尿。既往体健，无特殊病史。体格检查：T 37.2 ℃，P 86次/分，R 20次/分，BP 140/100 mmHg。结膜略苍白，眼睑及双踝部凹陷性水肿，心肺腹未见明显异常。双肾区轻度叩痛。

B超示双肾增大，左肾12.8 cm×5.7 cm×6.3 cm，右肾13.7 cm×5.6 cm×6.0 cm。

尿常规：尿蛋白3.0 g/L、WBC 1～3个/HP、RBC 12～25个/HP，颗粒管型0～2、透明管型0～1。C_{cr} 155.93 L/24 h，尿蛋白定量12.2 g/L。生化：TG 2.726 mmol/L，TC 8.74 mmol/L，TB 41.5 g/L，Alb 22 g/L，Glb 19.5 g/L，A/G 1.13。凝血：FIB 4.7 g/L。

神经系统是复杂而统一的电-化学信号网络。神经组织由神经元、胶质细胞及间质构成，以神经化学物质传递的方式相互作用，维持中枢神经系统的功能。任何原因引起的神经系统结构和功能的改变，或者神经系统与其他系统相互关系的不平衡，均可导致神经、精神疾病。因此，敏感可靠的生物化学检验对神经、精神疾病的临床诊疗具有非常重要的意义。

第一节　概　　述

人的神经系统具有极为复杂精细的结构和功能，包括中枢神经系统(central nervous system，CNS)和周围神经系统(peripheral nervous system，PNS)。中枢神经系统包括脑和脊髓，周围神经系统包括脑神经、脊神经和内脏神经。神经系统功能稳定依赖于神经元外在环境的恒定、神经元间的信号传递、神经生长因子和营养因子等因素。

一、神经及精神疾病的相关概念与特点

(一) 神经系统的结构与功能

1. 神经元与突触　神经系统都是由神经元(neuron)、胶质细胞与基质构成的神经组织组成。神经元数量庞大，千亿以上，是神经系统的基本结构和功能单位，主要包括树突、胞体、轴突。神经元之间以

NOTE

突触(synapse)的方式相互联系，具有感受刺激、整合信息、传导神经冲动等功能。化学突触以神经递质作为信息传递介质；电突触主要以电流传递信息。胶质细胞主要对神经元起到支持、保护、分隔与营养的作用。

2. 血脑屏障与脑脊液 中枢神经系统的化学组成与血液成分保持动态平衡。在血、脑之间有一种选择性地阻止各种物质由血入脑的“屏障”，为血脑屏障(blood-brain barrier，BBB)，由脑毛细血管内皮细胞、基膜及星形胶质细胞突起形成的血管鞘构成。内皮细胞带负电荷、薄、无窗孔，细胞之间紧密连接，很大程度上限制了蛋白质和离子的通过。血脑屏障通过对物质的选择性通透，完成血液与脑组织之间的物质交换，保证脑代谢和功能的正常运行。脑内缺氧、创伤、出血、梗死、炎症、肿瘤可使屏障破坏，通透性增强，其变化可通过脑脊液的成分改变反映出来。

脑脊液(cerebrospinal fluid，CSF)主要由脉络丛生成，充满在各脑室、蛛网膜下腔和脊髓中央管内；无色透明、弱碱性、不含红细胞，但有少数淋巴细胞，沿一定方向流动，形成脑脊液循环。分析血液和脑脊液中成分的差异，可推知屏障是否完好。正常成人脑脊液总量为100～150 mL，相对密度为1.004～1.007。每100 mL人腰椎穿刺液含脑脊液蛋白质31.3 mg或40 mg。人脑脊液除含有相较于血浆多的镁和氯外，其他成分均比血浆低。正常人的脑脊液分泌速度为0.3～0.4 mL/min。脑脊液也有脉络丛以外的来源，如脑毛细血管的离子载体介导的转运，使血浆中各生物化学组分的波动几乎不能影响脑脊液中相应组分的浓度。脑脊液具有重要的功能：①可运送营养物质至脑细胞，并带走其代谢产物。②可避免震荡时对脑的冲击，分散压力。③为脑内接触脑脊液神经元感受内环境变化的窗口，亦是其分泌激素的运输通道。④通过脑脊液循环，对调整颅内压有一定的作用。另外脑脊液还是了解血脑屏障功能状况及脑部病变的“窗口”和中枢神经系统治疗用药的途径。

(二) 中枢神经递质

神经递质(neurotransmitter)为神经元间或神经元与靶细胞(肌肉、腺细胞)间起信号传递作用的化学物质。部分递质在突触处无传递信号的功能，只对其他递质引发的效应起调制作用，称为神经调质(neuromodulator)。它们多为肽类物质，又称神经肽(neuropeptide)。单胺递质一般由相应的氨基酸代谢衍生而成。神经肽则先由基因表达生成前肽原(pre-peptide)，再经过酶切修饰成肽原(pro-peptide)和肽。当出现神经系统病变时，递质的产生、释放和受体及其相互作用会发生改变，从而导致各种疾病。

1. 主要的中枢神经递质 目前发现的中枢神经递质有数十种，根据其化学性质可分为胆碱类、儿茶酚胺类、吲哚类、氨基酸类、多肽类、气体类等(表20-1)。

表20-1 主要中枢神经递质及其功能

类 别	中枢神经递质代表物质	主要功能
胆碱类	乙酰胆碱(Ach)	能够与靶细胞膜上的N型、M型胆碱能受体结合，与感觉、运动、学习、记忆等多种功能有关
儿茶酚胺类	多巴胺(DA) 去甲肾上腺素(NE) 肾上腺素(E)	是交感神经节细胞与效应器之间重要的神经递质，参与记忆、觉醒、疼痛、精神活动
吲哚类	5-羟色胺(5-HT)	集中在脑桥的中缝核群中，一般是抑制性的，但也有兴奋性的，与睡眠、痛觉、情绪和精神活动有关
氨基酸类	谷氨酸(Glu) 天冬氨酸(Asn) γ-氨基丁酸(GABA) 甘氨酸(Gly)	前两者为兴奋性递质，与兴奋、精神分裂症和退行性病有关；后两者为抑制性递质，与精神焦虑、镇痛、兴奋有关

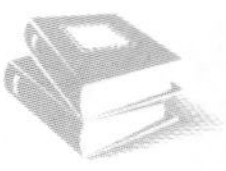

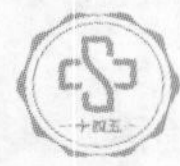

续表

类别	中枢神经递质代表物质	主要功能
多肽类	下丘脑释放激素(hypothalamic hormones) 垂体激素(pituitary hormones) 脑肠肽(brain-gut peptide) 内阿片肽(EOP) 速激肽(tachykinin)	参与应激、情绪、镇痛、催眠、免疫等多种精神调节
气体类	CO、NO、H_2S等	作为神经递质在学习、认知、记忆和神经内分泌过程中发挥作用

2. 神经递质的特点 中枢神经递质一般具有以下特征。

①主要存在于神经末梢，在大脑内分布不均；

②突触前神经元有前体物质和合成酶系，能够合成并以囊泡储存；

③刺激神经末梢时，能释放入突触间隙；

④通过突触间隙作用于突触后膜的特殊受体，发挥其生理作用；

⑤存在使这一递质失活的酶或其他环节；

⑥用递质拟似剂或受体阻断剂能加强或阻断这一递质的突触传递作用。

(三) 神经生长因子与神经营养因子

神经生长因子(nerve growth factor，NGF)是一种能诱发神经纤维从移植物(graft)延伸的因子。在携有轴突的交感神经元中，NGF先同轴突终端的受体选择性地结合，低亲和力受体即转变为高亲和力受体。NGF随即被内吞并沿轴突运送到胞体，以促进cAMP生成，诱导Na^+的流入，蛋白质磷酸化以及一系列酶促反应增强，最后轴突出现广泛的分支和功能性突触的形成。

NGF的生理功能可归纳为三方面：对神经元的早期发育具有神经营养效应；促进神经元的分化；对神经元突起分支的方向性影响。除NGF外，还从神经组织分离出一系列生长因子。神经营养因子(neurotrophic factors，NTFs)是靶细胞产生的天然蛋白质，对神经元起营养作用，通过突触成分、胶质细胞和血流到达特定神经元，与特定受体结合而发挥作用。

二、神经及精神疾病发生的生化机制

(一) 神经组织的生物化学特点

1. 糖代谢 葡萄糖是神经组织最重要和实际唯一有效的能量来源。血中正常水平的葡萄糖和通过扩散进入神经组织的少量磷酸己糖，是维持脑日常功能运转所必需的。糖代谢方式主要为有氧氧化和无氧酵解(占90%～95%)，其次为磷酸戊糖途径(占5%～10%)。

2. 脂类代谢 脂类的构成以磷脂为主，并含有较多的糖鞘脂和胆固醇。糖鞘脂为神经组织的特殊脂，主要有脑苷脂和神经节苷脂。脑脂类中大多数代谢缓慢。脑脂肪酸大部分在脑内合成，仅少量来自膳食。许多长链不饱和脂肪酸不能在脑内合成，需要依赖外源。脑内存在氧化酮体的酶系，饥饿时酮体可部分替代葡萄糖供能。

3. 蛋白质代谢 脑的蛋白总量达37%。神经组织的蛋白质一般包括一种清蛋白、数种球蛋白、核蛋白和神经角蛋白(neurokeratin)等。最近从中枢神经系统分离出几种特有蛋白质：酸性蛋白质、钙调蛋白和神经白细胞素(neuroleukin，NLK)。脑中氨基酸有血液及糖代谢转化两个来源。谷氨酸、天冬氨酸和相关的氨基酸含量较高，这与氨基酸衍生为神经递质的代谢有关。进入脑中的氨基酸可迅速被利用合成蛋白质。

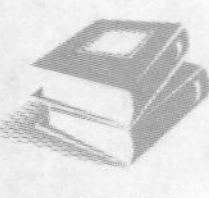
NOTE

4. 核酸代谢 脑中RNA的代谢速度随神经的功能活动程度而变化：在短期的强烈刺激之后RNA含量升高，但长期刺激后却趋于降低。脑中RNA含量随脑的特定功能细胞和区域分布不同而异。脑中 RNA 含量高反映脑的功能和代谢活跃。

5. 水和电解质代谢 中枢神经系统，Na^+-K^+-ATP 酶（即 Na^+-K^+泵）集中分布在伴有高离子流的膜区。神经元也含有 Ca^{2+} 通道、多种 Cl^- 通道和受细胞内 ATP 调节的 K^+ 通道。神经元的泵（Ca^{2+}-ATP 酶）与 Na^+-Ca^{2+} 交换系统及 Na^+-K^+ 泵协同作用，参与突触功能的调控。

6. 能量代谢 正常情况下，脑的耗氧量为 3.5 mL/(100 g 脑组织·min)，明显高于机体其他组织。脑对缺氧耐受力极差。脑内 ATP 迅速生成及迅速利用。在基础状况下，ATP/ADP 的值为 10～20，低于此比值，脑内腺苷激酶催化 2 分子 ADP 生成 1 分子 ATP 和 1 分子 AMP，增加利用的 ATP，以应急需。脑内 ATP 丰富时肌酸激酶活跃，可生成磷酸肌酸而储存能量，脑内肌酸激酶为 BB 型同工酶。

（二）神经变性及精神疾病的生物化学基础

神经系统疾病是指脑、脊髓及周围神经由于多种因素所致的疾病，简称神经病；精神疾病是以精神活动失调或紊乱为主要表现的一类疾病，简称精神病。神经元变性为各种神经病的基本病理改变，涉及多种分子及代谢的改变。分子遗传学研究揭示多种神经疾病的本质为遗传变异。神经变性病(neurodegenerative disorder)是指以神经元变性为主要病理改变的一类慢性疾病，可累及大脑、小脑、脑干和脊髓等不同部位。其特点是中枢神经系统某种或某些特定部位神经元进行性变性以至坏死，伴胞质内结构紊乱，但无炎症或异常物质堆积。其生物化学机制包括基因突变、能量代谢缺陷、自由基代谢异常、兴奋性氨基酸释放过度、异常钙离子通道开放、异常蛋白质的磷酸化和蛋白质的糖基化作用、细胞凋亡、神经营养因子缺乏等方面。

1. 基因突变 分子遗传学研究提示许多神经变性病的发生与遗传物质的改变有关。由于基因突变，参与神经元代谢、信号传导及各种功能活动的蛋白质分子结构发生改变，不能正常发挥功能，从而导致神经元变性乃至死亡。利用基因工程检测手段，发现了一些神经与精神疾病遗传缺陷的相关突变基因。如精神分裂症的相关基因染色体定位于 5q22-23 和 6p24-21，精神病的致病基因定位于 11 p 末端，阿尔茨海默病(Alzheimer disease，AD)的病理基因定位于第 1 号、14 号、21 号染色体。

2. 神经递质的异常 神经递质代谢异常和(或)其受体异常将导致神经、精神疾病。如 AD 的发病主要与乙酰胆碱代谢障碍相关；精神分裂症的发病与多巴胺代谢紊乱有关；抑郁症的发病与 5-羟色胺异常密切相关等。脑损伤时谷氨酸和天冬氨酸从神经末梢的释放增加而摄取减少，使其在突触间隙蓄积引发神经毒性作用。这是由于兴奋性氨基酸释放过度，通过对其相应受体的作用，诱导离子通道发生改变而导致的。兴奋性氨基酸(excitatory amino acid，EAA)包括了经典的谷氨酸(glutamic acid，GA)、天门冬氨酸(aspartic acid，Asp)和衍生的红藻氨酸(kainic acid，KA)、鹅膏蕈氨酸(ibotenic acid，IA)、N-甲基-D-天冬氨酸(N-methyl-D-aspartate，NMDA)等。

3. 异常钙离子通道开放 钙超载是导致细胞死亡的最后共同通路。兴奋性氨基酸释放过多时，相应受体(NMDA 受体和非 NMDA 受体)门控通道开放，Ca^{2+} 内流增加，胞质内 Ca^{2+} 浓度异常升高。受其调节的磷脂酶、蛋白酶、核酸内切酶等被激活导致膜磷脂分解、细胞骨架被破坏，细胞变性，死亡。Ca^{2+} 还可通过激活 NO 合成酶(NO synthase，NOs)，使 NO 大量产生，触发一系列对细胞造成损害的反应。钙通道的异常开放是导致脑缺血后神经元迟发性坏死的一个重要机制，与脑缺氧、中毒、水肿及惊厥的发病相关。

4. 能量代谢缺陷 在线粒体中进行的能量代谢过程有多达几十种蛋白质的参与，包括参与线粒体 DNA 复制、转录、翻译过程的蛋白质，这些蛋白质由信号肽引导转运到线粒体特定区域发挥作用。任何环节存在缺陷，都将导致线粒体功能障碍，损伤神经元。如研究发现帕金森病患者脑细胞线粒体 DNA 缺陷；亨廷顿病(Huntington disease，HD)、神经肌病和脑肌病等都与线粒体内结构损害有关。线粒体的功能障碍不仅影响能量代谢，还通过影响其他代谢对神经元造成损害。

5. 自由基分子代谢异常 自由基(free radical)是指在原子核外层轨道上带有不配对的电子。常见的自由基有超氧阴离子自由基($\cdot O_2^-$)、羟自由基($\cdot OH$)、过氧化氢自由基($\cdot H_2O_2$)。在某些精神疾病中，机体内自由基产生与清除的动态平衡受到破坏，过多的自由基不仅可直接损伤细胞和间质成分，还可触发脂质过氧化反应，生成有毒性的脂质过氧化物(LPO)，诱发蛋白氧化、水解，ATP 消耗，DNA

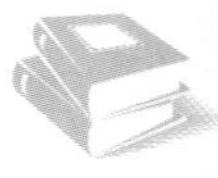
NOTE

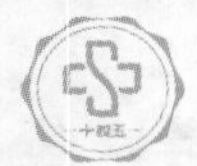

破坏等一系列连锁反应从而导致细胞损伤。自由基还可促进兴奋性氨基酸的释放，增强对神经元的毒性作用。亨廷顿病、阿尔茨海默病患者脑中自由基浓度增加；帕金森病脑黑质区的 LPO 活性增高，谷胱甘肽过氧化物酶(GSHPX)活性下降，线粒体中超氧化物歧化酶(SOD)活性降低。

6. 神经元凋亡 凋亡(apoptosis)是指经一定途径启动细胞内固有程序而发生的死亡，是一个主动耗能的自杀过程。其主要特征有细胞皱缩，膜泡状化，染色质浓缩形成小体和 DNA 片段化，用形态学和生物化学电泳的方法可对凋亡进行鉴定。一般由细胞外因子作用于受体并通过第二信使将信号传入胞内而启动凋亡程序。调控凋亡程序的基因主要有 bax、p53(促进)和 pcl-2、pRb(对抗)。研究表明脑缺血引起的迟发性死亡以凋亡为主。

另外，神经营养因子缺乏、神经内分泌改变、微量元素与环境因素、药物依赖性作用等，对神经及精神疾病的发生也会产生影响。

知识链接

细胞凋亡

细胞凋亡(apoptosis)是细胞的一种生理性、主动性的“自觉自杀行为”，是生物体内细胞在特定的内源和外源信号的诱导下，其死亡途径被激活，并在有关基因的调控下发生的程序性死亡过程。细胞凋亡意指细胞的死亡犹如秋天的树叶或花瓣凋落的死亡方式，1973 年 Kerr 和 Wyllin 最先提出这一概念。细胞凋亡的过程大致可分为以下几个阶段：接受凋亡信号→凋亡调控分子间的相互作用→蛋白水解酶的活化(caspase)→进入连续反应过程。坏死性凋亡(necroptosis)是一种“受控”的死亡类型，不依赖于半胱氨酸家族蛋白酶活化的途径，在这些类型的细胞死亡中，细胞会破裂，细胞内容物被释放。它在向细胞下达死亡指令的同时，刺激产生炎症反应让免疫系统知道出现了一些问题。然而，当这一细胞死亡信号通路开始失控时，它可以导致炎症性疾病。

第二节　主要神经及精神疾病的生物化学变化

神经系统疾病的诊断主要通过临床症状结合实验室检查进行，其中生物化学检验可为某些神经及精神疾病的诊断提供有价值的依据。

一、帕金森病

帕金森病(Parkinson disease，PD)1917 年由英国医生 James Parkinson 首次报道，是常见的老年性锥体外系疾病。PD 患者的主要临床特征是静止性震颤、肌强直、随意运动减慢和姿势反射障碍；病理变化主要是由于黑质等部位的多巴胺能神经元受损，致使黑质-纹状体通路多巴胺水平下降。该病的危害严重，发病率高，占变性病的第二位，50 岁以上人群约有 1%受累，60 岁以上可达 2%。发病机制目前认为是与氧化应激、谷氨酸毒性、线粒体功能缺陷及遗传因素等有关。

(一) 生物化学变化

1. 神经递质的代谢变化 PD 患者可见黑质-纹状体中神经元退变和消失。PD 患者多巴胺(dopamine，DA)释放减少，Ach 的功能相对占优势，破坏了抑制性的 DA 和兴奋性的 Ach 之间的功能平衡机制。PD 的发生与 5-羟色胺(5-HT)组胺系统平衡失调有关，PD 患者的 5-HT 减少而组胺相对增多，应用 5-HT 前体 5-羟色氨酸或抗组胺药物可治疗 PD。此外，PD 患者这些部位中的 GABA 含量减少，可能与小神经元缺失有关。

2. 分子生物学变化 PARK1～PARK10 等 10 个单基因与该病的发生有关。其中 3 个基因产物与家族性 PD 有关，分别是 α-synuclein(PARK1)、parkin(PARK2)和泛素蛋白 C 末端羟化酶-L1(PARK5)均参与 Lewy 小体的形成，在 PD 的发病过程中扮演重要的角色。PARK1 起着整合突触前信

NOTE

号和膜囊泡转运的作用，与神经元的可塑性有关。用 α-synuclein 抗体染色法检查可见 Lewy 小体呈强阳性。PARK2 正常基因产物为 Parkin，是一种 465 个氨基酸组成的蛋白，在 N 末端含有泛素样(ubiquitin-like)结构域。

（二）生物化学指标

1. 多巴胺与高香草酸 DA 为抑制性神经递质，当脑内多巴胺能神经元减少 60%～80%时或者多巴胺含量降至正常的 30%时，就会有帕金森病的症状出现。多巴胺代谢的终产物主要是高香草酸(4-羟基-3-甲氧基苯乙酸)(homovanillic acid，HVA)。PD 患者脑脊液中 HVA 含量较低，尿中 HVA 的排泄量也减少。黑质胞体和纤维的缺失愈严重，酶活性和 HVA 的改变也愈明显。因此，测定 HVA 能间接反映脑内多巴胺含量的变化。

2. 5-羟色胺与 5-羟吲哚乙酸 5-羟色胺(5-hydroxytryptamine，5-HT)为抑制性神经递质，其代谢终产物主要是 5-羟吲哚乙酸(5-HIAA)。PD 患者脑脊液中 5-羟色胺的代谢产物含量降低。去甲肾上腺素、5-羟色胺和多巴胺同属单胺类神经递质，有着相似的酶系统。在帕金森病累及多巴胺系统时，去甲肾上腺素及其主要代谢产物 HVA 也可能受到不同程度的影响。

二、癫痫

癫痫(epilepsy)是大脑神经元突发性异常放电，导致大脑短暂性功能障碍的一种慢性疾病。由于神经元异常放电所涉及的部位不同，可表现为发作性运动、感觉、自主神经、意识及精神障碍。临床症状主要表现为全身强直阵挛性发作，少数表现为短暂的呆愣、意识模糊、流口水等。

（一）生物化学变化

1. 惊厥与脑损伤 癫痫发作无疑会导致脑组织的损伤。动物实验发现，脑组织中海马区段的锥体细胞对惊厥的影响比较敏感，在多次被刺激而重复地去极化以后，往往会出现细胞坏死。含有不同神经递质或调质的神经元对惊厥的反应存在差别，如 GABA 能中间神经元对于惊厥很不敏感，而含生长抑素的中间神经元就非常敏感。

2. 内质网应激与脑损伤 内质网是钙储存调节和蛋白加工的主要场所，各种细胞内外环境的改变如缺血缺氧、低血糖、Ca^{2+}紊乱等，均可诱发内质网(ERS)应激。正常情况下，ERS 可通过自身的适应性保护通路和凋亡通路直接影响应激细胞的转归。癫痫发作出现惊厥时，脑组织内出现的多种病理生理变化会破坏自身的适应性保护机制，激活 ERS 启动神经元程序性死亡，最终导致神经元大量凋亡，出现脑损伤。

3. 氧化应激与线粒体损伤 线粒体既是癫痫发作后自由基的重要生产场所，又是氧化应激损伤的靶点。在细胞能量代谢、细胞死亡调控、神经递质合成、脂肪酸氧化等过程中发挥重要的作用。线粒体在氧化磷酸化过程中可产生一定量的自由基，与生物体内抗氧化防御体系维持动态平衡。若该平衡被破坏，线粒体损伤可引起一系列的细胞功能障碍，参与癫痫的发生、发展过程，或者通过多种途径诱导细胞凋亡，增加癫痫易感性。

（二）生物化学指标

1. 髓鞘碱性蛋白 髓鞘碱性蛋白(myelin basic protein，MBP)是组成髓鞘的主要蛋白，脑实质髓鞘结构损伤时，释放至脑脊液中导致 MBP 增高。若病变累及血脑屏障时，血清 MBP 亦增高。MBP 含量的检测可作为全身性癫痫预后评估的一项生物化学指标。在急性脱髓鞘病变，急性颅脑损伤、脑缺氧综合征、脑炎、急性脑血管病、脑积水、颅内占位等疾病的 CSF 和血清 MBP 含量升高。通过检测 CSF 和血清 MBP 的含量，了解小儿全身性癫痫是否引致髓鞘和血脑屏障的破坏。小儿全身性癫痫发作可导致 GSF 和血清 MBP 升高，提示大脑器质性损伤和血脑屏障的破坏。

2. 神经元特异性烯醇化酶 神经元特异性烯醇化酶(neuron specific enolase，NSE)是一种可靠的、易测定的高特异性神经元损伤标志物。NSE 是糖酵解途径中烯醇化酶的一种同工酶，特异性存在于神经元和神经内分泌细胞胞质中。在严重而持久的全身性惊厥性癫痫状态后，神经功能损害，测定血清或

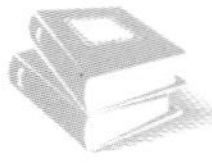
NOTE

脑脊液中 NSE 值可作为评价脑损害的生化指标。对有 EEG 异常的癫痫患者，可在抗癫痫治疗的随访中测定 NSE 值以指导治疗。

三、阿尔茨海默病

阿尔茨海默病(Alzheimer disease，AD)是最常见的中枢神经系统慢性退行性疾病，以成年发作，慢性进行性的痴呆，并伴有弥漫性脑萎缩为特征。发病机制与遗传因素和中枢神经递质的广泛缺失，淀粉样蛋白、神经节苷脂、神经生长因子等代谢异常有关。典型临床病程为 8～10 年。

(一) 生物化学变化

早发型家族性 AD 常携有 PSEN1，PSEN2 或 APP 的突变。患者大脑皮质和脑脊液中的生长抑素含量显著减少，加压素(VP)或精氨酸加压素(AVP)含量下降。催产素是加压素功能的拮抗剂，对记忆巩固过程有抑制作用。阿尔茨海默病患者海马的催产素含量增高，加压素-催产素系统平衡明显失调，使老年性痴呆患者的学习和记忆过程障碍加重。

(二) 生物化学指标

1. 乙酰胆碱酯酶 AD 患者脑中胆碱能神经元减少或胆碱代谢紊乱，进而导致脑脊液中乙酰胆碱酯酶(AchE)活性显著降低。AchE 是 AD 患者脑脊液中的主要胆碱酯酶，也是观察胆碱能神经元功能的另一重要指标。患者大脑皮质和海马中 AchE 活性可降至正常同龄者的 35%～40%，这可能与智力损害有关。

2. β-淀粉样蛋白 β-淀粉样蛋白(β-amyloid protein)是由 40～42 个氨基酸构成的多肽。从神经炎斑中分离的淀粉样蛋白与 AD 患者脑血管斑分离的 β-蛋白属同系物。通过分子杂交技术对人脑 cDNA 基因文库进行筛选，定位 β-淀粉样前体蛋白(β-amyloid precursor protein，APP)基因于人类第 21 号染色体上。β-淀粉样蛋白是淀粉样前体蛋白的一种亚单位，它们同受一个宿主基因编码。21 号染色体 APP 基因的突变，致表达异常的 APP 经 γ-分泌酶裂解能产生加长型的淀粉样变 β 肽；或由于 14(1)号染色体 PSEN1(2)的基因突变，表达早老蛋白异常，致使对 γ-分泌酶调节异常从而产生异常 Aβ 片段，Aβ 沉积于神经元表面，其毒性作用致细胞内 Ca^{2+} 浓度升高，Ca^{2+} 经过 Ca^{2+} 依赖的蛋白激酶途径，使 tau 蛋白磷酸化、Aβ 沉积，逐步形成淀粉样变斑块和神经纤维缠结。最终导致神经元的变性、死亡，产生 AD 的各种临床表现。

四、其他

精神分裂症的发生与脑内某些部位内多巴受能活动过度有关。未经治疗的精神分裂症患者血浆 DA 代谢产物 HVA 升高，其 HVA 浓度与患者的阳性症状及治疗反应呈正相关，而精神分裂症患者外周多巴胺 β 羟化酶(dopamine-β-hydroxylase，DβH)及单胺氧化酶(monoamine oxidase，MAO)活性降低，可能为精神疾病易感性的一种遗传标志。

亨廷顿病(Huntington disease，HD)是以进行性的运动、认知和精神障碍为特征的疾病。具有家族遗传性，突变基因定位于 4 号染色体。基因正常编码产物为亨廷顿蛋白，突变为基因 5′端存在 CAG(编码谷氨酸)三核苷酸的重复扩展异常增多。组织病理改变有新纹状体神经元受损严重，以中型的中间神经元和纹状体向苍白球或黑质投射的棘状神经元损害最为严重。

多发性硬化症(multiple sclerosis，MS)是以中枢神经系统白质脱髓鞘病变为特点，遗传易感个体与环境因素作用发生的自身免疫性疾病。MS 是中枢神经系统脱髓鞘疾病中最常见、最主要的疾病。发病与机体自身免疫反应、病毒感染、遗传因素和环境因素等有关。临床生物化学检验可采用腰穿 CSF 检查，结果可发现压力多正常，蛋白质含量增高，以球蛋白为主。

脑卒中(stroke)是一种突然起病的脑血液循环障碍性疾病，又叫脑血管意外，是指脑血管疾病患者因各种诱发因素引起脑内动脉狭窄、闭塞或破裂，造成急性脑血液循环障碍，临床上表现为一过性或永久性脑功能障碍的症状和体征。脑卒中分为缺血性脑卒中和出血性脑卒中。发病与脑血管形态结构受损、血流动力学异常、血液成分改变及血液黏滞度增加有关。

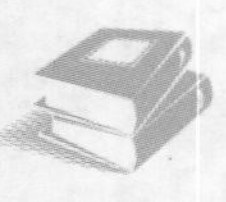

NOTE

第三节　生物化学检验项目在神经及精神疾病诊治中的应用

近年来，随着神经生物学、分子生物学、基因工程等学科的快速发展，神经及精神疾病的分子机制日益清楚，其分子生物诊断技术和方法逐步应用于临床。临床生物化学检查对某些神经或精神疾病的诊断可提供有价值的依据，其测定的标本常采用脑脊液。检测的内容多为蛋白质、酶类、神经递质和其他代谢产物，有时也可检测血清或尿液中的生物化学物质的变化。

一、脑脊液检测

脑脊液是一种透明的无色液体，由于血脑屏障的存在，其与血浆成分有所不同，但脑脊液不是血浆的简单过滤液。其含有少量细胞，相对密度为 1.004～1.007，脑脊液中蛋白质含量极微，仅为 200～400 mg/L，葡萄糖的含量也仅为血糖的 60%～70%，即 2.5～4.4 mmol/L。正常人的脑脊液分泌速度为 0.3～0.4 mL/min，每天产生 600～700 mL，脑脊液的转换率为每天 4～5 次，脑脊液的这种转换对维持中枢神经系统内环境稳定具有重要的作用。检测脑脊液成分可辅助判断血脑屏障的功能状况及引起改变的中枢神经系统疾病的情况。不同情况下对脑脊液检测策略不同，通过脑脊液的一般辅助检查可对疾病作出初步判断。脑脊液常规生化检查包括蛋白质、葡萄糖、氯化物、乳酸测定等（表 20-2）。

表 20-2　脑脊液常规生物化学检测方法、参考值范围及临床意义

检测项目	检测方法	参考值范围	临床意义
总蛋白	双缩脲法	成人 150～450 mg/L	增高：脑炎、外伤、肿瘤等 降低：甲亢、颅内压升高
β_2微球蛋白 （β_2-MG）	RIA	(1.95±3.7)mg/L	增高：中枢神经系统感染、肿瘤，自身免疫病
髓鞘碱性蛋白（MBP）	RIA、ELISA	＜4 μg/L	增高：多发性硬化症、神经性梅毒、脑血管意外、脑外伤
葡萄糖	葡萄糖氧化酶法	婴儿 3.9～5.0 mmol/L 儿童 3.1～4.4 mmol/L 成人 2.5～4.4 mmol/L	升高：糖尿病，血性脑脊液，脑干急性外伤或中毒 降低：细菌感染、真菌感染、脑膜癌、恶性肿瘤
氯化物	电极分析法	婴儿 110～122 mmol/L 儿童 111～123 mmol/L 成人 118～130 mmol/L	升高：慢性肾功能不全、肾炎、尿毒症 降低：细菌性感染，血氧降低
乳酸	分光光度法	1.0～2.8 mmol/L	升高：化脓性或结核性脑膜炎、脑血流量明显减少

（一）脑脊液蛋白质检测

1. 总蛋白检测

【测定方法】　双缩脲法、考马斯亮蓝法、邻苯三酚红钼络合法等。

【参考区间】　腰池液为 150～450 mg/L，脑池液为 100～250 mg/L，脑室液为 50～150 mg/L。CSF 蛋白总量随年龄增长而增加，但新生儿较高，为 1 g/L，早产儿可高达 2 g/L。

【临床意义】　正常成人超过 450 mg/L，一般是病理性的增高。化脓性脑膜炎、流行性脑膜炎蛋白质含量为 3～6.5 g/L；结核性脑膜炎刺激症状期蛋白质含量为 0.3～2.0 g/L，压迫症状期蛋白质含量为 1.9～7 g/L，麻痹期蛋白质含量为 0.5～6.5 g/L；脑炎蛋白质含量为 0.5～3.0 g/L。引起脑脊液循

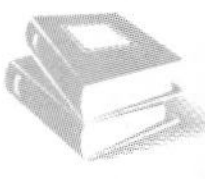

NOTE

环梗阻的疾病，如脊髓蛛网膜炎与脊髓肿瘤等，其蛋白质含量可在1.0 g/L以上；脑软化、肿瘤、退行性病变等，脑脊液蛋白质含量可增至0.25～0.8 g/L。

2. 蛋白指数 清蛋白指数＝(CSF清蛋白mg/L)/(血清清蛋白g/dL)；当指数＜9时，血脑屏障无损害；若指数为9～14，轻度损害；指数为15～30，中度损害；指数为31～100，严重损害；指数＞100，屏障完全崩溃。IgG和清蛋白比率＝(CSF中IgG mg/dL)/(CSF中清蛋白mg/dL)；对脱髓鞘疾病诊断有一定价值。70％多发性硬化症病例指数＞0.27。免疫球蛋白指数＝(CSF中IgG mg/dL×血清清蛋白g/dL)/(CSF中清蛋白mg/dL×血清IgG g/dL)；参考范围：0.30～0.77。指数＞0.77，表明鞘内IgG合成增加，90％以上多发性硬化症病例指数＞0.77。

3. 脑脊液蛋白质电泳 采用高灵敏度的聚丙烯酰胺凝胶电泳或等电聚焦电泳，能更准确地分析脑脊液蛋白的成分变化，协助诊断精神疾病。在γ-球蛋白区域有时会出现寡克隆区带(oligoclone)，在γ-球蛋白区带中出现的不连续的、一般在外周血不能见到的区带，该区带是神经系统内部能合成IgG的标志，在95％多发性硬化症患者中比IgG的增加发生早，有重要的协助诊断价值，但阳性也可见于急性感染性多发性神经炎、视神经炎、浆液性脑膜炎中。对脑脊液免疫球蛋白进一步分析测定，IgG为10～40 mg/L，IgA为0～6 mg/L，IgM为0～13 mg/L，而IgE极少量。IgG增高常见于神经性梅毒、化脓性脑膜炎、结核性脑膜炎、病毒性脑膜炎、小舞蹈病、神经系统肿瘤；IgA增高常见于化脓性脑膜炎、结核性脑膜炎、病毒性脑膜炎、肿瘤等；IgE增高常见于脑寄生虫病等。正常成人脑脊液的电泳成分主要包括前清蛋白、清蛋白、α_1-球蛋白、β-球蛋白及γ-球蛋白，其变化的临床意义见表20-3。

表20-3 脑脊液蛋白质电泳成分及临床意义

蛋白质成分	脑脊液	血清	临床意义
前清蛋白	2％～6％	0	增高：脑积水、脑外伤、脑萎缩及中枢神经系统退行性病变 降低：脑内炎性疾病
清蛋白	44％～62％	56％	增高：椎管阻塞、脑血管疾病及脑肿瘤 降低：脑外伤
α_1-球蛋白	4％～8％	4.5％	增高：中枢神经系统感染
β-球蛋白	13％～26％	12％	增高：肌萎缩及退行性病变
γ-球蛋白	6％～13％	18％	增高：脱髓鞘病变及感染

4. 特异性蛋白质检测 脑脊液中存在一些神经系统特异性蛋白，这些蛋白有时也可以释放入血，作为神经及精神疾病检测的指标。这些特异蛋白主要包括以下几种。

(1) β-淀粉样蛋白(amyloid-β，Aβ)：测定脑脊液或血清中的Aβ水平对AD的诊断有重要价值。Aβ为阿尔茨海默病老年斑的主要成分，是引起痴呆和神经元凋亡的主要原因，同时也参与了脑血管损伤的过程。

【测定方法】 采用双抗体夹心酶联免疫吸附试验和放射免疫分析法检测。

【参考区间】 (40.5±5.5)ng/L。

【临床意义】 神经元中β-淀粉样蛋白的聚积可激发老年性痴呆患者的记忆减退，脑脊液中该蛋白的升高对阿尔茨海默病的诊断有重要价值，颅脑外伤亦出现β-淀粉样蛋白升高。

(2) S100蛋白：一种酸性的钙离子结合蛋白。由α、β两种亚基组成，形成S100αα、S100αβ及S100ββ三种组合体。S100αβ与S100ββ通常统称为S100β。在哺乳动物的中枢神经系统中，S100蛋白主要由神经胶质细胞合成和分泌，特别是星形胶质细胞和少突胶质细胞。

【测定方法】 S100蛋白测定主要有基于非竞争性结合反应的免疫放射测定法(IRMA法)、基于竞争性结合反应的免疫放射测定法(RIA法)和荧光免疫测定法(FIA法)三种，以FIA法灵敏度高，应用较广。

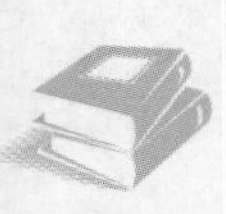

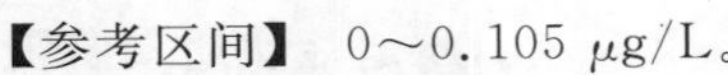
【参考区间】 0～0.105 μg/L。

【临床意义】 升高见于缺血缺氧性脑损伤、脑卒中、脑栓塞、恶性黑色素瘤、肾癌、心肌梗死等。

(3) β_2微球蛋白：

【测定方法】 ELISA法。

【参考区间】 (11.5±37)mg/L。

【临床意义】 当颅内感染、癫痫、肿瘤、脑梗死、格林-巴利综合征等疾病时可见β_2-MG含量升高。

(4) tau蛋白：一种重要的微管相关蛋白，对微管的构成和保持稳定起着关键的作用。当tau蛋白发生高度磷酸化、异常糖基化、异常糖化以及泛素蛋白化时，tau蛋白失去对微管的稳定作用，神经纤维退化，功能丧失。CSF中的tau蛋白主要来自坏死的神经细胞。

【测定方法】 采用双抗体夹心酶联免疫吸附试验检测。

【参考区间】 0.2～10 ng。

【临床意义】 AD患者和其他各种原因引起的痴呆患者CSF中tau蛋白均明显升高，但AD患者比其他原因引起的痴呆病例升高更加明显，表明tau蛋白是中枢神经系统神经元变性的一个敏感指标，可用于痴呆的诊断和鉴别。tau蛋白和谷草转氨酶(AST)联合检测可提高对AD的诊断特异性。

(5) 脑脊液中的其他蛋白：神经胶质纤维酸性蛋白(glial fibrillary acidic protein，GFAP)是存在于星形神经胶质细胞和施万细胞中并起支撑作用的一种组织蛋白。在阿尔茨海默病、脊髓空洞症、神经胶质瘤、星形细胞病及血管性疾病中会增加。髓鞘碱性蛋白是脊椎动物中枢神经系统少突细胞和周围神经系统施万细胞合成的一种强碱性膜蛋白。多发性硬化症患者和髓鞘损伤性疾病患者，脑脊液中MBP多升高。

(二) 脑脊液酶类检测

正常人由于血脑屏障完整，脑脊液内酶浓度比血清内酶浓度低；当颅脑损伤，颅内发生肿瘤或脑缺氧、血脑屏障破坏、细胞膜通透性改变时，脑脊液内酶量增加，且不受蛋白总量、糖含量及细胞数的影响；主要与脑细胞坏死程度和细胞膜的损害程度有关。测定脑脊液中的酶活性或质量可以反映中枢神经系统疾病的严重程度。其中有些酶在神经系统病变中具有特异性，而另一些酶则在多种神经、精神疾病中表现异常。常用于测定的脑脊液酶类有转氨酶(ALT、AST)、乳酸脱氢酶(LDH)、溶菌酶(lysozyme)、核糖核酸酶(RNase)、胆碱酯酶(AchE)、多巴胺-β-羟化酶(DβH)、酸性磷酸酶(ACP)等十多种，其中LDH在恶性肿瘤和细菌性脑膜炎时要较良性肿瘤和病毒性脑膜炎时增高明显，有一定的鉴别诊断价值，也能反映病情的严重程度。溶菌酶的变化与蛋白、糖、白细胞尤其中性粒细胞的关系密切，在化脓性、结核性和病毒性脑膜炎中含量分别不同，且不受药物治疗影响，对鉴别和判断脑膜炎的性质有较大价值，见表20-4。

表 20-4 脑脊液中主要酶类检测的方法、参考区间及临床意义

检测酶类	检测方法	参考区间	临床意义
天冬氨酸氨基转移酶(AST)	连续监测法	5～22 U/L	增高：脑梗死、脑萎缩、急性颅脑损伤、中毒性脑病、脑转移瘤、痴呆、癫痫
肌酸激酶(CK)	连续监测法	0～8 U/L	增高：脑膜炎、脑积水、癫痫
乳酸脱氢酶(LD)	连续监测法	<20 U/L	增高：脑膜炎、脑肿瘤、脑外伤
LD同工酶	琼脂糖电泳	LD1：(27.2 ±1.1)% LD2：(27.0 ±0.9)% LD3：(23.8 ±0.8)% LD4：(17.6 ±1.5)% LD5：(2.4 ±0.8)%	LD1、LD2升高为主：病毒性脑膜炎 LD4、LD5升高为主：细菌性脑膜炎

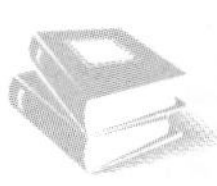

NOTE

续表

检测酶类	检测方法	参考区间	临床意义
神经元特异性烯醇化酶(NSE)	酶活性:连续监测法 酶含量:ELISA 法	酶含量<10 ng/mL	脑梗死、脑肿瘤、癫痫和脑外伤时脑脊液和血清中 NSE 值均升高

二、神经递质检测

神经递质对中枢神经系统功能及人的精神活动起着重要的作用,某些神经系统的疾病及精神疾病可表现出神经递质代谢的变化,临床上神经递质及其代谢产物的检测对其诊断具有一定的意义。临床常用于检测神经、精神疾病的神经递质主要分为三类:生物胺、氨基酸与肽类。生物胺类递质常检测 5-羟色胺(5-HT)及其代谢终产物 5-羟基吲哚乙酸(5-HIAA)、多巴胺(DA)及其代谢终产物 3-甲氧基-4-羟基乙酸(HVA);氨基酸类常检测抑制性递质 γ-氨基丁酸(GABA)及兴奋性递质谷氨酸、天冬氨酸及半胱氨酸;肽类递质主要检测 β-内啡肽(β-EP)、P 物质及胆囊收缩素(CCK)等,见表 20-5。

表 20-5　脑脊液中常用神经递质的检测方法、参考区间及临床意义

检测递质	检测方法	参考区间	临床意义
5-HT	HPLC	(0.88±0.07)μmol/L	增高:颅脑外伤与脑血管疾病 降低:帕金森病,癫痫,精神分裂症
5-HIAA	HPLC	(0.44±0.13)μmol/L	增高:外伤 降低:精神发育迟滞,PD 及精神抑郁症
DA	HPLC、电化学法	(2.19±0.60)μmol/L	增高:精神分裂症 降低:帕金森病,癫痫
HVA	HPLC	(1.73±0.30)μmol/L	增高:精神分裂症 降低:帕金森病,癫痫
β-EP	RIA、ELISA	(196±18)mg/L	增高:精神分裂症,躁狂症 降低:AD
P 物质	RIA	(160±14)mg/L	增高:精神抑郁症 降低:AD

三、基因诊断

随着人类基因组计划的完成及高通量测序技术的普遍应用,我们开始从基因水平认识与理解疾病的发生和发展规律,从而形成新的诊断方法和个体化的治疗措施,以至可以从基因水平对神经系统相关的遗传病进行早期的预测和预防。1983 年 Gusella 等人从噬菌体载体克隆的人类 DNA 随机片段中发现了位于第四对染色体上的亨廷顿病缺陷基因,这是人类第一次仅仅应用 DNA 标志的连锁分析将一种遗传病的缺陷基因进行定位,并应用于临床诊断。HD 基因定位于染色体 4p16,包含 67 个外显子,全长度超过 200 kb。1991 年 Goate 通过 PCR 方法扩增 APP 基因,进行核苷酸序列分析,发现第 17 个外显子的第 2149 碱基对的位点发生 C→T 替换,使蛋白质多肽链的第 717 位点氨基酸发生 Val→Ile,并且突变形成了一个新的限制性内切酶位点,此位点可检测阿尔茨海默病患者 APP 基因的突变,并作为基因诊断。早发型家族性 AD(Early-Onset Familial AD,EOFAD):致病基因 AD1、AD3 和 AD4,为常染色体显性遗传。三种亚型的比例中,AD3 为 20%～70%,AD1 为 10%～15%,AD4 较罕见。用假肥大型肌营养不良(DMD)基因的 cDNA 克隆检测患者,证实 DMD 患者中有 65%以上有缺失突变,5%有复制性突变,30%没有基因缺失,后者可利用 PCR 方法扩增 DMD 基因内部多态性位点及 DMD 基因 3′端小卫星的 DNA(-CACA-)后,再用 RFLP 分析可检测出携带者以及进行产前诊断。

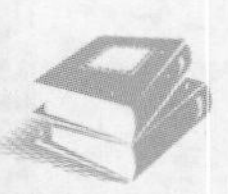

NOTE

精神分裂症的分子遗传学研究是精神疾病基因诊断研究的另一个热点。根据系统的家谱调查和血缘分析，证明精神分裂症有显著的遗传倾向，推测遗传方式主要有单基因和多基因两种。精神分裂症的基因定位尚无定论，有研究发现染色体 5q11.2-13.3 片段的三体与精神分裂症的发生有关。利用蛋白芯片检测发现精神分裂症患者与对照组血清蛋白指纹图谱有 15 个差异表达的蛋白质荷比峰，筛选出其中 6 个有明显表达差异的标志蛋白，利用它们特异的质荷比，可以建立人工神经网络诊断模型，对精神分裂症的诊断灵敏度和特异性分别为 95.0%和 95.8%。但其遗传性在病理学上是相对而不是绝对的，临床上并不都是绝对的遗传性精神病。

目前，用基因诊断的神经性疾病还有苯丙酮尿症、亨廷顿病、阿尔茨海默病、线粒体肌病和脑肌病、遗传性共济失调、神经肌肉病、神经纤维瘤病、癫痫、X-连锁智力障碍及肝豆状核变性等，其检查方法常用分子杂交、RFLP 及 PCR 等技术。传统的基因检测手段（如 Sanger 测序等）由于检测技术和检测效率的限制，已难以满足当前分子遗传学领域高通量测序的发展要求。二代测序平台（NGS）的建立标志着测序技术已进入了高通量的新时代。NGS 克服了 Sanger 测序在应用范围和应用成本上的种种不足，具有更高的性价比及临床应用价值。

（葛顺）

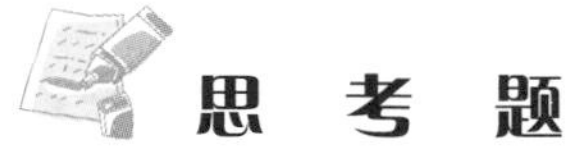

思考题

(1) 本章首病例的初步诊断是什么？诊断依据是什么？
(2) 何谓血脑屏障？其具有哪些结构特点？
(3) 简述神经系统疾病常用的实验室诊断方法。
(4) 脑脊液中常用的神经递质检测方法及临床意义有哪些？
(5) 脑脊液中蛋白质和特殊酶有哪些方法测定？临床意义有哪些？

NOTE

第二十一章　妊娠及新生儿的生物化学检验

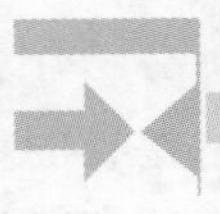

扫码看 PPT

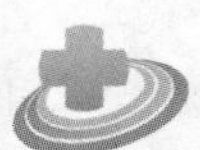

学习目标

掌握：妊娠疾病相关的重要生物化学检验指标，特别是人绒毛膜促性腺激素、甲胎蛋白等；胎儿肺成熟度评价指标。常见遗传病如神经管缺陷、唐氏综合征的产前诊断及常见遗传代谢性疾病如苯丙酮尿症、先天性甲状腺功能减低的筛查方法。

熟悉：正常妊娠的生物化学改变，胎盘激素的种类和作用，羊水分析的临床意义及新生儿筛查的内容。

了解：产前筛查的目的及意义，新生儿疾病筛查原则及筛查方法的应用。

病例导入

病例 1：

患者，女，28 岁，因下腹剧痛 2 h，伴头昏、恶心，于 2001 年 12 月 5 日急诊入院。患者平素月经规律，4～5 d/35 d，量多，无痛经，末次月经发生于 2001 年 10 月 17 日，于 11 月 20 日开始出现阴道出血，量较少，色暗且淋漓不尽，4 天来常感头昏、乏力及小腹痛；2 天前曾到某中医门诊诊治，服中药调理后阴道出血量增多，但仍少于平时月经量。2001 年 12 月 5 日晨突感下腹痛，肛门下坠，难以忍受，伴有大汗、头昏、乏力，休息后稍缓解。12 月 5 日 14:00 又感到下腹剧痛、下坠，头昏，并曾在厕所晕倒，遂来院急诊，于 12 月 5 日 16:00 收入院。月经 14 岁初潮，4～5 d/35 d，无痛经。25 岁结婚，孕 2 产 1，末次分娩在 3 年前，戴避孕环 2.5 年。

妇科检查：外阴有血迹，阴道通畅，宫颈光滑，抬举痛(＋)，子宫前位，正常大小，稍软，可活动，轻压痛，子宫左后方可探及 8 cm×6 cm×6 cm 的不规则包块，压痛明显，右侧(－)后方凹陷不饱满。B 超：可见宫内避孕环，子宫左后方可探及 7.8 cm×6.6 cm 囊性包块，形状不规则，无包膜反射，后陷凹有液性暗区。

实验室检查：血红蛋白 90 g/L，白细胞 10.8×10^9/L，血小板 94.5×10^9/L，尿妊娠试验(±)，血清 β-hCG 543 ng/mL。

临床诊断：异位妊娠。

病例 2：

患者，女，36 岁，怀孕 14 周，身高 165 cm，进行例行产前优生优育检查。

母体血清筛查：游离 β-hCG 57.30 ng/mL，MoM 值 3.44；AFP 25.30 U/mL，MoM 值 0.58。开放性神经管缺陷：低风险；21-三体综合征风险度：1/160；18-三体综合征：低风险。胎儿染色体核型分析：47,XY,+21[2]/46,XY[68]。

病例 3：

患儿，男，1 岁 4 个月，因躁动、点头样动作、四肢无力 6 个月余入院。患儿是 G1P1，足月顺产，出生体重 3500 g，出生时无抢救病史，皮肤颜色红润，头发黑、分布均匀。出生后 6 个月前纯母乳喂养，生长发育正常。6 个月以后增加辅助饮食，以牛奶为主。查体：T 36.7 ℃，P 120 次/分，R 36 次/分，躁动不安，频繁点头，行为异常。头发稀疏，为棕黄色，皮肤白皙，颈

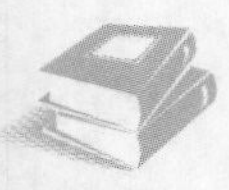

NOTE

软，心、肺未发现异常，肝、脾未触及。四肢肌张力降低，不能扶持站立。智能发育落后，其尿有鼠尿霉臭味。头颅 CT 无异常，EEG 轻度异常。

实验室检查：血尿遗传代谢病筛查，班氏尿糖定性反应(+)，$FeCl_3$ 反应(+)，二硝基苯肼反应(+)，血浆苯丙氨酸为 0.96 mmol/L，血钙、血磷、碱性磷酸酶测定异常。

妊娠(pregnancy)是胚胎或胎儿在母体内发育成长的过程，属于生理现象。妊娠过程包括胚胎与母体的相互作用及胎儿的生长发育，母体在妊娠过程中发生一系列生物化学变化，临床上通过检测孕妇血液、尿液及羊水、脐血等标本中妊娠相关的实验室指标，除对正常妊娠及各种妊娠并发症作出诊断以外，还能及时了解胎儿在子宫内的发育成熟状态，并对胎儿罹患遗传性疾病的风险作出评估。近年来，随着检测技术的发展，临床实验室在妊娠监测及妊娠相关疾病的诊断方面发挥着越来越重要的作用。

第一节 妊娠的生物化学检验

妊娠期间，为了满足胎儿生长发育的需要，母体各器官、系统均发生一系列适应性改变，本节通过介绍胚胎和胎儿的生长发育、妊娠中胎盘和羊水的组成及作用、妊娠母体及胎儿的生物化学变化，帮助了解实验室检查在妊娠过程监护及妊娠疾病诊断中的作用。

一、正常妊娠的生物化学特征

（一）胚胎和胎儿的发育

卵子受精是妊娠的开始，胎儿及其附属物从母体排出是妊娠的终止。临床上从末次正常月经(the last normal menstrual period，LMP)第一天算起，正常人类妊娠平均持续 40 周左右，分为 3 个时期，妊娠 12 周以前为早期妊娠，第 13～27 周为中期妊娠，第 28 周及以后称晚期妊娠。胎儿的预计出生日期为预产期(expected date of confinement，EDC)。通常将妊娠分为 3 个时间段，每个时间段称为三月期(trimester)，时间略长于 13 周。第一个三月期又称为早期妊娠，即从末次月经算起的 0～13 周。在第一个三月期内经历了卵子在输卵管受精后成为合子(zygote)、受精卵着床(implantation)、胎盘(placenta)和羊水的形成及胚胎组织器官形成等一系列变化。在 10 周左右时，胚胎内大多数重要结构已经发育成熟成为胎儿。在第 13 周，胎儿重约 14 g，长约 9 cm，外生殖器已发育，四肢可以活动。在妊娠第二个三月期(通常称为中期妊娠)，即 13～27 周，胎儿生长非常迅速，许多重要的器官进一步成熟。在此期的末期胎儿约重 800 g，长约 30 cm，四肢活动良好，有呼吸运动。在第三个三月期(通常称为晚期妊娠)即 28～40 周，是许多胎儿器官完全成熟的时期。在此期间胎儿生长速度减缓。在该期的最后阶段，胎儿重约 3400 g，长约 50 cm，各器官已发育成熟。正常妊娠分娩发生于 37～42 周这段时期内。

（二）胎盘

1. 胎盘的结构 胎盘是胎儿与母体间相互连接、进行物质交换的重要组织结构，由羊膜、叶状绒毛膜和底蜕膜构成，羊膜是胎盘的最内层，叶状绒毛膜为胎盘的主体，两者共同构成胎盘的胎儿部分；底蜕膜构成胎盘的母体部分，所占比重很小。三层组织均具有独特的生物学功能，随着胎儿逐渐成熟，胎儿-胎盘复合体(fetal-placental unit)可合成分泌某些激素、妊娠相关蛋白及一些酶类，影响母体代谢。

2. 胎盘的生理功能 胎盘介于胎儿与母体之间，是维持胎儿在子宫内营养、发育的重要器官，具有多种生理功能：隔离母体和胎儿的血液循环、气体交换、营养物供应和清除胎儿排出废物、防御、内分泌及免疫功能。

胎儿与母体物质的交换主要在胎盘血管合体膜进行，母体血液中的可溶性物质必须穿过滋养层等数层膜才能进入胎儿血液循环，其通透性取决于：母体和胎儿血液中物质的浓度梯度差、血液中结合蛋白的浓度、物质在血液中的溶解性和转运系统，如离子泵和受体介导的细胞摄取作用。胎盘能够有效地阻挡大分子蛋白质及与血浆蛋白结合的疏水化合物通过，从而对胎儿起到保护作用。母体 IgG 可通过

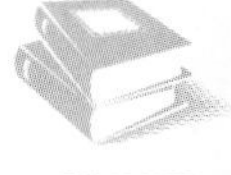
NOTE

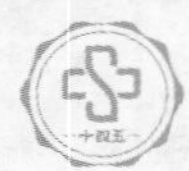

受体介导的细胞摄取作用而进入胎儿体内，由于 IgG 半衰期长，母体产生的 IgG 能够在新生儿出生后 6 个月内仍起到保护作用(表 21-1)。

表 21-1　正常胎盘运输

运输类型	运输物质
不转运	大多数蛋白质；甲状腺素；母体 IgM、IgA；母体和胎儿红细胞
限制性被动运输	游离甾体类化合物；甾体类硫酸盐；游离脂肪酸
被动运输	分子质量≤5 kDa、脂溶性物质；氧、二氧化碳；Na^+、Cl^-、尿素、乙醇等
跨细胞膜主动转运	葡萄糖；多种氨基酸；Ca^{2+}
受体介导的细胞摄取	母体 IgG、胰岛素、低密度脂蛋白

胎盘能合成许多蛋白质和类固醇激素及酶类。主要的蛋白质类激素有人绒毛膜促性腺激素和胎盘催乳素；类固醇激素包括孕酮、雌二醇、雌三醇和雌酮；酶类激素主要有催产素酶、耐热性碱性磷酸酶等。此外还能合成前列腺素、多种神经递质、细胞因子和生长因子等。正常早孕妇女体内雌酮、雌二醇主要来源于卵巢，雌三醇是前两者在外周组织的代谢产物。妊娠早期雌激素主要由卵巢黄体产生，妊娠 8 周以后雌激素主要由胎儿-胎盘复合体产生。胎盘合成雌激素的机制与卵巢不同，由于胎盘缺乏 17α-羟化酶，所有雌激素包括雌酮、雌二醇和雌三醇都必须从中间产物 17α-羟孕酮合成。来源于胎儿和母体肾上腺的硫酸脱氢表雄酮是胎盘合成雌酮和雌二醇的主要前体物质，而由胎儿肝脏合成的 16α-强硫酸脱氢表雄酮是合成雌三醇的主要前体物质。因此要完成整个雌激素的合成与代谢，必须依赖正常的胎儿与胎盘的共同作用，即把胎儿与胎盘视为一个完整的功能单位与统一体，称之为胎儿-胎盘复合体。但其又与母体不可分割，因为合成雌激素的前体物质来源于母体血液供应。因此，母体与胎儿-胎盘复合体在合成雌激素时三位一体，胎盘则是雌三醇的最终产生部位。由于母体的血管毗邻胎盘，而胎盘是产生激素的部位，胎盘激素很容易进入母体血液循环，所以大部分胎盘激素分泌入母体血液循环，仅少量到达胎儿血液循环。随着胎盘质量增大，其产生的激素相应增多，在母体外周血中的浓度也上升。但人绒毛膜促性腺激素较特殊，在早期妊娠末母体外周血已达最大浓度。

(1) 人绒毛膜促性腺激素(human chorionic gonadotropin，hCG)：人绒毛膜促性腺激素为胎盘中最重要的激素，由胎盘的合体滋养层细胞合成的糖蛋白的分子质量约为 37.9 kDa。受精后第 6 日受精卵滋养层形成时，开始分泌微量 hCG。着床后能在母体血清中检测出 hCG。于妊娠早期分泌量增长快，约 2 日增长一倍，至妊娠 8～10 周血清 hCG 浓度达高峰，为 50～100 kU/L，持续约 10 日迅速下降，至妊娠中晚期血清浓度仅为峰值的 10%，持续至分娩。分娩后若无胎盘残留，产后 2 周内消失。

hCG 是一种异二聚体，由 2 种不同非共价结合的 α 和 β 亚基糖蛋白组成。hCG 二聚体解聚时，其激素活性丧失，当 hCG 二聚体重新聚合时，其原来活性中的大部分可以恢复。hCG 的 α 亚基基因在 6 号染色体，促甲状腺激素(TSH)、黄体生成素(LH)、促卵泡生成素(FSH)和 hCG 四种糖蛋白激素的 α 亚基均由同一个单独的基因编码，所以这四种激素的 α 亚基结构高度同源，区别仅在 β 亚基。hCG 的 α 亚基含 92 个氨基酸、2 个糖基侧链和 5 个二硫键，分子质量为 14.9 kDa，其中 10.2 kDa 为蛋白质，4.7 kDa 为糖链。hCG 的 β 亚基在 19 号染色体上，是一个含 7 个基因的基因家族，但其中仅有 3 个基因具有活性。β 亚基由 145 个氨基酸、6 个糖基侧链和 6 个二硫键组成。β 亚基分子质量约为 23 kDa，其中蛋白质占 16 kDa，糖基部分为 7 kDa。hCG 与 LH 的 β 亚基在肽链部分具有广泛的同源性。而前述四种糖蛋白激素的 β 亚基的前 115 个氨基酸有 80% 是相同的，差别仅仅在于 β 亚基的后 30 个亚基，这一特性可作为检测 hCG 的理论基础。

hCG 以多种形式存在于母体分泌液中，包括含不同寡糖的未修饰 hCG 二聚体和不同程度的降解物。寡糖的不同使得在正常妊娠中的 hCG 有 7 种异构体，其等电点为 3.8～4.7 不等。白细胞弹性蛋白酶可将 hCGβ 亚基 47～48 氨基酸之间的肽键水解，成为缺口型 hCG(nicked hCG，hCGn)。这类缺口可使 hCG 失活，使其与 hCG 抗体结合能力减弱。在血清中已发现未修饰的 hCG 二聚体、游离 hCGα 亚基(fhCGα)、游离 hCGβ 亚基(fhCGβ)和游离的缺口型 hCG(fhCGβn)。fhCGβ 的 C 端可以断裂产生

NOTE

hCGβ 亚基的核心片段(hCGβcf),分子质量为 13 kDa。尿液中含较多的 hCGβcf、少量未修饰 hCG 及 hCGn。

hCG 的清除在肝脏和肾脏中进行,肝清除率约为 2 mL/(min·m^2),肾清除率约为 0.4 mL/(min·m^2)。hCG、hCGβ 和 hCGα 在妊娠期末都会消失。三者都分别具有短、中、长三个半衰期,其半衰期分别为:hCG 为 3.6、18、53 h,hCGβ 为 1、23、194 h,hCGα 为 0.63、6、22 h。首次晨尿标本与血清中的 hCG 浓度具有可比性,因此,晨尿是妊娠定性试验最好的标本。

目前尚未发现专门针对 hCG 的特异性受体,hCG 能结合并活化卵巢黄体细胞上的 LH 受体。α 亚基的糖化与细胞内的 cAMP 增加有关,在信号转导中起重要作用。cAMP 的增加反过来又刺激 hCG 的产生,从而阻止月经并维持妊娠。hCG 也可与母体甲状腺的 TSH 受体不牢固地结合,所以当 hCG 浓度大于 1000000 U/L 时,可刺激甲状腺激素的产生。

hCG 的主要作用:①维持月经黄体寿命,使月经黄体增大成为妊娠黄体,增加甾体激素的分泌以维持妊娠;②促进雄激素芳香化转化为雌激素,同时能刺激孕酮的形成;③抑制植物血凝素对淋巴细胞的刺激作用,hCG 能吸附于滋养细胞表面,以免胚胎滋养层被母体淋巴细胞攻击;④刺激胎儿睾丸分泌睾酮,促进男性性分化;⑤能与母体甲状腺细胞 TSH 受体结合,刺激甲状腺活性。

(2) 胎盘催乳素:胎盘催乳素(placental lactogen,PL)又称人胎盘催乳素(human placental lactogen,hPL)或人绒毛膜生长激素(human chorionic somatomammotropin,hCS)。PL 为一条不含糖分子的单链多肽激素,分子质量为 22.279 kDa,含 191 个氨基酸和 2 个链内二硫键。其结构与生长激素有 96%的同源性,与催乳素有 67%的同源性,所以 PL 具有很强的生长和催乳作用。GH 和 PL 都由 17 号染色体上含 5 个基因的基因组编码。用免疫荧光方法研究发现,PL 由胎盘合体滋养层细胞分泌。于妊娠 5~6 周可用放射免疫法在母体血浆中测出 PL,胎盘随妊娠进展逐渐增大,其分泌量持续增加,至妊娠 34~36 周达高峰(母体血浆中含量为 5~15 mg/L,羊水中含量为 0.55 mg/L),并维持至分娩。PL 值于产后迅速下降,产后 7 h 即测不出。

PL 直接或与催乳素协同发挥作用,具有多种生理活性:①促进乳腺腺泡发育,刺激乳腺上皮细胞合成乳白蛋白、乳酪蛋白、乳珠蛋白,为产后泌乳做准备;②促进胰岛素生成作用,使母体血胰岛素值增高;③通过脂解作用提高游离脂肪酸、甘油浓度,以游离脂肪酸作为能源,抑制对葡萄糖的摄取,使多余葡萄糖运送给胎儿,成为胎儿的主要能源,也成为蛋白质合成的能源来源;④抑制母体对胎儿的排斥作用。可以认为,胎盘催乳素是通过母体促进胎儿发育的“代谢调节因子”。

(3) 胎盘甾体类激素:胎盘产生许多甾体类激素(steroids hormone),主要是孕酮和雌激素。在妊娠期,孕酮主要是由胎盘利用母体的胆固醇合成,从妊娠 36 天起胎盘即能产生足够孕酮。非孕期的女性血浆孕酮值在 0~15 mg/L,孕妇于妊娠第 5 周时血清中的浓度为(24±7.3)mg/L,到 32 孕周时升高到(125.2±37)mg/L,到 37 孕周达最高峰约 150 mg/L,一直保持到临产前才稍降。待胎盘娩出后迅速降为 10~20 ng/mL,证明妊娠末期孕妇血清中高水平的孕酮来自胎盘分泌。早期妊娠孕酮分泌量为 30~50 mg/d(非孕妇仅为 1~25 mg/d),主要为妊娠黄体分泌。

胎盘合成雌激素与卵巢不同,因为胎盘缺乏 17α-羟化酶,因此所有雌激素包括雌酮(E_1)、雌二醇(E_2)和雌三醇(E_3)都必须从中间产物 17α-羟孕酮合成。来自胎儿和母体肾上腺的硫酸脱氢表雄酮(DHEAS)是制造胎盘雌酮和雌二醇的主要前体物质,而由胎儿肝脏利用 DHEAS 产生的 16α-OH-DHEAS 是雌三醇的主要前体物质。在非妊娠女性卵巢分泌雌二醇的量为 100~600 μg/d,其中 10%代谢产物为雌三醇。在晚期妊娠,胎盘雌三醇产量为 50~150 mg/d,雌二醇和雌酮产量为 15~20 mg/d。雌激素和孕酮在妊娠过程中维持子宫内膜的正常形态、功能及充足血供,并为分娩做准备。

(4) 催产素酶:催产素酶主要是胱氨酸转肽酶,由胎盘合体滋养层细胞产生的糖蛋白,分子质量为 300 kDa。其活性自妊娠 2 个月即可在孕妇血中检测,孕中期开始上升,并随妊娠进展逐渐增多,至妊娠 40 周达到高峰。胎盘娩出后 24 h,血清催产素酶活性减半,产后 7 天恢复到非妊娠期水平。临床主要用于预测胎盘功能,及预示是否双胎。

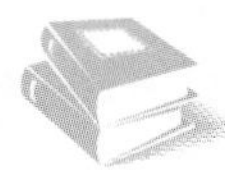

NOTE

(5) 耐热性碱性磷酸酶:耐热性碱性磷酸酶(heat stable alkaline phosphatase,HSAP)由合体滋养

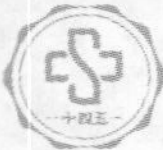

层细胞分泌。于妊娠 16～20 周在母血清中可测出。随妊娠进展而增多，直至胎盘娩出后其值下降，产后 3～6 日内消失。动态监测器数值，可作为胎盘功能检查的一项指标。

（三）羊水的组成

羊水(amniotic fluid)是胎儿在子宫内生活的环境，羊水由胎盘、胎儿肾脏、皮肤、羊膜、肺及肠等器官产生，其体积和化学组成被控制在一个动态的范围内。羊水的功能是既保护胎儿又保护母体。有利于胎儿的活动，缓冲可能的伤害并维持恒定的体温，同时可以减少妊娠期胎动引起的母体不适感，并在破膜后润滑和冲洗阴道以减少感染概率。

1. 羊水量　在胚胎发育过程中，羊水量逐渐增多。妊娠 8 周时羊水量为 5～10 mL，妊娠 10 周时约 30 mL，16 周时为 200～300 mL，20 周时约为 400 mL，在妊娠 38 周时达到最高峰约为 1000 mL；此后羊水量逐渐下降，可减少至 300 mL 以下，足月时约为 800 mL。在临床上常可见到羊水量的病理性改变：羊水过少(oligohydramnios)见于子宫内膜生长迟缓和胎儿输尿管异常（如双肾发育不全和尿道阻塞）。羊水过多(polyhydramnios)见于妊娠期糖尿病、严重的 Rh 血型不相容、胎儿食管闭锁、多胎妊娠、无脑畸形和脊柱裂等。

2. 羊水的组成　早期妊娠的羊水可看成是胎儿皮肤表面的漏出液（等渗液），即胎儿细胞外体液腔的延伸，羊水的组成类似于母体血清透析液。随着胎儿的生长，尤其在妊娠后期，胎儿肾脏及肺在羊水形成中起到重要作用，因此羊水组成及含量在多方面发生变化（表 21-2），变化最显著的是钠离子浓度和渗透压降低[可低至 255 mOsm/(kg · H_2O)]，而由于胎儿肾脏排尿导致羊水中尿素、肌酐和尿酸浓度增加，但低于母体尿液尿酸、肌酐和尿酸浓度。羊水蛋白质可来源于胎儿皮肤、泌尿道、胃肠道及呼吸道，其中来源于呼吸道的蛋白质主要为Ⅱ型上皮细胞分泌的脂蛋白，为肺表面活性系统的重要成分。目前已发现 4 种表面活性蛋白：SP-A、B、C 及 D，其分子量、电荷或功能有所不同。胎儿产生的某些蛋白质存在与母体交换的现象，如 AFP 等。羊水中已发现有 50 多种酶，过去用许多酶类来评价妊娠时间和胎儿状况，但是目前临床上仅有乙酰胆碱酯酶用于诊断胎儿神经管缺陷。羊水脂类中最重要的是磷脂，其种类和浓度可反映胎儿肺的成熟度。羊水中也有很多甾体类和蛋白质及多肽类激素。羊水雌激素和雄激素的测定曾被用以判断胎儿性别，但由于每种激素的参考区间相互重叠，现已不再使用。产前测定羊水中的 17α-羟孕酮和雌二醇含量可判断先天性肾上腺性腺综合征。前列腺素 E_1 (PGE_1)、E_2 (PGE_2)、F_1 ($PGF_1\alpha$) 和 $F_2\alpha$ ($PGF_2\alpha$) 在羊水中均少量存在。妊娠时这些激素水平逐渐升高，PGE_2 和 $PGF_2\alpha$ 在分娩时水平很高。

表 21-2　妊娠期不同阶段羊水组成的含量变化

羊水组成	妊娠期(周)		
	15	25	40
钠/(mmol/L)	136	138	126
钾/(mmol/L)	3.9	4.0	4.3
氯/(mmol/L)	111	109	103
碳酸氢盐/(mmol/L)	16	18	16
尿素氮/(mmol/L)	3.93	3.93	6.42
肌酐/(μmol/L)	70.72	79.56	194.48
葡萄糖/(mmol/L)	2.61	2.17	1.78
尿酸/(mmol/L)	0.24	0.34	0.62
总蛋白/(g/L)	5	8	3
胆红素/(μmol/L)	2.22	2.39	0.68
渗透压/[mOsm/(kg · H_2O)]	272	272	255

NOTE

在早期妊娠，羊水为无色澄清液体，其几乎不存在有形物。妊娠 16 周时，羊水中出现从羊膜、胎儿皮肤、呼吸道支气管脱落的大量细胞，它们在产前诊断上具有重要用途。随着妊娠的继续，头发和胎毛也脱落到羊水中，可影响羊水的浊度。肺的表面活性剂微粒即板层小体(lamellar bodies)，能够明显增加羊水的浊度。将羊水装入透明试管，在白色背景下可观察其浊度。羊水中含有一种粗大的油状微粒，称为胎儿皮脂(vernix caseosa)，主要由脂肪和胎儿皮肤脱落的上皮细胞组成。正常情况下胎儿在妊娠期间不排便。如果在受到严重应激的情况，胎儿可能排出粪便，称为胎粪。胎粪中含有较多胆色素，并因此污染羊水使之呈绿色。粪羊水是胎儿应激性反应的标志。

二、妊娠期生物化学及内分泌变化

(一) 妊娠期母体的生物化学变化

妊娠过程中产生大量雌激素、孕酮、泌乳素和皮质类固醇等，可广泛地影响母体的生物化学代谢及各系统的功能。妊娠期母体生物化学代谢的特点包括：对血管紧张素的抵抗性增加，脂肪利用比葡萄糖利用强，肝脏合成的甲状腺素结合蛋白、类固醇结合蛋白、纤维蛋白原和其他蛋白质增加，故非妊娠期女性的实验室检查参考值范围不再适合于妊娠期女性。

1. 血液学的变化 母体在妊娠期的血容量平均增加 40%～45%，直至分娩，但血浆容量的增加多于红细胞的增加。因此，尽管红细胞生成增加，但是血红蛋白、红细胞计数和血细胞比容在正常妊娠时反而下降。非妊娠时血红蛋白浓度为 133 g/L，妊娠期平均为 126 g/L。白细胞计数在妊娠期变化范围较大，为(4.0～13.0)×10^9/L，在分娩时和产后期可明显增加。

妊娠期由于高水平雌激素对肝脏的作用，许多凝血因子合成增加，血浆纤维蛋白原增加约 50%(即从 2.75 g/L 增加到 4.50 g/L)，纤维蛋白原增加可加快血沉，可达 100 mm/h。在妊娠期凝血因子含量增加的有Ⅱ、Ⅴ、Ⅶ、Ⅷ、Ⅸ和Ⅹ因子，而凝血酶原Ⅻ因子水平保持不变，仅Ⅺ和Ⅻ因子降低。虽然大多数妊娠女性血小板计数无明显改变，而且凝血酶原时间(PT)和活化部分凝血活酶时间(APTT)也仅有轻度缩短，但妊娠凝血血栓栓塞危险性增加达 5 倍。

2. 血白蛋白及肝功能变化 孕妇在妊娠期间血清总蛋白可下降 1 g/L，主要发生在妊娠期第一个三月期，且主要是白蛋白下降，约为 35 g/L，以后维持此水平直至分娩；而 α_1-球蛋白、α_2-球蛋白及 β-球蛋白则逐渐缓慢升高。母体免疫球蛋白 IgG 逐渐下降，IgD 增高，而 IgA、IgM 水平基本不变。妊娠时由于母体雌激素增加，导致肝脏合成转运蛋白增多，因此血浆中许多发挥运输作用的球蛋白明显增加，包括皮质类固醇结合球蛋白(corticosteroid-binding-globulin，CBG)、甲状腺素结合蛋白(thyroxine-binding-globulin，TBG)和性激素结合球蛋白(sex hormone-binding-globulin，SHBG)。CBG 增加可导致血清总皮质醇浓度升高，妊娠末期可升高 2 倍多，但游离及活性皮质醇水平不变。在肝功能组合实验中，碱性磷酸酶活性升高可达 2 倍，这主要是由于来源于胎盘的碱性磷酸酶同工酶升高所致。

3. 肾功能的改变 妊娠时血容量增加，孕妇及胎儿代谢产物增加，肾脏负担加重，肾血浆流量(RPF)及肾小球滤过率(GFR)增加。RPF 与 GFR 均受体位影响，孕妇仰卧位时尿量增加，故夜尿量多于日尿量。在妊娠 20 周时 GFR 增加至 170 mL/(min·1.73 m^2)，使肾脏对尿素、肌酐和尿酸的清除率增加。在多数孕妇中，这 3 种物质的血清浓度会轻微下降。但是在妊娠最后 4 周，尿素及肌酐浓度将轻度增加，同时因肾小管对尿酸的重吸收明显增加，使血清尿酸浓度水平高于非妊娠期。分娩后 GFR 逐渐恢复到妊娠前的情况。蛋白质从尿液中丢失增加，约 30 mg/d。由于 GFR 增加，肾小管对葡萄糖再吸收能力不能相应增加，约 15%孕妇饭后出现妊娠生理性糖尿。

4. 脂代谢变化 在妊娠期皮质醇、胰高血糖素、生长激素等激素的分泌增加，可导致妊娠期发生高脂血症，在妊娠中期或晚期，所有血清脂质成分逐渐增加达到最大浓度，其中甘油三酯升高幅度最大；血清 HDL/LDL 的值则逐渐下降。分娩后 6 天大约半数产妇接近非孕期水平，产后 2～6 周几乎全部恢复正常，说明妊娠相关激素在调节代谢中发挥重要作用，但是 HDL 水平在妊娠结束 1 年后仍处于降低的状态。

5. 糖代谢变化 妊娠妇女常发生糖尿病，在妊娠极早期就可出现尿糖排泄量增加，在妊娠 8～11

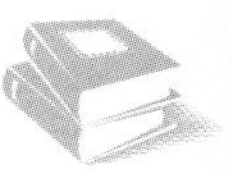
NOTE

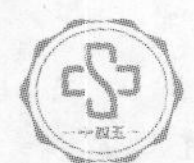

周达高峰。糖尿病的发生可能与肾小管对葡萄糖的重吸收能力下降有关。糖尿病妇女尿糖排泄可被妊娠加重，某些健康妇女则在妊娠期间可发生临床糖尿病。临床有必要对肾性糖尿病及妊娠期糖尿病进行鉴别诊断。目前，对妊娠妇女进行口服葡萄糖耐量试验已成为妊娠期糖尿病筛查的常规性试验。将妊娠妇女血糖水平控制在参考区间内可有效降低妊娠期糖尿病相关的围生期不良事件的发生。

（二）妊娠期母体的内分泌变化

1. 孕酮 在早期妊娠，母体卵巢黄体可分泌足量孕酮(progesterone)来维持妊娠，hCG 刺激黄体产生这种持续分泌孕酮的功能，一直持续到胎盘能够产生足够孕酮为止。实验证明，在妊娠期的前 50 天摘除黄体可导致早期流产，而在 50 天之后摘除黄体却没有影响，因为此时胎盘已经能够产生足够的孕酮来维持妊娠。

2. 皮质醇 为糖类激素，妊娠时皮质醇结合球蛋白增加和皮质醇(cortisol)的代谢清除率降低，可引起血浆中皮质醇增加。此外，DHEAS 产生增多也是原因之一。妊娠期总皮质醇的绝对数量可为平常的数倍，有 10%为有活性的游离皮质醇，孕妇可有肾上腺皮质功能亢进的表现，妊娠期皮质醇分泌的昼夜节律性仍然存在，同时在妊娠期还有血浆醛固醇和脱氧皮质醇浓度的增加。

3. 甲状旁腺激素(PTH) 甲状旁腺激素主要功能是调节钙、磷代谢，维持钙、磷的自身稳定和平衡。妊娠早期孕妇血浆中 PTH 水平降低。随着妊娠进展，由于血液稀释、肾小球滤过率增高，胎儿对钙的需求增加等，孕妇血钙浓度降低，从而使血浆 PTH 浓度自孕 24 周起逐渐升高。妊娠时 PTH 增加约 40%，而血浆游离钙离子基本不变。由于 PTH 的合成和分泌受游离钙离子的调节，提示在妊娠时存在新的 PTH 分泌调节点。在妊娠中降钙素不一定增加，但 $1,25\text{-}(OH)_2\text{-}D_3$ 升高，可促进肠道内钙吸收。

4. 甲状腺激素 正常妊娠时，甲状腺功能处于正常状态，但为满足母体及胎儿的代谢需要，血清甲状腺激素水平会发生一些变化。妊娠期母体存在较高水平甲状腺素结合球蛋白(TBG)，TT_3、TT_4 浓度会升高，但 FT_4 浓度在妊娠中晚期出现轻微下降。妊娠女性很少发生甲状腺功能亢进(发病率＜0.2%)，甲状腺功能低下也非常少见，但易出现产后甲状腺功能障碍，而且不易发现。在碘缺乏地区，妊娠妇女甲状腺体积可增大 10%～20%。多数情况下，母体的垂体-甲状腺轴功能调节并不影响胎儿垂体-甲状腺轴的功能。但是如果母亲已患有 Graves 病，则 Graves 病的自身抗体能透过胎盘，引起胎儿甲状腺功能亢进；如果母亲有抗-TSH 自身抗体，则胎儿可发生短暂性甲状腺功能亢进。

甲状腺激素对胚胎及胎儿发育非常重要，胚胎发育 8～10 周后即可见到甲状腺滤泡。动物实验发现，在胚胎产生甲状腺激素前，鼠脑组织就可发现 T_3 及 T_4，当甲状腺激素缺乏时，可出现精神及神经异常。因此，在妊娠开始几周内，胚胎所需的 T_3、T_4 和碘由胎盘转运及胎盘脱碘供应。

尽管母体血清甲状腺激素升高的启动机制仍不清楚，但研究发现 hCG 及 E_2 在维持母体甲状腺素激素水平方面起重要作用。hCG 具有 TSH 活性，胎盘产生的大量 hCG 刺激母体甲状腺产生 T_3、T_4；同时 E_2 刺激肝脏合成甲状腺结合球蛋白(TBG)，并使 TBG 充分唾液酸化以降低 TBG 肾脏清除率。在妊娠后第一个三月期末，血清 TBG 浓度可升高 2 倍，并在整个妊娠期均处于较高的水平，所以尽管母体血清总 T_4 及 T_3 水平提高，但游离甲状腺激素水平仍然维持在参考区间之内。在妊娠第二个及第三个三月期，由于 hCG 水平降低，垂体分泌 TSH 增加。

5. 其他 由于整个妊娠期雌激素分泌增加，催乳素分泌增加达 10 倍，同时抑制黄体生成素(LH)和促卵泡激素(FSH)的分泌，两者的浓度低于检出限。其他垂体激素，如促甲状腺激素(TSH)基本维持不变，但是生长激素(GH)对刺激的反应降低。

三、母体健康评价

妊娠前健康状况评价应包括健康史(包括年龄、职业、月经周期、婚育史、家族史、既往病史尤其是否患有糖尿病等)、全身性一般检查、内科检查、妇科检查和实验室检查。相关的实验室检查有血尿常规、ABO 血型、Rh 血型、红细胞抗体筛查、肝肾功能、人乳头状瘤病毒检测、风疹病毒效价、快速血浆反应素试验、脱落细胞涂片、淋病奈瑟菌培养、梅毒螺旋体检查、衣原体检测、肝炎病毒、人类免疫缺陷病毒抗体检测、禁忌药物的筛查等。必要时按人口风险进行地中海贫血和镰状细胞贫血的基因检查。推荐补充

NOTE

叶酸以减少胎儿神经管病变的风险。妊娠 24～28 周时，应进行葡萄糖耐量试验来筛查妊娠期糖尿病。有时还应该在 24～30 周时筛查妊娠妇女早产的风险。

第二节 母体和胎儿健康评估的生物化学检验

由于妊娠涉及胚胎与母体的相互作用及胎儿的生长发育，在整个妊娠过程中可能会出现各种异常情况。近年来临床实验室中孕妇血样、尿样及羊水、脐血等标本检查在妊娠的早期诊断、胎儿异常的早期发现、围生期母体及胎儿监护等方面均发挥了重要的作用，为妊娠及围生期相关疾病的临床诊断提供了许多敏感性及特异性均较好的实验室检查指标。

一、人绒毛膜促性腺激素

母体血清 hCG 测定是妊娠期最基本的检测项目，不仅用于诊断早期正常妊娠、异常妊娠及部分生殖道肿瘤，同时可用于筛查 Down 综合征和 18-三体综合征。

【检测方法】

定性试验：胶体金免疫层析测定、血凝抑制试验、胶乳凝集抑制试验。

定量试验：放射免疫法、时间分辨荧光免疫法、化学发光及电化学发光法等。

【参考区间】 尿 hCG 定性：阴性。血 hCG 定量：＜6 U/L。

【临床意义】

(1) 妊娠早期诊断：临床诊断妊娠主要依靠月经变化情况、体检、首次胎心音、超声检查和 hCG 测定。在女性停经第一天约 50％的妊娠女性血清 hCG 浓度可达 25 U/L。妊娠前 8 周，母体血清 hCG 浓度缓慢呈对数上升。血清 hCG 峰值在妊娠 8～10 周时出现，可达 100000 U/L。随后血 hCG 浓度缓慢下降，在妊娠中期末，hCG 浓度为峰值的 10％(表 21-3)。在妊娠早期，母体血清 hCG 的 96％～98％是完整的异二聚体形式，1％～3％是 α 亚基，1％以下是 β 亚基。在妊娠晚期，hCG 的浓度水平保持恒定，主要是完整的异二聚体形式。此时若 hCG 含量增加 1 倍，提示为孪生子。确定妊娠最重要的标志是定量血液或尿 hCG。当尿 hCG 含量超过停经后第一周的含量时，即可诊断妊娠。而且血清妊娠定量试验可更早预测早期妊娠。正常妊娠早、中期尿 hCG 可达 20000～100000 U/d，妊娠晚期尿 hCG 可降低 4000～11000 U/d。末次月经后约 7 天，妊娠妇女尿 hCG 升高。如果采用敏感、特异的方法测定血液 hCGβ 亚单位，则可更早诊断妊娠。

表 21-3 妊娠期血清 β-hCG 浓度变化

妊娠期(周)	β-hCG(IU/L)	妊娠期(周)	β-hCG(IU/L)
1	5～55	17	29620.6±11921.4
2	42～100	18	28100.5±11952.8
3	106～500	19	29392.4±13482.8
4	63～1000	20	18568.7±3718.2
5～6	150～10000	21	18046.1±6691.5
7～8	1000～15000	22	20174.2±15022.3
9～12	1200～20000	23	22282.3±5493.3
13	77335.7±3304.9	24	16393.1±4735.3
14	56146.5±24314.9	25	19403.9±7825.3
15	48704.5±33045.5	26	17455±9505.5
16	38275.4±21572.4		

(2) 异位妊娠诊断：受精卵在子宫体腔以外着床称为异位妊娠(ectopic pregnancy)，又称为宫外孕

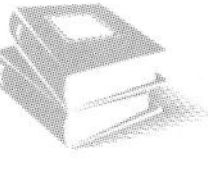
NOTE

(extrauterine pregnancy)。有输卵管妊娠、卵巢妊娠、腹腔妊娠、宫颈妊娠及子宫残角妊娠等，大多数着床异常发生于输卵管，而腹部罕见。内分泌不平衡、输卵管感染尤其是复发性输卵管炎、胚胎从子宫逆向移动至输卵管均可导致异位妊娠。异位妊娠由于胚胎发育受限，hCG 水平降低，只有 50％的异位妊娠妇女尿妊娠试验阳性。因此，尿妊娠试验阴性并不能排除异位妊娠的可能性，需要灵敏度更高的方法(如 RIA 法、ELISA 法等)检测。如果 48 h 内血清 hCG 升高程度＜60％，则异位妊娠的可能性较大。同样在 48 h 内多次测定母体血清 β-hCG 也可用于异位妊娠的诊断。在妊娠开始 5 周内，如果妊娠正常进行，绝大多数母体血清 β-hCG 升高幅度可高于 66％，但也有 15％的正常妊娠妇女血清 β-hCG 升高低于此幅度，但异位妊娠母体血清 β-hCG 升高幅度却远低于此值。妊娠 5 周后，血清 β-hCG 升高幅度下降，此时测定血清 β-hCG 升高幅度无法区分宫内妊娠失败和异位妊娠，临床上可以用超声检查对异位妊娠做出诊断。此外，异位妊娠妇女血清孕酮水平较低，大约有 50％的异位妊娠妇女血清孕酮＜20 mg/L。

(3) 妊娠滋养细胞疾病的诊断：妊娠胚胎的滋养细胞异常分化形成的疾病即滋养细胞疾病，包括良性葡萄胎、侵蚀性葡萄胎和绒毛膜癌，良性葡萄胎属于良性滋养细胞疾病，侵蚀性葡萄胎和绒毛膜癌属于恶性滋养细胞疾病。由于葡萄胎的滋养细胞过度增生，产生大量 hCG，尿 hCG 可达到 300000 U/d，术后 1 个月内尿 hCG 逐渐下降，90％的患者在 3 个月内尿 hCG 可变为阴性。对于葡萄胎清除不全、绒毛膜上皮癌等患者，尿 hCG 在下降后又继续上升。所以动态监测尿 hCG 变化可用于评价治疗效果，尤其是评价化疗效果。由于 hCG 具有一定的 TSH 活性，而葡萄胎患者存在高浓度的 hCG，因此可能出现甲状腺功能亢进表现。因此，如果患者尿 hCG 超过 100000 U/d 或血 hCG 超过 300 U/L，并伴有甲状腺功能亢进表现，则可高度怀疑患者患有葡萄胎。

母体血清低水平的 hCG 也可出现于 18-三体综合征，大约有 75％的此种胎儿在妊娠第三个三月期发生自发性流产。而 21-三体综合征(唐氏综合征)母体血清 hCG 浓度则升高。

二、甲胎蛋白

甲胎蛋白(AFP)是分子质量约为 68 kDa 的一种糖蛋白，理化特性类似于白蛋白，目前已发现几种 AFP 亚型，但各种亚型的临床意义还不甚明了。初步推测不同 AFP 亚型可能与不同发育阶段、肿瘤疾病、先天异常及各种不同的生物化学过程有关。AFP 可用作胎儿某些先天异常、男性及未妊娠妇女某些肿瘤的过筛试验。

【检测方法】 时间分辨荧光免疫法、化学及电化学发光免疫测定法。

【参考区间】 母体血清 AFP 结果一般用同孕周正常妊娠中位值的倍数来表示(multiple of normal median，MoM)。AFP MoM：0.5～2.5。

【临床意义】 孕妇血清中 AFP 浓度呈对数正态分布，85％～95％的胎儿开放性神经管缺陷(NTDs)母体血清 AFP 升高，约 30％唐氏综合征母体血清 AFP 浓度降低。由于母体 AFP 水平与妊娠时间、母体体重与年龄、Ⅰ型糖尿病、多胎妊娠和胎儿发育异常等因素有关。因此，单凭母体血清 AFP 升高不能用于胎儿异常的确诊，进一步确诊还需进行超声及羊水穿刺检查。

在充分考虑各种影响母体 AFP 因素的基础上，如果在妊娠 15～20 周母体血清 AFP 及羊水 AFP 均＞2.0 MoM，且羊水乙酰胆碱酯酶活性升高，则应考虑脊柱裂、无脑儿、腹裂、脐膨出的可能。随着母体年龄的增大及母体血清 AFP＜0.4 MoM，就应考虑唐氏综合征的可能。

三、未结合雌三醇

雌三醇是由胎儿肾上腺和肝脏提供前身物质，最后由胎盘合成的一种甾体类激素。母体血清中的未结合雌三醇主要由胎儿肝脏和胎盘产生。雌三醇的前体，胆固醇和孕烯醇酮来源于母体和胎盘。胎儿的肾上腺把孕烯醇酮转化为脱氢表雄酮(DHEA)，DHEA 在胎儿的肝脏中转化为 16-OH-DHEAS，这种硫酸盐的衍生物在胎盘转化为雌三醇，并通过胎盘进入母体血液，雌三醇在进入肝脏之前在母体血液循环中的半衰期大约为 20 min。正常妊娠时，血液循环中的 90％的雌激素为雌三醇，血清未结合雌

NOTE

三醇可以作为胎儿生长和胎盘功能的良好指标。它以游离形式直接由胎盘分泌进入母体循环。在母体肝脏内很快以硫酸盐和葡萄糖苷酸雌三醇的形式代谢。母体血清中 uE_3 水平随着孕周的增长而增加。唐氏综合征胎儿的母体血清 uE_3 偏低,推测可能与胎儿生长迟缓有关。

【检测方法】 时间分辨荧光免疫测定、化学发光及电化学发光免疫测定等。

【参考区间】

时间分辨荧光免疫测定方法如下。

孕期:15～20 周 2.5～7.6 nmol/L;
21～25 周 3.4～37.8 nmol/L;
26～30 周 17.2～51.5 nmol/L;
31～35 周 19.7～78.2 nmol/L;
36～40 周 20.1～85.2 nmol/L。

电化学发光免疫测定方法如下。

孕期:26～28 周 4.1～7.3 nmol/L;
28～32 周 7.4～8.5 nmol/L;
32～36 周 9.3～13.7 nmol/L;
36～38 周 16.7～23.7 nmol/L;
38～40 周 17.7～25.4 nmol/L;
>40 周 19.3～30.0 nmol/L。

【临床意义】 非妊娠女性体内雌三醇(E_3)浓度很低。妊娠后期 E_3 由胎儿肾上腺、胎肝和胎盘大量合成,如果合成途径中断将导致母体血清 E_3 含量明显下降,如无脑畸形、胎盘硫酸酯酶缺乏、死胎及染色体异常等。在 Down 综合征,中期妊娠母体血清未结合雌三醇(uE_3)浓度降低,可用于预报胎儿患 Down 综合征的风险。缺乏 E_3 的孕妇分娩期将会推迟。母体血清或尿 E_3 超过参考区间的上限提示双胞胎的可能。母体患有高血压、肾疾病、糖尿病时,E_3 测定值对胎儿死亡具有较好的预测价值。由于雌激素的产生具有昼夜节律,因此在动态观察时要求每天均在同一时间采样。

四、二聚体抑制素 A

二聚体抑制素 A(dimeric inhibin A)是一种异二聚体的糖蛋白,分子质量是 31～32 kDa,由一个 α-亚基和 β-亚基组成,属于转化生长因子 β 超家族。主要生理功能是选择性反馈抑制垂体 FSH 的分泌,通过旁分泌、自分泌的形式发挥局部作用。正常妇女血清中二聚体抑制素 A 含量很少,聚体抑制素 A 在怀孕后由胎盘合体滋养细胞分泌,于 8～10 周时达到峰值,然后下降到 15 周,在 15～25 周水平比较稳定,然后又上升直到分娩。

【检测方法】 ELISA 法。

【参考区间】 母体血清二聚体抑制素 A 结果一般用同孕周正常妊娠中位值的倍数来表示(multiple of normal median,MoM)。二聚体抑制素 A MoM:0～2.46。

【临床意义】

(1) 判断是否怀孕:在胚胎移植到输卵管之后第 14 天可以测量血液中的聚体抑制素 A 水平,聚体抑制素 A 升高表示成功怀孕。选择测定聚体抑制素 A 而不选择 hCG 是因为在前面的药物促排卵周期中人工使用了大量的 hCG,可能会影响血液中 hCG 的测量值。

(2) 预防先兆子痫:研究表明发生先兆子痫的孕妇,其体内聚体抑制素 A 浓度在 15～20 孕周时就开始升高。因此可以将聚体抑制素 A 作为早期筛查先兆子痫的标记物,它与子宫动脉彩超一起可以达到 70%的检出率。

(3) 用于孕中期 DS 的筛查:聚体抑制素 A 同 hCG 一样在并发唐氏综合征时升高。聚体抑制素 A 在母体的血清浓度不依赖于 hCG 的浓度而变化。

五、胎儿纤维连接蛋白

发育胚胎黏附于子宫内膜表面,胎儿纤维连接蛋白(fetal fibronectin,fFN)起到重要作用。当妊娠囊植入子宫壁的妊娠早期,阴道分泌物可检测到 fFN。在妊娠 24 周后,宫颈阴道分泌物则无法检测到 fFN,除非绒毛蜕膜连接被破坏或胎膜破裂。

【检测方法】 ELISA 及侧流免疫测定等。

【参考区间】 阴性或≤50 mg/L。

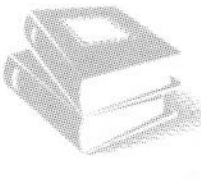

NOTE

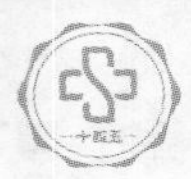

【临床意义】 宫颈阴道分泌物中的胎儿 fFN 浓度检测主要用于预测早产。通过涂抹阴道后穹隆采集阴道拭子，将拭子储存于缓冲溶液送检。在妊娠中晚期，如果母体和阴道分泌物中的 fFN 含量超过 50 mg/L，发生早产的危险性较高。当 fFN 为阴性时，在此后 7～14 天分娩的可能性极小，fFN 检测的阴性预测值高达 99%。对于无症状孕妇，fFN 检测应在 24～30 周进行，阳性结果（>50 mg/L）的孕妇发生早产的危险性是正常妊娠 2～4 倍。高水平的 fFN 除预示即将分娩外，慢性绒毛膜羊膜炎、胎儿出生后发生脓毒血症也表现出高水平的 fFN。fFN 的预测期（1～2 周）较短，所以对于高危早产孕妇 1～2 周重复测定 fFN 是必要的。

六、羊水分析

羊水存在整个妊娠过程中，对胎儿和母体都具有重要保护作用。由于羊水与母体血浆进行着物质交换，所以它与母体、胎儿的关系都很密切。近年来通过穿刺采取羊水标本进行各种检查，可了解胎儿性别、成熟度、有否患有先天性缺陷或遗传性疾病及胎儿的安全状况。因此羊水是产前诊断的良好材料，羊水检查正在越来越多地应用于临床。

（一）羊水胆红素

【检测方法】 光谱分析法、改良 J-G 法、氧化酶法。

【参考区间】 <1.71 μmol/L（光谱分析法：<0.02）。

【临床意义】 母体血清抗 Rh 抗体滴度>1∶8，或有继往胎儿溶血史，均应检测胎儿发生溶血性疾病的可能性。

妊娠 24 周以前胎儿肝脏尚无处理胆红素的能力，因此羊水中出现胆红素。随着胎儿肝脏逐渐成熟，羊水中胆红素逐渐减少，妊娠 28 周时 $\Delta A_{450}<0.048$，胆红素<1.28 μmol/L，至妊娠 36 周后基本消失，光谱分析法测定羊水 $\Delta A_{450}<0.02$，胆红素测定<0.41 μmol/L 提示胎儿肝脏功能已成熟。若妊娠后期羊水中胆红素含量升高，应考虑有无 Rh 或 ABO 血型不合，在孕周相同的情况下，ΔA_{450} 升高幅度增大，溶血的程度就越高。胎儿出生后出现新生儿溶血症可能就大。

（二）羊水乙酰胆碱酯酶

乙酰胆碱酯酶（AChE）即真性胆碱酯酶，主要来自胎儿的兴奋性细胞，如嗜铬细胞、神经节细胞、运动细胞、中枢神经系统神经细胞和肌细胞，反映神经系统成熟度。

【检测方法】 速率法、凝胶电泳法。

【参考区间】 速率法 AChE<10.43 U/L。

【临床意义】 胎儿神经管闭合缺损（如开放性脊柱裂）及开放性腹壁缺陷时，羊水中 AchE 增加。如果同时测定羊水中假性胆碱酯酶（PChE）活性，计算出羊水的 AChE/PChE 的值，还可区分这两种缺损：比值大于 0.27 者可诊断为神经管缺损，等于或小于 1.0 者则可诊断为开放性腹壁缺陷胎儿。

七、胎儿肺成熟度评价

胎儿肺成熟度（fetal lung maturity，FLM），它最能反映胎儿出生后的生存能力。经常用于当预产期不确定需要进行剖宫产之前和在某些内科或妇科检查显示有提早分娩迹象时，例如胎膜早破、母体严重高血压、严重肾脏疾病、宫内发育迟缓或胎儿宫内窘迫等。如果胎儿肺不成熟，应该在产前使用皮质类固醇加速胎儿肺成熟，推迟分娩或进行产科干预，以防止早产，预防新生儿呼吸窘迫综合征（neonatal respiratory distress syndrome，IRDS）的发生。临床上主要通过直接（或间接）检测肺表面活性物质含量或生物学特性来评估胎儿的肺成熟度。

（一）羊水卵磷脂/鞘磷脂比率

肺表面活性物主要包括脂质、蛋白质及碳水化合物。具有表面活性作用的脂质主要是卵磷脂（双棕榈酰卵磷脂），其次是磷脂酰甘油及少量的磷脂酰肌醇、磷脂酰乙醇胺等。羊水中绝大部分卵磷脂及全部鞘磷脂来源于胎儿肺，经支气管排出。妊娠早期，羊水中卵磷脂浓度非常低，随着妊娠进展，鞘磷脂水

NOTE

平仍然相当恒定，而卵磷脂水平逐渐升高，并在 34～36 周突然增加，计算卵磷脂/鞘磷脂比率（lecithin/sphingomyelin ratio，L/S）可准确地反映出羊水中卵磷脂的水平。L/S 比率与胎儿肺成熟度密切相关。

【检测方法】 L/S 比率：用氯仿-甲醇混合物从羊水中提取磷脂后，用薄层层析分离磷脂组分，染色后通过扫描密度仪扫描计算 L/S 比率。

【参考区间】 由于不同的染色方法结果有差异，故不同染色方法的 L/S 比率参考区间有所不同。一般将 L/S 比率＞2.0 作为肺成熟的判断值。

【临床意义】

(1) 如果 L/S 比率＞2.0，提示肺成熟。L/S 比率预报肺成熟符合率达 97%～98%。但该试验主要用于反映肺成熟度，在描述胎儿肺不成熟度上并不可靠。如 L/S 比率为 1.5～2.0，约有 50%的婴儿不会发生 IRDS。

(2) 如母亲有糖尿病，则尽管胎儿 L/S 比率＞2.0（显示肺成熟），其发生 IRDS 的概率仍然会增大，必须使用特殊的参考值，将 L/S 比率定为 3.0。

(3) 对于多胎妊娠，每个胎儿羊膜腔均应取样。一个以上胎儿共用同一个羊膜腔的例子很罕见。对于双胞胎，体重较轻的一个易发生 IRDS。

（二）磷脂酰甘油

磷脂酰甘油（PG）是肺泡表面活性物质之一，是足月儿和成人肺中含量占第二位的活性物质，约占羊水中总磷脂的 10%。在成熟肺，肺表面活性物质可从肺泡倒流至上呼吸道，经口腔进入羊水，故在羊水和呼吸器官分泌物中能检测到 PG；在肺表面活性物质中，PG 对膜的活性和稳定性起重要作用，妊娠 35 周后羊水中出现磷脂酰甘油，含量随妊娠时间而增加，目前将 PG 检测作为评价肺成熟的重要标志物。

【检测方法】 酶法、快速胶乳凝集试验测定。

【参考区间】 阳性。

【临床意义】 PG 阳性：提示胎儿肺已成熟，新生儿一般不会发生 IRDS。PG 阴性：即使 L/S 的值≥2，仍可能发生 IRDS。

【评价】 直接检测羊水中磷脂酰甘油不受胎粪等污染物影响，灵敏度和特异性高。

（三）泡沫稳定性指数

当羊水中肺表面活性物（pulmonary surfactant，PS）达到足够浓度时，能够形成一个高度稳定的膜，从而支撑泡沫的架构。羊水中蛋白质、胆盐、游离脂肪酸盐等也支持泡沫的稳定，但乙醇将该类物质从膜中除去。因此，测定泡沫稳定指数（foam stability index，FSI）可间接反映羊水中肺表面活性物质的含量。

【检测方法】 在固定体积的未稀释羊水中，逐渐增加乙醇量并混合，在羊水能支持泡沫稳定的情况下，记录所需乙醇的最大体积。

【参考区间】 FSI＞0.47。

【临床意义】 FSI＞0.47 为肺成熟。预测肺成熟度误差＜1%，而预测肺不成熟度误差为 66%。实验必须在 20～25 ℃下进行，温度过高或过低都会影响泡沫的稳定性。含血液和胎粪的标本会出现假性肺成熟结果。

（四）荧光偏振

荧光偏振（fluorescence polarization，FPA）是目前最普遍使用的定量方法，比测定 L/S 比率更加精确。在羊水中加入荧光染料 NBD-PC 时，NBD-PC 可渗入磷脂形成的微粒和聚集体中，具有表面活性的磷脂含量越高，荧光偏振值越低。近来常使用低差别荧光染料 PC-16，此荧光染料不仅可与脂质微粒结合，也可与白蛋白结合，由于羊水中白蛋白含量较为恒定，同样可作为参照，此法用含磷脂和白蛋白的校正液进行校正，报告单位为 mg/g 白蛋白。大多数利用 FPA 法测定胎儿肺成熟度的实验室都使用这种方法。

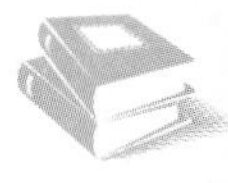

NOTE

【参考区间】 正常妊娠末 NBD-PC 荧光偏振值＜260 mP，磷脂/白蛋白＞70 mg/g。

【临床意义】

(1) NBD-PC 荧光偏振值小于 260 mP 提示肺明显成熟，其值在 260～290 mP 之间说明肺正向成熟过渡，大于 290 mP 提示不成熟。以 260 mP 作为临界值，该方法灵敏度为 94%，特异性为 84%。260 mP 临界值很适合于高危妊娠，230 mP 临界值更适合于需剖宫产的患者。

(2) 如在羊水中血液污染超过 0.5%，会降低 mP 值结果。故以 NBD-PC 荧光偏振值小于 230 mP 为明显成熟，大于 290 mP 为不成熟，230～290 mP 之间很难解释。

(3) 糖尿病孕妇的预报值同无糖尿病孕妇。大量研究表明糖尿病不影响 FPA 的医学决定水平。

(4) FPA 法的商品试剂 TDxFLMⅡ使用的是 PC-16 来代替 NBD-PC 染料。两种实验的偏振效果呈高度线性相关。TDxFLM 试验报告形式为磷脂/白蛋白(mg/g)，经评估其精密度良好。推荐的临界值是 70 mg/g，对于高危妊娠，以 50 mg/g 更适宜。

(五) 板层小体计数

板层小体(lamellar bodies，LB)是肺泡Ⅱ型细胞质中的特殊结构，是肺表面活性物在细胞内存储的地方，它通过胞吐作用到达肺泡表面，可进入羊水中，因此在羊水中检测出 LB 可用于评价胎儿肺成熟度。

【检测方法】 使用标准血细胞计数仪的血小板通道，可以对羊水中板层小体微粒直接进行计数测定。这些表面活性物颗粒从 2～20 fl 不等，用全血细胞的血小板计数和血小板大小测定的方法可对这些颗粒进行定量。

【参考区间】 ≥50000/μL(离心标本)或≥60000/μL(未离心标本)。

【临床意义】 板层小体计数是目前临床较为常用的评价胎儿肺成熟度的方法。羊水 LB≥50000/μL 表示胎儿肺成熟，16000～49000/μL 表示过渡状态，≤15000/μL 表示胎儿肺不成熟。

【评价】

(1) 离心会使计数结果减少 8%，但不会提高方法的精确度。推荐使用未离心的标本。作为参考值，该法阳性率较高，对 IRDS 预测较准确，但假阳性也高，检测结果大于参考值的婴儿有 55%不发生 IRDS。

(2) 超过 1%的血液污染能使板层小体计数结果降低 20%，胎粪污染标本和含大量黏液的阴道液体标本使计数结果偏高。对于这些污染标本不能使用计数法进行检测。

第三节 胎儿的产前筛查

产前筛查(prenatal screen)是利用孕妇外周血标志物，结合孕妇年龄、孕周、体重等对胎儿异常作出风险评估，是经济、简便和对胎儿无创的检查方法，常用的血清标志物有 AFP、hCG 及其游离 β-亚基(free β-hCG)、抑制素(inhibin)、未结合雌三醇(uE_3)及妊娠相关血浆蛋白 A(pregnancy associated plasma protein-A，PAPP-A)等。筛查的主要疾病有胎儿神经管缺陷(neural tube defect，NTD)、21-三体综合征(Down 综合征)、18-三体综合征等胎儿先天性缺陷。早孕期产前筛查在孕 7～11 周进行，中孕期产前筛查在孕 15～20 周进行。产前筛查适用于所有预产年龄小于 35 岁的非高危孕妇。

虽然可以采用生化、免疫指标定量检测或无创产前 DNA 检测为产前筛查作出实验室诊断，但产前筛查只是对胎儿罹患某一先天性或遗传性疾病的风险评估而不是诊断。

一、胎儿神经管缺陷

神经管缺陷发生于胚胎发生期，如神经管不能融合，会导致永久性的脑或(和)脊髓发育缺陷，即无脑畸形、脊柱裂和脑积水。90%的神经管缺陷属于多因素遗传病。叶酸缺乏与神经管缺陷有关，可能是叶酸缺乏导致同型半胱氨酸代谢紊乱所致。

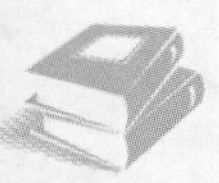

NOTE

新生儿无脑畸形和脊柱裂的发生概率为1/1800。所有无脑畸形和95%的脊柱裂都是开放性的，没有皮肤覆盖，直接与羊水接触。AFP可大量进入羊水中，使母体血液循环中的AFP浓度增加，因此测定母体AFP水平可检出约90%的开放性神经管缺陷。

AFP的检测方法、参考区间及临床意义见上节内容。

二、唐氏综合征

唐氏综合征(Down syndrome)也称21-三体综合征，为最常见的染色体异常疾病，婴儿中发生率为1/800。临床表现为严重智力低下，生长发育迟缓，具有特殊面容即眼距宽、外眼角上斜、常张口伸舌、流涎，颈部短宽，蹼颈。唐氏综合征发生的主要危险因素是母体的年龄，随着年龄的增大，卵子老化，减数分裂时染色体不分离是导致胎儿唐氏综合征的主要原因之一。

Down综合征血清筛查是筛查胎儿染色体异常的技术，染色体异常胎儿母体内的β-hCG、AFP、uE_3与正常胎儿不同，且其母体血清水平随孕周不同也有变化。因此，可根据母体血清中β-hCG、AFP、uE_3浓度及孕妇年龄、身高体重和孕龄进行综合评估胎儿染色体异常危险度。

(一)孕中期唐氏综合征过筛试验

【检测方法】 一般在妊娠第二个三月期早期(15～20周)进行母体血清三联筛查，包括母体血清AFP、hCG、uE_3水平测定。AFP主要由胎肝合成，hCG由胎盘产生，uE_3是妊娠期间主要的性激素。在唐氏妊娠时，母体血清AFP及uE_3水平较低，而hCG水平则较高。

【参考区间】 试验检测指标均需转换为MoM值，并结合母体妊娠年龄、体重、种族、胎儿数等因素计算出唐氏妊娠的危险度。目前一般将大于1/275作为唐氏妊娠高度危险的判断值。

【评价】 母体血清三联筛查的诊断准确性为60%，假阳性率为5%。为增加唐氏筛查试验的灵敏度，目前又有一些新的试验进入临床，如抑制素A、降解hCG及PAPP-A等。

(二)孕早期唐氏综合征过筛试验

为更早期地发现唐氏综合征，并提高唐氏综合征的检出率及准确性，目前已有很多医院进行孕早期唐氏综合征过筛。

【检测方法】 母体血清主要检测hCG(或β-hCG)及PAPP-A，并通过超声监测胎儿颈后透明层厚度(nuchal translucency，NT)，最后结合母体年龄等其他因素计算出唐氏妊娠危险度。

【参考区间】 同孕中期一样，大于1/275作为唐氏妊娠高度危险的判断值。

【评价】 由于孕早期唐氏综合征通过筛查的检出率较低，需要用不同方法联合筛查以提高检出率(表21-4)，对于在孕早期为低危风险值者还需在孕中期进行唐氏综合征筛查。

表21-4 不同方法联合筛查胎儿Down综合征的检出率

血清标志物	血清标志物检出率/(%) (假阳性率5%)	血清标志物+胎儿颈璞度检出率/(%) (假阳性率5%)
β-hCG	41.8	77.7
PAPP-A	52.2	81.2
β-hCG+PAPP-A	64.4	86.4
β-hCG+PAPP-A+AFP	66.6	87.2
β-hCG+PAPP-A+uE_3	68.6	87.9
β-hCG+PAPP-A+uE_3+AFP	70.0	88.3

三、18-三体综合征

18-三体综合征也称Edwards综合征(Edwards syndrome)，是次于唐氏综合征的第二种常见染色体三体征。患儿的细胞内具有3条第18号染色体，比正常人多出1条。此病患儿具有比唐氏综合征更

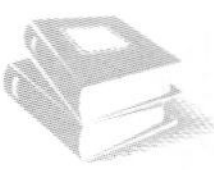

NOTE

严重的智力低下、心血管畸形和体表畸形。大部分在妊娠过程中出现流产，出生患儿常难以存活。母体血清三联实验结果常是 AFP、β-hCG、PAPP-A 三者浓度降低，可以查出 60%的 18-三体综合征患儿。

【检测方法】 15～22 周进行母体血清 AFP、β-hCG、uE$_3$水平测定。

【参考区间】 风险率＜1/350 为低风险。

【评价】 母体血清三联筛查的诊断准确性为 60%，假阳性率为 0.2%。不同方法联合检查 18-三体综合征的检出率(表 21-5)。

表 21-5 不同方法联合检查 18-三体综合征的检出率

筛 查 方 法	检出率/(%)(假阳性率 0.1%)	检出率/(%)(假阳性率 0.5%)	检出率/(%)(假阳性率 1%)
AFP＋年龄	35.5	47.5	52.5
β-hCG＋年龄	45.5	56.0	62.5
β-hCG＋AFP＋年龄	47.1	58.1	64.5
PAPP-A＋年龄	59.7	71.6	77.3
AFP＋PAPP-A＋年龄	62.2	72.5	78.8
β-hCG＋PAPP-A＋年龄	64.5	74.1	79.0
β-hCG＋AFP＋PAPP-A＋年龄	64.2	74.3	79.8

三、无创产前 DNA 检测技术

无创产前 DNA 检测(non-invasive prenatal testing，NIPT)，又称孕妇血浆胎儿游离 DNA 检测，主要通过采取孕妇静脉血，利用新一代高通量 DNA 测序技术对母体外周血浆中游离的胎儿 DNA 片段进行测序，并结合生物信息学技术，从中得到胎儿的遗传信息，去检测胎儿是否患主要染色体疾病。与传统产前筛查与诊断技术相比，具有无创性、高准确性、高敏感性和特异性、高通量等优势，目前广泛应用于产前筛查与检测领域，是一种预防出生缺陷的重要技术手段。

母体中游离的胎儿 DNA 来源有三个：①胎儿细胞；②凋亡的胎盘滋养层细胞；③胎儿 DNA 直接跨膜转运。目前认为多数来源于胎盘，少部分来源于胎儿细胞以及胎儿 DNA 分子的跨膜转运。游离的胎儿 DNA 于孕 4 周时可在孕妇外周血中发现，并随着孕周增加而增加。胎儿染色体的异常会带来母体中 DNA 含量微量变化，通过深度测序及生物信息可分析到 DNA 的变化。

【检测孕周】 12 孕周以上，最佳检测孕周为 12^{+0}～22^{+6}周。

【检测范围】 21-三体综合征、18-三体综合征和 13-三体综合征三种染色体疾病的标准型核型。

【适用人群】

(1) 血清学筛查显示胎儿常见染色体非整倍体风险值介于高风险与 1/1000 之间的孕妇。

(2) 有介入性产前诊断禁忌证者(如先兆流产、发热、出血倾向、慢性病原体感染活动期、孕妇 Rh 阴性血型等)。

(3) 孕 20 周以上，错过血清学筛查最佳时间，但要求评估 21-三体综合征、18-三体综合征、13-三体综合征风险者。

【慎用人群】

有下列情形的孕妇进行检测时，检测准确性有一定程度下降，检出效果尚不明确；或按有关规定应建议其进行产前诊断的情形。包括：早、中孕期产前筛查高风险；预产期年龄≥35 岁；重度肥胖(体重指数＞40)；通过体外受精-胚胎移植方式受孕；有染色体异常胎儿分娩史，但不包含夫妇染色体异常的情形；双胎及多胎妊娠；医师认为可能影响结果准确性的其他情形。

【不适用人群】

NOTE

有下列情形的孕妇进行检测时，可能严重影响结果准确性。包括：孕周＜12 周；夫妇一方有明确染色体异常；1年内接受过异体输血、移植手术、异体细胞治疗等；胎儿超声检查提示有结构异常须进行产前诊断；有基因遗传病家族史或提示胎儿罹患基因病高风险；孕期合并恶性肿瘤；医师认为有明显影响结果准确性的其他情形。

【检测方法】 孕妇外周血胎儿游离DNA高通量基因测序技术。

【参考范围】 采用生物信息学对数据进行分析，利用Z值来评估胎儿患病风险(cutoff：$|Z|=3$)。$Z>3$代表该染色体可能是三倍体，$Z<-3$代表该染色体可能是单倍体或者存在缺失，$-3<Z<3$代表染色体未见明显异常。

【临床意义】

(1) 21-三体综合征(唐氏综合征)：NIPT检测值$-3<Z<3$，提示21-三体为低风险；检测值>3，提示21-三体为高风险；检测值<3，提示可能为21单体或部分缺失，情况少见。其灵敏度和假阳性率分别为99.9%和0.09%。

(2) 18-三体综合征(爱德华氏综合征)：NIPT检测值$-3<Z<3$，提示18-三体为低风险；检测值>3，提示18-三体为高风险；检测值<3，提示可能为18单体或部分缺失。其灵敏度和假阳性率分别为96.3%和0.13%。

(3) 13-三体(帕陶氏综合征)：NIPT检测值$-3<Z<3$，提示13-三体为低风险；检测值>3，提示13-三体为高风险；检测值<3，提示可能为13单体或部分缺失。其灵敏度和假阳性率分别为90.3%和0.23%。

与传统的血清学筛查检出率相比，NIPT技术检测大大提高了筛查效率，已成为产前筛查的重要组成部分，但不能检出染色体易位、倒位、缺失等结构异常，对局限性胎盘嵌合、双胎、肥胖以及母体拷贝数异常等检测的特异度和灵敏度会降低技术，由于假阴性和假阳性病例的存在，不能替代传统的细胞学产前诊断技术。

第四节 新生儿代谢性疾病的筛查

一、新生儿筛查

新生儿疾病筛查是指在新生儿期通过对某些危害严重的遗传代谢病、先天性疾病进行群体筛查，早期诊治，从而避免或减轻疾病的危害。20世纪60年代后期，Dr. Robert Guthrie建立了干血滴滤纸片枯草杆菌抑制法进行新生儿苯丙氨酸的筛查，至今为包括我国在内的许多国家所采纳。我国每年有80～100万出生缺陷新生儿，而在死亡的婴儿中，大约10%是由于遗传代谢病造成的。因此，开展新生儿遗传代谢病筛查对减少新生儿遗传代谢病发生、提高出生人口素质具有重要意义。目前，以液相串联质谱技术为核心的新生儿遗传代谢病为核心的新生儿遗传代谢病筛查技术体系已经成熟，其具有检测效率高、灵敏度高、假阳性率低等特点，通过一份标本同时检测上百种代谢产物，同时结合氨基酸分析仪，能对100多种遗传代谢病进行快速检测，适用于大样本量筛查(遗传代谢病检测技术的应用及其结果的临床判读)。

(一) 常见遗传代谢性疾病

遗传代谢性疾病(inherited metabolic disorders，IMD)又称先天性代谢缺陷病(inborn error of metabolism，IEM)，是由于编码某些酶或蛋白质的基因突变或表达调控异常，不能合成具有代谢或调节功能产物引起酶缺陷、细胞膜功能异常或受体缺陷，从而导致机体生化代谢紊乱，造成中间或旁路代谢产物蓄积或终末代谢产物缺乏而出现一系列临床症状的一组疾病。主要的代谢紊乱有氨基酸、有机酸、脂肪酸、类固醇、糖类及金属离子等多种物质代谢异常，迄今发现的疾病已经超过4000种。虽然IMD单一病种发病率较低，但因病种繁多，综合患病率并不低。IMD的临床表现复杂多样，随年龄、性别不同而有差异。主要表现：神经系统异常，是新生儿IMD最常见症状；消化系统异常及一些特殊改变如青

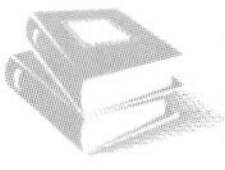
NOTE

光眼、白内障、皮肤和毛发异常等。由于新生儿期发病缺乏特异症状，临床诊断十分困难，使患儿得不到早期诊断、早期治疗，给新生儿造成不可逆的严重损伤，如智力低下、生长发育迟缓、脑损伤脑瘫、多器官功能障碍或死亡，给家庭和社会带来沉重负担。但是有些 IMD(如苯丙酮尿症、先天性甲状腺功能低下)若能在早期症状出现之前作出诊断和采取预防措施可以防止疾病的发生和发展，减轻甚至达到治愈效果，因此对 IMD 的早发现、早诊断、早治疗是防治该病的关键。

由于 IMD 种类繁多，发病机制不同，以及用于疾病诊断和研究试验方法较多，因此分类方法各异。目前主要分类方法有以下几种：

(1) 根据异常代谢产物的分子大小分类：①小分子病：包括氨基酸病、糖代谢病、有机酸代谢异常、脂肪酸氧化缺陷、核酸代谢异常、嘌呤代谢障碍、金属代谢障碍等；②大分子病：包括溶酶体贮积症、黏多糖病、过氧化物酶体病、线粒体病等。

(2) 根据病理生理改变分类：①某些代谢途径的终末产物缺乏，如过氧化物酶体病、溶酶体病等；②受累代谢途径的中间产物或旁路代谢产物增加，如苯丙酮酸尿症(PKU)、甲基丙二酸血症等；③某些代谢途径受阻，引起组织供能不足，如糖代谢障碍、线粒体病等；④物质的生物合成障碍：如先天性肾上腺皮质增生症时，α-羟化酶缺乏致皮质醇合成障碍；⑤物质的转运功能障碍，如肾小管性酸中毒等。

(3) 根据累及的生物化学物质分类：①糖代谢缺陷：包括半乳糖血症、果糖不耐症、糖原贮积症、蔗糖和异麦芽糖不耐症、乳糖及丙酮酸酸中毒等；②氨基酸代谢缺陷：包括苯丙酮尿症、酪氨酸血症、白化病、异戊酸血症、同型半胱酸尿症、先天性高氨血症、高氨基酸血症等；③脂类代谢缺陷：如神经节苷脂病、中链脂肪酸酰基辅酶 A 脱氢酶缺乏、尼曼匹克病和戈谢病等；④金属代谢病：如肝豆状核变性和 Menkes 病等。

IMD 是由于酶和蛋白质缺陷造成的，常规生化检验应用项目有血糖、血气分析、血氨、电解质、肝肾功、血乳酸、丙酮酸及酶活性测定。对可疑病例可采用血、尿生化指标进行筛查，如尿苯丙酮酸筛查、尿低聚糖筛查、尿有机酸分析、血浆长链脂肪酸分析、血浆氨基酸分析等。某些大分子可通过外周血涂片或骨髓细胞学检查寻找储积细胞。随着气相色谱仪、质谱仪、高效液相色谱仪及氨基酸分析仪等方法进行血、尿氨基酸水平检测、尿有机酸分析、血浆脂肪酸分析、血浆酰基肉碱分析等，可对 100 多种 IMD 作出快速、准确地诊断。

近年来，随着分子生物学技术发展，对各种 IMD 的基因定位和基因表达调控特征的研究越来越多，通过 PCR、基因芯片等技术进行 IMD 基因诊断已成为可能，使 IMD 诊断从传统表型诊断进入基因诊断的新水平，未来必将在 IMD 预测、预防和个性化治疗中发挥重要作用。

(二) 氨基酸代谢异常

一组由氨基酸代谢途径中酶的缺失所致的疾病，导致血液和尿液中氨基酸升高，是常染色体隐性遗传病。氨基酸代谢疾病发病率低，总的新生儿发病率约为 1/8000。主要有苯丙酮尿症、同型胱胺酸尿症、Ⅰ型酪氨酸血症、瓜氨酸血症、精氨酸血症及高氨血症等。

1. 苯丙酮酸尿症 苯丙酮酸尿症(phenylketonuria，PKU)是一种常见的遗传代谢病，在我国的发病率约为 1/6500，属于氨基酸代谢异常的遗传代谢病，遗传方式为常染色体隐性遗传。本病是第一个可以通过新生儿筛查确诊的疾病，也是第一个可以通过治疗和饮食控制治愈的遗传代谢疾病。如果诊断和治疗不当，会引起智力障碍等严重的临床症状。

(1) 病因和发病机制：苯丙酮酸尿症是由于苯丙氨酸代谢障碍引起的，其原因是肝脏苯丙氨酸羟化酶(phenylalanine hydroxylase，PAH)及其辅酶缺乏或活性降低。由于 PAH 缺乏引起的称为经典型 PKU，占 98%～99%，而由于二氢生物蝶呤还原酶等造成生物蝶呤代谢缺陷而引起的称为非经典型 PKU，比较少见。临床症状也较轻。

苯丙氨酸是人体必需的氨基酸之一，其主要代谢去路是在 PAH 及其辅酶四氢生物蝶呤的作用下羟化生成酪氨酸，部分苯丙氨酸可以在转氨酶的作用下脱氨基生成苯丙酮酸。如果血液中的浓度增高，就会破坏大脑及周围组织的氨基酸平衡。同时经旁路代谢产生的苯丙酮酸、苯乙酸、苯乳酸和对羟基苯乙酸也会增加，并从尿中排出。由于酪氨酸生成减少，致使甲状腺素、肾上腺素和黑色素合成不足，而蓄

NOTE

积的高浓度苯丙氨酸及其旁路代谢产物导致细胞受损。

(2) 临床特征：PKU的临床表现与PAH基因突变的类型相关。PKU患儿出生时大多表现正常，新生儿期无明显特征的临床症状。随着喂食的时间延长，血中苯丙氨酸及其代谢产物逐渐升高，临床症状才渐渐表现出来。①生长发育迟缓：除躯体生长发育迟缓外，主要表现为智力发育迟缓。出生后4～9个月即可出现智商低于同龄婴儿，重型者智商低，其中50.14%以上儿童呈痴呆状态，语言发育障碍尤为明显。限制新生儿摄入苯丙氨酸可防止智力发育障碍。②神经精神表现：患儿可出现脑萎缩和小脑畸形，表现为反复发作的抽搐，肌张力增高，反射亢进，也可有兴奋不安、多动等异常行为。但随年龄增大病情减轻。③皮肤毛发表现：皮肤常干燥，易有湿疹和皮肤划痕症。由于酪氨酸酶受抑，使黑色素合成减少，故患儿毛发色淡而呈棕色。④其他：由于苯丙氨酸羟化酶缺乏，苯丙氨酸从另一通路产生苯乳酸和苯乙酸增多，苯乳酸与苯乙酸从汗液和尿中排出而有霉臭味。

(3) 主要生化指标：①血清苯丙氨酸的测定：苯丙氨酸尿症首先表现为血中苯丙氨酸浓度升高，所以检测血中苯丙氨酸浓度是诊断PKU的首选方法。若能够同时检测血酪氨酸浓度则更好，可分析苯丙氨酸与酪氨酸的比值。目前串联质谱可快速检测苯丙氨酸与酪氨酸浓度，并自动计算其比值，可降低假阳性率或假阴性率。正常人苯丙氨酸浓度为0.06～0.18 mmol/L(1～3 mg/dL)，而患儿血浆苯丙氨酸浓度可达0.6～3.6 mmol/L，且血中酪氨酸正常或稍低。如果血苯丙氨酸以0.258 mmol/L为正常人与PKU患者的分界点，则有高达4%的假阳性。用层析法则可在出生后几天的新生儿中测出假阴性。串联质谱技术(MS/MS)可降低假阳性率，此方法可同时测定血苯丙氨酸和酪氨酸，并可计算苯丙氨酸/酪氨酸的值。如果以比值2.5为正常儿童与PKU患者的分界点。则可将假阳性率减少到1%。故目前多用此方法筛选新生儿苯丙酸尿症。此方法还可用来筛选半乳糖血症、同型胱氨酸尿症和先天性甲状腺功能减低症，一次检查可以筛选多种先天性疾病。②尿三氯化铁试验：用于较大婴儿和儿童的筛查。将三氯化铁滴入尿液，如立即出现绿色反应则为阳性，表明尿中苯丙氨酸浓度增高。此外，二硝基苯肼试验也可以检测尿中的苯丙氨酸。③血浆氨基酸分析和尿液有机酸分析：可为本病提供生化诊断依据，同时，也可鉴别其他氨基酸、有机酸代谢病。④尿蝶呤分析：由于四氢生物蝶呤缺乏可在尿液中的蝶呤谱反映出来，故检测尿液中的蝶呤谱有助于PKU分型。应用高效液相层析测定尿液中新蝶呤和生物蝶呤的含量，用以鉴别各型PKU。典型PKU患儿尿中蝶呤总排出量增高，新蝶呤与生物蝶呤比值正常。⑤酶学诊断：PAH仅存在于肝细胞，需经肝活检测定，不适用于临床诊断。其他3种酶的活性可采用外周血中红、白细胞或皮肤成纤维细胞测定。部分患儿四氢生物蝶呤缺乏是由于二氢生物蝶呤还原酶活性缺乏引起，故测定血红细胞的酶活性有助于二氢生物蝶呤还原酶缺乏症的诊断。

(4) 基因诊断：DNA分析改变技术近年来广泛应用于PKU诊断及杂合子检出的产前诊断。但由于基因的多态性，分析结果必须谨慎。由于绒毛及羊水细胞测不出苯丙氨酸羟化酶活性，所以产前诊断问题长期不能解决。目前我国已鉴定出25种中国人PKU致病基因突变型，约占我国苯丙氨酸羟化酶突变基因的80%，已成功用于PKU患者家系突变检测和产前诊断。

2. 同型胱氨酸尿症(homocystinuria, HCU) 也叫高同型半胱氨酸血症，是甲硫氨酸代谢异常所造成的遗传性疾病。该病属于常染色体隐性遗传，发病率不高，多数为父母近亲结婚。病变可累及心血管、骨骼、神经系统等多个系统，临床表现为多发性血栓栓塞、智力落后、晶状体易位和指(趾)过长等综合征。

(1) 病因和发病机制：甲硫氨酸也叫蛋氨酸，其主要代谢途径是甲硫氨酸循环。活化的甲硫氨酸提供活性甲基生成肾上腺素、肌酸和肉毒碱的同时，自身也脱掉腺苷生成同型半胱氨酸，后者可以参加下一轮循环，也可以两两聚合，生成同型胱氨酸。此代谢过程需要多种酶的参与才能完成。

同型胱氨酸尿症至少有三种不同的生化缺陷型：①胱硫醚合成酶缺乏型(简称合成酶型)，是由于同型半胱氨酸变成胱硫醚的代谢途径发生阻滞。本型最为多见。维生素B_6是胱硫醚合成酶的辅酶，故应用大剂量维生素B_6对部分病例有效。②甲基四氢叶酸-同型半胱氨酸甲基转移酶缺乏型(简称甲基转移酶型)，是同型半胱氨酸变为甲硫氨酸的代谢途径发生紊乱。这个代谢过程由2种甲基转移酶催化，而维生素B_{12}是甲基转移酶的辅酶。③N^5，N^{10}-甲基四氢叶酸还原酶缺乏型(简称"还原酶型")，该酶为同

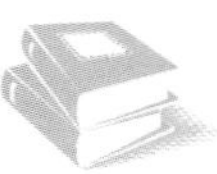

NOTE

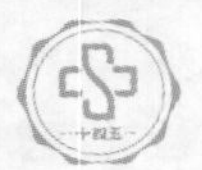

型半胱氨酸提供甲基，以转变为甲硫氨酸。此酶缺乏时，同型半胱氨酸的甲基化作用不足，就会与同型半胱氨酸共同蓄积于体内。

(2) 临床特征：典型的症状见于胱硫醚合成酶缺乏型病例。患儿出生时正常，5～9 个月起病。主要症状有骨骼异常、血栓形成、发育迟缓、智力障碍、晶状体脱位等。甲基转移酶缺乏型的临床表现轻重不等，可有智力发育延迟、体格发育落后、反复感染、不同程度的神经症状如惊厥等。部分病例可有巨幼红细胞性贫血和肝脾肿大。还原型同型半胱氨酸尿症主要表现为神经系统症状，如惊厥、智力低下、精神分裂症等。此型中还有一些患者以巨幼红细胞性贫血、同型胱氨酸尿症和甲基丙二酸尿症为特征，临床上表现为小儿期有严重的巨幼红细胞性贫血，烦躁不安、消瘦、反复感染、厌食、恶心、呕吐和腹泻。无神经、骨骼、血管和眼部异常。

(3) 生物化学指标：①尿同型胱氨酸测定：用于患儿筛查，可以进行硝普钠试验：尿液 1 mL 加入 5%氰化钠溶液，放置 5 min，加入 5%硝普钠水溶液 1 滴，出现红色或紫红色为阳性，表示尿中有过量的含硫氨基酸。②酶活性测定：可用皮肤成纤维细胞测定胱硫醚合成酶、甲基四氢叶酸-同型半胱氨酸甲基转移酶和 N^5，N^{10}-甲基四氢叶酸还原酶的活性，用于同型胱氨酸尿症的确诊，也可用此法检出杂合子。如果测定羊水细胞的上述酶活性，则可以进行产前诊断。

(4) 基因诊断：同型半胱氨酸尿症最常见的突变型是胱硫醚合成酶基因突变，因此，该病的基因诊断主要集中在分析该酶的基因型。胱硫醚合成酶基因位于第 21 号染色体长臂(21q22.3)，有 23 个外显子，转录修饰后至少可以生成 5 种 mRNA。目前已经发现 140 多种突变方式，有 50 多种突变可能会造成该酶活性明显降低。现已针对发生率较高的第 3 个外显子的突变序列设计出引物，进行 PCR 扩增，开展基因筛查，进行同型半胱氨酸尿症的预测和流行病学分析。

(三) 有机酸代谢异常

有机酸是氨基酸、脂肪酸、类固醇、碳水化合物或某些药物在体内的中间代谢产物，由于代谢途径中某些酶缺陷，导致其中间代谢产物和旁路代谢产物增加，形成有机酸血症。在代谢过程中大部分有机酸需与辅酶形成酰基辅酶 A 才能逐步代谢，有机酸血症时同时导致大量酰基辅酶 A 积聚，酰基辅酶 A 与肉碱结合形成酰基肉碱辅助有机酸排出，所以患者体内相对应酰基肉碱大量增加。临床有机酸血症包括由赖氨酸和色氨酸代谢紊乱引起的戊二酸血症Ⅰ型及其他氨基酸代谢紊乱引起疾病如异戊酸血症、甲基丙二酸血症、丙二酸血症、丙酸血症、3-羟-3-甲基戊二酰基辅酶 A 裂解酶缺乏症、2-甲基丁酰辅酶 A 脱羟酶缺乏症、3-甲基巴豆酰辅酶 A 羟化酶缺乏症等。有机酸血症的临床表现从无临床症状到新生儿死亡差异明显。一半以上的有机酸血症出现发育迟缓、癫痫、知觉的改变或行为障碍，有机酸血症中常见的是代谢性酮症酸中毒伴高血氨症。

戊二酸血症Ⅰ型(glutaric acidemia type Ⅰ，GA-Ⅰ)是一种由戊二酰辅酶 A 脱氢酶缺乏引起的赖氨酸、羟赖氨酸、色氨酸代谢紊乱的常染色体隐性遗传疾病。在氨基酸分解代谢途径形成的戊二酸(GA)和 3-羟基戊二酸(3-OH-GA)在尿液中积累。该病患者可有脑萎缩和巨头畸形，患儿通常在出生时出现头围急剧增加和纹状体的急性继发性肌张力障碍，在出生后的第 6 个月到第 18 个月由于感染性发热引起病情恶化。这种疾病可以通过新生儿筛查戊二酰肉碱(C5DC)的含量升高来确诊。利用 GC-MS 测量尿有机酸分析表明 3-OH-GA 和戊二酰基肉碱含量升高。治疗方法包括补充肉碱以去除戊二酸，限制产生戊二酸的氨基酸饮食，并及时治疗继发疾病(如感染)。早期诊断和治疗可降低 GAI 患者急性肌张力障碍的发生。

(四) 脂肪酸氧化异常

脂肪酸在线粒体内 β-氧化是人体能量的主要来源。长链脂肪酸首先在细胞质中活化成长链酯酰 CoA，然后以肉碱作为载体形成酰基肉碱进入线粒体；进入线粒体后，随即释放出游离肉碱和长链酯酰 CoA，长链酯酰 CoA 在线粒体各种酶作用下，经脱氢、加水、再脱氢和硫解 4 步逐步分解为中链和短链酯酰 CoA，依次进入 β-氧化的下一个循环。长链脂酰 CoA 经一次 β-氧化循环，碳链减少两个碳原子，生成一分子乙酰 CoA，多次重复上面的循环，就会逐步生成乙酰 CoA。因此，以上各反应步骤中任何一种酶缺乏都会导致脂肪酸氧化异常，出现神经系统、骨骼肌、心、肝、肾、消化道的功能障碍。已知有 9 种蛋

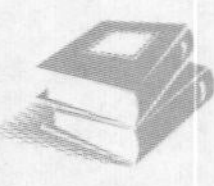

NOTE

白与人类遗传性线粒体脂肪酸氧化缺陷直接相关，包括胞膜肉碱转运；肉碱棕榈酰转移酶Ⅰ、Ⅱ；长链、中链和短链酰基辅酶A脱氢酶；2,4-二烯酰-辅酶A还原酶和长链3-羟酰基辅酶A脱氢酶。脂肪酸氧化异常疾病平常不明显，只有在禁食、感染或发烧时期人体需要的能量增加时才变得很明显。当患有这种疾病的健康孩子急性发病时，意识丧失或成为植物人，并可导致死亡。一些脂肪酸氧化疾病（长链3-羟酰基辅酶A脱氢酶缺乏症[LCHAD]）也可以影响骨骼肌、心肌疼痛的发生及心肌病等。下面以中链酰基辅酶A脱氢酶缺陷（MCAD）为例说明。

1. 发病机制 MCAD缺陷时机体在空腹情况下不能产生足够酮体以满足组织能量需要，血浆脂肪酸随空腹时间延长而增高，出现低血糖。线粒体内中链（C8～C12）辅酶A中间产物积聚，酰基辅酶A与游离辅酶A比值增高，抑制丙酮酸脱氢酶和α-酮戊二酸脱氢酶活性，丙酮酸转变成乙酰辅酶A进入三羧酸循环减少，枸橼酸合成和糖原生成均受影响。线粒体β-氧化受抑制后，脂肪酸结合进甘油三酯，故本症急性期患者肝脏中有大量脂肪沉积。三碳以上的酰基化合物有明显致脑病特性，积聚的酰基化合物碳链愈长则患者愈快出现昏迷。丙酸、辛酸和棕榈酸等的酰基化合物进入中枢神经系统的速率随碳链增长而增加。该病是脂肪酸氧化最常见的疾病，在白种人新生儿中的发病率为1：6000到1：10000，属常染色体隐性遗传病，在多数MCAD缺陷患者检测到其MCAD cDNA第985碱基处有A→G替换，致多肽羧基端α-螺旋区氨基酸序列改变（谷氨酸替代赖氨酸），少数患者携带有该变异的杂合子等位基因。

2. 临床表现 自1982年首次报道，已诊断出200余例患者。患儿多在空腹后出现呕吐、嗜睡，可继发于胃肠道或呼吸道病毒感染。患者可有昏迷、低血糖，尿酮阴性或较低。血氨水平显著增高，肝功能异常。静脉输注10%低分子右旋糖酐可迅速改善症状，患儿在发作期间无任何症状。MCAD缺陷临床表现型多样，患者常被诊断为肉碱缺乏、婴儿猝死综合征（SIDS）、Reye综合征、低血糖昏迷等。患者首次发作可十分严重，导致猝死。多数病例在3～15个月后出现，最迟者为14岁，约20%患者在首次发作时死亡。病理改变主要有肝脏脂肪变性和脑水肿。患者死亡均在诊断前发生，无一例在确定诊断后死亡，表明早期诊断，或症状出现前进行新生儿筛查诊断是降低死亡率的关键。患者存活后可有发育落后（21%）、语言障碍（15%）、注意力障碍（12%）和脑性瘫痪（10%）等。

3. 实验室检查

（1）基本实验室检查应包括血电解质、血糖、血氨、转氨酶和尿常规等。通常仅有轻度代谢性酸中毒，但阴离子间隙明显增大。低血糖常见，但亦可正常。血氨仅有轻度增高，但可高至253 μM。血清转氨酶可有2～4倍增高。尿酮阴性或低，偶有高尿酸血症。

（2）特殊检查：MCAD缺陷患儿血浆肉碱水平低下，为正常的10%～50%。血浆酰基肉碱增高，游离肉碱水平低。尿游离肉碱水平低，酰基肉碱比例增高。母乳喂养婴儿血浆肉碱可为正常，因母乳中L-肉碱浓度约为50 μM，酰基肉碱含量极低。MCAD缺陷患者血浆和尿中可检测到多种中链（C6～C12）异常代谢产物。组织中积聚的辅酶A硫酯包括己酰（C6：0），辛酰（C8：0），辛烯二酰（C8：1），癸酰（C10：0），4-cis-癸烯二酰（C10：1）和十二烷酰（C12：0）。MCAD缺陷患者尿有机酸GC-MS分析图谱反映出ω-氧化和过氧化物酶体β-氧化等替代途径的作用，尿中产生多种中链二羧酸如己二酸（C6：0）、辛二酸（C8：0）、去氢辛二酸（C8：1）、癸二酸（C10：0）、去氢癸二酸（C10：1）、3-羟基癸二酸和十二碳双酸（C12：0），但这些二羧酸的出现并不能诊断MCAD缺陷，因为其他脂肪酸氧化缺陷、糖尿病酮症酸中毒和摄入中链甘油三酯后亦可有这些产物，但摄入中链甘油三酯后仅有饱和二羧酸排出，且排出量为C10>C8>C6，而MCAD缺陷时相反。MCAD缺陷时较为特异的有机酸异常为甘氨酸轭合物如己酰甘氨酸和环庚酰甘氨酸，苯丙酰甘氨酸通常在疾病发作期和静止期均增高。己酰甘氨酸和环庚酰甘氨酸尿中排出增高亦见于多种酰基辅酶A脱氢酶缺陷（戊二酸血症Ⅱ型），但后者还伴有丁酰甘氨酸增高。应用稳定同位素稀释GC-MS方法测定血和尿中酰基甘氨酸对MCAD缺陷很有帮助。

（3）应用串联质谱法（tandem mass spectrometry）测定血浆酰基肉碱对MCAD缺陷诊断有特定意义，包括C6：0-酰基肉碱、4-cis-酰基肉碱和5-cis-C8：-酰基肉碱、C8：0-酰基肉碱和4-cis-C10：1-酰基肉碱。血浆酰基肉碱的测定无需定量或肉碱负荷实验即能诊断发作期和缓解期MCAD缺陷患者。该

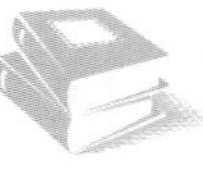

方法敏感性高，可利用新生儿筛查血滴纸片进行检查。

（五）血红蛋白病

1. 血红蛋白结构 血红蛋白是一种结合蛋白，分子质量为 64.458 kDa，由珠蛋白和亚铁血红素构成。血红素由原卟啉Ⅸ与亚铁原子组成，每一个珠蛋白分子有两对肽链构成的球形四聚体（图 21-1）。其中一对是类 α 链（α 链和 ξ 链），由 141 个氨基酸组成；另一对是类 β 链（ε、β、γ 和 δ 链），由 146 个氨基酸组成。由这 6 种不同的珠蛋白链组合成人类的 6 种不同的血红蛋白，即 $HbGower_1(\xi_2\varepsilon_2)$、$HbGower_2(\alpha_2\varepsilon_2)$、$HbPortland(\xi_2\gamma_2)$、$HbF(\alpha_2\gamma_2)$、$HbA(\alpha_2\beta_2)$ 和 $HbA_2(\alpha_2\delta_2)$。其中 γ 链有两种亚型，即 $G\gamma_2$ 和 $A\gamma_2$，因此 HbF 有两类：$\alpha_2G\gamma_2$ 和 $\alpha_2A\gamma_2$，前者的第 136 位氨酸为甘氨酸，后者为丙氨酸。

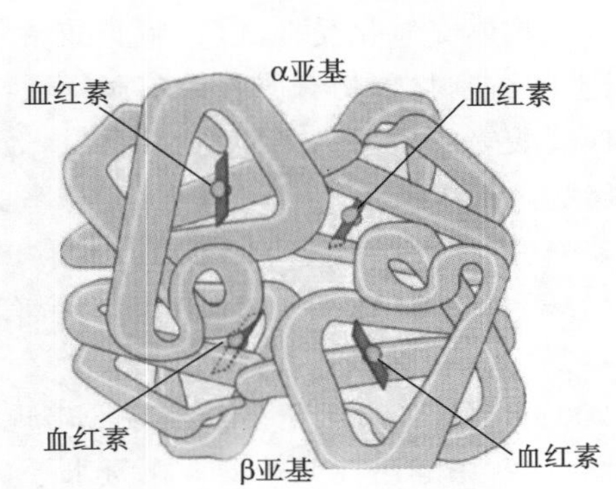

血红蛋白四聚体（四级结构）

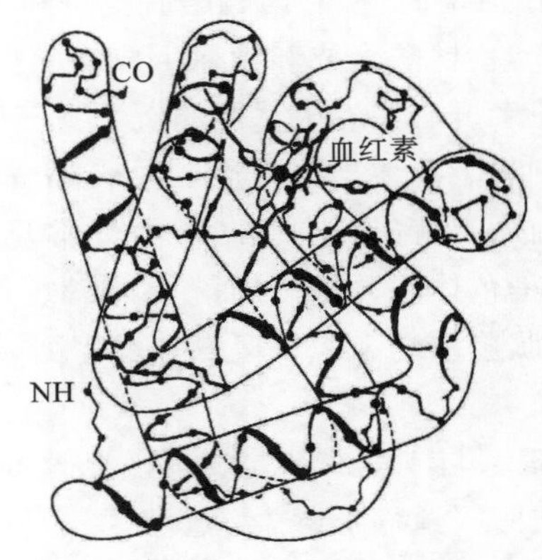

血红蛋白单体的三维空间结构

图 21-1 血红蛋白结构示意图

上述各种血红蛋白在发育的不同阶段先后交替出现。在胚胎发育早期，合成胚胎血红蛋白 HbGower Ⅰ、HbGower Ⅱ和 HbPortland。胎儿期（从 8 周至出生为止）主要是 HbF。成人有 3 种血红蛋白：HbA，占 95%以上；HbA_2，占 2%～3.5%；HbF，少于 1.5%。

血红蛋白病（hemoglobinopathy）是由于血红蛋白分子结构异常（异常血红蛋白病），或珠蛋白肽链合成速率异常（珠蛋白生成障碍性贫血，又称海洋性贫血）所引起的一组遗传性血液病。

2. 异常血红蛋白病（abnormal hemoglobinopathy） 是指由于珠蛋白基因突变导致珠蛋白肽链结构异常进而引起血红蛋白功能异常。至今全世界已发现异常血红蛋白 600 种，国内已发现 80 种。尽管异常血红蛋白种类繁多，但仅约 40%的异常血红蛋白对人体有不同程度的功能障碍。异常血红蛋白病的类型有以下几种。

(1) 镰状细胞病（sickle cell disease）：又称为血红蛋白（HbS）病，此病主要见于黑人。该病是由于 HbA 的 β 链第 6 位谷氨酸被缬氨酸取代，形成 HbS，导致电荷改变，在脱氧情况下 HbS 聚合形成长棒状聚合物，使红细胞镰变，由于镰变引起血黏度增高，导致血管梗阻性继发症状，一过性剧痛（肌肉骨骼痛、腹痛），急性大面积组织损伤，心肌梗死可致死，镰变细胞的变性降低还可引起溶血。HbS 纯合子（HbSHbS）表现为镰状细胞性贫血，杂合子（HbAHbS）表现为镰状细胞性状，大部分无症状，但也可有轻度慢性贫血，颅骨发育畸形，肝、脾肿大；溶血危象出现后有腹痛、腿痛，容易合并小腿溃疡、胆结石、肺梗死及肝、肾功能不全；髋骨无菌性坏死，容易合并肺、骨、胃肠感染。检查特点是小细胞、大细胞、球形细胞、靶形细胞及网织红细胞增加，特殊检查包括红细胞镰变试验阳性，Hb 溶解度试验阳性。Hb 电泳发现 HbS 带在 HbA 与 HbA2 之间。

(2) 不稳定血红蛋白病（unstable hemoglobin disease）：呈常染色体共显性遗传，少数患者无家族史，是由基因突变引起，已发现的不稳定血红蛋白在 130 种以上。由于控制血红蛋白肽链的基因突变，维持稳定性的有关的氨基酸被取代或缺失，再有 $\alpha_1\beta_1$ 或 α 螺旋段上氨基酸被取代，Hb 不稳定容易自发（或在氧化剂作用下）变性，形成变性珠蛋白小体（海因小体）。海因小体黏附红细胞膜上，导致了离子通透性增加；另外，由于变形性降低，当红细胞通过微循环时，红细胞被阻留破坏，导致血管内、外溶血。不

NOTE

稳定 Hb 病一般呈常染色体显性遗传(不完全显性),杂合子可有临床症状,纯合子可致死。临床表现与 Hb 不稳定程度、产生高铁血红蛋白的多少以及不稳定 Hb 的氧亲和力大小有关。轻者仅在服用磺胺等药物或有感染时溶血;重者需反复输血才能维持生命。本病变性珠蛋白小体、热变性试验和异丙醇沉淀试验阳性。

(3) 血红蛋白 M 病(HbM):HbM 是因肽链中与血红素铁原子连接的组氨酸或邻近的氨基酸发生了替代,导致部分铁原子呈稳定的高铁状态,从而影响了正常的带氧功能,使组织供氧不足,导致临床上出现紫绀和继发性红细胞增多。本病呈常染色体显性遗传,杂合子 HbM 含量一般在 30%以内,可引起紫绀症状。

(4) 氧亲和力改变的血红蛋白病:这类血红蛋白病是指由于肽链上氨基酸替代而使血红蛋白分子与氧的亲和力增高或降低,致运输氧功能改变。如引起 Hb 与氧亲和力增高,输送给组织的氧量减少,导致红细胞增多症;如引起 Hb 与氧亲和力降低,则使动脉血的氧饱和度下降,严重者可引起紫绀症状。

3. 地中海贫血 由于珠蛋白基因缺失或突变导致某种珠蛋白肽链的合成障碍,造成 α 链和 β 链合成失去平衡而导致的溶血性贫血称为地中海贫血(thalassemia)。根据合成障碍的肽链不同可把地中海贫血分为 α 地中海贫血和 β 地中海贫血两类。此外还有少见的 δβ 地中海贫血和 γβ 地中海贫血。

(1) α 地中海贫血(α-thalassemia,α 地贫):也称为 α 珠蛋白生成障碍性贫血,是由于 α 珠蛋白基因的缺失或缺陷,使 α 珠蛋白链(α 链)的合成受到抑制而引起的溶血性贫血。α 地中海贫血在我国多见于南方各省。根据临床表现程度,依受累 α 基因数量不同而有差异,基本上可分为 4 类型。

①巴氏胎儿水肿综合征(Bart hydrops fetalis syndrome),又名胎儿水肿(hydrops fetalis),是两条 16 染色体的 4 个 α 基因全部缺失或缺陷。基因型为 α^0 地贫纯合子完全不能合成 α 链,不能形成 HbF,相对过多的 γ 链形成 γ 四聚体(γ4)称为 Hb Bart′s(γ4)。Hb Bart′s 对氧亲和力非常高,因而释放给组织的氧减少,造成组织严重缺氧导致胎儿水肿,引起死胎或新生儿死亡。患儿血红蛋白 60%以上为 Hb Bart′s,其余为 HbPortland。

②血红蛋白 H 病是 α^0 地贫和 α^+ 地贫的双重杂合子,即有 3 个 α 基因缺失或缺陷,基因型为 $\alpha^+\alpha^0$ 即 $-\alpha/-$ 或 $\alpha^-/-$。因缺失 3 个 α 基因,只能合成少量 α 链,β、γ 链相对增多,形成 β、γ 四聚体(β4、γ4),易被氧化,导致 β4、γ4 解体成游离的单链,游离 β、γ 链沉淀聚积包涵体,附着于红细胞膜上,使红细胞膜受损,失去柔韧性,易被脾破坏,导致中等度或较严重的溶血性贫血,称为血红蛋白 H 病(HbH disease)。

③轻型(标准型)α 地中海贫血为 α^0 地贫杂合子(α^+/α^+ 即 $-/\alpha\alpha$)或 α^+ 地贫杂合子($-\alpha/-\alpha$),缺失两个 α 基因,间或有轻度贫血,我国主要是 α^0 地贫杂合子。

④静止型 α 地中海贫血仅缺失一个 α 基因,为 α^+ 地贫杂合子($-\alpha/\alpha\alpha$ 或 $\alpha^-/\alpha\alpha$),无症状。

(2) β 地中海贫血:β 地中海贫血(β-thalassemia,β 地贫),是由于 β 珠蛋白基因的缺失或缺陷使 β 珠蛋白链(简称 β 链)的合成受到抑制而引起的溶血性贫血。完全不能合成 β 链者称 β^0 地贫;能部分合成 β 链者(为正常的 5%~30%)称 β^+ 地贫。此外,还有 δβ 地贫。它们可以有不同的组合,即 β^0 地贫纯合子($\beta^0\beta^0$)、β^0 地贫双重杂合子(β^0/β^+)、β^0 地贫杂合子($\beta^0\beta^A$)、β^+ 地贫纯合子(β^+/β^+)和 β^+ 地贫杂合子(β^+/β^A)。β 地贫在我国南方较常见。

①重型 β 地中海贫血:患者是 β^+ 地贫、β^0 地贫或 $\delta\beta^0$ 地贫的纯合子(其基因型分别为 β^+/β^+、β^0/β^0 和 $\delta\beta^0/\delta\beta^0$)或是 β^+ 和 β^0 地贫的双重杂合子(基因型为 β^0/β^+)。这些患者的 β 链几乎不能合成,或合成量很少,以致无 HbA 或量很低,γ 链的合成相对增加,使 HbFt GbA2 比率升高。由于 HbF 较 HbA 的氧亲和力高,在组织中不易释放出氧,所有 β 地贫患者有组织缺氧症状。组织缺氧促使红细胞生成素大量分泌,刺激骨髓的造血功能,使红骨髓大量增生,骨质受侵蚀致骨质疏松症,可出现"地中海贫血面容"(头颅大,额顶及枕部隆起,鼻梁塌陷,上颌及牙齿前突,眼距宽,眼睑浮肿)。由于 β 链合成受抑制,过剩的游离 α 链形成 α 链包涵体,引起溶血性贫血,靠输血维持生命。患者容易夭折。

②轻型 β 地中海贫血:是珠蛋白生成障碍性贫血的杂合子型(β^-/β^0 及 β^+/β^0)。这类患者由于还能合成相当量的 β 链,所以症状较轻,仅有轻度乏力,肝脾轻度增大,贫血不明显或轻度贫血。本病特点是 HbA_2 明显升高(可达 4%~8%)和(或)HbF 正常或轻度升高。

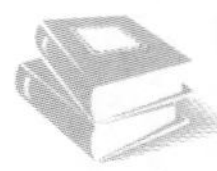
NOTE

③中间型β地中海贫血：是β珠蛋白生成障碍性贫血纯合子β^+或β^0/β^+双重合子型，其症状介于重型和轻型之间，故称为中间型β地中海贫血。实验室检验类似于重型。

④遗传性胎儿血红蛋白持续增多症：患者是由于β基因簇中某些DNA片段的缺失或者点突变，使δ和β链合成受抑制，而γ链的合成明显增加，使成人红细胞内HbF含量持续增多，故称为遗传性胎儿血红蛋白持续增多症(hereditary persistence of fetal hemoglobin，HPFH)。HPFH的特点是HbF的成人仍持续较高水平，无明显的临床症状。

4. 血红蛋白的分子遗传变化 大致可归纳为以下6类：

(1) 单个碱基替代：由于遗传密码中单个碱基替代，导致由该碱基决定的氨基酸发生相应的变化，形成肽链中单个氨基酸置换的异常血红蛋白，例如HbS、HbC等。目前发现的异常血红蛋白中，以本类型最多见，约占90%。

(2) 终止密码的突变：因终止密码(UAA、UAG)的变异，使珠蛋白肽链不在正常的位置终止，导致肽链延长或缩短，如Hb McKees Rock的β链第145位氨基酸的碱基由UAU变为UAA(终止密码)，使β链提前结束，仅含144个氨基酸。又如Hb Constant Spring α链第142位终止密码UAA变为CAA，直至第173位才出现终止密码，因此Hb Constant Spring α链比正常α链多32个氨基酸。

(3) 移码突变：如正常血红蛋白肽链遗传密码中，嵌入或缺失1～2个碱基，使正常三联密码子碱基成分发生改变，如HbTak为β链第147位终止密码UAA前插入AC，使UAA→ACU苏氨酸，而致β链延长至第157位氨基酸，比正常β链多11个氨基酸。

(4) 密码子缺失或插入：生殖细胞减数分裂时，联合中的染色体发生错配或不等交换，形成两种珠蛋白基因。一种失去一部分密码子，合成缺失部分氨基酸的肽链，如HbLyon，β链第17～18位缺失赖、缬氨酸。另一条染色单体上却嵌入了相应密码子，合成插入部分氨基酸的肽链。又如Hb Grady α链第119与120间嵌入了α链第117～119三个氨基酸(苯丙-苏-脯氨酸)。

(5) 融合基因：减数分裂时，不同珠蛋白基因之间发生不等交换，合成融合链的异常血红蛋白，如δ链和β链基因错误联合，产生不等交换，形成融合基因δβ(Hb Lepore)和βδ(Hb反Lepore)。

(6) 其他：由于α珠蛋白基因缺陷，使α链合成减少或缺如，过剩的β链与γ链形成四聚体，如β4-HbH，γ4Hb Barts；或由于β珠蛋白基因缺陷，βmRNA缺乏或转录、翻译缺陷，使β链合成减少或缺如，导致HbA减少，而HbF、HbA2增高。上述珠蛋白肽链本身并无氨基酸顺序的改变。

5. 血红蛋白病筛查 目前尚无根治方法。对患者家系及本病高发地区，应做好血红蛋白病普查，遗传咨询、婚前检查和产前诊断，产前诊断出严重的血红蛋白病，及时终止妊娠是预防的重要方法。虽然血红蛋白病携带者无临床症状，但却表现一定的血清学特征，也就是血液学表型，形成了以血清学表型检测为依据的血红蛋白病筛查技术：

(1) 全血细胞计数(CBC)：目前全血细胞计数已广泛用于地中海贫血的筛查，但此技术影响因素多，尚不适用于新生儿标本，也不能有效地筛查静止型地中海贫血。

(2) HbH包涵体：该方法适用于α地中海贫血的筛查，虽然特异性高且不受缺铁影响，但也有不可避免的缺陷，如灵敏度低、操作烦琐、易受操作经验的影响、不能检测β-合并α-地中海贫血和静止型地中海贫血、阴性结果也不能完全排除。

(3) 免疫学方法：该方法目前用于东南亚型(-SEA)α地中海贫血的筛查，适用于我国南方人群，灵敏度和特异度均高、不受缺铁和合并β地中海贫血或异常血红蛋白病的影响。

(4) 血红蛋白电泳：该方法虽然准确，但操作烦琐、所需时间长及不能对低浓度成分(如HbA_2)和血红蛋白快泳带(如HbH、Hb Bart′s)进行准确定量，不适用于大规模人群的筛查。

(5) 等电聚焦电泳(IEF)：此方法分辨率高，对低浓度成分(如HbA_2)和血红蛋白快泳带(如HbH、Hb Bart′s)可进行准确定量，但此方法操作烦琐、所需时间长，不适用于大规模人群的筛查。

(6) 微柱法：此方法通过对HbA_2进行准确定量以用于β地中海贫血的筛查，结果准确可靠，但该方法不适用于大规模人群的筛查。

NOTE

(7) 阳离子交换树脂-高效液相色谱：目前该方法已广泛用于包括α地中海贫血和β地中海贫血在

内的血红蛋白病的筛查，此方法精密性好、自动化程度高和实验时间短，适用于大规模人群的筛查，但价格昂贵。

(8) 单管多重 PCR 技术：主要针对静止型地中海贫血、复合型珠蛋白病等。单管多重 PCR 技术一次 PCR 扩增可检测 7 种 α-地中海贫血基因，大大提高了分析通量并降低了成本，适合于以预防为目的的大样本量筛查。

(9) 基因芯片检测技术：具有准确、快速、高通量特点。

（六）其他代谢异常病

由于 IMD 种类繁多，受新生儿疾病筛查病种局限，很多先天性遗传代谢病不能做到早期发现和早期治疗，根据我国《母婴保健法》要求，至少开展先天性甲状腺功能低下（简称 CH）和苯丙酮尿症（简称 PKU）两项筛查。CH 和 PKU 患儿在出生后往往缺乏疾病的特异表现，一般要到 6 月龄才逐渐出现特有的临床症状，并日趋加重，而一旦出现临床症状，表明疾病已进入了晚期。即使治疗，智力低下也难以恢复；相反，若能在出生早期发现和治疗，绝大多数患儿将得到正常的发育，其智力亦可达到正常人的水平。

先天性甲状腺功能减低（congenital hypothyroidism，CH）是常见的小儿内分泌代谢异常，为常染色体隐性遗传病。该病在我国新生儿中发病率较高，为 1/3000～1/2000，如果不及时治疗，将会引起严重的神经发育障碍。

1. 先天性甲状腺功能减低的病因和临床特征

病因与发病机制：先天性甲状腺功能减低的病因有先天性甲状腺发育不良、先天性甲状腺素合成缺陷、促甲状腺素不足和孕妇服用抗甲状腺药物等。遗传因素是 CH 的发病原因之一，目前已证实有多个基因的遗传变异均可导致 CH。与 CH 发病相关的基因包括甲状腺发育不良有关的基因和甲状腺激素合成障碍有关的基因。约 85% 的病例由甲状腺发育不良引起，其余 15% 由甲状腺激素合成障碍引起。

临床特征：先天性甲状腺激素合成障碍病情因各种酶缺乏的程度而异。一般在新生儿期症状不明显，以后逐渐出现代偿性甲状腺肿，且多为显著肿大。典型的甲状腺功能低下可出现较晚，可称为甲状腺肿性呆小病。

腺体发育异常的程度决定其症状出现的早晚及轻重。腺体完全缺如者，上述症状可出现于新生儿出生后 1～3 月，且症状较重，无甲状腺肿大。如尚有残留或异位腺体时，多数在 6 个月～2 岁内出现典型症状，且可伴代偿性甲状腺肿大。先天性甲状腺功能减退如不能早期诊断、及时治疗，则可造成智力低下或终身残疾，而早期适当的治疗可使患儿生长发育正常。

2. 先天性甲状腺功能减退的生物化学检验与基因诊断

生物化学筛查指标：①多采用出生后 2～3 天的新生儿干血滴纸片检测 TSH 浓度作为初筛，结果大于 20 mU/L 时，再检测血清 T_4、TSH 以确诊，该法采集标本简便，假阳性和假阴性率较低。②血清 T_3、T_4、TSH 测定：是最有用的检测项目。甲状腺功能减低，TSH 可升高，血清 TT_4 和 FT 均多低下。部分患者血清 T_3 正常而 T_4 降低，这可能是由于甲状腺在 TSH 刺激下或碘不足情况下合成生物活性较强的 T_3 相对增多，或周围组织中的 T_4 较多的转化为 T_3 的缘故。因此，T_4 降低而 T_3 正常可视为较早期诊断甲状腺减退的指标之一。③血浆蛋白结合碘（plasma protein bound iodine，PBI）：甲状腺功能减退患者 PBI 测定常低于正常，多为 4 μg/dL 以下，甲状腺吸碘率明显低于正常，常为低平曲线，而尿中 ^{131}I 排泄量增大。④兴奋试验：如用 TSH 后摄碘率不升高，提示病变原发于甲状腺，故对 TSH 刺激不发生反应。在 TRH 刺激后引起升高，并呈延迟反应，表明病变在下丘脑。如 TSH 为正常低值或略低于正常值，而 TRH 刺激后血中 TSH 不升高或呈低（弱）反应，表明病变在垂体或为垂体的 TSH 贮备功能降低。如 TSH 原属偏高，TSH 刺激后更明显，表示病变部位在甲状腺。

基因诊断：先天性甲状腺功能减退多系先天性甲状腺发育不良和甲状腺激素合成障碍引起。影响甲状腺发育的基因有 Pax8 基因、甲状腺转录因子-2（TTF-2）基因、促甲状腺素受体（TSHR）基因等。影响甲状腺激素合成的基因有甲状腺过氧化物酶（TPO）基因、甲状腺氧化酶（THOX）基因、甲状腺球蛋白（TG）基因等。这些基因的缺陷在先天性甲状腺功能减退的发病中起着重要作用。影响甲状腺激

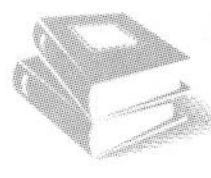
NOTE

素合成的物质有甲状腺过氧化物酶、甲状腺球蛋白、PDS基因、钠碘同向转运体、甲状腺氧化酶基因。

二、新生儿筛查原则

先天代谢异常的新生儿和婴儿无典型临床表现，易被漏诊或误诊，当临床表现显现时往往存在不可逆损伤，尤其是神经系统损害，会造成严重身心障碍，甚至危及生命。如能早期发现并治疗，可有效预防残疾发生。因此我们应采用低成本、高效率操作简单的方法，对所有新生儿进行普查，在症状出现前即给予诊断并早期治疗，避免或减轻身心障碍发生，保障患儿健康成长。新生儿疾病筛查是指通过检查对某些危害严重的先天性代谢病及内分泌疾病进行群体过筛，使他们在临床症状尚未表现之前或表现轻微时，而其生化、激素等变化已比较明显时得以早期诊断，从而进行早期治疗，避免患儿重要脏器如脑、肝、肾、骨等不可逆损害所导致的死亡或生长及智能发育的落后。新生儿疾病筛查已成为当今降低弱智儿童发生、提高人口素质的一项极其重要的预防医学学科。新生儿疾病筛查在欧美、日本等发达国家已被列为国家卫生法定内容之一，其筛查覆盖率近100%。筛查的适应证根据以下原则确定：

(1) 疾病危害严重，可导致致残或致死，已构成公共卫生问题。

(2) 有一定发病率，筛查的疾病在人群是相对常见或流行的疾病。

(3) 疾病早期无特殊症状，但有准确易行的实验室筛查指标。有准确易行的筛查方法。

(4) 有可靠的、适合于大规模进行的筛查方法，假阳性和假阴性率均较低。

(5) 筛查疾病可以治疗，特别是通过早期治疗，能逆转或减慢疾病发展或者改善其预后。

(6) 筛查费用低廉，筛查、诊断和治疗所需的费用应低于发病后的诊断、治疗的费用支出。

基于以上原则，我国目前将苯丙酮尿症、先天性甲状腺功能低下、先天性肾上腺皮质增生症、半乳糖血症等4种疾病作为首选项目。还有些国家和地区将镰状细胞病、神经母细胞瘤、同型胱氨酸尿症、葡萄糖-6-磷酸脱氢酶缺乏症(G-6-PD)、唐氏综合征(21-三体综合征)等也列入筛查目录。

三、串联质谱在新生儿筛查中的应用

随着新生儿筛查疾病种类的增多，临床对遗传代谢病诊断和鉴别诊断的要求在增加，而许多遗传代谢病常常与多种氨基酸有关，虽然氨基酸分析仪、高效液相色谱仪和毛血管电泳也能检测，但速度慢，测定一个样本需15～30 min，假阳性也相对较高，难以满足大规模的新生儿筛查，因此临床上很需要一种能同时检测多种氨基酸及其中间产物的方法。近年来，串联质谱仪的研究和发展，使串联质谱技术(MS-MS)有可能成为遗传代谢病的常规诊断工具，利用其超敏性、高特异性、高选择性和快速检验的特点，能在2 min内对一个标本进行几十种代谢产物分析，实现了“一种实验检测多种疾病”的要求，正在世界范围内推广应用，随着该技术的逐渐普及，将使新生儿疾病筛查在内容和质量上都提高到一个新水平。

串联质谱的原理是将2个质谱仪经一个碰撞室串联而成，目的是提高检测的特异性和灵敏性。MS-MS同时可检测数十种氨基酸，可协助诊断数十种与氨基酸有关的遗传代谢病，检测的疾病谱显著扩大。该方法还可以同时自动计算相关物质的比值，两者结合可提高对某些疾病诊断的准确性，能大大降低筛查诊断的假阴性和假阳性，尤其对已作为常规筛查的疾病。有报道筛查苯丙酮尿症数十万例，达到了零错误率。

MS-MS早在1990年就已应用于新生儿筛查。目前，已有美国、加拿大、澳大利亚及西欧部分国家和少数亚洲国家采用该技术开展了群体新生儿遗传代谢病筛查，筛查阳性率为1/5000～1/2000，大大提高了遗传代谢病的防治水平。在国内如上海、广州等地率先建立了MS-MS实验室，开展新生儿/高危儿遗传代谢病的MS-MS筛查研究，提高了遗传代谢病检出率。目前，国内应用MS-MS技术组织了遗传代谢病高危筛查和诊断协作网络，已诊断出以往不能诊断出的病种如甲基丙二酸尿症、α-酮戊二酸血症、半乳糖血症、复合羧化酶缺乏症等。该技术筛查效率高，费用相对低廉，且有研究证实，MS-MS进行新生儿筛查具有较高的成本效益比。

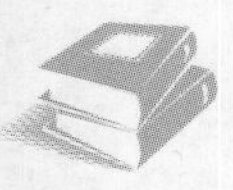

NOTE

MS-MS除了氨基酸病、有机酸代谢紊乱和脂肪酸氧化缺陷筛查外，还可用于溶酶体贮积病的诊断分析，并可通过检查羊水中的氨基酸或酰基肉碱进行产前诊断，使其临床应用范围更加广泛。MS-MS已经成为新生儿筛查技术的发展趋势，随着 MS-MS 技术的逐渐普及，新生儿疾病筛查将在内容和质量上都提高到一个新水平。

（袁恩武）

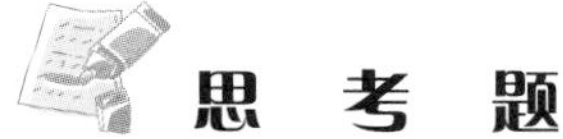

思考题

（1）本章首病例 1 临床诊断的依据是什么？

（2）本章首病例 2 临床诊断的初步结论是什么？诊断依据是什么？

（3）本章首病例 3 临床诊断的初步结论是什么？诊断依据是什么？

（4）检测孕妇血清胎盘催乳素的主要临床意义是什么？

（5）胎儿肺表面活性物质的主要功能是什么？

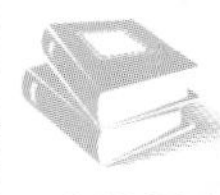

NOTE

主要参考文献

ZHUYAOCANKAOWENXIAN

[1] 徐克前,李艳.临床生物化学检验[M].武汉:华中科技大学出版社,2014.

[2] 尹一兵,倪培华.临床生物化学检验技术[M].北京:人民卫生出版社,2015.

[3] 尚红,王毓三,申子瑜.全国临床检验操作规程[M].4版.北京:人民卫生出版社,2015.

[4] 郑铁生,鄢盛恺.临床生物化学检验[M].4版.北京:中国医药科技出版社,2020.

[5] 庄俊华,黄宪章,翟培军.医学实验室质量体系文件编写指南[M].2版.北京:人民卫生出版社,2015.

[6] 郑铁生,倪培华.临床检验医学[M].北京:人民卫生出版社,2017.

[7] 万学红,卢雪峰.诊断学[M].9版.北京:人民卫生出版社,2018年.

[8] 周春燕,药立波.生物化学与分子生物学[M].9版.北京:人民卫生出版社,2018.

[9] 张秀明,温冬梅,袁勇.临床生物化学检验质量管理与标准操作程序[M].北京:人民军医出版社,2010.

[10] 葛均波,徐永健,王辰.内科学[M].9版.北京:人民卫生出版社,2018.

[11] 府伟灵,徐克前.临床生物化学检验[M].5版.北京:人民卫生出版社,2012.

[12] 李存保,王含彦.生物化学[M].武汉:华中科技大学出版社,2019.

[13] 朱圣庚,徐长法.生物化学上册[M].4版.北京:高等教育出版社,2017.

[14] 谢幸,孔北华,段涛.妇产科学[M].9版.北京:人民卫生出版社,2018.

[15] 张相林.治疗药物监测临床应用手册[M].北京:人民卫生出版社.2020.

[16] 王治国.临床检验方法确认与性能验证[M].北京:人民卫生出版社,2009.

[17] 庄俊华,冯桂湘,黄宪章,等.临床生化检验技术[M].北京:人民卫生出版社,2009.

[18] 蓝文才,蓝峰,潘弟.实验室自动化检验操作系统工作原理与结构[J].医疗卫生装备,2007,28(05):66-67.

[19] 邹雄,吕建新.基本检验技术及仪器学[M].北京:高等教育出版社,2006.

[20] 郜金荣.分子生物学[M].北京:化学工业出版社,2011.

[21] 余元勋,何光远,余国斌.中国疾病相关基因与基因诊断[M].安徽:安徽科学技术出版社,2007.

[22] 江开达.精神病学[M].2版.北京:人民卫生出版社,2010.

[23] 杨世昌,王国强.精神疾病案例诊疗思路[M].北京:人民卫生出版社,2012.

[24] 孙振球,徐勇勇.医学统计学[M].2版.北京:人民卫生出版社,2005.

[25] 达斯古塔.药物监测方法:治疗性用药与药物滥用[M].翻译版.北京:人民卫生出版社,2011.

[26] 杨宝峰.药理学[M].8版.北京:人民卫生出版社,2013.

[27] 邵志高.治疗药物监测与给药方案设计[M].江苏:东南大学出版社,2010.

[28] 郑铁生,陈筱菲.临床生物化学检验[M].北京:高等教育出版社,2012.

[29] 江敬华,陈建魁,陈兴明.临床生化分析仪器[M].北京:化学工业出版社,2009.

[30] 张纯洁.生物化学检验[M].北京:高等教育出版社,2007.

[31] 涂植光.临床检验生物化学[M].北京:高等教育出版社,2006.

[32] 宁光,周智广.内分泌内科学[M].2版.北京:人民卫生出版社,2014.

[33] 侯振江,郭桂平.生物化学检验技术[M].3版.北京:人民军医出版社,2014.

[34] 王鸿利. 实验诊断学[M]. 2 版. 北京：人民卫生出版社，2010.

[35] 范列英，王伟灵，胡敏，等. 临床化学检验标准化操作程序[M]. 上海：上海科学技术出版社，2018.

[36] 周登远. 临床医学研究中的统计分析和图形表达实例详解[M]. 2 版. 北京：北京科学技术出版社，2017.

[37] 王兰兰. 医学检验项目选择与临床应用[M]. 2 版. 北京：人民卫生出版社，2013.

[38] Burtis C A. Tietz Textbook of Clinical Chemistry and Molecular Diagnostics[M]. 5th Edition，ELSEVIER Saunders，2012.

[39] Burtis C A，Bruns D E. Tietz Fundamentals of Clinical Chemistry and Molecular Diagnostics[M]. 7th Edition，Philadelphia：W. B. Saunders Company，2014.

[40] Burtis C A，Bruns D E. Tietz Fundamentals of Clinical Chemistry and Molecular Diagnostics[M]. 6th Edition. Philadelphia：W. B. Saunders Company，2013.

[41] 杨修登，唐爱国. 尿液肾脏损伤分子 1 与急性肾损伤[J]. 临床检验杂志，2015，33(4)：290-293.

[42] 陈懿，夏子敬，冯延欢，等，重症医疗单元中急性肾损伤患者新生预后预测因子的研究进展[J]. 华西医学，2018，33(7)：900-904.

[43] 中华医学会糖尿病学分会.《中国 2 型糖尿病防治指南》(2017 版)[J]. 中华糖尿病杂志，2017，10(1)：4-67.

[44] 刘伟. 串联质谱-新生儿疾病筛查技术的发展趋势[J]. 中国妇幼卫生杂志，2011，1(1)：42-44.

[45] 韩连书. 遗传代谢病检测技术的应用及其结果的临床判读[J]. 中华实用儿科杂志，2014，29(8)：569-574.

[46] 任衍钢. 钠钾泵是怎样发现的[J]. 生物学通报，2011，46(3)：60-62.

[47] 李康，刘正钊，陈樱花，等. 尿急性肾损伤标志物与抗中性粒细胞胞浆抗体相关性肾炎预后相关性研究[J]. 中国实用内科杂志，2017，37(4)：343-347.

[48] Zhang X G，Ding F S，Li H N，et al. Low serum levels of vitamins A，D，and E are associated with recurrent respiratory tract infections in children living in northern China：a case control study[J]. PLOS ONE，2016，11(12)：e0167689.

[49] Brainstorm C，Verneri A，Brendan B S，et al. Analysis of shared heritability in common disorders of the brain[J]. Science，2018，360(6395)：eaap8757.

[50] Huang K-L，Marcora E，Pimenova A A，et al. A common haplotype lowers PU. 1 expression in myeloid cells and delays onset of Alzheimer's disease[J]. Nature Neuroscience，2017，20(8)：1052-1061.

[51] Wang J C，Sahoo T，Schonberg S，et al. Discordant noninvasive prenatal testing and cytogenetic results：a study of 109 consecutive cases[J]. Genet Med，2015，17(3)：234-236.

[52] Zhang H，Gao Y，Jiang F，et al. Non-invasive prenataltesting for trisomies 21，18 and 13：clinical experience from 146，958 pregnancies[J]. Ultrasound Obstet Gynecol，2015，45(5)：530-538.

[53] Qiang R，Cai N，Wang X，et al. Detection of trisomies 13，18 and 21 using non-invasive prenatal testing[J]. Exp Ther Med，2017，13(5)：2304-2310.

[54] 中华人民共和国国家标准. GB/T 22576—2008. 医学实验室质量和能力的专用要求. 北京：中国标准出版社，2008.

[55] 中华人民共和国卫生行业标准. WS/T 496—2017 临床实验室质量指标. 北京：中华人民共和国国家卫生和计划生育委员会，2017.

[56] 中华人民共和国卫生行业标准. WS/T 616—2018 临床实验室定量检验结果的自动审核. 北京：中华人民共和国国家卫生和计划生育委员会，2018.

[57] 中华人民共和国卫生行业标准. WS/T 225—2002 临床化学检验血液标本的收集与处理. 北京：中华人民共和国国家卫生和计划生育委员会，2002.

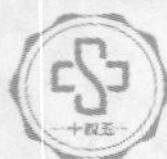
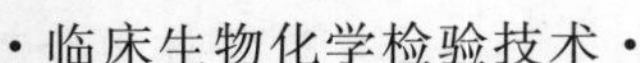

[58] 全国医用临床检验实验室和体外诊断系统标准化技术委员会. GB/T 26124—2011 临床化学体外诊断试剂盒. 北京:中国标准出版社,2011.

[59] 中国合格评定国家认可委员会. 医学实验室质量和能力认可准则 CNAS-CL02. 2012.

[60] International Standard Organization. ISO/TC 212. ISO 15189: 2012 Medical laboratories-Requirements for quality and competence. 2012.